Kaiserstraße 14 b
80801 München

ISBN: 978-3-89883-606-7
1. Auflage 2016

Projektleitung: Kathrin Ullerich
Lektorat: Ulrike Kraus
Umschlag und Innengestaltung:
NETWORK! Werbeagentur, München
Satz: Christopher Hammond
Herstellung und Producing: Jan Russok
Druck und Bindung: optimal media GmbH, Röbel

www.zsverlag.com
www.facebook.com/zs-verlag

Der ZS Verlag ist ein Unternehmen der Edel AG, Hamburg

Cornelia Eyssen

Wenn ich das Schicksal treffe, kann es was erleben

Wir können keine großen Dinge vollbringen – nur kleine,
aber die mit großer Liebe.
(Mutter Teresa)

Danke an meinen Mann und meine ganze Familie für ihre große Liebe, mit der sie Großes vollbracht haben.

Vorwort

Meine Freundin Elke sagt von sich: »Ich bin bekennende Apokalyptikerin und stehe auch dazu.« Sie möchte zum Beispiel seit Jahren wirklich gern nach Istanbul reisen. »Weil ich die Stadt und die Kultur so aufregend und interessant finde.«

Aber Elke bleibt in München. Nicht, weil ihr das Geld fehlt, sie keine Zeit oder kein passendes Hotel oder noch keinen Reiseführer gefunden hätte, der ihren Ansprüchen genügt. Nein. Die Wahrheit ist: »Ich habe mal gelesen, dass man in Istanbul jederzeit mit schweren Erdbeben rechnen muss.«

»Bitte?«

»Ja. Wissenschaftler haben 2012 bei Ausgrabungen im Westen Istanbuls Hinweise auf ein katastrophales Erdbeben im elften Jahrhundert gefunden und damit bewiesen, dass es im Stadtgebiet bereits früher extreme Erdstöße gegeben hat.«

»Elftes Jahrhundert? Hmm ... Nicht gerade aktuell ...«

»Aber natürlich! Denn für die nächsten Jahre besteht die Gefahr von Erdbeben, weil fast die gesamte Naht an der Nordanatolischen Verwerfung gerissen ist, da, wo zwei Erdplatten aufeinanderstoßen«, so Elke. Einzig im Westen, genau dort, wo Istanbul liegt, verharre die Spannung der Erdplatten. »Und wenn sich diese Spannung in einem Erdbeben entlädt, wovor die Forscher warnen, möchte ICH NICHT in Istanbul sein.«

Ich auch nicht. Aber: Wie hoch ist denn realistisch gesehen das Risiko, dass in absehbarer Zeit und ausgerechnet dann, wenn Elke in der Stadt ist, in Istanbul ein Erdbeben ausbrechen wird?

Abgesehen davon, dass einem ja überall auf der Welt etwas passieren kann – man wird in Miami an einer Straßenkreuzung Opfer eines Raubüberfalls. Man holt sich in Paris eine ordentliche Fischvergiftung.

Oder in New York eine fette Erkältung mit anschließender Bronchitis. Ich hab mir Krebs geholt. Zu Hause. In München.

Wäre ich – wie Elke – eine überzeugte Apokalyptikerin, wäre ich auch nie nach Istanbul gefahren. Hiiiilfe! Erdbeben! (Was schade gewesen wäre, denn die Stadt ist hinreißend und beeindruckend.) Ich wäre nie ohne Mundschutz auf die Straße gegangen. Ich sage nur: Abgase, Feinstaub. Und bevor ich eine neue Wohnung gemietet hätte, wäre vor meinem Einzug eine Untersuchung auf Asbest und sonstige gefährliche Ausdünstungen Bedingung gewesen. Und ich hätte bestimmt nie, nie, nie eine Zigarette angefasst. Aber so bin ich nicht.

Es trifft immer nur die anderen – dazu zählt(e) für mich auch Krebs. Diese Krankheit, deren Name schon so abschreckend und unnachgiebig klingt. So niederringend, so endgültig. Allein der Klang des Wortes »Krebs« lässt einen schon zusammenzucken. Dieses barsche »K« am Anfang. Das »r« dahinter, das klingt, als ob es sich hinten an der Zungenwurzel festkrallt und nicht raus möchte. Das »e«, das sich so hämisch anhört. Das »b« versöhnt ein bisschen, aber dann folgt gleich dieses scharfe »s«, das zischend und nach Unheil klingt.

Wenn ich früher von Menschen hörte, die sich mit der Krankheit Krebs und den damit verbundenen Therapien, Schmerzen und Ängsten von scheinbar unfassbaren Ausmaßen quälen, dann meldete sich bei mir im Hinterkopf augenblicklich eine wispernde Stimme: »Bin ich froh, dass es mich nicht erwischt hat ...« Und ich bin mir sicher, dass es ganz, ganz vielen anderen Menschen ebenso geht. Das ist ja irgendwie auch menschlich und verständlich.

Dann hat er mich doch gepackt, der Krebs. Zwei Tumore in der Lunge, jeder so groß wie ein Babykopf. Synchronkrebs. Das ist eine ziemlich seltene Krankheitsangelegenheit. Die Ärzte gaben mir noch ein halbes Jahr. »Eher weniger.«

Es war aber mehr, denn sonst hätte ich eineinhalb Jahre später nicht den Gehirntumor (eine Metastase vom Lungenkrebs, so groß wie ein Golfball) bekommen können. Da meinten die Ärzte: »Vielleicht noch zwei bis drei Monate, Frau Eyssen.«

Aber was sind schon Prognosen?

ENDE APRIL 2012

Gestern High Heels und Champagner, heute Ultraschall-Glibber und Tränen

Ein paar Wochen vor der Krebsdiagnose bekam ich meine Kündigung. Einsparungen. Personalabbau. Die üblichen Begründungen. Es war mein Traumjob gewesen: stellvertretende Chefredakteurin für Fashion, Beauty und Lifestyle bei zwei Hochglanzmagazinen eines Münchner Verlags. Die Termine waren meist glamourös: Neueröffnung eines Hermès-Stores, Vorstellung des neuen Parfums von Bulgari, Reisen zu den Fashion Weeks in Paris, Mailand und Berlin sowie Essen mit PR-Leuten in feinen Restaurants. Zu meiner Arbeit gehörten auch Konferenzen mit Anzeigenkunden und der Marketingabteilung. Und natürlich täglicher Stress – von einer Konferenz zur nächsten, zwischendurch schnell mal von der Semmel abbeißen, Besprechungen mit den Ressortleitern und Redakteuren, Mails beantworten, Layouts abnicken oder Änderungen veranlassen, Telefonate führen, Streit unter Mitarbeitern schlichten und die Post durchsehen, die meine Sekretärin mir auf den Tisch legte. Zehn bis zwölf oder auch vierzehn Stunden Arbeit täglich sind – waren – völlig normal.

Was soll ich sagen? Diese Kündigung tat weh. Verdammt weh. Und sie war mit meiner sofortigen Freistellung verbunden. »Damit es keine Unruhe in der Redaktion gibt, verstehen Sie?« Hatten die oberen Herren im Verlag vielleicht Angst, ich würde die Redaktionsarbeit in irgendeiner Form sabotieren? Oder die Redakteure, Grafiker und Sekretärinnen würden sich zusammenrotten und eine Demo für mich organisieren? »Wir wollen Conny zurück!! Wir wollen Conny zurück!!« Oder sie würden gar in den Streik treten?

Als ich meiner Living-Ressortleiterin Steffi von meiner natürlich ironisch gemeinten Demo-Vermutung erzählte, sagte sie: »Conny, ich würde für dich sofort in der ersten Reihe mit dabei sein. Mit einem ganz großen Schild in der Hand.« Das meinte sie ganz ernsthaft. Da wären mir fast die Tränen in einem winzigen Bach über meine Wangen gelaufen. Das hat mich so berührt. Aber zu weinen wäre mir peinlich gewesen. Ich wollte stark und cool wirken. Wie Mitglieder der Chefredaktion nun mal sein wollen. Und auch sein sollten.

Freigestellt – da fand ich also endlich einmal Gelegenheit, zum Arzt zu gehen. Die vergangenen Jahre war ich im Job viel zu eingespannt gewesen, um eine Routine-Kontrolle bei meinem Dermatologen einzuplanen. »Keine Zeit! Es gibt wichtigere Dinge! Gerade jetzt habe ich so viele Termine!«

Ja, ich weiß: Man nimmt sich oft viel zu wichtig, fühlt sich unersetzlich und glaubt, ohne die eigene Anwesenheit liefe im Job gar nichts. Aber wahrscheinlich möchte man sich – ich mich – nur gebraucht fühlen?

Natürlich hätte ich die freie Zeit genießen, lange schlafen, spazieren gehen, mit einem Italienischkurs oder Yoga anfangen können. Aber das kam für mich nicht infrage. Dafür liebe ich meine Arbeit viel zu sehr. Das ist seit über 40 Jahren so. Seit dem Tag, an dem ich meine Ausbildung als Journalistin begonnen habe. Davon einmal abgesehen mag ich Herausforderungen und freue mich über Anerkennung. Für eine mehr als dreiwöchige Auszeit bin ich auch viel zu hektisch.

Ich bemühte mich sofort, einen neuen Job zu finden – knüpfte Kontakte, traf mich mit Chefredakteuren und Kollegen und ging zu

Presseterminen. Da ich schon so lange in diesem Job arbeite, bin ich entsprechend gut vernetzt. Außerdem habe ich einen guten Ruf, sodass die Aussichten auf einen neuen Job sehr positiv waren. Daneben blieb aber auch viel ungenutzte Zeit. Deshalb mein Anruf bei meinem langjährigen Hautarzt Thomas Kaliebe. Mal wieder checken, ob meine frühere Lust auf Sonne ohne Folgen geblieben war. Wo Schatten war, da war ich nie gewesen. Und dabei mal wieder gemütlich mit meinem genussfreudigen Doc plaudern – zum Beispiel über die Provence im September, entzückende Orte wie Les Arcs, neu entdeckte Rotweine und Restaurants, die man unbedingt besuchen sollte. Wir sind beide Südfrankreich-Verehrer.

Ein Tag im April, der Tag X. Termin in der Praxis von Thomas Kaliebe. Fotofinder-Check negativ, was positiv ist, denn das heißt: kein Hautkrebs. Danach tauschen wir Restaurant- und Weintipps aus.

»Aahhh! Das ›Chez Bruno‹ in Lorgues! Da müssen Sie nächstes Mal hingehen, Frau Eyssen. Das Trüffelmenü – einfach wundervoll! Wun-der-voll! Und gleich um die Ecke dann einen Abstecher zum ›Château Les Crostes‹ machen und ein oder zwei Kisten von dem Rosé mitnehmen.«

»Kommt sofort auf meine Liste.«

Als ich mich schon verabschieden will, fällt mir ein, dass ich ihm, weil ich ihm sehr vertraue, noch etwas erzählen könnte, was mich seit einiger Zeit beschäftigt. Dass ich mich seit Längerem irgendwie schlapp fühle, abgenommen habe und mir schon nach knapp zweihundert Metern beim Joggen die Luft ausgeht. Wo ich doch sonst seit über zehn Jahren im Park bei uns um die Ecke locker eine Stunde und länger meine Runden drehe. »Und im Januar, bei der Fashion Week in Berlin, da musste ich mit meinem Rollkoffer im Schlepptau im Flughafen von Terminal eins zu Terminal zwei hetzen, um meinen Flug nach Berlin noch zu erwischen. Ich meine, das ist ja keine große Entfernung. Aber am Gate klopfte mein Herz bis zum Hals, ich bekam kaum Luft und zitterte so, dass mir mein Ticket fünf Mal aus der Hand fiel.«

Der Blick meines Dermatologen: eindringlich. Sehr eindringlich. Aber er sagt kein Wort.

Also füge ich – so ganz nebenbei, damit es möglichst undramatisch klingt – noch hinzu: »Ach ja, und seit etwa drei, vier Monaten huste ich morgens des Öfteren.«

Das habe ich bisher niemandem erzählt. Schon gar nicht meinem Mann. Er hätte darauf bestanden, dass ich SOFORT zu einem Arzt gehe. Genau das wollte ich vermeiden. Könnte ja sein, dass irgendeine Krankheit der Grund ist und ich dann für einige Zeit krankgeschrieben werden muss und nicht in die Redaktion gehen kann. Eine schreckliche Vorstellung für mich. Wirklich. Wie gesagt: Ich liebe meinen Job. Meinen Mann liebe ich natürlich mehr. Viel mehr. Trotzdem höre ich nur im Notfall auf ihn. Obwohl er es immer nur gut meint. Ich weiß. Ich bin ein Dickkopf.

Mein Dermatologe fragt: »Husten Sie auch Blut?«

»... auch Blut.«

»Sie sollten sofort einen Ultraschall und auch eine Computertomografie machen lassen Frau Eyssen. Ich kenne einen sehr kompetenten Internisten, bei dem Sie in den besten Händen sind. Ich verabrede gleich einen Termin für Sie.«

Einen Termin machen, das hätte ich auch allein gekonnt! Traut er mir etwa nicht? Bin etwas angesäuert.

Zwei Tage später sitze ich in der Praxis, in der sie die Untersuchungen durchführen werden. Sie liegt bei uns um die Ecke und ich kann zu Fuß hingehen. Nach einer Stunde Warterei komme ich endlich dran. Der Internist macht erst einmal eine Ultraschalluntersuchung. Ich plappere dabei vor mich hin, erzähle von meinem Job (verschweige die Kündigung) und dass sie in der Redaktion schon auf meine Rückkehr warten. Wichtige Konferenz und so. Ich hoffe, dass die ganze Sache mit dieser kleinen Lüge ein bisschen schneller vorangeht. Draußen scheint die Sonne und ich würde mich gern noch in ein Straßencafé an der Leopoldstraße setzen.

Dann sagt der Arzt: »Tja, das sieht nicht gut aus. Da ist was, unten rechts an der Lunge. Und oben links auch. Das müssen wir unbedingt genauer anschauen.«

Was soll »sieht nicht gut aus« heißen?

Auf dem Bildschirm ist eine komische Wolke aus unzähligen grünen, welligen Strichen zu sehen. So ein bisschen wie ein Fingerabdruck bei der Polizei. Was soll das schon sein? Vielleicht das Überbleibsel einer Lungenentzündung? Hatte ich aber nie. Oder vielleicht ein bisschen Wasser in der Lunge? Woher? Keine Ahnung.

»Genauer anschauen« bedeutet, es muss eine Computertomografie gemacht werden. Wieder eine Stunde warten und dann zum CT. Ganz schön groß, das Ding. Und die Röhre erscheint mir ganz schön eng ... Jetzt wird mir doch mulmig. Angst legt sich wie ein heißer, schwerer Stein auf meinen Magen und bleibt dort liegen. Die werden doch wohl nichts finden?! Was auch? Beruhige dich, Conny. Mach dich nicht verrückt.

Die Schwestern legen mir einen Infusionszugang in der rechten Armbeuge. Dann bin ich allein in dem Raum. Die Radiologieassistentinnen sind draußen und können mich durch eine Scheibe sehen. Sie können mich auch hören (wenn ich denn etwas sagen will) und ich sie. Ich fühle mich schrecklich einsam.

Über einen dünnen Schlauch läuft Kontrastmittel in meine Vene. Das ist eine jodhaltige Lösung, die dafür sorgt, dass Blutgefäße, Entzündungen oder eben Tumore besser sichtbar werden. Hat mir der Arzt vorher erklärt. Mir wird ganz heiß. Bevor ich etwas sagen kann, höre ich die Stimme einer Assistentin: »Es ist ganz normal, dass Ihnen jetzt warm oder auch heiß wird. Das ist das Kontrastmittel. Bleiben Sie bitte ganz ruhig liegen und atmen Sie normal.«

Die hat leicht reden. Sie liegt ja nicht hier in dem surrenden Ding, in dem ich mich eingeschlossen und beengt fühle. Vier Minuten später ist alles vorbei.

Zurück ins Wartezimmer. Die Mitarbeiter in der CT-Abteilung sollen meine Aufnahmen auf eine CD brennen, auf die der Arzt dringend wartet. So eine CD zu brennen, kann ja nicht so lange dauern, oder? Tut es aber.

Über eine Stunde vergeht. Ich schicke meinem Mann eine SMS:

Dauert alles länger. :-(Volles Wartezimmer. Und ein Notfallpatient ... Kisses

Ich wandere im Wartezimmer umher. Fast jeder Platz ist besetzt. Schaue aus dem Fenster. Gehe zum achtundzwanzigsten Mal den langen, schmalen Gang vom Praxiseingang zum Wartezimmer entlang. Habe einen Kloß im Hals. Und wieso steigen mir dauernd Tränen in die Augen? Ich hab doch gar nichts. Ich bin doch gesund. Ich war mein Leben lang gesund. Hab nie etwas Ernstes gehabt. Nicht mal einen Arm gebrochen. Trotzdem kommen immer wieder Tränen, die ich vergeblich versuche wegzuwischen. Die anderen Patienten sollen nicht sehen, dass ich weine. Das wäre mir peinlich.

Endlich. Der Arzt lässt mich in sein Zimmer rufen. Wir sitzen uns gegenüber, fast Knie an Knie. Warum sitzt er nicht hinter seinem Schreibtisch? Komisch ... Seine Hände liegen auf seinen Oberschenkeln. Er sieht mich an. Wirkt so ernsthaft. »Liebe Frau Eyssen, es hat keinen Sinn, lange drum herumzureden. Sie haben Krebs. Lungenkrebs. So wie es aussieht, sind es wahrscheinlich zwei Tumore. Aber wir müssen noch genauere Untersuchungen machen.«

Was? Was sagt er? Leere im Kopf. Ich kann keinen Gedanken in meinem Kopf finden. Die Tränen schießen unkontrolliert aus den Augen. Das Kinn, die Mundwinkel zucken. Ich kriege keinen Ton heraus. Meine Hände zerren und zupfen an dem schon halb zerfledderten Papiertaschentuch, mit dem ich mir vorhin im Wartezimmer die Tränen weggewischt habe. Der Arzt nimmt meine Hände in seine. Ich WILL NICHT berührt werden! Ziehe meine Hände weg. Wische Tränen ab. Das muss ein Irrtum sein! Das kann nicht sein! Die haben die CDs vertauscht. Das CT-Gerät ist kaputt. Ich kann keinen Krebs haben. Ich will keinen Krebs haben. Ich will nicht sterben.

Dann setzt mein Überlebensmechanismus ein. Oder etwas anderes? Ich weiß es nicht. Hektik macht sich in meinem Kopf breit. Im Telegrammstil formuliert mein Gehirn: Krebs. Medizin. Operation.

Blut. Skalpell. Narbe. Chemo. Erbrechen. Sterben. Tod. Krebs haben so viele Menschen. Habe ich so oft gelesen, diese Geschichten, die einen bis in den Schlaf verfolgen ... Wie die Kranken leiden. Wie verzweifelt sie sind. Welche Ängste und Schmerzen sie quälen. Wie oft sie weinen. Und oft auch: Wie sie ihren Kampf gegen diese Krankheit verloren haben ... Eine Sekunde absolute Stille in meinem Kopf. Und dann: Ja, das stimmt. Aber es gibt auch viele Kranke, die den Krebs besiegt haben!!! Das kann ich bestimmt auch?! Ich frage den Arzt: »Was können wir tun? Wie werde ich den Krebs los? Ich will so schnell wie möglich alles hinter mich bringen.« Ich höre mich an, als ob ich hier über einen Beinbruch sprechen würde.

Die Antwort: weitere Untersuchungen, Biopsie, Operation, Chemotherapie, Bestrahlungen, eben das volle Programm. Das beruhigt mich jetzt irgendwie. In meinem Gehirn surren ganze Sätze statt nur Wörter: Man kann was machen. Die Ärzte können mir helfen. Die moderne Medizin macht so vieles möglich. Die Krankheit angehen, den Kampf beginnen. Etwas tun, statt stumm und verzweifelt sitzen zu bleiben. Das hilft mir in diesem Moment. Dagegen hat die Angst keine Chance. Im Moment jedenfalls.

Auf dem Weg nach Hause rufe ich meinen Mann an. Ich muss es jemandem sagen. Ich kann mich jetzt nicht auf eine Bank setzen und über das Erlebte nachdenken. Ich bin schrecklich aufgeregt. In mir toben so viele Gefühle, von denen ich nur ein paar erfassen kann. Mein Leben wird sich von dieser Sekunde an ändern. Was steht mir bevor? Werde ich die Schmerzen ertragen können? Gibt es Hilfe für mich? Muss ich sterben?

NICHT nachdenken. Ich muss ETWAS TUN. Ich erzähle meinem Mann von der Diagnose. »Krebs. Er hat gesagt, ich habe Krebs.« Ich reagiere jetzt ganz ruhig. Bin ich in einem Schockzustand? Wahrscheinlich. Oder will ich nur mal wieder die Starke spielen, die Frau, die nichts umhauen kann? Ich neige dazu.

Mein Mann bemüht sich, ruhig zu bleiben: »Hat der Arzt wirklich das K-Wort benutzt?«

»Ja, eindeutig. Krebs. Karzinogen.« Über das »Z« in »Karzinogen« stolpert meine Zunge seit Jahren. Noch heute. Sprachproblem. Kein psychisches. Abgesehen davon, dass es früher um karzinogene Tumore anderer Menschen ging ...

Kurzes Schweigen am anderen Ende der Leitung. »Mach dir keine Sorgen, meine Süße, wir kriegen das hin. Du bekommst die besten Ärzte. Ich bin für dich da.«

»Ich mache mir keine Sorgen. Ich bin nicht krank, ich hab nur Krebs. Aber nicht mehr lange.« Vielleicht will ich mit diesen Sätzen der Diagnose den Schrecken nehmen? Diese unbändige Angst bezwingen, die in mir tobt und die ich nicht zulassen will, weil ich befürchte, dass sie mich niederringt. Ich will stark sein. Ich werde stark sein. Ich will nicht unter Angst und Verzweiflung begraben sein. ICH WILL LEBEN.

MEIN MANN REMY:

»Krebs – da war es, dieses Monster von einem Wort.«

Frauen werden älter als Männer, heißt es – also überlebt mich meine Frau. Nicht, dass ich mir bisher große Gedanken darüber gemacht hatte, aber irgendwie war das immer eine beruhigende Vorstellung.

Unser Leben ist schön. Meine Frau und ich, wir haben Berufe, die uns ausfüllen und faszinieren. Wir reisen gerne. Machen gelegentlich Kurztrips nach Paris, Rom oder Florenz. Wir gehen gerne in Museen und Galerien. Und ich genieße die Abende, wenn Freunde an unserem großen Tisch beim Abendessen sitzen.

Das Leben schien so normal zu sein. Normal und geordnet, bis zu diesem Anruf, der alles veränderte. Ich kam gerade von einem Meeting und war auf dem Weg zu unserer Wohnung.

»Ich habe Krebs«, sagte meine Frau zu mir am Telefon. Da war es, dieses Monster von einem Wort und wollte nicht mehr aus meinem Kopf raus. Ich wollte einfach nicht wahrhaben, was sie mir da gerade gesagt hatte. Ich schaute mich um. Wieso blieben die Autos nicht stehen? Wie konnten die Menschen weitergehen? Wieso hielt nicht alles den Atem an? Meine Frau hatte Krebs, verdammt noch mal. Sie konnte sterben! Warum blieb die Welt da nicht stehen? Ich merkte verwundert: Nein, sie blieb nicht stehen ... Alles ging normal weiter. Das war ein Moment wie die totale Sonnenfinsternis vor ein paar Jahren. Von einer Minute zur anderen wurde es kalt und die Welt versank in absoluter Stille, schien stillzustehen.

»Ich bin nicht krank, ich hab nur Krebs«, hatte meine Frau am Telefon gesagt. Sie wollte tapfer sein, aber ihre Stimme klang dünn und gepresst. Ich kenne meine Frau und ich spürte die Verzweiflung, die hinter ihren Worten stand.

In meinem Kopf entstanden sofort schreckliche Bilder: Was, wenn sie nicht mehr weitergehen konnte und hilflos irgendwo auf der Straße lag? Wenn sie weinend und verängstigt irgendwo saß, jemanden brauchte, der ihr Halt gab? Und ich sie nicht in den Arm nehmen konnte? »Bleib, wo du bist. Ich hole dich ab!«

»Nein, ich komme allein nach Hause.«

»Ich bin in fünf Minuten da!«

»Nein. Ich hab doch gesagt, mach dir keine Sorgen. Ich will allein gehen. Wir treffen uns in der Wohnung.«

Ich weiß, dass meine Frau Mut hat, ich weiß, dass sie sich von nichts und niemandem unterkriegen lässt. Aber während dieses Anrufs war ihre Angst für mich körperlich spürbar. Als ich einen Moment später weiterging, brach ich in Tränen aus, ich konnte gar nichts dagegen tun.

MEIN DERMATOLOGE THOMAS KALIEBE:

»Ich wusste, dass im Fall von Frau Eyssen unbedingt Eile geboten war.«

Als Arzt ist man ja ständig mit unterschiedlichen Ausprägungen von Krankheiten und auch mit dem Tod konfrontiert. Wenn man so lange im Beruf ist wie ich, glaubt man, so ziemlich alle menschlichen Verhaltensmuster zu kennen – die einen reagieren mit Tränen und Jammern auf schlechte Nachrichten, andere spielen den Helden, einige Patienten gehen sofort in die Offensive und wollen aktiv etwas gegen ihre Krankheit tun.

Ich finde es äußerst befriedigend, Menschen helfen zu können, es erfüllt mich unverändert mit einem großen Glücksgefühl. Der Patient ist häufig geheilt und kehrt zurück in sein normales Leben – und ich höre erst wieder etwas von ihm, wenn es ihm wieder schlechter geht, was hoffentlich auch weiterhin nur ganz selten der Fall sein wird.

Als Frau Eyssen mir von ihren Problemen erzählte, der Müdigkeit, der Atemnot und dem Gewichtsverlust, war mir sofort klar, dass es sich um eine sehr beunruhigende Krankheit handeln musste. All ihre Symptome deuteten auf Krebs hin. Frau Eyssen ist schon lange meine

Patientin und ich weiß, dass sie zu den Menschen gehört, die immer arg untertreiben, wenn es um Schmerzen oder gesundheitliche Beeinträchtigungen irgendwelcher Art geht. Ich wollte nicht, dass sie noch lange mit der Ultraschalluntersuchung und dem CT wartete. Wenn jemand schon diese Symptome zeigt wie sie, ist unbedingt Eile geboten. Deshalb habe ich ihr den Termin sozusagen aufgenötigt und alles gleich für sie arrangiert.

Als Frau Eyssen die Praxis verließ, habe ich ihr nachdenklich nachgeschaut. Würde sich meine Meinung bestätigen? Ich habe mir wirklich große Sorgen um sie gemacht.

Wenn meine Mitarbeiterin mich mitten in einer Behandlung aus meinem Zimmer und an den Empfang ans Telefon bittet, dann muss es sich um etwas wirklich Wichtiges handeln. Um etwas, das sie nicht allein entscheiden kann. Etwas, das sie nicht ohne meine Hilfe erledigen kann. Oder etwas, das sie nicht notieren kann, damit ich später zurückrufe. Denn ich mag es nicht, wenn ich die Behandlung eines Patienten unterbrechen muss. Es sei denn, es handelt sich um einen Notfall. Jeder Patient hat das Anrecht, dass ich mir für ihn Zeit nehme. Aber an diesem Tag trat genau das ein. Ich untersuchte in meinem Zimmer gerade einen Mann mit Neurodermitis, er war also kein Notfallpatient. Aber auch, wenn es kein Notfall war – grundsätzlich mag ich es einfach nicht, wenn ich von einem Patienten weggeholt werde.

Der Anruf kam von Frau Eyssen. Sie sagte, sie käme gerade von der Untersuchung. Ultraschall und CT. Ihre Stimme klang ganz anders als sonst – so ein bisschen hektisch, kurzatmig und seltsam verletzlich. Ich brauchte sie gar nicht erst nach dem Ergebnis zu fragen, sie erzählte gleich von sich aus, es sei Krebs. »Aber ich lasse mich nicht unterkriegen. Ich werde kämpfen. Ich bin stärker, als viele glauben.« Und dann kamen die Sätze, die mich umhauten, bei denen mir Tränen in die Augen stiegen: »Ich habe eigentlich nur angerufen, um Ihnen zu danken – denn ohne Sie wäre ich nicht zu diesen Untersuchungen gegangen. Sie haben mir das Leben gerettet. Danke.«

Das war mir zuvor noch nie passiert und dieser Anruf hat mich unsagbar beeindruckt. Dass jemand, der gerade erfahren hat, dass er Krebs hat – und zwar in einem fortgeschrittenen Stadium –, dem Menschen dankt, der ihn auf die Krankheit aufmerksam gemacht hat. In so einer Situation denkt verständlicherweise jeder nur an sich, an seine Krankheit und daran, ob und wie er wieder gesund werden kann. Dieser Anruf ist mir mitten ins Herz gegangen.

ANFANG MAI 2012

Ähem, ja, also, weißt du … ich habe Krebs …

In der Nacht nach der Ultraschalluntersuchung und dem CT weine ich ins Kissen. Allein. Ich habe schreckliche Angst. Und ich würde es nicht ertragen, wenn mein Mann mich jetzt in den Arm nehmen würde. Ich weiß, dass er es sehr gern tun würde – um mir zu zeigen, dass er mich liebt, er bei mir ist, mich beschützen wird, ich mich auf ihn verlassen kann. Aber dann, so glaube ich, würde ich nicht mehr aufhören können zu weinen.

Ich will nicht sterben. Ich will nicht sterben. ICH WILL NICHT STERBEN. Wie ein Mantra flüstere ich diesen Satz immer wieder vor mich hin, bis ich endlich einschlafe.

Einen Tag später. Was tut man, wenn einem am Vortag gesagt wurde, dass man Krebs hat? Mein Mann und ich warten zu Hause auf den Anruf des Internisten, der gestern Ultraschall und CT gemacht hat. Er will für mich einen Termin in einer Münchner Klinik machen. Eine Biopsie ist notwendig. »Von Kollege zu Kollege geht das viel schneller, als wenn man sich als Patient selbst kümmern muss«, hat der Internist gestern gesagt.

Mein Mann und ich überlegen: Sollen wir es der Familie sagen oder nicht, dass ich Krebs habe? Und erzählen wir es nur engen Freunden oder gehen wir ganz offen mit dieser Geschichte um? Überfordern wir möglicherweise die Menschen um uns herum, wenn wir sagen »Ähm, ja, also, weißt du ... ich habe Krebs.«?

Ich argumentiere, dass wir es – zumindest erst einmal – verschweigen sollten. Aus Rücksicht auf die Familie, auf die Verwandten und Freunde. Denn den meisten Menschen ist so eine Situation doch schrecklich unangenehm, sie wissen nicht, wie sie reagieren sollen. Die Stimme senken, ein betroffenes Gesicht machen und ein »Oh, das tut mir schrecklich leid« murmeln? Die Augen aufreißen und rufen »Das kann doch nicht sein! Bist du sicher?«. Den Kranken umarmen und ein paar Tränen verdrücken? All das wäre mir unangenehm. Und wie soll ich auf diese Reaktionen reagieren? Selbst heulen? Tapfer lächeln? Das Thema wechseln oder in allen Details vom Krebs erzählen, von dem ich ja selbst noch so gut wie gar nichts weiß?

Meine wahren Beweggründe sind: Ich habe keine verdammte Ahnung, wie ich jemandem sagen soll, dass ich diese Scheißkrankheit habe, ohne dass ich in Weinkrämpfe ausbreche. Außerdem fürchte ich, irgendwie von einem Augenblick zum anderen stigmatisiert zu sein. »Die hat Krebs, die kannst du abschreiben, die lebt sowieso nicht mehr lange.« Oder: »Sie hat Krebs – damit wollen wir nichts zu tun haben. Oh nein, bitte keine Probleme!«

Ein weiterer wichtiger Punkt: Ich will KEIN Mitleid.

Mein Mann beschwichtigt meine unausgesprochenen Befürchtungen, die er erahnt. Er kennt mich zu gut, um sich von meinen Argumenten täuschen zu lassen. »Man muss den Menschen, die dich lieben und sich Sorgen um dich machen, doch die Gelegenheit geben, ihre Anteilnahme auszudrücken. Natürlich können wir deine Krankheit verschweigen. Aber wie lange? Und wie erklären wir später die Geheimnistuerei?«

»Also gut, wir werden ganz offen über meine Krankheit reden.«

»Wir« – von wegen. Nein, mein Mann muss es der Familie und auch den Freunden mitteilen. Ich schaffe es an den ersten zwei Tagen einfach nicht, mit jemandem außer ihm über den Krebs, die sicherlich bevorstehenden Operationen, die Therapien und meine Angst vor dem Sterben zu sprechen.

Aber am dritten Tag geht es dann doch. Natürlich will die Familie, wollen die Verwandten und Freunde nicht nur mit meinem Mann, sondern ebenso mit der Betroffenen sprechen. Den Originalton hören sozusagen. Sie wollen Mut machen, Anteilnahme zeigen, mir beweisen, dass sie an mich denken, an mich glauben und mich wissen lassen, wie lieb sie mich haben. Und das tut mir gut. Das hätte ich nicht gedacht. Ich hatte angenommen, dass mir diese Gespräche unangenehm sein würden, weil sie so emotionsgeladen sind. Und man den anderen so nah an seine Ängste, an sein Herz heranlassen muss. Aber mir wird jedes Mal ganz warm ums Herz.

Und es tut merkwürdigerweise auch verdammt gut, eine neue, offenbar bisher verborgene Stärke in mir zu entdecken. Auch wenn sie manchmal nur aufgesetzt sein mag. Denn ich will bei den Telefonaten mit meiner Schwiegermutter Ruth, meiner Schwägerin Gaby, meinem Bruder und besorgten Freunden nicht herumjammern oder heulen. Ich will sie nicht noch trauriger machen, als sie eh schon sind. Deshalb hole ich vor jedem Telefonat erst einmal tief Luft. So klingt meine Stimme halbwegs kräftig und zuversichtlich: »Ja, klar, die Operation und so, das schaffe ich schon. Ich bin doch ein zäher Hund. Mich haut so leicht nichts um. Da hat sich der Krebs die Falsche ausgesucht. An mir wird er sich die Zähne ausbeißen.«

Und dieser Optimismus steckt mich mehr und mehr an. Setzt sich mehr und mehr in meinem Kopf und meinem Herzen fest. Ich werde es schaffen! Ich WILL leben und ich WERDE leben!

MEINE STIEFTOCHTER KATHARINA:

»Ich hörte an der Stimme meines Vaters, wie sehr er verzweifelt war.«

Mein Papi und ich haben immer sehr viel Zeit miteinander verbracht. Schon als ich noch ganz klein war. Ich kenne ihn fast so gut wie mich selbst. Was wahrscheinlich daran liegt, dass wir uns so ähnlich sind. Wir lieben Filme und schluchzen schon, bevor die traurigen Szenen überhaupt beginnen. Wir sind beide etwas hypochondrisch und gehen beim kleinsten Zwicken panisch zum Arzt. Wir schauen zum Beispiel sechs Stunden auf den Bildschirm des Computers, sehen dann schwarze Punkte und befürchten sofort, blind zu werden. Wer so hypochondrisch ist wie wir, ist natürlich auch ein hundertprozentiger Kümmerer. Wir können nachfühlen, wie andere Menschen leiden, und wollen ihnen sofort helfen. Erst einmal Fieber messen. Dann ein Pfefferminztee? Ein kalter Wadenwickel? Vielleicht eine Schmerztablette? Oder eine Hühnerbrühe – die hilft immer. Mein Vater und ich genießen es, jemanden rund um die Uhr zu bemuttern. Danach verlangen wir aber auch umgekehrt – und sei es auch nur, weil wir winziges Magendrücken verspüren.

Es gibt aber Menschen, die sind einfach zu stolz, um zu krank zu sein, zu stolz, um zuzugeben, dass es ihnen nicht gut geht. Conny beispielsweise. Klassischer Fall. Eine richtige Grippe mit Husten, Fieber und Rückenschmerzen? Andere gehen zum Arzt und legen sich ins Bett. Vernünftig. Conny? Augen zu und durch. Geht auf High Heels mit stolz erhobenem Kopf und einer Großpackung Papiertaschentüchern sowie Hustensaft in die Redaktion. Nach einem Presse-Dinner hatte sie mal eine richtig schlimme Fischvergiftung. Hat fast die ganze Nacht im Badezimmer verbracht. Musste sich dauernd übergeben. Und morgens? Duschen, das blasse Gesicht schminken und so tun, als sei nichts passiert. Nach dem Motto: »Danke, es geht mir gut. Mich haut nichts um. Ich bin die starke Frau, die nichts erschüttern kann.«

Vor ein paar Wochen bin ich zu meinem Freund Robert nach Berlin gezogen und hatte meinen Vater schon seit Tagen anrufen wollen, weil es eine Neuigkeit gab. Meine Mutter wusste es schon. Und nun wollte ich auch meinen Papi überraschen.

Ich saß gerade in einem Café bei uns um die Ecke und hatte mir einen Latte macchiato bestellt, als das Handy klingelte. Temperatur: 29 Grad. Veilchenblauer Himmel. Die Blätter in den Bäumen glitzerten wie silberne Federn. Es war einer von diesen Tagen, an denen plötzlich alle Leute lächeln, als hätten sie sich gerade frisch verliebt. An denen einem nicht mal ein Brief vom Finanzamt die Laune verderben kann. Na ja, kommt drauf an ...

»Hallo, Papi!« Ich nahm die Sonnenbrille ab, ohne kann ich besser reden. Denn was ich meinem Vater schon seit Tagen erzählen wollte, war sehr wichtig für mich und für ihn und überhaupt. Es würde alles verändern. Und dann hörte ich ihn sagen: »Es ist etwas passiert ... Conny war beim Arzt. Sie hat Krebs. Lungenkrebs. Sie ist tapfer. Aber es ist alles nicht einfach ...«

Ich hörte an der Stimme meines Vaters, wie sehr er litt, wie sehr diese Situation ihn quälte. Wie verzweifelt er war, wie viel Angst er hatte. Und dass er stark sein wollte, weil seine Frau ihn brauchte.

Mir fehlten in diesem Moment die Worte. Das sagt man immer so. Aber wenn eine Situation wie diese eintritt, dann weiß man, dass das wirklich stimmt. Dass es das gibt. Der Kopf ist einfach leer und nirgendwo im Gehirn ist auch nur ein einziges Wort zu finden. Alle Wörter haben sich versteckt.

Krebs – davon hört man immer nur. Diese Krankheit haben stets nur andere. Und jetzt war der Krebs so nah in meinem Leben. Er bedrohte unsere Familie. Mir war plötzlich kalt. Mein Vater versuchte, die ganze Situation etwas zu entschärfen, er sprach von Ärzten und Operationen und von dem Mut, den Conny zeigte.

»Ihr Optimismus hilft mir. Du kennst sie ja ... Er gibt mir Kraft, die ich jetzt dringend brauche.«

Ich versprach ihm, Conny noch am selben Tag anzurufen. »Und wenn es irgendetwas gibt, was ich tun kann, Papi, egal, was, dann sag es mir. Ich helfe sofort. Jederzeit. Was auch immer es ist.«

»Das ist lieb von dir, danke. Ich muss jetzt auflegen.«

»Ciao, Papi. Ich hab dich lieb.« Ich drückte auf »Beenden«.

Mein Latte macchiato war kalt geworden. Tränen stiegen mir in die Augen. Eigentlich hatte ich meinem Papi schon seit Tagen sagen wollen, dass ich schwanger war. Ein Baby erwartete. Dass er Opa werden würde. In ein paar Monaten würde mein erstes Kind zur Welt kommen. Aber wie hätte ich meinem Vater das in dieser Situation sagen können?

ANFANG MAI 2012, BIOPSIE IM KRANKENHAUS

Hilfe! Ich bin umzingelt von lauter Krebskranken!

Nach all den Gesprächen mit unseren Freunden und Verwandten über meine Krankheit fühle ich mich von lauter Krebskranken geradezu umzingelt. Denn jeder kennt zumindest einen in seiner Familie oder im Bekanntenkreis, der Krebs hatte oder hat. Und er möchte die dramatische Geschichte unbedingt erzählen – als Trost für mich, unter dem Motto: »Guck mal, Conny, der hat es auch geschafft!«

Zum Beispiel dieser krebskranke Mann, der schon ein Abschiedsfest für all seine Freunde gegeben hatte, dann plötzlich irgendeine neue Ernährung mit Weizendrinks oder was weiß ich entdeckte und nun glücklich und gesund mit seiner Frau irgendwo in Hamburg lebt.

Oder die Geschichte von der Frau mit Unterleibskrebs, die nach Aussagen der Ärzte keine vier Monate mehr zu leben hatte und nun schon ihren fünfzehnten Geburtstag nach der Todesnachricht feiert. Weil sie sich in irgendeiner Klinik behandeln ließ, die zu hundert Prozent auf eine homöopathische Therapie setzt.

Oder dieser Mann aus England, der zu einem Guru nach Indien ging und sich dann durch Meditation selbst heilte.

Oder die Frau mit Darmkrebs, die nach einer wahren Odyssee von Arzt zu Arzt durch eine Klangschalentherapie geheilt wurde.

Oder diese Frau – ich glaube, sie hatte Brustkrebs –, die durch Zufall von irgendwelchen Tropfen erfuhr, die ein ehemaliger amerikanischer Goldgräber (!) entdeckt hatte. Einfach die Tropfen schlucken und schwupps, schon war sie gesund. KEIN Tumor mehr. Einfach in Luft aufgelöst. Von dieser Frau gab es leider keine weiteren Informationen darüber, wo sie jetzt lebt – und ob sie noch lebt.

Wer daran glaubt, bitte schön. Und wem's hilft, umso besser. Aber ich will diese Geschichten nicht hören. Ich bin wahrscheinlich auch zu spießig für solche Experimente. Wenn es um mein Leben geht, bitte KEINE Experimente. Ich glaube an die Schulmedizin. Ich glaube an die Kunst der Ärzte und die Wirksamkeit von Medikamenten.

Vielleicht hat es auch damit etwas zu tun, dass ich Sternzeichen Jungfrau bin. Erste Dekade. Jungfraugeborene gelten allgemein als realistisch, penibel und extrem kritisch allen Dingen gegenüber, die man nicht exakt beweisen kann oder die durch internationale Studien belegt sind. In meinem Fall trifft das hundertprozentig zu. Ich weiß, das Beispiel hinkt, trotzdem: Wenn ich höllische Zahnschmerzen habe, gehe ich ja auch zum Zahnarzt und buche nicht eine Klangschalenstunde. Was nicht heißt, dass ich naturmedizinische Mittel strikt ablehne. Aber wenn überhaupt, dann nur als Ergänzung. Ich reagiere misstrauisch auf Berichte von angeblichen Wunderheilungen. Ich glaube nicht, dass man eine so aggressive und oft tödliche Krankheit wie Krebs durch Pilzextrakte, Walnüsse (sollen bei Prostatakrebs helfen), Meditation oder Kräuter, die bei Vollmond im Wald gesammelt wurden, bekämpfen und sogar besiegen kann. Das gilt aber nur für mich. Jeder muss letztendlich für sich entscheiden, welche Therapie er für die beste hält. Da gibt es kein richtig oder falsch.

Heute muss ich ins Krankenhaus. Zur Biopsie. Dabei wird mit einer Feinnadel eine Punktion gemacht und eine Gewebeprobe entnommen. Die wird dann mikroskopisch untersucht, um krankhafte Veränderungen der Zellen zu diagnostizieren. Leider muss ich über Nacht im Krankenhaus bleiben. »Zur Beobachtung«, hat der Internist gestern beim Vorgespräch in der Klinik in Bogenhausen erklärt.

Habe ich schon erwähnt, dass ich Krankenhäuser hasse? Allein dieser Geruch! Diese langen Gänge! Meist mit Linoleumfußboden, auf dem jeder Schritt unangenehm quietscht. Überarbeitete Schwestern. (Die machen wirklich einen verdammt harten Job. Und werden dafür mies bezahlt. Mein Mitgefühl haben sie.) Ärzte, die meist keine Zeit haben. Und dann die Kranken – blasse, dünne Menschen, aus deren Augen so viel Leid spricht, dass ich gar nicht hinsehen kann. Oh Gott, werde ich bald auch so aussehen? Werde ich ans Bett gefesselt sein und Morphium gegen meine Schmerzen bekommen? Horrorfantasien schwirren durch meinen Kopf. Unsinnig, ja, aber ich kann nichts dagegen tun.

Ich bin seit dem Morgen schrecklich aufgeregt, will aber nicht, dass es jemand merkt. Vor allem nicht mein Mann, der mich begleitet. Ich will kein Jammerlappen, kein Weichei sein. Eine Biopsie! Pah! Was ist das schon? Ein kleiner Stich – und schon vorbei! Das mach ich doch mit links.

Auf der Station im dritten Stock warten wir erst einmal über eine Stunde auf den harten Holzstühlen im Gang. An der Wand links schräg vor mir sehe ich auf einer Tür ein Plakat. Vierfarbig. Groß. Fast so groß wie die Tür. Zu sehen ist die schematische Darstellung einer starren Bronchoskopie: Ein langes Metallrohr mit einem Griff an einem Ende (ähnlich wie diese Dinger, mit denen man an der Zapfsäule Benzin tankt) wird durch den Mund und die Luftröhre hindurch bis in die Lunge geschoben.

Ich kann gar nicht hingucken.

Endlich bleibt ein Arzt vor uns stehen. »Guten Tag, Sie sind Frau Eyssen?«

»Ja.«

»Sie sind wegen der Biopsie hier?«

»Ja.«

»Um was geht es denn eigentlich bei Ihnen?«, fragt der Arzt und versteckt beide Hände in den Taschen seines weißen Kittels. Das wirkt entschlossen, aber auch ungeduldig.

»Man hat ein Ultraschall und ein CT gemacht. Beides ergab den Verdacht auf Lungenkrebs. Wahrscheinlich gleich zwei Tumore.«

»Aha. In diesem Fall sollten wir auch unbedingt eine Bronchoskopie ...«

»Nein!«, falle ich dem Arzt ins Wort. »Das kommt überhaupt nicht infrage. Ich bin nur wegen der Biopsie hier. Wegen nichts anderem.« Das Bild! Ich habe das Bild von der Bronchoskopie an der Tür vor meinem geistigen Auge!

»Aber Frau Eyssen, eine Bronchoskopie ist absolut notwendig in einem Fall wie Ihrem.«

»Das ist mir egal. KEINE Bronchoskopie. Eine BIOPSIE. So wurde es gestern zwischen meinem Arzt und dem Internisten Ihrer Klinik verabredet.«

Ich weiß, das ist arrogant von mir. Ich habe mich auch im Ton vergriffen. Aber ich bin so panisch – NIEMAND, KEINER wird so einen Metallstab in meine Luftröhre stecken!!!!

Mein Mann schaltet sich ein. Er klärt die Situation auf seine ruhige und konstruktive Art.

Der Arzt ist zwar sauer, dass über seinen Kopf hinweg Abmachungen mit anderen Kollegen in der Klinik getroffen wurden, aber er gibt nach.

Ich komme in ein Zwei-Bett-Zimmer. Im zerwühlten Bett am Fenster sitzt eine Frau um die sechzig. Sie löffelt eine Suppe. Es ist inzwischen Mittagszeit. Sie reagiert nur mit einem kurzen »Tag!« auf meine Begrüßung. War ich vielleicht nicht freundlich genug? Sie isst weiter. Hm ... Ich weiß nicht so recht, was ich davon halten soll.

Eine Krankenschwester hält mir ein Hinten-offen-Nachthemd hin.

Ich lehne ab. »Ich kann sehr gut laufen, ich bin schon erwachsen. Ich brauche das Hemd nicht.« Das halte ich für Humor. Soll aber nur meine Angst und Unsicherheit übertünchen.

»Sie bekommen eine Narkose. Da können Sie dann nicht laufen.«

Dann legt sie mir einen Zugang für Injektionen und Infusionen am linken Unterarm und ich werde im Bett liegend von einem Pfleger vom dritten Stock ins Untergeschoss geschoben. Mir ist schwummerig zumute. Und meine stumme Angst hat sich noch verstärkt. Mein Mann ist an meiner Seite, er hält meine Hand. Im Untergeschoss werde ich samt Bett an der Seite eines laaaaaangen Ganges abgestellt – und bleibe da erst einmal stehen beziehungsweise liegen. Warten. Warten. Warten.

Mein Mann sitzt auf meinem Bett und liest mir aus einer Tageszeitung vor, die er auf sein iPad geladen hat. Ich weiß, er will mich jetzt ablenken – aber ich kann mich nicht konzentrieren, kann nicht zuhören. Ich WILL, dass diese blöde Biopsie SOFORT anfängt, damit sie schnell vorbei ist.

War gar nicht schlimm, die Biopsie. Ich war dank der leichten Narkose weggetreten und habe so gut wie nichts mitbekommen. :-)

Das Ergebnis gibt es erst in zwei bis drei Tagen.

Abends allein mit meiner Bettnachbarin im Zimmer. Der mit Gazeverband fixierte Zugang für Spritzen und Infusionen an meinem linken Unterarm schmerzt. Die Schwester, die ich vor einer Stunde gebeten habe, das Teil zu entfernen, hat mit deutlichen Worten abgelehnt. »Der Zugang bleibt! Nachher passiert etwas und wir fangen an, an Ihnen rumzustechen, um eine Vene zu finden.«

»Aber das tut wirklich weh.«

»Das kann nicht sein.«

Ich widerspreche nicht. Ich ärgere mich über mich selbst. *Wieso, wann* und *warum* habe ich mich von einer selbstbewussten und durchsetzungsfähigen Frau in kürzlich noch leitender Position eines großen Verlags in eine domestizierte Patientin verwandelt, die brav gehorcht und keine Widerworte von sich gibt?

Wieso: Weil ich das erste Mal in meinem Leben in einem Krankenhaus bin.

Wann: Seitdem ich den ersten Schritt in dieses Krankenhaus gesetzt habe.

Warum: Weil mir verdammt noch mal hier alles so fremd hier ist.

Stumm und klein liege ich in meinem Bett. Meine Nachbarin rechts neben mir hat noch kein einziges Wort mit mir gesprochen. Sie hat das Abendmenü – undefinierbares Brot mit undefinierbarer Wurst, einer eingelegten Gurke (die habe ich erkannt) und einem Himbeerjoghurt (auch erkannt!) – gegessen und schaut sich eine Arztserie im Fernsehen an (über Kopfhörer, Gott sei Dank!). Man liegt im Krankenhaus und sieht sich eine Arztserie an – das sind mir eindeutig zu viele weiße Kittel, zu viele Stethoskope, zu viele Spritzen und Tupfer und zu viele verletzte, kranke Menschen.

Zwischendurch schlurft meine Mitbewohnerin mindestens fünfmal mit ihren Hausschuhschlappen ins Bad. Dabei hat sie immer einen Strohhalm im Mund, durch den sie ausatmet. Sie atmet normal durch den Mund ein und dann durch den Strohhalm aus, was alle zwei, drei Sekunden zu einem grässlich pfeifenden Geräusch führt. Es treibt mich in den Wahnsinn. Auf meine höflich formulierte Nachfrage erklärt sie: »So krieg ich besser Luft. Damit ich nicht hyperventiliere.« Wenn das so ist, dann ist es wohl so. Und ich halte meinen Mund.*

Um 22:30 Uhr ist Bettruhe. Die Schwester zieht die Vorhänge zu. Ich HASSE es, im Dunkeln zu schlafen. Aber weder sie noch meine Zimmernachbarin lassen sich überreden. Meine Mitbewohnerin stellt ihre beigefarbene Sauerstoffflasche ordentlich in Höhe des Kopfkissens neben ihr Bett und legt sich diesen durchsichtigen Schlauch um, der in den Nasenlöchern endet. Sie dreht an einem Knopf und legt sich dann schwer atmend, aber irgendwie zufrieden in die Kissen.

Um 1:20 Uhr stürmen erst die Nachtschwester und dann ein Arzt ins Zimmer. Alle Lampen an. Es ist taghell. Meine Bettnachbarin hat den Notknopf gedrückt. Sie röchelt. Wedelt mit den Armen. Packt die

* Heute weiß ich, dass das die Lippenbremsen-Atmung ist, die es Patienten mit zum Beispiel Asthma oder COPD erleichtert, bei Stress oder Atemnot besser Luft zu bekommen. Dadurch, dass man nur durch die kleine Öffnung des Strohhalms ausatmet, entsteht ein Gegendruck in den Atemwegen, der verhindert, dass die Bronchien in sich zusammenfallen und die Atemluft nicht mehr aus der Lunge entweichen kann.

Also: Shame on me! Und zwar ganz viel.

Schwester an der Schulter. Kommt mit dem Oberkörper hoch. Die Schwester drückt die Patientin sacht zurück aufs Kissen, der Arzt fühlt ihr den Puls.

Die Schwester: »Frau Sowieso, was soll denn das? Sie wissen doch genau, wie Sie mit der Sauerstoffflasche umgehen müssen. Das haben wir Ihnen doch schon mindestens viermal gezeigt.«

Frau Sowieso murmelt irgendetwas Unverständliches.

Der Arzt: »Frau Sowieso, jetzt beruhigen Sie sich. Es gibt keinen Grund für eine Panik. Es ist alles in Ordnung. Sie werden übermorgen entlassen. Und zu Hause müssen Sie auch mit der Sauerstoffflasche zurechtkommen. Sie können das. Das weiß ich.«

Frau Sowieso beruhigt sich. Mit leiser, trotziger Stimme sagt sie: »Ja, ja, ich weiß, wie das alles geht. Ich hab aber keine Luft mehr bekommen.«

Als im Zimmer wieder Dunkelheit und Ruhe herrschen, versuche ich, wieder einzuschlafen. Nur noch ein paar Stunden, bis ich rauskann aus dieser Klinik. Endlich!

Noch zweimal in dieser Nacht hastet die Nachtschwester in unser Zimmer, knipst das Licht an und beschwichtigt Frau Sowieso. Der Arzt ist geblieben, wo er war.

Dann ist es endlich 7 Uhr und ich kann aufstehen und ins Badezimmer. Schnell alles zusammenpacken. Ich klingle nach der Schwester. Jetzt WILL ich den blöden Zugang endlich loswerden. Ich bin übermüdet, genervt und wütend genug, um mich dieses Mal durchzusetzen. Die Schwester macht zwar ein beleidigtes Gesicht, aber das ist mir vollkommen egal.

Fix und fertig angezogen und mit der Tasche in der Hand stehe ich wie Tante Berta vor ihrer ersten großen Reise an meinem Bett. Ich will gehen. Jetzt. Sofort. ICH WILL NACH HAUSE. Aber die Stationsärztin hält mich auf. »Es ist noch Visite.«

»Wann?«, frage ich.

»So gegen 11, 12 Uhr.«

»Zu spät.«

»Die müssen Sie aber abwarten.«

»Warum?«

»Weil der Chefarzt Sie noch mal sehen muss.«

»Warum?«

»Weil es nach einer Biopsie zu Komplikationen kommen kann. Deshalb mussten Sie ja auch über Nacht bleiben. Falls etwas passiert wäre.«

»Was hätte denn passieren können?

»Zum Beispiel ein Bluterguss. Oder auch Blutungen.«

»Ich habe aber nichts – keinen Bluterguss und auch keine Blutungen oder sonst was!«

»Trotzdem. Nur der Chefarzt kann beurteilen, ob alles in Ordnung ist und Sie nach Hause gehen dürfen.«

» Mir fehlt aber nichts!«

»Trotzdem sollten Sie warten.«

»Nein.« Ich. Gehe. Und zwar jetzt. Ich will hier raus. Ich will nach Hause. Meine Nerven liegen blank. Ein hysterischer Weinkrampf sitzt in meiner Kehle. Ich werde ihn nicht rauslassen.

Um 8:20 Uhr sitze ich draußen vor der Klinik auf einer Bank und rufe meinen Mann an. »Hol mich bitte sofort ab. Bitte. Sofort.«

MEINE FREUNDIN CLAUDIA:

»Conny wollte stark sein und haderte mit ihrer Angst vor dem Tod.«

Ehrlich, das Erste, was ich gesagt habe, als ich erfuhr, dass Conny Krebs hat, war: »Scheiße! Scheiße! Scheiße!« Ich weiß, wie man sich fühlt, wenn man diese Krankheit hat. Welche Ängste man durchleidet. Wie oft die Panik einen überfällt. Wie man sich nachts im Bett hin und her wälzt und sich fragt, wie lange man wohl noch leben wird. Und wie sauschwer es ist, tapfer zu bleiben und die Hoffnung nicht aufzugeben. Ich hatte selbst Krebs. Brustkrebs. Bin aber seit fünf Jahren ohne neuen Befund. Toi, toi, toi. Die Ärzte hatten mir damals noch sieben Monate gegeben, höchstens neun. Tja, ich lebe noch.

Mensch, die arme Conny. Die ist extrem zierlich, aber stark, das weiß ich. Ich kenn diesen Typ Frau, sensibel, zart, rebellisch, dickköpfig und stark. Und letztendlich nicht unterzukriegen. Ich bin auch so.

Mir war egal, was die Ärzte Conny gesagt hatten und noch sagen würden, mir war klar, dass sie alles schaffen würde. Und ich meine: wirklich alles. Operationen, Chemotherapie, Bestrahlungen und was sonst noch alles. Das habe ich ihr auch bei jedem Telefonat gesagt. Chemo und Bestrahlungen lagen zwar noch in weiter Ferne, aber ich wusste, dass das alles auf sie zukommen würde. Meine Ehrlichkeit war bestimmt wichtig für Conny. Und ich habe echt nichts beschönt. Die Gesunden glauben ja immer, dass man Kranken jede Nachricht, jede blöde, schreckliche, entmutigende Wahrheit wie in Watte verpackt servieren muss, himmelblau angemalt und möglichst noch mit einer rosa Schleife. Okay, bei manchen Patienten ist das sicher richtig. Aber Conny ist nicht so ein Typ. Ich könnte schwören, dass sie MIR die Fragen gestellt hat, die sie anderen nie gestellt hätte. Wie: »Claudia, hattest du auch Angst vorm Sterben?«

»Ja, natürlich. Oft.«

Und ich weiß, dass es einem verdammt noch mal nicht hilft, wenn Gesunde in so einer Situation dann sagen: Jeder hat doch Angst vorm Sterben. Das geht mir genauso. Mir kann ja auch jeden Moment ein Ziegelstein auf den Kopf fallen. Du bist dem Tod nicht näher als ich, glaub das bloß nicht. Quatsch. Totaler Quatsch. Du lebst mit dem Wissen, dass du Krebs hast. Und dass du sehr bald daran sterben kannst. Ziegelstein auf den Kopf fallen – pah!

Klar, ihr Mann, die Familie, Freunde, alle haben Conny Mut zugesprochen. »Du schaffst das schon!« – »Du bist stark, lass dich nicht unterkriegen!« – »Wenn es jemand schafft, dann du!« Aber es ist doch so: Als Kranker hört man all diese Sätze gern und möchte sie auch glauben, aber in dunklen Momenten denkt man sich dann doch: Die haben alle gut reden, die wissen ja nicht, wie es ist, Krebs zu haben ... Nur jemand, der diese Krankheit auch hatte oder hat, kann letztendlich nachempfinden, wie es einem wirklich geht. Ist doch so?!

Ich glaube, ich war deshalb so ziemlich die Einzige, der Conny offen ihre Zweifel und ihre Angst vor dem Tod anvertraut hat. Weil sie wusste, dass ich genau das auch durchlebt habe. Sie haderte mit ihrer Furcht, mit ihrer Angst vor dem Sterben. Sie wollte stark sein und konnte es doch manchmal nicht. Ich hab ihr gesagt, es ist ganz normal, dass man auch mal schwach ist. Und dass sie ruhig mal heulen darf – total okay. Aber das wollte sie nicht. »Ich will nicht, dass Remy mich weinen sieht. Dann fließen auch bei ihm die Tränen und dann heulen wir beide. Das bringt doch nichts«, hat sie gesagt. So ist sie.

MITTE MAI 2012

Shoppen statt jammern, das ist doch eine gute Alternative?!

So langsam hat sich auch in der Redaktion, in der ich bis vor Kurzem noch gearbeitet habe, herumgesprochen, dass ich krank bin. Und welche Krankheit ich habe. Einige der Kollegen rufen mich an. Ihre Stimmen klingen leiser als üblich. Längst nicht so unbeschwert wie sonst, sondern unsicher, ängstlich und sie reden nur in Flüsterlautstärke. Sie wollen wissen, ob die Gerüchte stimmen: »Äh, du, Conny, ich habe gehört ... Es heißt, dass du ...«

»Ja, der Flurfunk hat recht. Ich habe Krebs. Mach dir keine Sorgen. Ich mach mir auch keine. Wird schon werden. Und wie läuft es so in der Redaktion? Ich meine: so ohne mich. Werde ich vermisst?«

»Ja, sehr. Alle fragen nach dir.«

Es tut mir gut, das zu hören. Ich fühle mich geschmeichelt. Wer würde nicht gern hören, dass er vermisst wird?! Ich bin auch neugierig auf den Klatsch. Wer hat sich neu verliebt? Wer hat sich in der Konferenz mal wieder wichtig gemacht? Wer biedert sich bei wem an? Wer hat gekündigt? Und wem wurde gekündigt? Was macht die Auflage? Es heißt, dass es ein neues Entwicklungsprojekt gibt, aber keiner weiß etwas Genaues. Und wer jetzt meinen Job übernommen hat, will ich wissen und erfahre, dass meine Nachfolgerin eigentlich ganz nett sei. Letzteres höre ich nicht so gerne. :-(

Ich sitze am Computer und checke meine Mails. Im Posteingang finde ich mehrere Anfragen von PR-Agenturen, die ich in Sachen Job angeschrieben hatte. Man möchte mich sehen. Sie hätten da einige Aufträge, die gut zu mir passen würden. Und eine Mail von einer Chefredakteurin, die ich lange kenne und die eine Stellvertreterin sucht – ob ich nicht Lust hätte ... Die Gerüchte, dass ich Krebs habe, sind offenbar noch nicht bis zu ihr durchgedrungen.

Eigentlich sollte ich mich jetzt freuen. Hey, das berufliche Leben geht weiter. Tja, da gibt es nur ein kleines Problem: den Krebs ... Ich antworte allen wachsweich, ich sei im Moment leider heftig ausgebucht, würde mich aber ganz bestimmt sehr bald melden.

Ja, hätte ich vielleicht schreiben sollen:

»Sehr geehrte Damen und Herren, vielen Dank für Ihre Mail. Leider habe ich unerwartet Krebs bekommen und weiß nicht, wie lange ich noch leben werde. Sollte der Krebs ebenso unerwartet wieder verschwinden und ich nicht so schnell sterben, melde ich mich gern bei Ihnen.
Mit freundlichen Grüßen, Conny Eyssen.«

So vielleicht? Na bitte!

In der Post von heute finde ich den Bericht von der Biopsie. Ich lese: »... keinerlei Anzeichen für Krebs. Die Stanzproben sind ohne Befund.« Wie bitte? Was? Ich muss es zweimal lesen. Halte den Brief dann meinem Mann hin. Er liest – und schaut mich an. »Das ist doch eine super Nachricht! Du hast keinen Krebs«, jubelt er.

»Schatz, denk bitte an die Ultraschalluntersuchung und das CT. Die Ergebnisse waren ein-deu-tig«, halte ich ihm vor und höre mich an, als wolle ich diese Krankheit mindestens so dringend haben wie eine voluminöse Blondhaarmähne mit üppigen Locken. Und von der träume ich schon seit meinem vierzehnten Lebensjahr. Erfolglos. »Wenn die Symptome und Ultraschall und CT nicht dafür sprechen, dass ich Krebs habe, weiß ich auch nicht. Und ich will, dass endlich was getan wird.« Ich will mir keine falschen Hoffnungen machen. Ich will mich NICHT freuen, dass ich NICHT sterben muss – um in ein paar Tagen zu erfahren, dass diese Krankheit mich langsam (oder schnell?) auffrisst. Ich will diesen Krebs loswerden!!!!!!!!!

Auch die Familie und die Verwandten, die natürlich anrufen, um den neuesten Krankheitsstand zu erfragen, reagieren wie mein Mann. »Freu dich doch!« – »Das ist doch eine tolle Nachricht!« Und jedes Mal muss ich erklären, dass sie bitte die Ergebnisse von Ultraschall und CT nicht vergessen sollen, die ganz klar Krebs als Diagnose ergeben haben. Und wie sie sich denn bitte meine Atemnot und die Müdigkeit und den Gewichtsverlust erklären würden? Eben!

Ich komme mir schon vor, als müsse ich meine Krankheit verteidigen. Oder als wolle ich mich wichtig machen. So nach dem Motto: Sie haben gesagt, ich habe Krebs, und jetzt will ich ihn auch haben. Bescheuert, oder?

Nachts im Bett flüstert es in meinem Kopf: Und wenn die Biopsie doch stimmt? Wenn Ultraschall und CT etwas anderes als Krebs zeigen? Kann doch sein? Es kann doch sein, dass ich keinen Krebs habe und noch länger leben kann? Aber ich rufe mich schnell zur Ordnung. Mach dir gefälligst nichts vor, ermahne ich mich. Du lässt dich operieren und alles wird gut. Basta!

MEIN MANN REMY:

»Was nicht sein darf, das kann nicht sein! Punkt.«

So vieles hat sich für mich seit dem Tag des K-Anrufs verändert. Plötzlich habe ich große Sorge, dass ich krank werden könnte. Nicht nur eine Grippe, eine Sehnenzerrung oder ein verstauchtes Knie, sondern ernsthaft krank. Wer würde sich dann um meine Frau kümmern? Wer würde sie zu den Ärzten fahren, in die Klinik zu den Untersuchungen, zur Chemotherapie? Und wer würde ihr Halt geben und Mut machen? Wer würde wissen, wann sie nur die starke Frau spielt, aber eigentlich dringend jemanden braucht, bei dem sie sich anlehnen kann? Der sie dann einfach in die Arme nimmt, weil sie ihren schwachen Moment mal wieder überspielen will?

Ich schaue dreimal nach rechts und links, bevor ich eine Straße überquere. Und ich habe mir angewöhnt, nur noch mit Helm Rad zu fahren. Ich horche in mich hinein und vermute gleich das Schlimmste, wenn es irgendwo mal zwickt. Ich besuche viele Ärzte, lasse mich immer wieder durchchecken.

Dieser Tag, als der Brief vom Krankenhaus kam. Meine Frau las mir das Ergebnis der Biopsie vor, als sei das nichts. Als würden wir hier über eine Banalität reden. Über eine zu hohe Telefonrechnung oder so was. Und dabei stand da doch, SIE! HAT! KEINEN! KREBS! Sie haben keine Anzeichen für Krebs gefunden. Wenn das nicht die absolut tollste und wunderbarste Nachricht überhaupt war, dann weiß ich es auch nicht. Alles zurück auf null, das Leben ist wieder in Ordnung. Ach was, in Ordnung: Es ist wundervoll. Voller Wunder. Wir werden zusammen alt und glücklich werden. Wir werden Reisen machen, zufrieden in Cafés sitzen, uns über Nichtigkeiten streiten, tolle Dokumentarfilme anschauen und uns füttern, wenn einer von uns zu alt und zu zittrig ist, um selbst zu essen.

Ja, ich wollte glauben, was ich da las. Und: Ja, mir war nach ein paar Minuten klar, dass hier natürlich irgendein blöder, dummer, bescheuerter Fehler vorlag. Falsche Stelle getroffen. Proben vertauscht. Stanzproben falsch untersucht. Was auch immer. Aber ich wollte, dass meine Frau an dieses Wunder glaubte. Dass sie nicht krank war. Wenigstens für ein paar Tage, bis wir zu einem anderen Arzt gehen würden. Aber sie ließ sich von mir und meinem aufgesetzten Optimismus nicht anstecken. Und ich versprach ihr: »Wir werden die besten Ärzte finden.« Und das meinte ich ganz ernst.

PS: Die Stanzprobe war wirklich ohne Befund. Sie hatten genau eine einzige winzigste Stelle im unteren rechten Lungenlappen erwischt, in der keine Tumorzellen zu finden gewesen waren ...

MITTE MAI 2012,
VIER TAGE NACH DER BIOPSIE

NEIN! NEIN! Ich will nicht schon wieder in die Klinik!

Sonntag. Es geht mir gar nicht gut. Draußen ist herrlichstes Wetter. Ich würde so gern durch Schwabing schlendern, im Café sitzen. Ich habe aber heftige Kreislaufprobleme. Mir ist schwindelig, ich bin total erschöpft und mir ist heiß. Mein linker Unterarm ist angeschwollen, die Haut, das Gewebe, alles ist ganz fest und rot. Das ist der Arm, in dem der Infusionszugang lag. Mein Mann misst zum gefühlten zwanzigsten Mal meine Temperatur. 39,8 Grad. »Jetzt bringe ich dich ins Krankenhaus«, befiehlt er. Angeboten und mich geradezu angefleht, in die Notaufnahme zu gehen, hat er mich heute schon mindestens viermal. Jedesmal hat er auf mich eingeredet wie auf ein kleines Kind. Aber ICH WILL NICHT SCHON WIEDER IN DIE KLINIK.

Schließlich gebe ich nach. Wir fahren in die Notaufnahme. Drei andere Notfallpatienten sitzen mit müden Augen im Warteraum. Na gut, denke ich, nur drei Leute vor mir, da kann es ja nicht so lange dauern, bis ich endlich drankomme. Mir geht es immer schlechter. Ich habe das Gefühl, als würde ich im nächsten Moment umkippen. Ich könnte heulen, weil ich mich so elend fühle.

Nach drei Stunden Warterei darf ich endlich ins Behandlungszimmer. »Wieso hat das so lange gedauert?«, fragt mein Mann, der mich stützen muss, weil ich so schwach bin, »es waren doch nur drei andere Patienten vor uns.« Die Ärztin antwortet: »Wir hatten leider einige dringende Notfälle.« Das bin ich auch, will ich entgegnen, bin aber zu zerschlagen.

Diagnose: Die Vene hat sich entzündet, weil irgendetwas nicht richtig in den Zugang am Unterarm eingespritzt wurde. Gut, dass ich gekommen sei, meint die Ärztin, noch einen Tag länger und ich hätte eine gehörige Blutvergiftung bekommen können. Sie legt mir einen Verband an und verschreibt Antibiotika.

Das zur Meinung der Krankenschwester: »Das kann nicht sein, dass der Zugang wehtut.«

Auf dem Nachhauseweg stellt mein Mann sanft fest, dass es doch gut gewesen sei, in die Klinik zu fahren. Ich nicke stumm. Ich weiß, er hatte recht mit seiner Entscheidung, mit mir ins Krankenhaus zu fahren. Vielleicht sollte ich öfter auf meinen Mann hören? Aber ich bin halt ein Dickkopf. Er hält meine Hand und fragt immer mal wieder, ob ich es noch bis nach Hause schaffe. »Wir sind gleich da, mein Schatz. Dann gehst du ins Bett und schläfst erst mal.«

MEIN MANN REMY:

»Manchmal treibt meine Frau mich in den Wahnsinn.«

Ich sage es gleich vorweg, damit kein falscher Eindruck entsteht: Ich mag selbstbewusste Frauen, die wissen, was sie wollen. Die eine eigene Meinung haben. Die ihr eigenes Ding machen und ihre Ziele mit Leidenschaft verfolgen. Ich bin kein Typ, der mit einer Partnerin glücklich wird, die sich unterordnet, schwach ist und alles toll findet, was ich mache. Dauernd angehimmelt zu werden – was für eine grauenvolle Vorstellung.

Meine Frau hat einen ziemlichen Dickkopf. Genau deshalb liebe ich sie ja. Natürlich noch wegen vieler anderer Dinge. Aber ich finde es toll, wie sie sich immer wieder durchbeißt, sich nicht unterkriegen lässt. Von nichts und niemandem.

Conny hat eine Energie, die irgendwie unerschöpflich zu sein scheint. Und sie beeindruckt mich damit auch nach all den Jahren unserer Ehe immer wieder. Ich wünschte manchmal, ich hätte etwas von ihrem Willen und ihrem Optimismus.

Aber ab und zu treibt mich der Dickkopf meiner Frau zur Weißglut. Da kann sie so verbohrt sein, dass man die Wände hochgehen und den Gips aus den Ritzen kratzen möchte. Dieser Sonntag nach der

Biopsie. Sie lag da, ein Häufchen Elend, zu schwach, um aufzustehen, der Arm angeschwollen, heiß und rot, sie hatte Fieber – aber nein, sie wollte nicht zur Notaufnahme ins Krankenhaus.

»Warum nicht?«, fragte ich sie.

Und sie antwortete: »Erinnerst du dich vielleicht, dass sie in genau dieser Klinik den Zugang an genau diesem Arm gelegt haben, der jetzt so heiß und geschwollen ist und so wehtut? Außerdem habe ich schlechte Erinnerungen an die Klinik – dieser genervte Arzt, der unbedingt die Bronchoskopie machen wollte, die unfreundliche Krankenschwester, diese schreckliche Nacht ... Ich mag diese Klinik nicht! Ich mag überhaupt keine Krankenhäuser.«

Ja, ging's denn noch? Ich erklärte ihr: »Gerade WEIL sie schuld daran sind, dass es dir jetzt schlecht geht, sollten wir in diese Klinik fahren. Die haben das verbockt, dann sollen die das auch wieder richten. Willst du in einem anderen Krankenhaus erst deine ganze Geschichte von A bis Z erzählen?«

»Wenn es sein muss, ja.« Trotzig wie ein kleines Kind sagte sie das.

Da platzte mir dann echt der Kragen. In solchen Situationen frage ich mich, ob meine Frau eigentlich begreift, dass ich sie nicht bevormunden will, sondern dass ich mich entsetzlich um sie sorge. Dass ich vor Angst, sie zu verlieren, fast umkomme.

ENDE MAI 2012

Der Tag, an dem ich Anna Dello Russo in der Bronchoskopie traf

Zwei Wochen nach der Diagnose. Dank der Vermittlung unserer lieben Freundin Elke und ihres Mannes, Professor Bruno Reichart, haben wir inzwischen einen Arzt gefunden, der als Kapazität auf meinem Problemgebiet Lungenkrebs gilt: Professor Rudolf Hatz, Leiter der Thoraxchirurgie in der Asklepios Klinik in Gauting bei München, einer angesehenen Spezialklinik für Lungenkrankheiten. Wir haben heute die erste Besprechung mit Professor Hatz.

Die Klinik sieht aus wie ein Erholungsheim. Das Erste, was mir auffällt: Es riecht NICHT nach Krankenhaus. Man wird von jeder Schwester und jedem Arzt auf dem Gang mit einem freundlichen »Guten Tag« und einem Lächeln begrüßt.

Im Vorzimmer von Professor Hatz. Neben der Tür ein Umzugskarton voller Akten. Alte? Zum Abheften? Oder aktuelle? Haben die keine Computer hier? Die Sekretärin bringt uns ins Besprechungszimmer ihres Chefs. Sieht gar nicht aus wie bei einem Arzt. Runder Tisch mit fünf Stühlen, großer Schreibtisch mit Computer (also doch Computer – gut!), Regale voller Bücher (Fachliteratur) und eine kleine Ecke mit einem Waschbecken, die durch einen Vorhang abzutrennen ist.

Nach einem Vorgespräch über meine Müdigkeit, die Atemnot, den Gewichtsverlust et cetera sieht er sich den Befund der Biopsie an.

Professor Hatz: »Wir müssen erst einmal ein neues CT und eine Bronchoskopie machen. Damit wir wirklich genau wissen, was Sie haben, Frau Eyssen.«

Mein Herz sackt tief. Tiefer. Noch tiefer. Ins Bodenlose. Ich habe die große Zeichnung an der Tür im Gang der Klinik in Bogenhausen sofort vor Augen. Metallstange! Laaange Metallstange! Direkt durch den Mund in die Luftröhre bis in die Lunge! Atemnot! Neeeeeein!

Müsse aber sein. Sagt Professor Hatz. »Sie merken gar nichts. Wirklich. So eine Bronchoskopie – das ist nichts.« Seine Hände schwingen in die Luft, als wolle er links und rechts Luftballons auffangen, die von der Decke fallen.

»Nichts? Da bekommt man ein Metallrohr in den Hals bis hin zur Lunge geschoben! Und das nennen Sie ›nichts‹?«

»Glauben Sie mir. Das macht man sogar bei kleinen Kindern, und die gehen hinterher putzmunter zum Spielen. Das tut wirklich nicht weh. Ich verspreche es Ihnen.«

»Wenn Sie es versprechen ... Aber ich nehme Sie beim Wort.« Ich will jetzt keine Memme mehr sein. Sondern voll cool und tapfer.

Einen Tag später in der Bronchoskopie-Abteilung der Klinik. Ich muss warten und blättere in der »Bunten«. Eine Fotostrecke über die letzte Fashion Week in Paris. Sehnsucht und Wut blubbern in meinem Herzen. Ich konnte dieses Jahr ja nicht nach Paris! Scheißkrebs. Außerdem waren die Einladungen natürlich alle an die Redaktionsadresse geschickt worden. Da konnte meine Nachfolgerin sich aber freuen. Schlecht gelaunt, nein, eher traurig sitze ich in einem viel zu großen weißen Bademantel (Eigentum der Klinik) im Gang der Bronchoskopie und schaue mir die Fotos in der »Bunten« an. Anna Dello Russo, die Chefredakteurin der japanischen »Vogue«, die bei keiner Fashion Week fehlt, wieder einmal voll verkleidet. Zu jeder Show ein anderes Outfit. Und pro Tag werden in Paris fünf bis acht Shows gezeigt. Plus abendliche Fashion-Cocktails. Mir sind ihre Stylings zu overdone.

Aber das gehört zu ihrem Image. Zu Gaultier trägt sie ein mini-mini-kurzes schwarzes Kleid mit Keulenärmeln und Tutu-Röckchen, das gerade den Popo bedeckt (nun ja, schöne Beine hat sie, da kann ich nicht meckern). In der Taille wird es von einem silberfarbenen Gürtel mit den Ausmaßen einer ausgewachsenen Python auf Figur gebracht. Das lange, überhängende Ende hat sie einmal um den Gürtel geschlungen und verknotet. Die Schnalle besteht aus zwei sich küssenden Fischköpfen. Später, bei Balmain, erscheint sie dann in einem Seidenkleid, das aussieht, als hätte man John Galliano gebeten, aus einem Weleda-Wischmop ein Runway-Modell zu designen. Bei Chanel erscheint sie mit einem Hut mit Micky-Maus-Ohren!

»Frau Eyssen, bitte?!«

Die Realität holt mich ein. Mein Herz setzt einen Schlag aus, schlägt dann umso heftiger weiter. Bis zum Hals. Jetzt geht es los. Die BRONCHOSKOPIE! Dabei hatte mich die Geschichte über die Fashion Week mit den Bildern von Anna Dello Russo so schön von meiner Angst abgelenkt, mich für kurze Zeit aus diesem Krankenhausgang ins schöne Paris und in meine geliebte Zeit in der Chefredaktion meiner Frauenmagazine entführt.

»Ja, ich komme schon.« Schnell noch einmal tief durchatmen.

Ich stehe vor einer Schwester, der ich die Zunge herausstrecke (auf ihre Aufforderung hin!) und die meine Zungenspitze mit zellstoffumwickelten Fingern festhält. Sie sprüht mir aus einer Flasche mit einem gebogenen langen, dünnen Rohr Betäubungsmittel tief in den Hals. Pffffffffh. Zunge wieder rein. Ich darf Luft holen. Zunge raus, sie wird festgehalten. Pffffffffffffh. Zunge wieder rein. Atmen. Zunge raus. Und so weiter.

Mein Hals fühlt sich jetzt total taub an. Merkwürdig, dass ich noch atmen kann. Sehr merkwürdig. Nur schlucken kann ich nicht mehr. Alles ist betäubt. »So soll es sein«, freut sich die Schwester. Ich freue mich nicht, denn ich habe Angst, ich könne ersticken. Ein unangenehmes Gefühl. Sehr unangenehm.

Ich lege mich auf den Stuhl im Behandlungszimmer. Es ist ein bisschen wie bei der Kosmetikerin – da liegt man auch auf so einer gepolsterten Liege mit breiten Armstützen links und rechts. Der Arzt kommt. Stellt sich freundlich vor. »Guten Tag, Frau Eyssen, ich bin Professor Reichenberger.«

Oh! Jetzt geht es gleich los. Mein Herz zappelt vor Angst. Los, Conny, jetzt sei gefälligst mal cool. Stell dich nicht so an! Was soll ich denn nur sagen? Vorstellen muss ich mich nicht. Der Arzt weiß ja schließlich, wer ich bin. Das Einzige, was mir in diesem Moment einfällt: »Ich warne Sie, gehen Sie ja pfleglich mit mir um. Sonst hetze ich Ihnen meinen Mann auf den Hals.« Ich weiß, ziemlich bescheuert diese Äußerung. Alles andere als komisch. Lässt auf einen Intelligenzquotienten von gerade mal neunundzwanzig schließen. Ich sollte lieber meinen Mund halten. Sollte ...

Der Professor – eigentlich ist er viel zu jung für einen Professor, höchstens zweiundvierzig – schaut mich verwirrt, dann freundlich lächelnd an. Solche Patienten wie ich, die witzig sein wollen, es aber nicht sind, scheinen ihm öfter unterzukommen?! »Aber natürlich, Frau Eyssen. Natürlich bin ich vorsichtig und behandle Sie äußerst pfleglich, nicht wahr?«

»Könnten Sie bitte so lieb sein und mich schlafen legen? Ich möchte nichts, gar nichts von dieser Bronchoskopie mitbekommen.« Auffordernd halte ich ihm meinen rechten Arm mit dem Zugang in der Vene hin und lächle ihn an, soweit meine Angst es zulässt.

»Aber natürlich, Frau Eyssen. Gar kein Problem.«

»Danke«, antworte ich. Und während die Infusion in meine Vene fließt, sage ich: »Ich bin dann mal weg.« Auf der nach oben offenen internationalen Skala der witzigsten Bemerkungen: eine klare minus Siebenundfünfzig.

Nach der Bronchoskopie weiß ich's genau: Ich habe ein Plattenephitelkarzinom. Typischer Raucherkrebs. Wie ich mich nach dieser Diagnose fühle? Nun ja, dass ich Krebs habe, wusste ich ja schon vorher. Jetzt hat er einen Namen. Ich habe keine große Überraschung erwartet. So nach dem Motto: »Ist doch kein Krebs, sondern nur entzündete Lymphknoten.« Wenn man weiß, was für ein Krebs es ist, den ich habe, dann weiß man auch genau, was man dagegen tun kann. Das beruhigt mich. Einen Brustkrebs behandelt man schließlich anders als einen Lungenkrebs?!

Die Frage »Warum gerade ich?« kommt mir nicht in den Sinn. Sie erübrigt sich auch, ich habe über zwanzig Jahre geraucht. Oft über zwanzig Zigaretten am Tag. Aber das ist schon lange her. Dem Krebs ist das natürlich egal.

Der rechte untere Lungenlappen ist vom Plattenephitelkarzinom betroffen. Der linke obere auch.

Ach ja: Die Bronchoskopie war ein Klacks. Na gut, ich war in Narkose. Aber es war nur eine ganz leichte! Ich habe den Eingriff einfach verschlafen. Und das werde ich auch in Zukunft tun, wenn ich so etwas noch öfter machen muss.*

Memo an mich: Professor Hatz sagen, dass er recht hatte!

Wir haben ein zweites Date bei Professor Hatz. Wir wollen besprechen, wie es weitergeht und was man machen kann. Mein Mann hat sich gestern eine Liste mit Fragen auf seinem iPad notiert, die wir gemeinsam zusammengestellt haben. Fragen, die uns beschäftigen: Wie lange dauert eine Operation? Wann wird sie gemacht werden? Wie gefährlich ist sie? Woran sieht man, ob der Krebs gestreut hat? Wie lange habe ich den Krebs schon? Hätte man ihn bei einer Vorsorgeuntersuchung erkennen können? Wie wirkt sich dieser Krebs in meinem Körper aus? Frisst er an mir? Vergrößert er sich ständig?

Sind das dumme Fragen? Ich weiß es nicht. Ich hatte noch nie Krebs und weiß nicht, welche Fragen wichtig sind und welche nicht. Eigentlich will ich nichts anderes, als dass jetzt jemand mit den Fingern schnippt und ich alles hinter mir habe. S-O-F-O-R-T!

* Bis heute habe ich etwa achtmal eine Bronchoskopie machen lassen müssen. Ist wirklich ein Klacks!

Auf der Fahrt nach Gauting zum Gespräch mit dem Professor bin ich aufgeregt und voller Angst, versuche aber (typisch ich!), so tapfer wie möglich zu wirken. Trotzdem, ich sitze so gut wie stumm im Auto und habe mich völlig in mich zurückgezogen. Ich kriege gerade mal ein »Ja«, »Hm ...« oder »Stimmt« heraus, wenn mein Mann etwas erzählt oder fragt.

Das ist meine Art, mit der Panik umzugehen, die in meinem Kopf tobt. Und es ist seine Art, mit der Situation umzugehen – er versucht, mich abzulenken, die Gedanken in eine andere Richtung zu lenken. Vielleicht auch seine? Seine Angst? Kann ja sein.

Professor Hatz, mein Mann und ich sitzen in seinem Büro um den Tisch herum, als würden wir uns hier zu einem ungezwungenen Informationsaustausch treffen. Der Professor ist locker, freundlich, hat eine verschmitzte Art zu lächeln und seinen Kopf dabei etwas schräg zu halten. Er gibt uns das Gefühl, alles sei gar nicht so schlimm und bald werde wieder alles gut sein. Meine Spannung lässt ein wenig nach. Dann kommen wir zur Sache. Professor Hatz erklärt auf meine Nachfrage, dass ich den Krebs wohl seit etwa zwei bis drei Jahren habe. »Jeder Tumor – der in Ihrem unteren rechten Lungenlappen und der im oberen linken Lungenlappen – ist etwa so groß wie ein Babykopf.« Er zeigt mit seinen beiden Händen, deren Fingerspitzen er zu einem Kreis zusammenlegt, die ungefähre Größe an.

Ich starre auf seine Hände, bin stumm. Was soll ich dazu auch sagen? Eine Frage stellen wie: »Meinen Sie den von einem großen oder einem kleinen Baby?« ist ja wohl nicht angebracht. Obwohl diese Bemerkung genau meiner Art entspräche, dramatischen Momenten die Dramatik zu entziehen. Die Situation zu entschärfen. Aber eigentlich kann ich im Moment überhaupt nichts sagen. Das Programm ist unterbrochen.

»Deshalb bekommen Sie so schlecht Luft«, erklärt Professor Hatz. »Wir müssen schnell handeln. Die Erkrankung ist schon ziemlich weit fortgeschritten.«

»Wie weit ...?«

»Nun, wenn wir nichts unternehmen, haben Sie etwa noch knapp sechs Monate zu leben.«

In meinem Gehirn starten die Synapsen zu einer Achterbahnfahrt. Sechs Monate? Und dann werde ich sterben? Zwei Tumore? Jeder so groß wie ein Babykopf? Aber so große Tumore haben doch gar keinen Platz in meinem Oberkörper. Ich bin doch so schmal, so zierlich. Gerade mal knapp fünfzig Kilogramm Gewicht bei einer Größe von 1,67 Metern. Und wieso tun diese Tumore nicht weh? Warum konnte man die nicht vorher entdecken? Und wieso habe ich nur noch sechs Monate? Woher will er das wissen? Und was heißt »schnell handeln«? Wie soll dieses »Handeln« aussehen?

Am liebsten würde ich aufstehen und weglaufen, mich verstecken. Das geht ja leider nicht. Und hilft mir nicht. Ich weiß, ich weiß. Trotzdem. Ich schlucke mühsam den Kloß in meinem Hals herunter, zwinkere mehrmals, um die Tränen zurück in ihren Kanal zu zwingen. Ich will hier nicht wie eine Heulsuse sitzen und Kleenextücher vom Schreibtisch des Professors gereicht bekommen.

In dem Gespräch geht es dann weiter um die bevorstehende Operation und die Chemotherapie sowie um die Überlebenschancen, die ich nach dem Eingriff und der Therapie habe. Mein Mann hat danach gefragt. Professor Hatz sagt etwas von knapp achtundachtzig und von zwölf Prozent. Und fünf Jahren.

Ich rechne im Kopf nach und verkünde selbstbewusst: »Dann möchte ich zu den achtundachtzig Prozent gehören!«

Mein Mann ist verwirrt. Sagt dann: »Das willst du nicht. Und wirst du nicht. Achtundachtzig Prozent der Patienten überleben die ersten fünf Jahre NICHT.«

Oh ... Ich habe mich verrechnet. Schuld ist garantiert die Achterbahnfahrt in meinem Kopf. Allerdings: Mathematik ist schon seit der Kindheit meine extrem schwache Seite. Also: Nur knapp zwölf Prozent der Patienten mit meiner Krankheit überleben überhaupt die ersten fünf Jahre. Nur zwölf Prozent ... Aber ich wollte doch immer mindestens neunzig werden. Lass mich doch wenigstens meinen siebzigsten Geburtstag feiern, bitte ich stumm. Wen? Weiß nicht. Wahrscheinlich am ehesten den lieben Gott. Wenn in so einer Situation jemand helfen kann, dann ER. Oder?

Offenbar aber schlechte Aussichten schon für meinen siebzigsten Geburtstag ... :-(

Auf dem Weg nach Hause im Auto schweigen mein Mann und ich uns an. Es gibt im Moment einfach nichts zu sagen. In vier Tagen werde ich ins Krankenhaus gehen, zur ersten Operation.

Wieder zu Hause. Ich sitze vor dem Computer. Ich kann mich aufs Lesen eines Buches nicht konzentrieren. Soll ich mir nicht was Schönes kaufen? Tut das nicht der Seele gut? Sagt man doch immer.

Ich schaue in meine Lieblings-Onlineshops. High Heels in Himmelblau. Ein waldgrüner Trenchcoat. Ein Cashmerepulli in Schwarz. Viele Sachen gefallen mir. Ich lege schließlich die High Heels und den Pulli mit einem Klick in den Warenkorb. Beim Bezahlvorgang breche ich ab. Wenn ich bald sterbe, dann brauche ich die Sachen doch eh nicht mehr. Wer weiß denn, ob es sich noch lohnt, Schuhe oder einen Cashmerepulli zu kaufen – vielleicht bin ich im Herbst schon tot. Ich logge mich aus. Nichts gekauft.

Ich gebe bei Google »Plattenephitelkarzinom« und »Überlebenschance« ein. Es werden 21 900 Ergebnisse angezeigt. Auf einer Seite heißt es, nur fünf Prozent der Patienten überleben bis zu fünf Jahre. Fünf Prozent ... aber Professor Hatz hatte doch etwas von zwölf Prozent gesagt? Schnell klicke ich die Website weg und lande in Foren, in denen sich Betroffene und Angehörige austauschen, ihr Leid klagen. »... unfassbare Schmerzen ...« – »... die Ärzte haben absolut nichts getan ...« – »... sie haben ihn einfach sterben lassen ...« – »... er hat keine Schmerzmittel bekommen ...« Schnell auf »Beenden« klicken.

Ich habe meinem Mann versprochen, den Ärzten zu vertrauen und mich nicht von den Horrormeldungen in den Krebsforen verrückt machen zu lassen. »Denk daran, dort liest du nur die schrecklichen Geschichten, aber nichts von all den Fällen, die gut ausgegangen sind«, hat er gesagt. Er hat ja recht.

In meinem Mail-Account finde ich eine Mail von unserem langjährigen Freund Wilfried. Er ist Heilpraktiker und ein kompetenter und ewig hilfsbereiter Berater bei allen Zipperlein, Schmerzen, Erkältungen, eingeklemmten Nerven und sowieso allen Krankheitsfragen. Wilfried ist nicht einer von dieser aufgeregten Sorte, die einen nur kirre machen mit all ihren Vermutungen über Krankheitsverläufe und angebliche Symptome und Schwarzmalereien, sondern einer, der stets sachlich reagiert und meist mit sehr praktischen und wirkungsvollen Tipps daherkommt.

Als ich noch geraucht habe, hatte ich oft entsetzliche Ischiasschmerzen. So schlimm, dass ich kaum aus dem Bett kam. Sein Rat: Nerv entlasten, entspannen. Auf den Boden legen und die Füße und Unterschenkel im Neunzig-Grad-Winkel auf einem Stuhl oder Wäschekorb lagern. Hat mir immer geholfen.

Als ich Wilfrieds Mail lese, bin ich für einen Moment sprachlos:

> *»Liebe Conny, jetzt steht ja die Operation bevor. Hast du dir eigentlich mal Gedanken über eine Organspende gemacht? Ich meine, es hilft ja nichts, in so einer Situation um den heißen Brei herumzureden.*
> *Alles Liebe, Wilfried.«*

ORGANSPENDE? Offensichtlich geht Wilfried davon aus, dass ich die OP nicht überleben werde.

Ich hole meinen Mann und zeige ihm die Mail. »Ach, nimm das nicht so ernst. Wilfried meint es doch nur gut«, beruhigt er mich.

Ja, ich weiß. Aber in meiner Situation kommt das gerade nicht so bei mir an.

Eine Stunde später habe ich mich wieder entspannt. Und beantworte die Mail von Wilfried:

> *»Mein Lieber, wenn sie irgendwas von mir gebrauchen können, sollen sie es gerne nehmen. Meine Lunge werden sie sicher nicht wollen. Meine blauen Augen? Mein*

Herz? Meine Milz? Alles ein bisschen zu alt, fürchte ich.
Liebste Grüße, Conny
PS: Ich habe schon seit fünfzehn Jahren einen Organspendeausweis.«

Vernunft statt Emotionen kann einem helfen, mit beängstigenden Situationen besser umzugehen. Ich beschließe also: Falls ich vor, während oder nach der Operation sterbe, muss ich rechtzeitig vorsorgen, damit mein Mann nicht in Unmengen von Ordnern die wichtigen Unterlagen für das Bestattungsinstitut, die Bank und die Versicherungen zusammensuchen muss. Also sammle ich alle notwendigen Papiere zusammen und hefte sie übersichtlich sortiert – ganz Sternzeichen Jungfrau! – in einem Ordner ab. Jeweils mit einem Hinweiszettel vor jedem Kapitel: »Sparbuch«, »Konto«, »Rente«, »Lebensversicherung«, »Urkunden«, »Haftpflicht«, »Hausratversicherung«. Ganz vorne hefte ich meine Patientenverfügung ein. Die habe ich seit dem Tod meiner Mutter vor ein paar Jahren. Hätte sie eine Patientenverfügung gehabt, wäre vieles leichter gewesen ... Ich will nicht über Wochen oder noch länger von Maschinen am Leben gehalten werden.

Vorne drauf auf den Ordner klebe ich ein Foto: Remy und ich lehnen an der niedrigen Mauer einer alten Steinbrücke in Collobrières in Südfrankreich, die Sonne scheint, über uns die langen, filigranen Zweige einer mindestens hundert Jahre alten Hängeweide. Wir stehen ganz eng nebeneinander, Seite an Seite, halten uns an den Händen und sehen so glücklich und unverletzlich aus.

Wir haben in den vergangenen zwanzig Jahren viele Urlaube in Südfrankreich verbracht. Und jedesmal sind wir nach Collobrières gefahren und haben das Foto auf der Brücke mit Selbstauslöser gemacht. Wenn wir im April oder Mai in dem kleinen Städtchen waren – nicht einmal zweitausend Menschen leben dort – ließ der Baum lauter gelbe Weidenkätzchen auf uns regnen. Die winzig kleinen Blüten fanden wir noch Stunden später in unseren Haaren, auf dem T-Shirt und den Jeans. Nach dem obligatorischen Foto sind wir auf den Place de la

Libération gegangen, um einen Kaffee zu trinken und den Frauen zuzuschauen, die zum Einkaufen gehen, den Radfahrern, die am Brunnen ihre Trinkflaschen auffüllen, und den Kindern, die aus der Schule stürmen.

Klar, auf den Bildern von früher sehen mein Mann und ich natürlich jünger aus als heute und wirken unbeschwerter. Aber wir schauen uns auf jedem Foto lächelnd an und halten uns an den Händen.

Wir sind ein glückliches Paar. Noch heute.

Unter das Foto klebe ich einen gelben Post-it-Zettel: »Von Conny für Remy«. Das emotionale Detail der sachlichen Aktion.

Als der Ordner komplett ist, bin ich erleichtert. Das ist wie mit dem Regenschirm. Hat man ihn dabei, regnet es nicht. Und der Ordner – nein, mein Mann wird ihn nicht brauchen. Jedenfalls nicht die nächsten zehn Jahre. Hoffe ich. Bin mir aber nicht sicher ...

MEINE STIEFTOCHTER KATHARINA:

»Conny klang, als würde sie von einer Zahnwurzelbehandlung reden anstatt von ihrer schrecklichen Krankheit.«

Connys Krankheit beherrscht die ganze Familie, den Freundeskreis, die Tage, die Telefonate, das Denken und das Handeln. Dauernd schleichen sich komische Gedanken in dein Gehirn – ist dieser Krebs sehr gefährlich? Wie fühlt sie sich wohl wirklich? Was macht sie mit ihrer Angst? Was ist, wenn die Operation nicht gut ausgeht? Wie soll es werden, wenn mein Vater ohne sie leben muss? Wer soll sich um ihn kümmern? Ist sie nach der Operation den Krebs wirklich los?

Selbst meine Freundinnen, die Conny eigentlich nur oberflächlich kennen, fragen bei jedem Treffen mit mir, wie es ihr geht, ob sie leidet, Schmerzen hat und Angst vor der Operation.

Alle finden, dass Conny bewundernswert tapfer ist. Ist sie auch, das muss ich wirklich sagen. Aber oft wünsche ich mir, dass sie sich auch mal zugesteht, schwach zu sein. Bei all den Telefonaten in den vergangenen Wochen hat sie nicht ein Mal geweint. Oder über ihre Angst vor der Operation gesprochen. Oder darüber, wie das ist, wenn man eine Krankheit hat, an der man vielleicht sterben muss. Bei all unseren Telefonaten klingt sie, als würde sie mit mir über eine Zahnwurzelbehandlung reden. »Ach, alles nicht so schlimm. Ich schaff das schon.« Das macht mich manchmal sooo wütend. Dann drängt sie das Gespräch immer möglichst schnell in eine andere Richtung. Sie fragt nach dem Baby. Wie es mir geht, ob mein Bauch schon dicker geworden sei und ob ich Spreewaldgurken mit Nutella essen würde. So was eben. Leichte Rede-Kost.

Inzwischen wissen alle in der Familie, dass ich schwanger bin. Mein Papi hat sich wahnsinnig gefreut, als ich es ihm endlich erzählt habe. »Ich werde Großvater! Wie schön! Was für eine wunderbare Nachricht«, hat er durchs Telefon gejubelt. Ich glaube, dass er wirklich glücklich ist, wenn er mal über etwas anderes als den Krebs reden kann. Was selten genug der Fall ist. Denn – wie gesagt – die Krankheit von Conny beherrscht uns alle. Auf die eine oder andere Art und Weise. Ist so. Ist ja auch nachvollziehbar, wenn jemand, der einem nahesteht, so schwer krank ist und vielleicht nicht mehr lange zu leben hat. Man bangt mit ihm, hofft mit ihm und kämpft gegen die Verzweiflung an, die sich immer mal wieder ins Herz schleicht.

Und ich denke manchmal: Was für ein merkwürdiges Zusammentreffen von schicksalhaften Umständen – Conny hat einen lebensgefährlichen Krebs und ich erwarte ein Kind. Ein Leben geht – hoffentlich noch ganz lange nicht!!!! –, ein Leben kommt. Ich erschrecke selbst vor diesem Gedanken. Plötzlich fallen mir phrasenhafte Begriffe wie »Kreislauf des Lebens« oder »Das Leben geht weiter« ein und zum ersten Mal begreife ich sie wirklich in all ihrer Tiefe.

ANFANG JUNI 2012

Warum sind die Kittel der Ärzte bitte blau? Und nicht grün?

Seit mein Mann und ich beschlossen haben, offensiv mit der Krankheit umzugehen und offen darüber zu reden, verliert sie mehr und mehr an Schrecken, an Dramatik für uns. Weil der Krebs inzwischen zu unserem Alltag gehört. Wir machen sogar unsere Scherze: »Krebs? Hatten wir eigentlich nicht bestellt. Nein, nein, wir wollten FLUSSKREBSE.« Oder wenn ich keine Lust auf einen Spaziergang habe, sagt mein Mann: »Jetzt sei doch nicht so ein lahmer Krebs.« Und wenn mein Mann gedankenverloren mitten auf dem Fußweg stehen bleibt, um eine SMS zu lesen oder zu schreiben, fordere ich ihn auf: »Jetzt komm schon. Musst du denn immer so rumkrebsen?«

Wir lachen über so etwas. Ist das makaber? Das denken bestimmt viele Leute. Uns hilft es aber, nicht dauernd in Angst und Schrecken, in Panik und Depression zu versinken.

Der Tag, als ich in die Asklepios Klinik zur Operation muss.

Morgens lackiere ich mir die Fußnägel. Ich finde meine Füße nicht besonders schön, aber mit Nagellack sind sie etwas ansehnlicher. Und im Sommer trage ich fast immer Nagellack. Sieht einfach besser aus, finde ich. Ich nehme an diesem Tag ein glänzendes Grün, ein bisschen wie eine Echse, die in einen Platzregen gekommen ist und deren Schuppen nun im Sonnenlicht glitzern. Warum diese Farbe? Nun, im Fernsehen tragen die Ärzte doch immer grüne OP-Kittel. Und auch die OP-Tücher sind grün. Meine Fußnägel sollen farblich in den OP passen. Mich amüsieren solche Ideen.

Meine Schwägerin Gaby aus Frankfurt ruft an, als ich gerade den Überlack auftrage. Sie ist entsetzt. »Waaas? Lackierte Fußnägel? Die hatte ich auch bei meiner Fuß-OP, und als ich dann in den OP kam, hat so ein Assistenzarzt den Lack mit einem Mittel weggeätzt, mit dem man meterdicke Lackschichten hätte lösen können. Das hat entsetzlich gebrannt. Mach den bloß wieder runter.«

Nein, nun ist der Lack drauf. Jetzt bleibt er auch drauf.

Vormittags. Ich stehe in unserem Schlafzimmer und weiß nicht, was ich einpacken soll. Ich werde so etwa zehn Tage bleiben müssen, hat Professor Hatz gemeint. Was nimmt man mit ins Krankenhaus? Ich habe keine Ahnung. Sozusagen Modeneuland für mich. In den einschlägigen Modezeitschriften finden solche Themen nicht statt. :-)

Na gut, daran werde ich ja nun wirklich nicht scheitern. Weißes T-Shirt und Jeans – das sieht immer gut aus. Eine Strickjacke, falls es kühl wird, ein Paar Flip-Flops, meine Ballerinas mit Glitzernieten, ein Nachthemd, Unterwäsche und alles, was ich an Beautysachen brauche. Dazu die »Buddenbrooks« von Thomas Mann. Das Buch habe ich zuletzt in der Schule gelesen und ich will meine Erinnerung auffrischen. Oben drauf in den Koffer kommt unser Hochzeitsfoto im Silberrahmen. Das muss mit.

Am Nachmittag fährt mich mein Mann ins Krankenhaus. Eine freundliche Schwester zeigt mir das Zimmer, es ist überraschend schön – und erinnert eher an ein Hotelzimmer: zweisitzige Couch und zwei passende Sessel in sanftem Sonnenuntergangsorange, davor ein kleiner Glastisch, im Erker ein Schreibtisch mit Stuhl, daneben ein kleiner Balkon mit Blick in den wunderschönen Park mit knorrigen Bäumen und sattgrünen Rasenflächen. Außerdem gibt es einen geräumigen Einbauschrank und das typische Krankenhausbett mit Galgen. Im großen Badezimmer liegt ein Bademantel bereit. Außerdem ein Notfall-Kit mit Zahnbürste und Zahnpasta sowie anderem Braucht-man-unbedingt-Kram für alle Patienten, die Kosmetikartikel zu Hause vergessen haben oder nichts einpacken konnten.

Mein Mann und ich umarmen uns. Er muss jetzt gehen. Wozu den Abschied lange rauszögern? Nachher fange ich noch an zu weinen. Oder er. Und dann stehen wir beide heulend hier im Zimmer. Bloß das nicht.

Ich packe aus. Die Schminksachen und der Vergrößerungsspiegel kommen auf den Schreibtisch im Erker, da habe ich beim Schminken Tageslicht. Den Rest aus meinem Beauty-Case und dem Koffer verteile ich im Badezimmer beziehungsweise im Schrank. Das Hochzeitsfoto platziere ich im Regal, direkt unter der Schachtel mit den Gummi-Einmal-Handschuhen und dem Desinfektionsspray, dem unverzichtbaren Ausrüstungszeug für die Schwestern und Ärzte, das zu jeder Sekunde greifbar sein muss.

Um kurz nach 17 Uhr gibt es Abendessen. Unter der orangefarbenen Abdeckhaube auf dem Tablett entdecke ich Schwarzbrot, Honiggurken, eine Tomate, drei verschiedene Sorten Käseecken auf zwei Salatblättern, einen Apfel, einen Joghurt. Okay. Das Thema Krankenhäuser und Essen scheint insgesamt ein eher trauriges Kapitel zu sein.

Um 18 Uhr bringt mir eine freundliche Schwester zwei Tabletten. Eine soll ich bitte in einer halben Stunde nehmen, die andere, wenn ich schlafen gehe. Die Bald-Tablette ist ein Abführmittel. Alles soll ordentlich leer sein morgen bei der Operation. Ich frage mich, warum man mir erst etwas zu essen und dann ein Abführmittel gibt. Aber ich muss ja auch nicht alles verstehen.

Laufend piepst mein Handy. SMS von der Familie, allen Verwandten, Freunden und Kollegen. »Wir sind in Gedanken bei dir!« – »Du rockst das! :-)« – »Haben dich lieb!« – »Alles wird gut!« – »Umarmen dich.« – »Love and Kisses!« Die letzte ist von meinem Mann.

Langsam wird es dunkel. Angst schleicht sich wie eine siebenköpfige Schlange in meinen Körper. Ich versuche, mich abzulenken. Meine

Freundin Annette hat mir geraten: Visualisieren hilft. »Stell dir vor, du steckst einen Schlauch in den Tumor, der innen flüssig ist, und führst den Schlauch von da nach unten in den Boden. Wie der Schlauch aussieht und wie dick er ist, das kannst du ganz allein bestimmen. Ein Gartenschlauch, ein dicker Feuerwehrschlauch oder so einer wie bei einer Dunstabzugshaube, die alles nach draußen bläst«, hat sie gesagt. (Annette ist trotz esomäßiger Begeisterung echt auch erfreulich bodenständig.) »Du lässt mit der Kraft deiner Gedanken diese schlechte Flüssigkeit aus dir raus und in die Erde fließen.«

Das hörte sich für mich zuerst schon sehr merkwürdig an. Ich bin eigentlich nicht der Typ für so etwas. Aber schaden kann es nicht. Und ich habe im Moment eh nichts anderes zu tun. Ich liege also auf der rechten Seite, visualisiere den babykopfgroßen Tumor in meinem unteren rechten Lungenlappen und mein Schlauch ist ein dicker, schwarzer Gartenschlauch.

Ich habe zuerst noch kurz hin und her überlegt, wie mein Schlauch aussehen soll, welcher der beste ist. Ein Fahrradschlauch? Nein. Hässlich. Und ich brauche kein Modell mit Profil. Ein durchsichtiger Schlauch, wie man ihn im Krankenhaus für Infusionen benutzt? Nein. Viel zu dünn. Ein Gartenschlauch! Das ist die perfekte Lösung. So nach dem Gardena-Prinzip: reinstecken, drehen, fertig. Es soll aber kein normaler Gartenschlauch in Grün oder Rot sein. Meiner soll schwarz sein. Und etwas dicker als normal. Das erscheint mir sicherer. Und aus dem fließt eine dunkle Brühe aus mir raus – durch den Boden unter meinem Bett runter ins Erdgeschoss und weiter in die Erde. Ganz tief nach unten.

Ich hoffe, dass ich den Schlauch richtig angesetzt habe. Meine Anatomiekenntnisse sind nicht die besten. Wenn er nun an die Leber oder die Gallenblase angeschlossen ist? Nicht auszudenken!

Ich nehme die zweite Tablette, ein ziemlich starkes Beruhigungsmittel, und schlafe halbwegs beruhigt ein.

Morgens um 7 Uhr stehen die Krankenschwestern Camelya und Melanie in meinem Zimmer. Ich bin schon um 6 Uhr aufgestanden.

Gesicht waschen. Duschen. Haare waschen. Eincremen. Zähne putzen. Haare föhnen und stylen. Etwas Rouge auf die Wangen und einen Hauch Puder aufs Gesicht.*

Der Morgen vor der Operation. Jetzt kommen die Stützstrümpfe dran. Die müssen sein, wegen der Thrombosegefahr. Ich liege bewegungslos auf dem Bett, während sich die Schwestern Camelya und Melanie mit einem lampenschirmförmigen Gestell abmühen, die knallengen Strümpfe über meine Füße und die Beine bis zu den Oberschenkeln zu ziehen. Weiß mit schmalen gelben Streifen rund um die Knöchel sind die Stützstrümpfe. Sehen gar nicht so schlecht aus zu meinen grünen Fußnägeln. Dann das Flügelhemd. Die nächsten zwei Beruhigungstabletten. Ich bin schon ganz beduselt. Allerdings auch aufgeregt, richtig fröhlich. Irgendwie erwartungsfroh. Weil ich weiß: JETZT ENDLICH kommt der Tumor raus. Der Krebs ist NICHT länger in mir drin! Ich bin ihn los! Jawohl! Eine Vorstellung, die mich total happy macht.

Vielleicht sind es aber auch nur die Tabletten?

Vor dem OP. Eine Schwester zieht mir eine hellblaue Plastikhaube mit Gummizug über die Haare. Keine Strähne darf vorgucken. Mist. Dafür habe ich fast eine Viertelstunde die Haare geföhnt. Und mein Pony wird nachher abstehen, als sei ich ein Punk. Vielleicht bin ich übergeschnappt, dass mir solche Gedanken in den Kopf kommen.

* An dieser Stelle hat mich meine Lektorin Kathrin ungläubig gefragt: »Sag mal, Conny, hast du dich wirklich vor der OP geschminkt?« Ja, das habe ich. Bin ich verrückt? Nun, ich fand mich nie besonders hübsch. Augen zu klein, Nase zu groß und zu breit. Mund zu klein. Und diese Sommersprossen! In der Schule haben sie mich wegen der Sommersprossen dauernd gehänselt. »Guck mal, die hat lauter Fliegenscheiße im Gesicht!« Das findet man nicht lustig, wenn man ein klapperdürres Schulmädchen ist, das auch noch kurzsichtig ist, eine Brille tragen muss (»Brillenschlange!«) und mit Familiennamen Waldbüßer heißt (»Waldspießer!« war noch die harmloseste Abwandlung). Und weil ich mich eben nicht hübsch fühlte, schminke ich mich seit Teenagerzeiten. Damals habe ich noch zu viel Make-up benutzt. Das hat sich inzwischen geändert. Gott sei Dank. Und ich habe mich auch gut an mein Gesicht gewöhnt, wir mögen uns inzwischen. Außerdem darf man nicht vergessen: Von der stellvertretenden Chefredakteurin erfolgreicher Frauenmagazine erwarten alle, dass sie jederzeit gut und gepflegt aussieht, das gilt für Make-up, Haare und Bekleidung. Das habe ich in all den Jahren in den Chefredaktionen eben auch stark verinnerlicht.

Aber sie sind da. Und sie sind mir lieber als Horrorvorstellungen von offenen Wunden, Blut, Skalpellen, Tupfern und Schmerzen.

Im OP. Den hatte ich mir irgendwie größer vorgestellt. Und wieso ist hier alles Blau? Die Kittel der Schwestern und Ärzte und die Laken??? Warum nicht Grün? Und nun ich hier mittendrin mit meinen glitzerechsengrünen Fußnägeln!

Alles wirkt so unheimlich. So technisch. All die Geräte. Die großen OP-Lampen. Wenigstens sehen die genauso aus wie in den Filmen. Wieso sind so viele Leute hier drin? Was machen die alle hier? Und warum haben die mich nicht schon vor dem OP-Raum schlafen gelegt? Warum muss ich das alles hier mit den Geräten und so sehen? Das macht einem doch Angst.

Der Anästhesist kommt. Ich habe mich für einen Periduralkatheter – PDK – entschieden, der etwas unterhalb der Schulterblätter zwischen zwei Dornfortsätzen in die Wirbelsäule eingeführt wird. Allerdings bin ich dem Rat des Anästhesisten nur unter der Bedingung gefolgt, dass eine OP-Schwester mich tröstend an den Händen hält, während er die Nadel einsticht. Kindisch? Das ist mir so was von egal. Meine Angst ist größer als mein Schamgefühl. Als ich also mit gekrümmtem Rücken vornübergebeugt am Rand des OP-Tisches sitze, stehen tatsächlich gleich zwei Schwestern vor mir, jede umarmt mich mit einer Hand und hält mit der anderen tröstend meine Hand. Mein Kopf ruht am Busen der einen Schwester. Ein Gefühl von Geborgenheit. »Alles wird gut. Sie müssen keine Angst haben. Sie werden kaum etwas spüren. Sie sind sehr tapfer. Gut machen Sie das, Frau Eyssen.« Die beiden sind so lieb. Ich meine, die haben ja eigentlich auch Wichtigeres zu tun, als einer ängstlichen Patientin die Hand zu halten.

Trotz des feinfühligen Zuspruchs der Schwestern wummert mein Herz. Die Vorstellung, dass jemand gerade eine Nadel in meine Wirbelsäule bohrt, lässt mich den Atem anhalten. Wenn er sie zu tief setzt? Kann ich dann gelähmt bleiben? Mein Atem will nicht so, wie ich will. Dann ist es auch schon vorbei. Kurze Zeit später falle ich ins Dunkle. Professor Hatz operiert. Rechter unterer Lungenlappen raus und mehrere Lymphknoten. Die sind ebenfalls befallen.

PS: Und? Habe ich etwas gespürt von dem PDK? Ja. Schon. Einen Druck. Muss ich schon sagen. Angenehm war es nicht.

Acht Stunden später auf der Intensivstation. Mein Mann ist da, hält meine Hand. Ich bin in einem Zwischenreich, halb Narkose, halb im Hier und Jetzt. Mir hängt eine Haarsträhne ins Gesicht. Sie kitzelt an meiner Nase. Ich will sie nach hinten schieben. Aber mein linker Arm gehorcht mir nicht. Ich kann ihn nicht bewegen. Panik überfällt mich wie ein Tornado. Es ist etwas schiefgegangen mit dem PDK oder bei der Operation. Ich will sagen: »Meine Hand. Mein Arm. Was ist damit? Ich kann ihn nicht bewegen.« Kann aber nur unverständliche Buchstabenfetzen von mir geben. Endlich gelingt es mir, etwas in die Richtung zu nuscheln wie: »Mei ... Arm ... me ... and. Nich ... be... w... gen ...« Mein Mann versteht sofort und bittet eine Schwester, den Anästhesisten zu rufen. Der steht schon eine halbe Minute später an meinem Bett. Ein kurzer Blick, ein paar Fragen an meinen Mann, dann fragt er in meine Richtung: »Können Sie sich im Bett aufsetzen, Frau Eyssen? Nur ganz kurz?«

Ich? Aufsetzen? Der Typ kann nicht bei Trost sein.

Mein Mann reagiert innerhalb von zwei Sekunden. »Das geht schon. Komm, mein Schatz, ich helfe dir, dann ist es ganz einfach.« Er greift vorsichtig unter meine Achseln, dreht meinen Körper leicht in Richtung Bettkante und setzt mich halb auf. Es geht tatsächlich.

»Es tut auch nicht weh, keine Angst«, murmelt der wirklich schrecklich nette und einfühlsame Anästhesist.

Mein Mann hält mich so sorgsam, als könne ich wie Sand zwischen seinen Fingern zerfließen. Der Anästhesist zieht mit seinen schmalen, zarten Fingern die Nadel in meinem Rücken ein paar Millimeter heraus. »Alles in Ordnung«, sagt er zufrieden. Mein Mann legt mich vorsichtig wieder zurück in die Kissen. Ja, ich kann den Arm wieder bewegen. Doch nicht gelähmt. Ich sinke in den Schlaf.

MEIN MANN REMY:

»Allein die Vorstellung, ich würde meine Frau nie wieder in den Armen halten können ...«

Ich kann mich kaum erinnern, wann mir etwas je so schwer gefallen ist wie der Abschied von meiner Frau am Tag vor der Operation. Natürlich war der Eingriff notwendig. Lebensnotwendig. Aber kein Arzt, einfach niemand, konnte mir versprechen, dass alles gut gehen würde, dass sie nicht sterben würde. Allein die Vorstellung, ich würde meine Frau nie mehr im Arm halten und nie wieder ihre Hand halten können ... Auch nach all den Jahren gehen wir auf der Straße immer noch Hand in Hand. Automatisch sucht meine linke Hand ihre rechte. Dann ist die Welt für mich in Ordnung.

Als ich nach dem Abschied im Krankenhaus nach Hause kam, musste ich weinen. Ich konnte gar nichts dagegen tun. Ich fühlte mich gefangen in einem riesigen nachtdunklen Loch, einem Nichts, das Angst heißt.

Ich habe eine Kerze für meine Frau angezündet.

Immer wieder klingelte das Telefon. Meine Tochter, meine Mutter, meine Schwester, die ganze Familie und die Freunde wollten wissen, wie es Conny geht. Wie sie mit der Situation fertig wurde. Wie lange die Operation am nächsten Tag dauern würde. Ob sie ein halbwegs schönes Zimmer in der Klinik hätte. Ob ich noch mal mit dem Arzt gesprochen hätte.

Nach dem achten Anruf habe ich den Anrufbeantworter eingeschaltet. Ich konnte einfach nicht mehr reden. Mir fehlten die Worte. Und mir fehlte die Kraft, wie eine Tonbandschleife immer dieselben Sätze zu wiederholen. Ja, Conny ist tapfer. Ja, das Zimmer ist schön. Nein, mit Professor Hatz habe ich nicht noch mal gesprochen. Ja, ich gehe morgen nach der Operation gleich in die Klinik, um Conny zu sehen. Und so weiter.

Mir war ja klar, dass sich alle um meine Frau sorgten. Aber meine Kraft brauchte ich jetzt für mich.

Am nächsten Tag – dem Tag der Operation – rief Professor Hatz am späten Mittag an. Alles sei gut verlaufen. Keine Komplikationen. Er hatte die Hauptarbeit gehabt, den Lungenlappen entfernt und einige Lymphknoten. Seine Ärzte und Assistenzärzte erledigten jetzt den Rest. Ich war so erleichtert, so froh und dankbar, das kann sich niemand vorstellen. Sofort habe ich eine SMS an alle geschickt, die sich mit mir um meine Frau gesorgt hatten:

Freue mich so: OP gut gelaufen!
Conny geht es gut! Melde mich.

Ich habe mich gleich auf den Weg nach Gauting gemacht. Die Fahrt kam mir entsetzlich lang vor.

Und da lag sie dann auf der Intensivstation. Mit einer Atemmaske über dem Gesicht. Meine Frau hing an mindestens sechs Schläuchen. Um sie herum lauter Maschinen. Dauernd piepte es, als morse jemand unverständliche Nachrichten aus dem Weltraum. Rote Punkte leuchteten erschreckt auf und verblassten wieder. Und dünne blaue Linien malten Wellen auf dunkle Bildschirme. Sie hatte die Augen geschlossen. Mein Gott, so klein und blass sah sie aus. Sie erschien mir so schmal und zerbrechlich, als könne der nächste Windstoß sie davonwehen. Und ein schrecklicher Gedanke setzte sich in meinem Kopf fest: So sieht es also aus, wenn diese Krankheit richtig zuschlägt.

Ich kam mir furchtbar hilflos vor. Ein Gefühl, das körperlich wehtat. Wie Zahnschmerzen, die sich bis ins Gehirn bohren.

Ich war froh, dass ich da war, als meine Frau nicht sprechen und ich den Anästhesisten holen lassen konnte. Dass ich aktiv werden konnte, anstatt nur am Bett zu sitzen. Ich war froh, dass ich ihr helfen konnte, sich im Bett aufzusetzen. Und ich war froh, dem Anästhesisten zuschauen zu können, als er den Katheter etwas weiter aus dem Rücken meiner Frau zog. Solche Sachen finde ich unglaublich spannend. Ich will wissen, wie alles funktioniert. Was sie da mit meiner Frau machen. Es geht schließlich um MEINE Frau. Da lasse ich die Leute nicht einfach machen, was sie wollen.

Und ich war froh, als Conny dann wieder in den Kissen lag und leise sagte: »Ich glaube, ich muss jetzt ein bisschen schlafen.«

Ich hielt ihre Hand und wollte sie am liebsten nie wieder loslassen.

ANFANG JUNI 2012,
DER MORGEN NACH DER OPERATION

Von einem Tag zum anderen bin ich zu einem Junkie geworden.

Heute darf ich die Intensivstation verlassen und zurück in mein Zimmer. Schmerzen? Nein. Nichts. Gar nichts. Aber ich werde auch mit Tabletten gefüttert – morgens sechs, mittags vier, abends sechs und vor dem Einschlafen noch einmal eine. Schwester Daniela hat meine Tablettenbox, die jeden Morgen frisch gefüllt auf den Nachttisch gelegt wird, mit einer lachenden Sonne, Blumen und meinem Namen verziert. Das gefällt mir, das zaubert jeden Morgen ein Lächeln auf mein Gesicht.

Ich werde außerdem mit einem Schmerzmittel versorgt, das in einem durchsichtigen Beutel an einem Infusionsständer hängt. Welches Mittel? Ist mir ganz egal. Es wirkt. Das zählt. An so einem kleinen Gerät an dem Infusionsständer können die Schwestern einstellen, mit welcher Geschwindigkeit die Anti-Schmerz-Flüssigkeit über den PDK in mich hineintropft. Das Beste: Da gibt es einen Knopf an einer langen Schnur – den sogenannten Bolus-Knopf –, den der Patient in die Hand nehmen kann, wo er einfach draufdrückt und sich so mit einer Extraportion Schmerzmittel versorgen kann.

Ich mutiere zum beduselten Junkie. Noch mal drücken. Ach, noch mal drücken. Kann ja nicht schaden. Und vielleicht noch ein gaaanz kleiner Bolus zum Schluss?

Irgendwie habe ich schon ein schlechtes Gewissen. Ich bin doch sonst immer die starke, stolze Frau, die nicht jammert oder sich den Bauch hält, auch wenn sie noch so starke Magenschmerzen hat. Und nun? »Du bist ein Weichei, Conny«, schimpfe ich mit mir. Aber im Moment kann ich damit leben.

Am nächsten Morgen kommt Professor Hatz zur außerordentlichen Visite zu mir. »Außerordentlich«, das heißt, er kommt allein, ohne die übliche Entourage der anderen Ärzte, Assistenten, Schwestern und Medizinstudenten. »Tja, also, der Tumor rechts ist raus, Frau Eyssen. Die OP ist sehr gut gelaufen.«

Ich lächle ihn an. Ich bin so beseelt, dass der erste Tumor raus aus meinem Körper ist.

Der Ton von Professor Hatz wird eine Spur ernster: »Ob der Tumor links oben in Ihrer Lunge eine Metastase ist oder eine zweite Krebsgeschwulst, das können wir nicht mit Sicherheit sagen. So ein Synchrontumor, der unabhängig voneinander an zwei verschiedenen Stellen im Körper wächst, ist sehr selten, aber ich tippe eher darauf als auf eine Metastase.«

»Macht das irgendeinen Unterschied für mich?«

»Ja, bei einer Metastase muss man davon ausgehen, dass der Primärtumor nicht nur die eine, sondern auch noch andere gebildet hat.«

»Dann nehme ich den Synchronkrebs.«

Professor Hatz schaut mich etwas irritiert an. Ich begreife: Meine Art von Humor kommt nicht bei jedem gut an. Er will dann noch wissen, ob ich Schmerzen habe. Ich schüttele den Kopf. Das beruhigt ihn: »Gut, gut. Denn dann werden Sie auch schneller gesund.«

Schneller gesund werden – das gefällt mir. Ich bin zwar von den ganzen Medikamenten etwas wirr im Kopf, aber heftig glücklich. Der Tumor ist raus! Der Tumor ist raus! Einen bin ich schon los! Ja, ja, ja! Da drücke ich doch gleich noch einmal auf den kleinen, hübschen

Bolus-Knopf. Könnte ja sein, dass ich Schmerzen bekomme. Könnte es auch sein, dass ich von den Schmerzmitteln verblödet bin?!

In der nächsten Stunde heule ich vor Kummer. Ein total nichtiger, ein blöder Anlass. Mein Mann hat angerufen, er geht abends mit Freunden zum Essen. Einfach mal raus, mal ausspannen, nicht über Tod und Krankheiten, Operationen und Schmerzen reden. Ich verstehe ihn so gut. Aber ich bin gleichzeitig unendlich traurig. Wieso geht das Leben draußen weiter, wenn ich hier in der Klinik liege und keine Freunde treffen, nicht essen gehen, nicht lachen, nicht einfach ein normaler, gesunder Mensch sein kann? Wie können sich mein Mann und unsere Freunde amüsieren, obwohl ich krank bin? Denken sie denn gar nicht daran, wie ich mich fühle? Denken sie nicht daran, ob ich Schmerzen haben könnte? Ich weiß, es ist ein absolut kindisches Verhalten. Aber ich kann es nicht abstellen. Und ich weiß natürlich, dass meine Gedanken ungerecht und böse sind. Dass ich neidisch bin, dass es anderen gut geht und mir nicht. Obwohl ich ja dankbar sein müsste für all die Liebe und Fürsorge meines Mannes, der Familie und unserer Freunde. Ich schäme mich schrecklich. Und weine mich in den Schlaf. Was so eine Krankheit doch aus einem macht…

Ach ja: Meine Make-up-Armee inklusive Vergrößerungsspiegel auf dem Schreibtisch im Erker steht seit der Operation arbeitslos da. Ich bin zu schwach und zu fertig, um mich zu schminken. Es ist mir im Moment auch egal, ob ich hübsch aussehe oder nicht.

MEIN MANN REMY:

»Manchmal möchte ich mich irgendwo hinsetzen und weinen.«

Das Erschreckende ist, dass der Krebs inzwischen Teil meines Alltags geworden ist. Ich habe mich an ihn gewöhnt. Ich kenne ihn, habe so viel über ihn nachgedacht. Ich habe mir vorgestellt, wie das werden kann mit dem Krebs. Genau ausgemalt, wie bitter es ausgehen könnte. Es ist ein Wechselbad der Gefühle.

Manchmal möchte ich mich einfach irgendwo hinsetzen – mitten auf die Straße, auf eine Bank im Park oder in den dunklen und selbst im Sommer kühlen Hausflur unserer Wohnung im fünften Stock, egal, wo – und den Tränen freien Lauf lassen. All meinen Kummer mit den Tränen aus mir herausfließen lassen.

Das geht mir manchmal auch so, wenn ich am Krankenbett meiner Frau sitze. Wenn ich sie ansehe und aus ihren Augen und der dünnen Stimme heraushöre, dass es ihr nicht gut geht, sie das aber nicht zugeben will. Aber ich weiß: Ich muss stark sein, muss ihr Halt geben. Sie muss sich auf mich verlassen können, sie muss wissen, dass sie nicht allein ist.

ANFANG JUNI 2012,
FÜNF TAGE NACH DER OPERATION

Noch schlimmer als Warmduscher sind Sitzduscher.

Heute werden die beiden Drainageschläuche gezogen, die rechts an der Seite unter dem Rippenbogen befestigt sind. Jeder Schlauch ist aus cremefarbenem Kunststoff, so dick wie mein kleiner Finger – wenn nicht dicker – und mit einem doppelten Spezialknoten in meiner Haut befestigt. Drinnen enden die Schläuche irgendwo an, über, unter oder seitlich von den OP-Wunden. Was weiß ich. Über diese Schläuche läuft rote Wundflüssigkeit in einen kleinen Kasten, der unten auf dem Boden neben meinem Bett steht.

Jedes Mal, wenn ich, nachdem der Blasenkatheter gezogen worden war, zur Toilette musste, habe ich die beiden Drainageschläuche ordnen, den Kasten in die Hand nehmen, an dem Ständer mit meinen Infusionen befestigen, dann die Infusionsschläuche entwirren und alles mit ins Bad schieben und schleppen müssen. Ich konnte mich nicht auf die rechte Seite legen, weil eben die Schläuche genau an dieser Seite aus meinem Bauch wuchsen. Ich konnte mich auch nicht auf die linke Seite legen, weil die Schläuche nicht lang genug waren, um vom Auffangkasten bis zu meinem Körper zu reichen.

Das Entfernen der Drainageschläuche ist eine unangenehme Angelegenheit. Sehr unangenehm. Der Arzt löst die Knoten, ich muss tief ein- und ausatmen und beim Ausatmen werden die Schläuche gezogen. Das tut echt weh, auch wenn man sich beim Ausatmen ja entspannt. Aber endlich bin ich die Dinger los. Die beiden Löcher werden mit den Fäden verknotet, die noch in der Haut hängen. »Die Fäden lassen Sie bitte in zehn Tagen von Ihrem Hausarzt ziehen«, sagt der Doc, bevor er mein Zimmer verlässt.

Ich fotografiere die Löcher in meinem Bauch mit dem Handy. Krankenhaus-Selfie mit löchrigem Bauch. :-)

Nachdem ich nicht mehr an den Drainageschläuchen und Infusionen hänge, darf ich das erste Mal nach der OP duschen. Endlich. Ich sehe schrecklich aus. Ich fühle mich schrecklich. Und rieche auch schrecklich. Die stets freundliche und hilfsbereite Schwester Kati – sie ist die stellvertretende Stationsleiterin und versetzt mit ihrer unwiderstehlichen Freundlichkeit selbst hundertprozentige Miesepeter-Patienten in gute Laune – nimmt sich nach ihrer Schicht, die mittags zu Ende ist, extra Zeit, damit sie mir beim Duschen helfen kann. Allein unter die Dusche, dazu bin ich noch viel zu schwach.

Der kurze Weg vom Bett zum Badezimmer ist anstrengend für mich. Dann das Ausziehen des Nachthemds. Das geht ziemlich easy, ist ja noch das Hinten-offen-Modell von der OP. Ich bleibe dabei aber am linken Ärmel hängen und Kati muss mir aus dem Hemd helfen. Unter der Dusche muss ich mich auf den weißen Plastikhocker setzen. Meine Knie zittern und ich kann mich nicht aufrecht halten.

Mein Gott, im Sitzen duschen. Und das mir, die ich bis vor Kurzem zehn Stunden und länger auf Zehn-Zentimeter-Absätzen durch die Redaktion, die Straßen, das Leben gegangen bin. Und jetzt: im Sitzen duschen. Das gibt es doch gar nicht. Ich bin doch keine alte Frau. Ich schäme mich, ich hasse mich, ich könnte heulen.

Schwester Kati hält den Brausekopf, gibt Duschgel auf den Waschlappen und reibt mich ganz vorsichtig, aber gekonnt ab. Jetzt noch die Haare shampoonieren, Conditioner rein, durchkämmen.

Ich bin innerlich so genervt, dass ich platzen könnte. Ich hasse es, auf andere Menschen und deren Hilfe angewiesen zu sein, das macht mich nervös und wütend und ungerecht. Ich kann nichts dafür. So bin ich nun mal. Eine Charaktereigenschaft, die mein Mann am liebsten löschen würde wie einen Text auf dem Computer. Aber jetzt muss ich meine Gefühle unter Kontrolle halten, denn schließlich ist das hier ihre Freizeit, die Schwester Kati mit mir im Bad verbringt.

Nach dem Abtrocknen stehe ich nackt vor dem Spiegel. Über der linken Schulter hängt der dünne Schlauch des PDK mit den Zugängen für Infusionen. Unter meinem rechten Busen klebt ein etwa zehn Zentimeter breites Pflaster. Es reicht hinten vom rechten Schulterblatt bis nach vorne zum Brustbein – vom Schulterblatt unter der Achsel entlang, dann geht es in einer Kurve nach unten, läuft weiter unter dem Busen entlang und endet etwa zwölf Zentimeter vor dem Brustbein, dort überlappt es sich mit einem zweiten, ebenso breiten Pflaster, das vom Brustbein schräg nach unten verläuft. Unter den beiden Pflastern verbirgt sich meine Narbe. Ganz schön lang ...

Schwester Kati zupft vorsichtig die Pflaster ab. Tut gar nicht weh. Aber sie sind ja auch nass und der Klebstoff ist schon aufgeweicht. Im Spiegel sehe ich jetzt das erste Mal die Wunde. Ein dunkelrotes, wulstiges Tau. Mit dunkelbraunen Fäden. Ich mag die Narbe nicht berühren. Sie kommt mir wie ein Fremdkörper vor. Mein Busen ist seltsam gefühllos. Und sitzt total schief, ganz nach oben geschoben. Das sieht irgendwie gruselig aus. Da haben sie also meinen Oberkörper aufgemacht ... In mir herumgeschnitten ... Nicht dran denken!!!

Das soll ich sein? Ich fotografiere mein Spiegelbild mit dem Handy. Als makabre Erinnerung? Beweisbild für Ungläubige?

Als ich wohlriechend und mit frisch geföhnten Haaren – danke, Kati! – wieder im Bett liege, grüble ich über die Narbe nach. Wieso ist sie da, wo sie ist? So weit oben? Der Tumor war doch im UNTEREN rechten Lungenlappen? Und wieso ist mein Busen so schief und gefühllos? Wenn das so bleibt – na, danke schön. Ob es für solche Fälle spezielle Büstenhalter gibt? Oder muss ich die anfertigen lassen? Das alles muss ich den Professor fragen.

Der schaut sich am nächsten Morgen bei der täglichen Visite die Narbe an und erklärt: »Das sieht bestens aus, Frau Eyssen. Die Wunde verheilt gut und wird bald kaum noch zu sehen sein.« Die anderen Ärzte und Studenten im Schlepptau der Visite nicken zustimmend-ernsthaft, sehen aber nicht so aus, als ob sie das überhaupt beurteilen könnten. Abgesehen davon, dass sie die Wunde ja nur aus knapp zwei Meter Entfernung und manche eh nur um die Ecke des Zimmers inspizieren können.

»Und mein schiefer Busen?«, frage ich.

»Der wird sich wieder in seine normale Position senken, keine Angst, Frau Eyssen. Und das mit der Gefühllosigkeit, das ist klar – nach so einer großen OP. Wir haben bei Ihnen ganz schön rumschneiden müssen.«*

(Normalerweise hätte dieser letzte Satz vom Professor hinten drei Punkte gebraucht. Weil das nachdenklich stimmen und die Dramatik erhöhen würde. Aber Mediziner sprechen ganz sachlich über Operationen, Schmerzen und Blut. Das ist ihr Job. Deshalb nur der eine Punkt am Satzende.)

»Und wieso ist die Narbe so weit oben? Der untere Lungenlappen sitzt doch weiter unten«, frage ich.

Die Antwort hätte ich lieber nicht gehört, aber die Fakten konnte ich ja nicht wissen. Also: Die Ärzte suchen sich vorher die Stelle aus, von der sie am besten an das Operationsgebiet kommen. Dann legen sie sich die Patienten hübsch praktisch und passend auf dem OP-Tisch zurecht. Der Patient ist ja in Narkose und merkt nicht, wie verrenkt er daliegt.

* Ja, Professor Hatz hat wirklich »rumschneiden« gesagt. Er ist nicht nur ein äußerst kompetenter Chirurg mit einem erstklassigen Ruf, sondern auch empathisch und humorvoll. Ein lockerer und absolut sympathischer Mann, mit dem Sie garantiert sofort einen gemütlichen Abend verbringen möchten, wenn Sie ihn sehen. Wundern Sie sich dann nicht, wenn er als Dessert am liebsten Gummibärchen bestellen würde – die LIEBT er. Hat mir seine Sekretärin verraten. :-) Er gehört nicht zu den arroganten Professoren, die mit Fachausdrücken um sich werfen und sich gebärden, als seien sie der Julius Cäsar der Klinik. Googeln Sie Professor Hatz doch mal. Und wenn Sie auf einer Site ein Foto von ihm sehen, werden Sie verstehen, was ich meine.

Ich stelle mir vor: Ich, nackt, abgedeckt mit den blauen Tüchern, werde auf die linke Seite gerollt, der linke Arm unnatürlich nach oben gestreckt, der Körper möglicherweise rechts und links fixiert, damit ich nicht umherrolle wie ein Braten auf dem Holzbrett beim Anschneiden. Und der rechte Arm? Was haben sie mit dem gemacht? Bestimmt auch einfach über den Kopf nach oben gelegt, damit er nicht im Weg ist.

Dann haben sie geschnitten – rrrriiiiiittttttschschschschsch in einer halbwegs geraden Linie vom Brustbein unter dem Busen entlang bis hinten zum Schulterblatt. Oder umgekehrt. Und damit sie an meinen unteren Lungenlappen kommen, haben sie mit einem Spezialinstrument die Rippen gespreizt. Und zwar ziemlich weit. So ein Rippenspreizer sieht aus wie eine überdimensionale, gebogene Grillzange, die nur andersherum benutzt wird. Passt ja irgendwie zum Braten auf dem Holzbrett ...

Ich lerne von Professor Hatz: Die Rippen sind nicht fest und unveränderlich im Körper verankert, sondern flexibel aufgehängt, sodass man sie gefahrlos auseinanderbiegen kann.

Ich will mir das nicht vorstellen. Ich will einfach nicht daran denken. Danke. Zu viel Information. :-(

ANFANG JUNI 2012, SECHS TAGE NACH DER OPERATION

Schwester Kerstin, die Stationsleiterin, sagt, dass ich heute das erste Mal nach draußen darf. In den Sommer nach draußen, in den Park der Klinik mit seinen ordentlichen Wegen, den Bäumen, den Sitzbänken aus Metall und den im Schatten aufgestellten Liegestühlen.

Raus an die frische Luft. Das heißt anziehen. Aber es bedeutet auch zu merken, dass total alltägliche Dinge für mich jetzt zum Kraftakt werden. Der große untere Lungenlappen rechts fehlt ja. Dann die Narkose. Die vielen Tabletten. Die ganze psychische und physische Anstrengung der letzten Wochen. Jetzt nicht lange nachdenken oder jammern – fangen wir an. Höschen anziehen, Unterhemd. Keuchend sitze ich auf meinem Bett. An einen BH ist nicht zu denken. Die Narbe! Wie gut, dass ich einen kleinen Busen habe. Als Teenager war ich neidisch auf all die Mädchen mit üppigen Brüsten. Spätestens jetzt hat sich dieser Neid in einen Vorteil verwandelt. Ein Unterhemd reicht locker.

Ich schleiche vom Bett zum Schrank, um ein T-Shirt und meine Jeans zu holen. Zurück zum Bett. Hinsetzen. T-Shirt über den Kopf ziehen. Pause. Atmen. Luft holen. Nein – nach Luft schnappen muss ich. Aber aufgeben gilt nicht. Sitzen bleiben. Jetzt das rechte Bein langsam ins Jeansbein schieben, dann das linke Bein, langsam hinstellen, Hose hochziehen, Reißverschluss zu, Knopf zu. Hinsetzen und atmen. Ganz ruhig atmen. Es dauert ein paar Sekunden, bis sich die Atmung wieder normalisiert hat. Wieder zum Schrank. Schuhe und Gürtel holen. Ballerinas anziehen. Gürtel in die Schlaufen der Jeans fummeln. Gürtel schließen. Das geht halbwegs gut.

Ich schleppe mich zum Erker, setze mich in den Sessel und staube den Vergrößerungsspiegel ab. Der ist lange nicht benutzt worden. Etwas Make-up, Rouge, Puder, Eyeliner, Wimpernzange, Lipgloss. Krank zu sein, ist schließlich kein Grund, um sich gehen zu lassen. Und ich will halbwegs gut aussehen, wenn mein Mann kommt.

Endlich ist er da. Ich sitze schon seit mindestens zwanzig Minuten unruhig auf dem Bett und habe vier SMS geschickt, wo er denn steckt. Antwort:

Stau auf der Autobahn. :-(Bin in 15 Min.
da. Kisses

Mein Mann setzt mich vorsichtig in den Rollstuhl, den Schwester Kerstin gebracht hat. Er klappt wie ein Profipfleger die Fußstützen zur Seite – zum Einsteigen für mich – und dann wieder herunter. Löst die Bremse und ab geht's zum Lift. Runter ins Erdgeschoss. Raus ans Sonnenlicht. Die Strahlen prickeln auf meinen Armen. Die frische Luft auf dem Gesicht spüren. 29 Grad.

Auf dem Vorplatz der Klinik stehen vereinzelt Patienten. Manche im Jogginganzug. Ein Mann hat sein Flügelhemd verkehrt herum angezogen, sodass es vorne offen ist. Dazu trägt er Shorts. Ihm ist wohl sehr warm, denn ich sehe Schweißtropfen auf seiner Stirn. Der Mann ist sehr dick. Kein schöner Anblick, so viel nacktes, weißes Fleisch ...

Was mich staunen lässt: Diese Patienten stehen hier und rauchen. Genau am Eingang einer Lungenklinik. Sie sind krank. COPD, Lungenkrebs, was weiß ich. Sie werden hier behandelt und stehen da und rauchen. Ich bin sprachlos.

Mein Mann fährt mich im Rollstuhltempo durch den Park. Er ist ganz aufgekratzt. Erzählt von Kathis Schwangerschaft und dass unsere liebe Nachbarin Roselyne ihm gestern eine selbst gebackene Apfeltarte vorbeigebracht hat.

»Ist das nicht schön hier?«, fragt er nach ein paar Minuten. »Ich hab mir gerade überlegt: So kann ich dich doch wunderbar durch Schwabing kutschieren, wenn du entlassen wirst. In dem Rollstuhl hast du es schön bequem und wir kommen überallhin. Ins Café, zum Einkaufen oder in den Englischen Garten. Was meinst du?«

Ich? Was ich meine? Ich bin wütend! Ich finde das eine furchtbare Vorstellung. ICH! KANN! SELBST! GEHEN! ICH WERDE NICHT IN EINEM ROLLSTUHL SITZEN.

Ich weiß natürlich, dass mein Mann es nur gut meint. Dass er mir das Leben so angenehm und leicht wie möglich machen möchte. Und dass er sich mit dem Gedanken beschäftigt hat, wie unser Leben aussehen könnte, wenn ich mich nicht mehr selbstständig fortbewegen kann. Dann wird er mich nicht zu Hause sitzen lassen, sondern mich gern und fröhlich überallhin schieben. Also sollte ich ihm für seine Worte dankbar sein: »Das ist lieb von dir, Schatz. Aber ich möchte nicht durch Schwabing kutschiert werden. Nicht mehr lange und ich bin wieder zu Hause und die alte Conny, die durch die Welt hetzt. Ich glaube, ich möchte ein paar Schritte gehen.« Ich will ihm beweisen, dass ich schon jetzt wieder auf meinen eigenen Füßen stehen und gehen kann. Ich komme mir im Rollstuhl so hilflos vor, so abhängig.

Mein Mann klappt die Fußstützen zur Seite. Selbst kann ich das noch nicht. Ich bin zu schwach. Und das Bücken fällt mir schwer, weil mir dann das Atmen so schwerfällt und mir schwindelig wird. Ich greife nach der Hand meines Mannes und stehe langsam auf. Aaah, es tut so gut, zu stehen, selbstständig zu gehen. Schritt für Schritt geht es vorwärts. Mein Mann hält meine Hand. Mit der anderen schiebt er den Rollstuhl. Wir tapern dahin wie ein hochbetagtes Ehepaar im Seniorenheim.

Ich nehme das Vogelgezwitscher wahr. Bewundere die Sonnenstrahlen, die durch die Blätter tanzen, entdecke all die verschiedenen Grüntöne der Blätter. Glück steigt in meinem Herzen hoch wie überkochende Milch auf dem Herd. Jemanden an meiner Seite zu wissen, der zu mir hält, dem ich vertraue und den ich liebe. Ein Gefühl, das mich hier im Park fast überwältigt. Sanft drücke ich die Hand meines Mannes. Und sehe ihn lächelnd an.

Jetzt aber nur nicht sentimental werden, Conny. Das fehlte mir gerade noch.

MEINE SCHWIEGERMUTTER RUTH:

»Conny soll nicht merken, dass ich große Angst um sie habe.«

Ich bin über neunzig. Und ich habe einiges erlebt, das können Sie mir glauben. Da war der Krieg. Meine vier Kinder. Als dann die Firma meines Mannes geschlossen werden musste. Der Tod meines Mannes. Die Sorgen, die man sich um seine Kinder macht, auch wenn sie längst erwachsen sind – wie werden sie mit den Herausforderungen und Schicksalsschlägen zurechtkommen, die es in ihrem Leben gibt?

Als mein Sohn mir erzählte, wie krank Conny ist, wollte ich es zuerst nicht glauben. Ich meine, wenn eine alte Frau wie ich so eine schwere Krankheit bekommt – das kann passieren. Man hat ein langes Leben gelebt und der Körper hat nicht mehr die Widerstandskräfte wie früher. Und ein alter Körper ist wie ein altes Auto, da nutzen auch das teuerste Öl und das beste Benzin nichts mehr – es bleibt alt und klapprig. Aber Conny ist doch viel zu jung für so eine gefährliche, ja oft auch tödliche Krankheit. Und wie konnte das mit dem Krebs überhaupt passieren? Warum hat kein Arzt früher etwas gemerkt? Und wieso hatte sie keine Schmerzen? Ich verstehe das alles nicht.

Vor zwanzig Jahren, als mein Sohn und Conny ein Paar wurden, habe ich sie sofort in mein Herz geschlossen. Ihre Fröhlichkeit, ihre

Herzlichkeit und die Gabe, über sich selbst lachen zu können, haben mich ganz schnell für sie eingenommen. Und als ihre Mutter und ihr Vater starben, habe ich ihr gesagt, dass sie in meinem Herzen immer einen Platz haben wird. Sie fühlte sich damals so schrecklich allein. Alleingelassen in dieser Welt. Und ich glaube, es hat ihr gutgetan zu wissen, dass ich für sie da bin. Denn meine Gefühle für sie sind ja so etwas Ähnliches wie Muttergefühle.

Ich bin ganz zuversichtlich, dass alles gut werden wird. Wenn ich Conny anrufe, klingt sie jedes Mal so optimistisch. Aber ich weiß, dass ihre fröhlichen Worte aufgesetzt sind. Dass sie Angst hat. Dass sie vielleicht Schmerzen hat. Dass sie mich nicht belasten will. Dann muss ich mich immer zusammenreißen, damit sie nicht hört, dass ich manchmal doch weinen muss. Wie gut, dass man am Telefon nicht sehen kann, wenn einem die Tränen über das Gesicht laufen.

Auch wenn ich meinen Sohn anrufe, versuche ich, mir meine Sorgen nicht anmerken zu lassen. Ich frage immer ganz vorsichtig. Ich will ja nicht neugierig sein. Und man weiß ja auch nie, wie weit man mit seinen Fragen gehen darf, was die Menschen erzählen wollen und was nicht. Und wenn ich schon solche Angst um mein Schätzchen habe, wie muss es da erst meinem Sohn gehen? Manchmal liege ich nachts im Bett und fühle mich, als sei ich unter einem riesigen Berg von Sorgen begraben.

An manchen Tagen denke ich: Morgen packst du ein paar Sachen ein und fährst mit dem Zug nach München. Aber dann lasse ich es doch sein. Auch weil reisen für mich immer beschwerlicher wird. Aber wahrscheinlich wollen die beiden in dieser schweren Zeit jetzt auch allein sein? Und ich stünde ihnen dann nur im Weg herum.

MEIN MANN REMY:

»Warum können die Menschen nicht einfach ganz normal mit mir reden?«

Manchmal würde ich das Telefon am liebsten wütend in die Ecke feuern. Es freut mich selbstverständlich, dass die Familie und so viele Freunde Anteil an Conny und an mir und an der ganzen Situation nehmen. Aber es treibt mich in den Wahnsinn, wenn die Leute mit dieser traurigen Flüsterstimme reden – weil sie es nicht wagen zu fragen, wie es meiner Frau geht, wie wir mit der ganzen Sache zurechtkommen, was die Ärzte sagen, ob es Metastasen gibt und ob sie eine Chemo machen muss. Als hätten sie Angst, eine Schreckensmeldung von mir zu hören. Als würden sie am liebsten nur telepathisch mit mir Verbindung aufnehmen. Dieses Mitleid in den Stimmen, dieses Leiden, das treibt mich noch zur Verzweiflung.

Warum können die Menschen nicht ganz normal mit mir reden? Ja, meine Frau hat Krebs. Ja, sie kann daran sterben. Ja, ich habe eine Scheißangst, dass ich sie verliere. Aber diese mitleidige Flüsterfragerei macht mir das alles wirklich nicht leichter.

ENDE JUNI 2012

Mein Professor, der Mann, der Bäume zeichnen kann

Endlich wieder zu Hause. Im eigenen Bett schlafen. Morgens nicht um kurz nach 6 Uhr von Schwester Manuela, Lumi, Lucjana oder einer anderen geweckt werden, die Blutdruck, Temperatur, Puls und Sauerstoffgehalt im Blut messen. Wie habe ich mein Zuhause vermisst! Die Blumen auf der Terrasse. Die Sonne, die durch die vielen Fenster scheint. Abends leckere Sachen kochen und gemütlich an unserem Tisch essen. Kerzenschein. Vielleicht noch ein spannender Film oder ein Glas Wein im Mondschein.

Knapp zwei Wochen nach der ersten OP gibt es wieder ein Gespräch mit Professor Hatz. Der zweite Tumor ist ja noch da.

Ein Arzt muss die Patienten vor einer OP aufklären, das ist sein Job. Und wichtig. Professor Hatz erklärt uns also: »Wir werden bei dieser Operation den oberen linken Lungenlappen entfernen. Außerdem müssen wir eine Manschettenresektion durchführen.«

»Eine was?«

»Eine Manschettenresektion. Teile Ihrer Bronchien sind ebenfalls vom Krebs befallen. Die müssen wir entfernen.«

Der Professor greift zu Papier und Bleistift. Er zeichnet einen Baum mit mehreren dicken und dünnen Ästen. »Das ist ein Bronchienstamm.« Dann schraffiert er die mittleren Teile der Äste auf der linken Seite des Baums. »Diese schraffierten Teile werden wir entnehmen, weil sie vom Krebs befallen sind, und die verbliebenen Enden wieder zusammensetzen.«

Bronchienstränge. Wahrscheinlich jeder einzelne so dünn wie ein Strohhalm. Eher sehr viel dünner. Und die kann er zusammennähen? Hört sich wahnsinnig kompliziert an. Ich bewundere ihn. Und schaue auf seine Hände. Ja, die können so etwas. Die sind so feinmotorisch, dass sie zarteste Spitze klöppeln könnten.

»Diese Operation ist nicht ungefährlich. Vor allem die Entfernung des Lungenlappens. Und natürlich sind solche Operationen immer mit Risiken verbunden ...«

Ich unterbreche ihn, ohne groß zu überlegen: »... RISIKEN? Welche Risiken ...?«

»Nun, Sie können versterben ...«

Habe ich richtig gehört? Versterben? Wieso sagt er »versterben« und nicht »sterben«? Dann wird mir klar: Es ist Medizinersprache, und »versterben« klingt nicht so dramatisch wie »sterben«. »Versterben« hört sich irgendwie ein bisschen diffus und sachlich an, nicht so emotional.

Aber die Tatsache bleibt in meinem Kopf kleben: Ich kann bei oder nach dieser Operation sterben. Halt! Nicht dran denken, Conny. Einfach nicht daran denken! Ist wahrscheinlich sowieso heftig übertrieben. Er muss es nur sagen, weil er uns über die Risiken aufklären muss. Bei der Einverständniserklärung für ein CT habe ich auch schon x-mal unterschrieben, dass ich über die Risiken der erhöhten Strahlenbelastung und des jodhaltigen Kontrastmittels aufgeklärt wurde. Und? Nix ist passiert.

Also nicht aufregen, Conny. Schön ruhig bleiben. Wenn ich mir vorher so wenig Gedanken wie möglich über Operationen, Schmerzen und Krebs und Tod mache, umso besser für mich und meine Seele.

Der Professor fährt fort: »Die internationalen Leitlinien bei der Krebstherapie schreiben vor, dass wir jetzt nach der ersten OP eigentlich mit einer palliativen Chemotherapie beginnen sollten.* Die Tumorkonferenz empfiehlt in Ihrem Fall jedoch diese zweite Operation noch vor Beginn der Chemotherapie.« Dann fährt er fort: »Überlegen Sie in Ruhe, Frau Eyssen, und besprechen Sie sich mit Ihrem Mann, ob Sie mit der Operation einverstanden sind oder doch lieber gleich mit der Chemo beginnen wollen.«

Wir bitten um eine Bedenkzeit.

Auf dem Weg in die Cafeteria der Klinik, in der wir noch einen Tee trinken wollen, sage ich zu meinem Mann: »Hast du gehört? Er hat ›palliativ‹ gesagt. Du weißt, was das bedeutet?«

Mein Mann greift nach meiner Hand: »Ich hatte gehofft, du hättest es nicht gehört.«

»Doch.«

Palliativ. Das klingt für mich gleichbedeutend wie ein Todesurteil. Denn das heißt, die Chemo dient dazu, die Beschwerden des Patienten zu lindern, seine Lebensqualität zu erhalten oder zu verbessern. Und sie kann den Tumor am Wachsen hindern oder möglicherweise sogar verkleinern. Sie dient nicht dazu, den Tumor zu zerstören, den Patienten davon zu befreien. Weil sie das nicht kann.

* Diese Leitlinien sollen es behandelnden Ärzten erleichtern, ihrem Patienten die jeweils beste Empfehlung zu geben. Der Arzt muss nicht zwingend befolgen, was in den Leitlinien vorgeschlagen wird. Schließlich ist jeder Patient anders und der Arzt muss im Einzelfall entscheiden, ob die empfohlene Vorgehensweise tatsächlich zur Situation passt oder nicht.

MEIN MANN REMY:

»Ich durfte meiner Frau nicht die Wahrheit sagen, ich musste sie belügen.«

Nach dem Gespräch mit Professor Hatz gingen meine Frau und ich in die Cafeteria der Klinik. Wir saßen an einem dieser kleinen runden Tische, um uns herum Patienten im Rollstuhl, die meisten mit umgehängter Sauerstoffflasche. Die Gesichter müde, mitgenommen, traurig. Nicht gerade die aufmunternde Umgebung, die ich mir für meine Frau nach diesem Gespräch mit Professor Hatz gewünscht hätte.

Plötzlich stand Professor Hatz an der Tür zur Kantine. Er hatte uns entdeckt und winkte, ich solle doch bitte noch einmal zu ihm kommen. Allein. Mir dämmerte schon, was der Professor von mir wollte. Meine Frau dagegen hatte keine Ahnung. Das schwöre ich. Sie ist viel zu optimistisch. Und Argwohn oder Zweifel – die ja manchmal durchaus angebracht sind – sind ihr ebenso fremd wie Sparsamkeit bei Schuhen und Taschen.

Okay, ich sehe Dinge manchmal vielleicht ein bisschen zu düster. Meine Frau behauptet darum halb scherzhaft: »Du leidest unter Verfolgungswahn.« Was nicht stimmt. Ich kenne einfach das Leben und die Menschen. Bei dem Gespräch im Zimmer von Professor Hatz hatten bei mir plötzlich sämtliche Alarmglocken geschrillt. Ich kann gar nicht mehr genau sagen, wann das war. Welche Äußerung den Alarm ausgelöst hatte.

Und jetzt standen er und ich auf dem Gang und er kam noch einmal auf unser Gespräch zurück. »Es ist mir sehr wichtig, Herr Eyssen, dass Sie wissen, wie gefährlich die bevorstehende Operation wirklich ist. Wir arbeiten bei diesem Eingriff sehr nah an der Aorta und dem Herzen. Die Aorta entspringt direkt aus der linken Seite des Herzens. Sie leitet das Blut aus der linken Herzkammer in die Gefäße des großen Blutkreislaufs. Wenn bei der Operation etwas schiefgeht. Außerdem operieren wir ganz nah am Herzen, was natürlich auch immer extrem große Risiken mit sich bringt.«

Mir wurde ganz anders. Ganz flau im Magen. Meine Knie wurden weich. Da standen wir auf dem Klinikgang, sozusagen zwischen Tür und Angel, und redeten über Leben oder Tod meiner Frau. Über den Fall – von dem ich so sehr hoffte, dass er nicht eintreten würde –, dass ich meine Frau verlieren könnte. In diesem Moment fand ich das Leben schrecklich ungerecht. Wieso hatte Conny diese Scheißkrankheit? Wieso sie?

Der Professor meinte, ich solle über das ganze Ausmaß der schwierigen Situation informiert sein. Meiner Frau hatte er diese Details nicht so genau mitteilen wollen. »Ich wollte sie nicht unnötig ängstigen.« Natürlich sei er der Überzeugung, alles werde gut. »Trotzdem, man kann ja nie wissen.«

Ich vertraute dem Professor und seinem Können. Und das tue ich noch heute. Er gilt zu Recht international als Koryphäe auf dem Gebiet der Thoraxchirurgie.

Ich ging wieder zu meiner Frau in die Kantine. Unterwegs musste ich mich heftig zusammenreißen, um meine Tränen zurückzuhalten.

»Und? Was wollte der Professor?«, fragte meine Frau.

»Ach, nur irgendeine Formalität wegen der Versicherung. Nichts Wichtiges.« Eine andere Ausrede war mir so schnell nicht eingefallen.

»Wollen wir dann nach Hause fahren? Das Blöde an so einem Krankenhaus ist, dass man von lauter Kranken umgeben ist. Also nichts wie weg hier.« Meine Frau und ihr Humor ...

ANFANG JULI 2012

Morgens um 7 Uhr ist die Welt plötzlich wieder in bester Ordnung.

Wir müssen gar nicht lange über eine zweite Operation nachdenken, mein Mann und ich. Ich will die zweite OP. Den Gedanken, dass noch ein Tumor in meinem Körper sitzt und an mir frisst, ertrage ich nicht. Ich will, dass er weg ist, raus aus mir. Nur dann fühle ich mich sicher.

Professor Hatz begrüßt meine Entscheidung, er kennt mich inzwischen gut genug und weiß, wie ich fühle, denke und wie ich leben will. Nämlich möglichst lange und so gesund wie möglich. Allerdings weist er noch einmal darauf hin: »Die Operation wird extrem kompliziert. Und Sie müssen sich darauf einstellen, dass Sie hinterher noch weniger Luft bekommen als jetzt. Das muss Ihnen klar sein. Ihnen wird die Hälfte der Lunge fehlen. Aber ich denke, Sie werden damit gut auskommen, da sie klein und zierlich sind. Sie werden keinen Marathon laufen, aber doch ziemlich normal leben können.«

»Alles kein Problem. Ich schaffe das.« Ich bin voller Zuversicht.

Ein Tag vor der zweiten Operation. Ich habe die »Buddenbrooks« zu Ende gelesen. Irgendwie hatte ich nicht mehr in Erinnerung, dass in der Geschichte so viele Menschen sterben. Die Konsulin wird von einer Lungenentzündung dahingerafft. Thomas Buddenbrook, der so qualvoll stirbt – nämlich um Atem ringend. Und so weiter. War nicht gerade die passende Lektüre für mich ...

Heute steht die zweite Operation an. Auch dieses Mal liege ich pünktlich morgens um 7 Uhr frisch geduscht, mit ordentlich geföhnten Haaren, Rouge auf den Wangen, einem Hauch Puder auf der Nase, aber mit dunkelrot lackierten Fußnägeln (passt doch gut zu blauen OP-Kitteln und -Laken?) in meinem Bett bereit, um von den Schwestern eingekleidet und von einem Pfleger zum OP geschoben zu werden. Allerdings habe ich dieses Mal das Gefühl, von den Vorabtabletten viel stärker weggetreten zu sein. Alles erscheint mir wie in einem Nebel. Unwirklich.

Schwester Kati kommt in mein Zimmer. Sie will mir garantiert die Stützstrümpfe anziehen – wie ich die Dinger hasse! Und dann im Sommer! Bei Schwimmbadtemperaturen! Und dann das Flügelhemd und die Netzhose – bei meiner ersten OP hatte ich keine verdammte Ahnung, das dieses kleine Netzrechteck eine Art Unterhose ist. Außerdem der Briefumschlag zum Aufbewahren für Ehering und Uhr. Beides darf man bei einer OP logischerweise nicht tragen.

Aber Schwester Kati hat nichts in der Hand. Gar nichts. Sie verschränkt die Arme – das macht sie immer, wenn sie Patienten verdeutlichen will: Widerspruch zwecklos! »Es ist etwas passiert, Frau Eyssen.« Dabei streicht sie sich entschlossen eine Haarsträhne aus dem Gesicht. »Professor Hatz hat angerufen. Er lässt sich entschuldigen. Er musste nach Großhadern. Eine Herztransplantation. Er wird dort gebraucht. Ihre Operation wird verschoben. Es tut mir sehr leid.«

Sprachlosigkeit. Was soll ich sagen? Was soll ich denken? Ist das gut? Ist das schlecht? Kommt der Professor heute noch zurück und ich muss bis zum Nachmittag warten, bis ich in den OP geschoben werde? Ich bin doch jetzt schon so nervös. Trotz der Tabletten. Und dann sage ich mir: »Jetzt stell dich nicht so an, Conny! Da geht es um eine HERZOPERATION!« Und zu Schwester Kati sage ich: »Oh, eine Herztransplantation – die geht vor. Das ist ja keine Frage! Das verstehe ich vollkommen. Ich meine, da geht es schließlich um Leben und Tod. Ich habe volles Verständnis für die Entscheidung.«

»Wirklich? Sind Sie nicht traurig?«

»Nein, überhaupt nicht. Wirklich nicht.« Ich umarme Schwester Kati. Heute keine Operation! Juchhu! »Ich kann warten, Kati. Machen Sie sich um mich keine Sorgen.«

»Gut. Ach ja, der nächste OP-Termin für Sie steht übrigens schon fest – Montagfrüh.«

Heute ist Mittwoch. »So lange bleibe ich aber nicht hier«, beschließe ich. »Ich packe zusammen und rufe meinen Mann an, dass er mich abholt.« Ich bin sooo happy!

Ich sehe Schwester Kati an, dass sie etwas überrascht ist über meine Reaktion. Hatte sie damit gerechnet, dass ich wütend werde? Dass ich mich beklage, weil ich jetzt warten muss? Und alles noch einmal von vorne losgeht: Aufregung und Angst vor der OP, Abführtabletten, Beruhigungstabletten, Flügelhemd anziehen, Stützstrümpfe, Netzunterhose. Doch zwei Sekunden später freut sie sich schon mit mir. Sie kennt mich und weiß, dass ich mich zu Hause viel wohler fühle. Und dass mir ein bisschen Ablenkung vor der OP guttun wird.

In meinem Bauch sitzt ein schief lächelnder Zwerg, der mir zuflüstert: »Du glaubst, du bist noch mal davongekommen. Aber mach dir ja nichts vor. Alles nur aufgeschoben, nicht aufgehoben.«

MEINE FREUNDIN CLAUDIA:

»Haben die keine Ahnung, wie viel Angst man vor so einer lebensgefährlichen OP hat?«

Wenn mir das passiert wäre – ich habe einen OP-Termin und der wird wegen einer anderen OP verschoben, ich glaube, ich würde durchdrehen. Und dann noch eine so hoch komplizierte OP wie bei Conny. Da hat man doch Angst. Kann nicht schlafen. Fragt sich, ob man das überlebt. Und dann heißt es: April, April. Wir verschieben die Sache. Leider was dazwischengekommen. Ich meine: Es gibt ja noch andere Chirurgen, die ihr Handwerk beherrschen?! Konnte nicht ein anderer Professor bei der Herztransplantation dabei sein?

Dass Conny das so locker genommen hat, kann ich echt nicht verstehen. »Ach so. Die Operation muss verschoben werden? Macht nix. Gehe ich eben nach Hause und komme wieder«, hat sie gesagt. NEIN!!!! Okay, eine Herztransplantation rettet ein Menschenleben. Ja. Aber bei Conny geht es schließlich nicht um einen entzündeten Blinddarm oder so was. Hallo??!! Der Tumor sitzt ganz nah am Herzen! Wenn da etwas passiert – nicht vorstellbar! Die Ärzte hatten doch gesagt, dass ihre Situation lebensgefährlich ist?!

MEIN MANN REMY:

»Wenn ich meine Frau dazu bringen wollte, sich mal zehn Minuten auszuruhen, müsste ich sie fesseln.«

Wenn das Handy klingelt und anzeigt, dass meine Frau anruft, setzt mein Herz seit Neuestem ein bis zwei Schläge aus. Ist etwas passiert? Geht es ihr nicht gut? Braucht sie mich? Liegt sie irgendwo hilflos und ich muss schnellstens zu ihr, wenn ich sie noch lebend antreffen will, um sie noch einmal in den Arm zu nehmen und mich von ihr zu verabschieden?

Mit solch schrecklichen Mitteilungen hatte ich an dem Mittwochmorgen gerechnet, als ich sah, dass meine Frau auf die Mailbox meines Handys gesprochen hatte, während ich unter der Dusche gewesen war. Wieso war meine Frau auf dem Anrufbeantworter? Sie sollte an jenem Morgen doch operiert werden.

Ich hatte die Nacht vor lauter Sorge kaum geschlafen und gleich nach dem Aufstehen eine Kerze angezündet. Das mag ja abergläubisch sein. Aber ich fühlte mich nun mal besser damit. Vor allem bei einem so lebensgefährlichen Eingriff wie der, der ihr bevorstand. Ich machte mir Vorwürfe. Wieso hatte ich nicht früher aufstehen und duschen können? Dann hätte ich ihren Anruf nicht verpasst. Gut möglich, dass etwas Gravierendes geschehen war. Bei der OP ist etwas schiefgegangen! Mein Gott ... Grauenvolle Szenarien spielten sich in meinem Kopf ab. Das ist die Kehrseite, wenn man Drehbuchautor ist und die eigene Fantasiemaschinerie eigentlich immer in Aktion ist. Auf der anderen Seite: Da sie angerufen hatte und nicht das Krankenhaus, konnte es sich nicht um einen tragischen Notfall handeln ...

Zuerst habe ich gar nicht verstanden, was meine Frau mir auf die Mailbox gesprochen hatte. Sie schien sehr aufgeregt und irgendwie durch den Wind. Bei meinem Rückruf war sie noch immer übernervös. Sie brabbelte los und keuchte, weil sie natürlich zu schnell und zu viel redete und auch noch falsch und zu wenig atmete.

In der Klinik habe ich dann erst einmal einen Stopp im Schwesternzimmer gemacht und mit der Stationsleiterin Kerstin gesprochen, die mir in Ruhe bestätigte, was meine Frau mir im Stakkato mitgeteilt hatte: »Ja, Ihre Frau darf wirklich nach Hause, Herr Eyssen. Da sie am Montag operiert wird, wäre es gut, wenn Sie sie am Sonntag spätnachmittags wiederbringen. Das Zimmer halten wir natürlich frei.«

Warum ich nachgefragt habe? Nun ja, bei meiner Frau weiß ich manchmal nicht, ob sie nicht absichtlich etwas überhört, das ihr nicht in den Kram passt, und sich dann eine Sache schönlügt. Zum Beispiel hätte es ja sein können, dass sie jetzt in den paar Tagen vor der Operation zu Hause liegen muss und sich nicht überanstrengen darf, dass sie bestimmte Medikamente nehmen muss oder keine Himbeermarmelade essen darf, dass sie nicht duschen und keine Menschen treffen darf, die eine Erkältung haben – was weiß ich. Solche wichtigen Informationen hätte sie mir garantiert verschwiegen, weil sie keine Lust hat, auf der Couch zu liegen, Tabletten zu nehmen oder auf ihre Lieblingsmarmelade zu verzichten und so weiter und so fort. Aber in diesem Fall gab es keine medizinischen Auflagen irgendwelcher Art.

Zu Hause legte Conny dann gleich los: Tasche auspacken, Handtücher im Bad wechseln, eine Waschmaschine beladen, die Rosen auf der Terrasse gießen, die Geschirrspülmaschine ausräumen und mit vorwurfsvollem Blick – wie mir schien – die Reste von meinem schnellen Frühstück wegräumen. »Schatz, lass doch, das kann ich machen«, sagte ich und versuchte, sie dazu zu bringen, sich ruhig aufs Sofa oder auf die Terrasse zu setzen. Pech gehabt. Keine Chance.

Erst als ihrer Meinung nach endlich alles ordentlich erledigt war, saß sie für etwa fünf Minuten unter hörbarem Gejapse – zu viel getan gleich: zu wenig Luft – unter dem Sonnenschirm auf der Terrasse. Schon sprang sie wieder hoch. »Ach, ich glaube, ich geh jetzt eine Runde im Park joggen. Es ist soooo herrliches Wetter.«

»Joggen? Süße, du bist krank. Hast eine Lungenoperation hinter dir. Das ist gerade mal knapp zwei Wochen her. Und du willst jetzt im Ernst joggen? Das glaub ich einfach nicht. Sei doch bitte vernünftig.« Aber jedes Mal, wenn ich sie bitte, vernünftig zu sein, kann ich davon ausgehen, dass sie genau das Gegenteil tun wird. Ich weiß das, aber ich gebe die Hoffnung auf Einsicht bei ihr nicht auf.

Sie zog ihre Joggingklamotten an, klipste ihren iPod an, steckte die Kopfhörer ein, hockte sich vor der Wohnungstür auf die Treppe und zog ihre Laufschuhe an. Genau wie früher. »Warte mal«, hab ich zu ihr gesagt. Ich hatte plötzlich das ganz dringende Bedürfnis, diesen Moment zu fotografieren. Meine Süße in ihren kurzen blauen Hosen, dem hellblauen Shirt, den weißen Socken und mit der schwarzen Sonnenbrille auf der Nase – so tapfer und so fröhlich, so positiv und so voller Elan. Sie sah so ... so gesund aus. Lebensfreude strahlte aus jeder Pore. Mein Herz machte einen Freudensprung.

Kaum war sie losgelaufen, trieben mich die Sorgen um. Wenn ihr was passierte? Wenn sie einfach umfiel? Wenn sie hilflos im Park läge und niemand ihr helfen würde? Sie hatte ja kein Handy dabei. Und nicht einmal eine Visitenkarte oder einen Zettel, wer im Notfall zu benachrichtigen sei. Ich natürlich.

> *Memo an mich: Meine Visitenkarte mit einem entsprechenden Vermerk in ihre Jogginghose stecken: »Meine Frau hat Krebs. Bitte rufen Sie im Notfall sofort an: Remy Eyssen ...«*

Da nahm ich meine Jacke und mein Handy, steckte den Schlüssel ein und folgte ihr in den Park. Dort kam sie mir schon entgegengewankt. Nach Luft schnappend, offensichtlich kaputt, aber strahlend lächelnd. Überglücklich. »Es geht nicht mehr so wie früher ...« Keuchendes Atmen. »Mehr als zwanzig Meter joggen am Stück habe ich nicht geschafft ... Musste immer wieder eine Pause machen ...« Keuchendes Atmen. »Aber es geht noch ...« Immer noch keuchendes Atmen, aber nicht mehr ganz so intensiv.

Meine Frau schafft es immer wieder, mich zu überraschen – sie scheint über eine niemals versiegende Energie zu verfügen. Händchen haltend gingen wir nach Hause.

MITTE JULI 2012

Nach der Operation: leider keine Nacht voller Seligkeit …

Sonntagnachmittag, meine Tasche ist wieder gepackt. Ab in die Klinik. Alle Gedanken ausgeblendet. Ich will nur eins: dass es endlich vorbei ist. Diese zweite Operation dauert über sieben Stunden.

Danach liege ich benebelt auf der Intensivstation. Mein Mann war am späten Nachmittag da, ich habe es gar nicht richtig mitbekommen. Um mich herum piepst es überall. Die Überwachungsgeräte. Schrille Herztöne mit einem kleinen Nachhall, die mich an den Film »Das Boot« erinnern. Sie wissen schon, es sinkt immer tiefer und tiefer und tiefer und alle zwei Sekunden ist da dieser gleichförmige Ton des Echolots zu hören, der einen als Zuschauer in den Wahnsinn treibt.

Es ist dunkel. Schon Abend? Aha, also alles vorbei. Ich lebe noch. Fühle mich erschöpft. Apathisch. Links neben mir ein Metallgestell mit einem gerafften hellgrauen Vorhang. Dahinter schnauft ein Mann mühsam und unregelmäßig. Es muss ein Mann sein, ein älterer Mann, um die sechzig, würde ich sagen, denn das Schnaufen klingt rasselnd und dunkel. Zu dunkel für eine Frau. Und auch nicht wie die von einem jungen Mann. Ich nehme alles nur wie durch einen Nebel wahr. Wird er beatmet?

Rechts neben mir ebenfalls ein krankenhausüblicher Paravent mit Metallgestell und Raffvorhang. Dahinter höre ich eine aufgeregte und verwirrte dünne Frauenstimme. »Ich will die Schläuche nicht. Die Schläuche müssen weg. Weg damit. Ich muss jetzt aufstehen.« Bettzeug raschelt. Ein helles Klicken. Dann rasselt Metall an Metall. Was macht die Frau da? Das Gebrabbel geht weiter. »Weg damit ... Auaa ... Das tut weh ... Ich will hier raus ...« Was ist mit der Frau? Wenn sie sich die Infusionszugänge rausreißt? Wenn sie aus dem Bett und auf den harten Boden fällt? Sich ein Bein bricht? Ich drücke den roten Notknopf, der an der Angel über meinem Bett hängt.

Die Schwester steht innerhalb einer knappen Minute an meinem Bett. Kontrolliert die Anzeigen an den Apparaten. »Geht es Ihnen nicht gut, Frau Eyssen? Fehlt Ihnen was? Tut Ihnen was weh?«

»Nein, nein, es ist nichts mit mir«, flüstere ich. »Meine Nachbarin rechts. Ich glaube, sie will sich die Schläuche rausziehen.«

Die Schwester verschwindet hinter dem Paravent und kümmert sich um die Patientin. Beruhigt sie und tröstet sie: »So, jetzt schließen wir die Infusionen wieder an, damit Sie ganz schnell gesund werden. Alles wird gut. Machen Sie sich keine Sorgen. Sie dürfen nicht an den Schläuchen ziehen, verstehen Sie? Das ist gefährlich. Sie sollen doch schnell gesund werden. Jetzt schlafen Sie am besten noch ein bisschen.« Leise verlässt die Schwester das Zimmer.

Ich horche. Alles ist ruhig. Vielleicht kann ich jetzt endlich auch schlafen. Ich bin so unsagbar müde. Meine Augen fallen zu.

Der Bettnachbar zu meiner Linken atmet jetzt so laut und unregelmäßig, dass ich ängstlich hinüberhorche. Bekommt der arme Mann keine Luft mehr? Träumt er? Das klingt alles sehr merkwürdig. Und wenn er erstickt? Und ich habe es dann live mitbekommen und nichts getan? Notknopf die Zweite!

Die Schwester schaut mich an und will gleich zu meiner rechten Bettnachbarin gehen. Ich deute mit dem Kopf nach links. Sie nickt.

Plastikgeräusche. Ein Beatmungsschlauch? Eine Bettdecke, die aufgeschüttelt wird. Durch den Paravent sehe ich den Schattenriss der Schwester, die an einem Apparat hantiert.

Dann steht sie wieder vor meinem Bett. Legt ihre Hand auf meinen Arm, der auf der Bettdecke liegt. »Danke, dass Sie geklingelt haben, Frau Eyssen. Alles ist wieder gut. Jetzt schlafen Sie. Sie haben eine schwere Operation hinter sich. Sie brauchen Ruhe.«

Zehn Minuten später geht es wieder los. Die Frau rechts neben mir zerrt an ihren Infusionsschläuchen, jedenfalls hört es sich so an. Und sie jammert dabei im unruhigen Flüsterton: »Weg damit ... Ich will sie nicht. Weg damit! Nein, nein. Aufhören.« Die Bettdecke landet auf dem Boden. Ich kann es hören. Will sie etwa aus dem Bett steigen? Ist da noch etwas auf den Boden geworfen worden? Ist sie aus dem Bett gefallen? Ich bin noch halb im Narkosenebel, aber ich mache mir große Sorgen um die Frau neben mir. Sie ist offensichtlich verwirrt. Weiß vielleicht gar nicht, dass sie auf der Intensivstation liegt? Soll ich die Frau fragen, ob ich die Schwester für sie rufen soll? Aber meine Stimme will mir nicht gehorchen. Ich bekomme nur ein krächzendes Flüstern hin. Also: Notknopf drücken.

Die Schwester kommt. Bettet die Frau freundlich und geduldig wieder ins Kissen, deckt sie zu, ordnet die Schläuche, kontrolliert die Zugänge und schließt die Infusionen wieder an.

So geht das die halbe Nacht. Ich bin so schrecklich müde. Nein, ich bin fertig. Fix und fertig. Möchte weinen. Ich will zurück auf MEINE Station!

MEINE SCHWIEGERMUTTER RUTH:

»Aus Angst um Conny konnte ich die ganze Nacht nicht schlafen.«

Die Ärzte hatten ja gesagt, dass es einen zweiten Eingriff würde geben müssen. Und dann noch so nah am Herzen. Das ist gefährlich. Aber natürlich hofft man, dass die Ärzte sich getäuscht haben, dass die zweite Operation doch nicht nötig ist. Ich machte mir schreckliche Sorgen, wie Conny das alles durchstehen würde. Sie ist doch zierlich, hat ja nichts auf den Rippen.

Ich konnte in der Nacht kaum schlafen, weil ich dauernd an sie denken musste. Ganz allein in der Klinik. Mit dem Wissen, dass sie nach der Narkose aufwachen und dann nur noch eine halbe Lunge haben würde ... An meinen Sohn musste ich denken. Welche Ängste er wohl ausstehen musste. Es ist schrecklich, dass man seinen Kindern solche Erlebnisse nicht ersparen oder abnehmen kann.

Am nächsten Tag habe ich – wie alle in unserer Familie – das Telefon angestarrt und mich nicht weiter als zehn Meter weg davon bewegt. Wenn mein Sohn anrief und ich wäre nicht in der Nähe sein, nicht auszudenken! Ich wollte doch wissen, wie alles ausgegangen ist.

Hatte Conny die Operation überlebt? Ging es ihr gut? Hatte es Komplikationen gegeben bei der OP?

Am späten Nachmittag rief mein Sohn endlich an und teilte mir die gute Nachricht mit. Alles in Ordnung. Ich habe mich gleich an meinen kleinen Schreibtisch gesetzt und einen Brief an Conny geschrieben. Wie sehr mein Herz vor Freude gehüpft sei, dass sie nun bald ganz gesund sei und ich sie wieder in die Arme schließen könne. Ein handgeschriebener Brief ist doch viel persönlicher als eine SMS oder eine Mail, nicht wahr?

Ich finde, heute werden viel zu selten richtige Briefe geschrieben. Außerdem findet man dann auch mal was anderes als Rechnungen oder Werbung im Briefkasten. Das ist doch schön. Da freut man sich gleich morgens, wenn man die Post holt. Einmal abgesehen davon, dass die Tasten von Handys und Computern alle zu klein für meine Finger sind. Ebenso die Buchstaben auf den Tasten, die ich nicht mehr lesen kann.

MITTE JULI 2012,
VIER TAGE NACH DER OPERATION

Ich überlege ernsthaft, die Kunstwelt zu erobern.

Die nächsten vier Tage nach der Operation verbringe ich im Morphiumnebel. Optimismus? Gute Laune? Pah! Ich liege apathisch im Bett und frage mich, wie das sein kann. Die erste OP verlief doch so aalglatt. Und jetzt bin ich ein Häufchen Elend. Schwester Kati kommt mehrmals am Tag in mein Zimmer, tröstet mich, hält meine Hand und bringt mir Tee und Wasser. »Glauben Sie mir, Frau Eyssen, bald wird alles besser sein. Aber lassen Sie sich Zeit zum Erholen«, bittet sie mich.

Professor Hatz kommt und sagt, dass sie sich jetzt nach der zweiten OP und der histologischen Untersuchung doch ziemlich sicher sind: »Sie hatten einen Synchrontumor, Frau Eyssen. Das war keine Metastase im linken oberen Lungenlappen. Mit hundertprozentiger Sicherheit können wir es nicht sagen, aber ich gehe fest davon aus.« Synchronkrebs. Aha. Ich bin SEHR, SEHR froh, dass es keine Metastase war. »Kann man Synchronkrebs – wie Synchronschwimmen – als olympische Disziplin anmelden?«, frage ich später meinen Mann. Er lacht. Makaber, aber auch witzig, der Scherz. Mein Mann versteht meinen Humor, der ja oft Ängste oder Unsicherheit übertüncht, unangenehme Situationen rettet und vor Tränen bewahrt.

Wie Schwester Kati versucht auch mein Mann, mich seelisch aufzubauen, meine Ungeduld zu bändigen. »Das wird schon wieder werden, Süße. Das war eine lange OP. Du hast zwei schwere Operationen innerhalb kürzester Zeit hinter dir, vergiss das nicht.«

Aber Geduld zählte ja schon immer zu meinen starken Schwächen. Also nerve ich meinen Mann, Schwester Kati, Schwester Kerstin und die Ärzte, als ich mich so weit erholt habe, dass ich wieder Kraft für längeres Gejammer habe: »Warum fühle ich mich so schlecht? Letztes Mal war alles so easy.« – »Wann kommen die Drainageschläuche raus?« – »Wann kann ich nach Hause?« – »Mir ist so übel. Ich bekomme so schlecht Luft ...«

Jeden Tag werde ich geröntgt – wie auch nach der ersten OP. Die ersten beiden Tage nach einer Operation kommt eine MTA mit einem mobilen Röntgengerät ins Zimmer. Die nachfolgenden Tage wird man im Rollstuhl von einem Pfleger zum Röntgen gefahren. Mein liebster Pfleger ist Vladimir, der Mann von Schwester Kati, er ist genauso sensibel, freundlich, humorvoll und hilfsbereit wie seine Frau. In der Röntgenabteilung wird man dann für die Aufnahme vor dem Röntgengerät hübsch in Position gestellt. Anschließend bekommt man seine Akte aus festem beigefarbenem Karton in die Hand gedrückt. Da drin sind alle alten und die aktuellen Röntgenaufnahmen. Mit der Mappe in den Händen geht es zurück auf die Station. Die Mappe ist ganz schön dick und schwer. Aber ich sitze ja im Rollstuhl und werde gemütlich durch die Klinik gefahren.

Meine prall gefüllte Akte bringt mich auf eine Idee: So viele Röntgenaufnahmen – ich könnte doch eine Ausstellung damit organisieren. »Meine schönsten Röntgenbilder. Vorher: mit ganzer Lunge. Nachher: mit halber Lunge.« Oder vielleicht: »Suchen Sie den Fehler! Wo fehlt ab wann ein Stück Lunge?« Die Schwestern auf der Station lachen mit mir über diese Idee. Sie kennen meinen Humor schon. Und ich glaube, sie sind erleichtert, ab und zu auch mal lachen zu können und etwas anderes zu hören als: »Es geht mir so schlecht ...« – »Schwester, ich habe solche Schmerzen ...« – »Schwester, ich warte jetzt schon über eine halbe Stunde auf den Arzt!« – »Schwester, ich möchte jetzt gewaschen werden, damit ich nachher in Ruhe ›Wer wird Millionär‹ sehen kann.« (Ja, auch die letzte Äußerung ist wirklich Originalton eines Patienten.)

Acht Tage nach der OP. Den Blasenkatheter, die Infusions- und auch die Drainageschläuche bin ich los. Wie ich mich fühle? So was von kaputt. Erledigt. Abgeschlafft. Erschöpft. Gerädert. Das kann ich gar nicht in Worte fassen. Meine Energie reicht gerade für das morgendliche Reinigungsprogramm inklusive Haare waschen und föhnen plus Lipgloss auftragen. Allein das Eincremen nach dem Duschen dauert so lange wie sonst mein Weg in die Redaktion. Knappe dreißig Minuten. Was die Frisur angeht: Haare föhnen und stylen kann man das nicht nennen. Mit den Händen in Form zupfen. Mehr geht nicht. Um die Haare mit der Rundbürste zu stylen, dafür bin ich viel zu schwach. Kann ja kaum den Föhn halten. Und muss mich beim Föhnen auf den weißen Plastikstuhl setzen, auf dem ich gerade geduscht habe. Ich bin zu wackelig auf den Beinen, um vor dem Spiegel stehen zu können. Im Sitzen sehe ich im Spiegel natürlich nur einen winzigen Teil des Oberkopfs und meiner Haare. Wie soll ich da eine anständige Frisur hinbekommen? Ja, solche Sachen beschäftigen mich. Oberflächlich? Habe ich keine anderen Sorgen? Doch. Aber die will ich nicht in meinen Kopf lassen. Ich will positiv denken, mich nicht von Ängsten und Zweifeln beherrschen lassen.

Nie, nie, nie hätte ich gedacht, dass man für ganz einfache Tätigkeiten wie duschen oder sich anziehen so viel Luft braucht. Nie, nie, nie hätte ich gedacht, dass ich nach der kleinsten Anstrengung nach Luft schnappe. Als wenn mir jemand auf den Solarplexus geschlagen hätte und ich für kurze Zeit keine Luft mehr bekäme. Diese Atemnot, diese Beklemmung um die Brust und dieses Nach-Luft-Schnappen – das kann ich immer noch nicht richtig realisieren. DAS bin ich? SO wird es bleiben?

Woran ich mich nach kürzester Zeit gewöhnt habe: mir abends per Handy eine Pizza, Pasta oder etwas anderes zu bestellen. Das Essen im Krankenhaus ist einfach i-n-d-i-s-k-u-t-a-b-e-l. Deshalb ordern viele

Patienten und auch die Nachtschicht-Schwestern bei Take-away-Lieferanten Pizza oder Pasta von einem nahe gelegenen Italiener oder Reis mit Hühnchen und Gemüse vom Inder. Die Gerichte lesen sich auf der Karte allerdings immer sehr viel leckerer, als sie dann schmecken. Und die Gerichte sehen auf den Fotos auch immer anders aus als in der Realität. Oft lässt sich der Bote auch so viel Zeit, dass das Essen kalt ist, wenn es in meinem Zimmer ankommt. Na ja, bald werde ich ja wohl endlich wieder zu Hause sein.

Professor Hatz gefällt nicht, dass ich tagsüber so lethargisch in meinem Bett liege und lese oder schlafe oder jammere, dass ich so schwach bin. »Es ist schönstes Wetter draußen. Gehen Sie raus, Frau Eyssen. An die frische Luft. Nehmen Sie sich einen Rollstuhl und dann ab in den Park! Sie müssen sich schon ein bisschen bewegen.«

Ich und zu faul, mich zu bewegen? Das lasse ich nicht auf mir sitzen. Jetzt hat der Professor mich bei meiner Ehre gepackt. Ich bin doch kein Weichei. Keine apathische Patientin, die sich in ihre Krankheit fallen und dann bemitleiden lässt. Okay, ich schwenke mich also mit den Füßen voran langsam aus dem Bett. Ziehe das Nachthemd aus und T-Shirt, Jeans und Ballerinas an. Die ganze Aktion dauert fast zwanzig Minuten. Na großartig. Danach bin ich so erschöpft, dass ich nach Luft keuche. Meine Knie zittern, meine Hände auch und mein Herz schlägt im Formel-1-Tempo. Aber: Geht nicht, gibt's nicht, wie meine Schwiegermutter Ruth sagt.

In Schildkrötengeschwindigkeit bewege ich mich aus meinem Zimmer, den Gang entlang in Richtung Stationsstützpunkt. Mit der rechten Hand halte ich mich an den Laufstangen fest, die extra für schwache und unsichere Patienten an den Wänden rechts und links angebracht sind. Meine linke Hand liegt auf der Narbe links unter dem Busen – wenn ich die Stelle beim Gehen sanft festhalte, tut sie nicht weh und ich fühle mich sicherer. Das ist ein ganz normaler Reflex – man schützt die Innereien, die Narben und das Gewebe, wenn man von außen sanft draufdrückt und sie so an ihrer Position hält. Eigentlich müsste ich die Narbe auf der rechten Seite beim Gehen auch mit der rechten Hand so festhalten – aber mit welcher Hand hangle ich mich dann an der Stange entlang?

Am Stützpunkt frage ich Schwester Daniela nach einem Rollstuhl. Normalerweise stehen hier immer drei bis vier Stück im Gang. Heute keiner. Schwester Daniela bietet sofort an, einen Pfleger zu rufen: »Er bringt Ihnen vom Empfang unten im Erdgeschoss sofort einen Rollstuhl hoch. Es dauert wirklich nur eine Minute.«

Ich winke ab. »Das ist lieb, Daniela, danke. Aber jetzt habe ich es so weit geschafft, da schaffe ich es auch noch bis nach unten.« Ha! Jetzt werde ich Professor Hatz nämlich beweisen, was ich alles kann und schaffe. Fuß vor Fuß setzend schleiche ich den langen Gang entlang bis zum Aufzug. Steige ein. Klappe den Notsitz aus und hocke mich hin. (Sitz-Fahrstuhlfahrer sind schlimmer als Warmduscher. Ich weiß.) »EG« drücken. Aussteigen. Noch einmal ein langer Gang. Ein sehr langer Gang. Ich habe Angst, dass ich umfalle, nicht weitergehen kann, es nicht bis zum Ausgang schaffe. Bekomme kaum Luft. Aber ich WILL NICHT aufgeben. Ich WILL dem Professor zeigen, was für eine coole und tapfere Patientin ich bin. *Life is a challenge.* Jedenfalls für mich. Jedenfalls oft. Also weiter, Conny.

Endlich – da stehen sie. Elf Rollstühle in einer Reihe, direkt rechts neben der Eingangstür. Ich schnappe mir einen und schiebe ihn langsam, gaaaanz langsam nach draußen. Es tut so gut, sich an den Griffen festhalten zu können, sich auf den Rollstuhl stützen zu können. An der Biegung in den Park stoppe ich, schiebe mich langsam an der linken Seite des Rollstuhls vorbei, stoße mir dabei die Füße an den Fußstützen und lasse mich erleichtert in den Sitz plumpsen. Heilige Erlösung! Erst mal atmen. Entspannen. Das Zittern und die Atmung unter Kontrolle bekommen.

Oh Mann, ist das heiß heute. Die Sonne brennt vom Himmel, als wolle sie mich zu einem Spiegelei verarbeiten. Ich muss in den Schatten. Ich muss weiter. Mit den Händen bewege ich die Räder des Rollstuhls. Nie hätte ich gedacht, dass das so verdammt schwer und so anstrengend ist. Mein Atem ist ein rasselndes Keuchen. Ich muss mit den Füßen nachhelfen, um vorwärtszukommen. Aber erst mal Füße runter von den Fußstützen, dabei stoße ich mir die Knöchel an, und dann die Füße runter auf den Boden. Ich ruckle im Schneckentempo den Weg entlang in den Park. Rollstuhlfahren ist verdammt beschwerlich, wenn man nicht geschoben wird.

Merkwürdig. So wenig los im Park heute. Wo sind denn all die anderen Patienten und Besucher, die sich sonst hier auf den Bänken und Wegen drängeln? Kein Mensch zu sehen. Ich keuche, bin schweißnass, habe einfach keine Kraft mehr. Da sitze ich in dem blöden Rollstuhl, zwar im Schatten, aber kann nicht mehr weiter, kriege kaum Luft, bin fertig. Und keiner da, der mir helfen könnte. Nichts, niemand. Einsam zwischen hohen Tannen und Büschen, die mich verstecken. *I'm lost in the middle of nowhere.* Mein Handy habe ich oben im Zimmer vergessen. Ich kann also nicht einmal auf der Station anrufen, damit mich jemand rettet. Ich weine. Und ich sehe mich im Geiste schon die Nacht hier im Park verbringen. Die werden mich doch suchen? Aber wann? Und woher wollen sie wissen, wo sie mich suchen müssen? Noch mehr Tränen.

Da! Ein Geräusch. Schritte. »Hallo«, rufe ich, so laut ich kann – aber leider nicht sehr laut. Und dann: »Hilfe!« Dann sehe ich Schwester Christine durch die Bäume auf einem Nebenpfad gehen. Ich winke. Sie winkt zurück. Versteht sie nicht, was ich will? Doch. Gott sei Dank! Fröhlich lächelnd kommt sie endlich auf mich zu. »Ja, Frau Eyssen, was machen Sie denn hier?« Sie sieht mein tränenverschmiertes Gesicht und fragt: »Aber was ist denn los?« Ich klage ihr mein Leid. »Ach, halb so schlimm. Ich fahre Sie zurück in Ihr Zimmer.«

Noch einmal an dieser Stelle: Danke, Schwester Christine!

Am nächsten Tag berichte ich Professor Hatz von meinem Ausflug und wie ich weinend im Park gesessen habe. Eigentlich erwarte ich ein dickes Lob von ihm. Er schüttelt nur den Kopf: »Aber Frau Eyssen, niemand hat gesagt, dass Sie gleich so übertreiben sollen. Alles schön langsam machen und vernünftig bleiben. Lassen Sie sich nächstes Mal von einem Pfleger begleiten.«

Wie ein Lob hört sich das nicht an.

MITTE JULI 2012,
ZWÖLF TAGE NACH DER OPERATION

Endlich wieder zu Hause. Jetzt bin ich auf der linken und der rechten Seite aufgeschnitten und somit vorne fast einmal horizontal geteilt. Die Narbe Nummer zwei zieht sich auch hier vom Brustbein unter dem Busen durch bis hinter die Achselhöhle. Neben diesen beiden langen Wunden prangen rechts und links unter den Rippen je zwei ziemlich hässliche Narben von den Drainageschläuchen. Schön sieht das nicht aus. »Eine Karriere als Nackttänzerin kann ich vergessen«, sage ich gut gelaunt zu meinem Mann, als ich mich morgens nach dem Duschen im Schlafzimmer anziehe.

»Wer weiß, vielleicht wärst du die große Attraktion?«

»Dann sollte ich über eine entsprechende Ausbildung nachdenken. Weißt du, was so was kostet?«

»So viel wie vier teure Designertaschen und zehn Paar Schuhe.«

»Okay, ich habe mich gerade entschieden, meine Zweitkarriere als Nackttänzerin nicht weiter zu verfolgen. Ich nehme lieber die Taschen und Schuhe.« :-)

Der Krebs ist weg, habe ich beschlossen. Ich bin gesund. So fühle ich mich. Ein bisschen sehr schwach, ja, und für andere Menschen ganz normale Dinge wie die eine Treppe zum ersten Stockwerk hochzugehen oder die Betten kurz aufzuschütteln, sind für mich verdammt anstrengend. Aber ansonsten: Ich lebe noch und werde alt werden. Jawohl!

Unsere Freundin Annette hat mir eine Physiotherapeutin empfohlen, die mir helfen könnte, nach den Operationen schneller wieder auf die Beine zu kommen. Besonders angetan von der Idee bin ich nicht. Ich schaffe ja sonst auch immer alles allein. Ich kann dies, ich kann das. Ich habe zwei schwere Operationen überstanden, wozu brauche ich da jetzt jemanden, der an mir herumknetet und -tastet? Aber Annette und Remy überreden mich, es doch wenigstens einmal zu versuchen. Okay.

Obwohl Arztpraxen nicht gerade zu meinen Lieblingsaufenthaltsorten zählen, melde ich mich zu einem Termin an. Ich liege also auf einer dieser Behandlungsliegen. Die Physiotherapeutin schiebt mir ihre linke Hand und dann den ganzen Arm unter den Rücken, etwas unterhalb meines rechten Schulterblatts. Ihre Hand ruht da, wo vorher mein rechter unterer Lungenlappen war. Sie schließt die Augen und zieht dann gaaanz langsam und nur ein paar Millimeter ihre Hand samt Arm nach außen, zur Seite hin. Dann wieder zurück in die Ausgangsposition. Dann das Ganze noch mal von vorne.

»Ich löse die Verspannungen des Narbengewebes. Spüren Sie dabei etwas?«

»Mmmmh ... Ja ... Schon ... Fühlt sich warm an.« Eigentlich habe ich nicht viel gemerkt, aber ich will ja auch nicht unhöflich sein. Und vielleicht muss ich mich einfach mehr auf die Sache einlassen? Meinen Verstand ausschalten und stärker in mich hineinhorchen?

»Gut. So soll es sein.«

Da ich gerade eine Bindehautentzündung habe, tränen meine Augen etwas. Ich muss aber still liegen, hat die Therapeutin gesagt. Also kann ich die zwei Tränchen nicht wegwischen.

Die Therapeutin hat die Tropfen gleich entdeckt, die an meinen Schläfen herunterlaufen und einen winzigen Bach hinterlassen. »Ah! Ja«, ruft sie. »Da kommen sie schon, die Tränchen. Ich behandle nämlich gerade den Bereich im Körper, der für erlittenen Schmerz in der Vergangenheit zuständig ist. Für Leid, das wir in uns verschließen. Das führt zu Verkrampfungen und letztlich auch zu Krankheiten. Die Tränen sind ein Zeichen dafür, dass Schmerz und Leid der Vergangenheit herauswollen aus ihrem Gefängnis.« Hm ... Ich hab KEIN Gefängnis in mir drin. Außerdem habe ich mit dem Krebs genug zu tun und keine Zeit und Lust, mich mit irgendwelchem Schmerz der Vergangenheit auseinanderzusetzen.

Die Therapeutin fragt unerbittlich weiter:

»Hatten Sie eine schlimme Kindheit?«

Ich schüttel den Kopf. »Nein.«

»Fühlten Sie sich von Ihren Eltern geliebt?«

Die Frau gibt ja nicht auf! Und überhaupt: Was geht sie das eigentlich an? Trotzdem antworte ich, wenn auch mit leicht genervter Stimme: »Ja.«

»Gibt es Situationen, an die Sie sich erinnern, in denen Sie sich ungerecht behandelt fühlten?«

Da muss ich jetzt erst einmal nachdenken. Ich meine: Ich bin fast sechzig, meine Kindheit liegt also fünfzig Jahre zurück! Und was hat das bitte mit meiner Krankheit zu tun? Ich grabe aber angestrengt in meinem Kopf. Ungerecht behandelt? Nun ja, ich weiß noch, dass ich als kleines Mädchen UNBEDINGT in den Schlittschuhverein wollte. Aber nicht durfte. Zu teuer. Auch in den Ballettunterricht durfte ich nicht. Dabei sah ich mich damals in meinen Träumen in einem rosa Tutu und mit glänzenden Ballettschühchen anmutig über eine Bühne schweben.

Dafür musste ich in den Schwimmverein. »Schwimmen ist gut für die Gesundheit!« Zweimal die Woche Training. Montag und Donnerstag. Immer um 16 Uhr. Im Winter war es dann draußen schon dunkel, wenn das Training vorbei war und ich nach Hause gehen konnte. Auf dem Nachhauseweg hatte ich furchtbare Angst, weil die Vorgärten in unserer Straße mit dichten, halbhohen Hecken vom Bürgersteig abgetrennt waren. Ich geriet jedesmal in Panik, weil ich dachte, hinter den Hecken lauert ein Gewaltverbrecher, der plötzlich hervorspringt und mir etwas antut. Also bin ich immer in der Mitte der Straße gegangen. Und zwar möglichst schnell.

PS: Nach zwei Jahren Quälerei im Schwimmverein habe ich mich bei meinen Eltern durchgesetzt und bin aus dem Verein ausgetreten. Bis heute hasse ich Hallenbäder und Chlorwasser!

PPS: Besonderen Wert legte der Trainer damals auf Brustschwimmen. Für mich der verkehrteste Schwimmstil überhaupt. Denn ein halbes Jahr nach meinem Austritt aus dem Verein wurde festgestellt, dass ich unter einer Schilddrüsenvergrößerung leide. Da ist Brustschwimmen mit dem starr nach oben gereckten Hals so was von verkehrt, dass man es gar nicht sagen kann.

Aber wenn ich diese Geschichte jetzt der Physiotherapeutin erzähle, wird sie mir einen laaaangen Vortrag halten über den Zusammenhang von Tränen, Kindheit, Genen und Krebs und wahrscheinlich auch noch halbhohen Hecken und Chlorwasser. Nein, danke. Also beantworte ich ihre Frage ganz beiläufig:

»Nun ja, als Kind fühlt man sich doch oft ungerecht behandelt. Wenn man die Tüte mit den Marshmallows nicht bekommt, weil man am Vormittag schon eine Rosinenschnecke und einen Amerikaner verschlungen hat. Oder weil die Eltern sich weigern, Barbiepuppe Nummer drei zu kaufen. Oder weil man glaubt, dass der ältere Bruder alles darf und man selbst nichts. Solche Sachen halt.«

Sie nimmt meine Kindheitserinnerungen allerdings nicht wie ich auf die leichte Schulter: »Jede Zurückweisung hinterlässt in der Seele eines Kindes Spuren. Erinnerungen setzen sich in unseren Zellen fest und werden von Generation zu Generation weitergegeben. Sie müssen herausfinden, warum und woher Sie den Krebs haben. Hatte Ihr Vater oder Ihre Mutter Krebs?«

»Nein.«

»Ihre Großeltern?«

»Nein.«

»Ich würde Ihnen vorschlagen, eine Therapie zu machen, damit Sie den Grund für Ihre Erkrankung finden.«

Hm ... Ich weiß nicht ... Lasse das Thema einfach im Raum schweben. Jetzt kommt meine linke Seite dran.

Nach neuerlichem Ziehen, Erwärmen und Pusten auf meine langen Narben darf ich aufstehen. Die Physiotherapeutin stellt sich vor mich hin, legt beide Hände auf meine Schultern. »Schließen Sie jetzt bitte die Augen und sprechen Sie mir nach.«

Ich schließe die Augen. Wieder rollen dank der blöden Bindehautentzündung ein paar Tränen aus den Augenwinkeln. Hoffentlich sieht die Therapeutin das nicht, sonst erzählt sie wieder etwas von degenerierten Zellen, die sich weitervererben und dafür sorgen, dass sich zahllose Menschen in der dritten oder sechsten Generation dann verzweifelt fragen, warum sich Krebszellen verdammt noch mal ausgerechnet an ihren Eingeweiden dick und dusselig futtern.

»Ich bin stark und werde stark bleiben«, sagt die Therapeutin mit ernster Stimme.

Ich wiederhole brav: »Ich bin stark und werde stark bleiben.«

»In meinem Herzen sind Licht und Wärme.«

Ich wiederhole.

»Ich begrüße jeden Tag und werde ihn mit positiven Gedanken füllen.«

Jeden Tag? Geht das? Da bin ich skeptisch. Trotzdem spreche ich gehorsam nach. »Ich begrüße jeden Tag und werde ihn mit positiven Gedanken füllen.«

»Ich akzeptiere meine Krankheit.«

Da stutze ich. Nö. Stimmt nicht. Ich weiß, dass ich krank bin, aber ich muss doch den blöden Krebs nicht auch noch akzeptieren wie einen Steuerbescheid oder die Tatsache, dass mir gekündigt wurde. Das ist doch ein bisschen viel verlangt. Doch meine Einwände werden von der Therapeutin zerstreut. »Nur wer seine Krankheit akzeptiert, kann auch gesund werden.

Von verdrängen habe ich nix gesagt, denke ich. Aber auf Drängen der Therapeutin wiederhole ich den Satz dann doch, wenn auch widerstrebend und unter stummem Protest.

Dann fährt sie fort: »Ich werde lernen, mit dem Krebs zu leben.«

Das geht mir jetzt wirklich zu weit. »Ich WILL NICHT mit dem Krebs leben«, fahre ich sie empört an. »Ich denke gar nicht daran!«

Die Physiotherapeutin sieht mich an, als seien wir in der Schule, sie die Lehrerin und ich das rebellische Kind, das sich weigert, zehnmal den Satz »Ich soll nicht widersprechen!« an die Tafel zu schreiben. »Aber Sie haben KREBS, Frau Eyssen. Das ist keine Erkältung, die nach kurzer Zeit einfach wieder verschwindet. Sie werden lernen MÜSSEN, damit zu leben.«

»WARUM?«

»Weil es wichtig ist, sich mit einer Krankheit wie Krebs auseinanderzusetzen. Zu hinterfragen, warum man sie bekommen hat. Das habe ich Ihnen doch vorhin genau erklärt ...«

Jetzt reicht's mir aber: »Ich habe mich doch nicht zweimal operieren lassen und mache demnächst wahrscheinlich noch eine Chemotherapie, um dann weiter mit dem Scheißkrebs zu leben. Ich habe von Anfang an gesagt, an mir wird sich der Krebs die Zähne ausbeißen. Und so wird es auch bleiben. Punkt!«

Die geduldig vorgebrachten Überredungs- und Erklärungsversuche der Physiotherapeutin prallen vollständig an mir ab. Nein, nein und nochmals nein, ich werde diesen Satz nicht nachsprechen. Kommt nicht infrage.

Die Therapeutin gibt genervt auf.

Nur raus, nur weg von der Physiotherapeutin!

München in der Sommersonne. Prallrote und watteweiße Geranien auf dem Balkon. Im Café sitzen können. Wie wunderbar! Ich kaufe online ein – eidottergelbe Lack-High-Heels, einen schwarzen Cashmere-Seiden-Pulli, eine tomatenrote Hose aus feinem Leder. Ich sehe mich in Gedanken schon wieder auf den Fashion Weeks in Paris, Mailand und Berlin. Denn es ist ja klar: Ich will mein altes Leben zurück. Es wartet auf mich. Ich muss mich nur noch ein bisschen erholen – und dann ist alles wieder gut.

MEIN MANN REMY:

»... und plötzlich lachen unsere Freunde mit uns, als hätte es diese Krankheit nie gegeben.«

Die Prognosen der Ärzte waren ja mehr als düster. Aber meine Frau hat alles überstanden – die oft schmerzhaften und langwierigen Untersuchungen und die beiden lebensgefährlichen Operationen, bei denen ja niemand vorhersagen konnte, ob sie die überhaupt überleben würde.

Meine Frau gilt in der Klinik inzwischen als Musterpatientin. Sie strahlt einen so unerschütterlichen, ansteckenden Optimismus aus, dass Ärzte und Schwestern sie wie eine alte Freundin begrüßen, wenn wir zu den üblichen Nachsorgeuntersuchungen erscheinen. Wenn ich unseren Freunden erzähle, dass die Krankenschwestern meine Frau umarmen, wenn wir auf die Station kommen, schauen sie mich meist ungläubig an. Sie können es nicht fassen. Aber es ist so. Ich glaube, das liegt auch daran, dass Conny die Ärzte und Schwestern nicht als »Dienstleister« sieht, sondern als Menschen, die ihr helfen wollen. Dafür ist sie dankbar. Und sie nimmt Anteil an dem Leben der Ärzte und Schwestern. Sie fragt Professor Hatz, wie sein Urlaub war, Schwester

Kati, wie es ihrem kleinen Hund Nero geht, und sie möchte das Fotoalbum von Schwester Lucia sehen, die gerade geheiratet hat.

Natürlich war meine Frau nach der zweiten Operation schrecklich schwach, sie hat viel geschlafen, musste sich nach kleinsten Anstrengungen hinlegen und sich ausruhen. Trotzdem: Ihr Optimismus ist ansteckend. Ich sehe es an der Reaktion unserer Freunde. Wie die sich zunächst mit gedämpfter Stimme nach ihrem Gesundheitszustand erkundigen: »Wie fühlst du dich, Conny? Hast du große Schmerzen? Strengt dich unser Besuch auch nicht zu sehr an?« Und dann lachen und reden sie eine halbe Stunde später mit uns, als hätte es nie eine Krankheit gegeben.

Ich habe inzwischen gelernt, mit der Krankheit meiner Frau zu leben. Es geschieht immer seltener, dass mir Tränen in die Augen steigen, und wenn doch, dann versuche ich, es meine Frau nicht spüren oder sehen zu lassen. Wir reden nur selten über das Sterben. Das scheint eine unausgesprochene Verabredung zwischen uns zu sein. Dafür reden wir viel über das Leben.

MEINE FREUNDIN CLAUDIA:

»Unsere Conny, die Weltmeisterin im Verdrängen«

Ich habe echt gestaunt, wie schnell und gut Conny die beiden Operationen überstanden hat. Sie klang schon kurz nach der OP am Telefon fast wieder wie früher. Vollmundig hatte sie erzählt, jetzt erst einmal die Nase voll zu haben von Kliniken und Krankenschwestern, von Therapien und Ärzten sowie Tabletten und Spritzen. Natürlich war ihr klar, dass ihr noch die Chemo bevorstand. Aber davon wollte sie in unseren Gesprächen nichts wissen. Sie ist ja Weltmeisterin im Verdrängen. Ich habe ihr auch nicht widersprochen. Warum auch? Denn ich wusste: Ganz bald schon würde Conny mit der harten Realität konfrontiert werden.

Ich habe nach meiner Brustkrebs-OP fast ein halbes Jahr Chemo machen müssen und wusste daher, was sie erwartete. Ich habe meine Augen damals nicht verschlossen vor dem, was auf mich zukommen würde. Ich habe mich gleich nach der OP und vor der Chemotherapie genau darüber informiert, welche Mittel ich bekomme, welche Nebenwirkungen es gibt und was die Ärzte gegen diese Nebenwirkungen tun können. Conny erwähnte nicht ein einziges Mal das Wort »Chemo«. Sie sprach nur über ihren Geburtstag. Wie wichtig dieser ihr sei. Ein runder. Ihr sechzigster. Der ist ja für jeden etwas Besonderes. So wie der dreißigste. Und der fünfzigste. Für Conny hatte er natürlich eine wirklich tiefe Bedeutung: Sie lebte noch.

Dass sie diesen Geburtstag überhaupt feiern konnte und nicht schon längst als Asche in irgendeiner Urne lag, hätte ja vor ein paar Monaten niemand gedacht.

Trotzdem, die Chemo so auszublenden – das war keine gute Idee. Denn schon vor ihrem Geburtstag würde sie sich damit auseinandersetzen müssen. Das war mir vollkommen klar. Aber das wollte sie nicht hören. Und sie glaubte auch nicht daran.

ANFANG AUGUST 2012,
ZWANZIG TAGE VOR MEINEM GEBURTSTAG

Ich mag kein Schokoladeneis! Und auch keine fette Wurst!

Ein Fest. Ein großes Fest. Vielleicht mit sechzig Leuten? Das würde doch zu meinem sechzigsten Geburtstag Ende August passen. Ich möchte ein Lokal in Schwabing mieten. Mit einer Liveband, die Songs von Eric Clapton, den Stones, David Bowie, Status Quo und Jon Bon Jovi spielt. Dazu Bier, Wein, Gin Tonic, Chips, Erdnüsse und vielleicht Hamburger. Eine richtig wilde Party, bei der viel getanzt und gelacht wird, bis die Polizei kommt, weil sich die Nachbarn über den Lärm bis spät in der Nacht ärgern. Eine Party ohne Polizei ist keine richtige Party!

Ich erkläre meinem Mann, dass ich dieses Fest UNBEDINGT will. Und dass die Chemo – ja, klar, ich weiß, um die komme ich nicht herum – erst danach, im September, anfangen darf. »Das kann ja schließlich kein Problem sein.« Ein paar Tage früher oder später, das kann doch wirklich kein Thema sein?!

»Warten wir ab, was Professor Hatz sagt«, meint mein Mann.

Und was sagt der? Originalton Professor Hatz – sehr freundlich, aber bestimmt – beim Gesprächstermin in der Klinik: »Liebe Frau Eyssen, eine Chemotherapie sollte spätestens vier bis sechs Wochen nach der Operation beginnen, um erfolgreich zu sein. Über diese Zeit sind Sie, bedingt durch die zweite Operation, schon ziemlich weit drüber. Ich halte es für ratsam und wichtig, dass Sie so schnell wie möglich mit der Therapie anfangen.«

Ich bin etwas beleidigt. Aber mir ist auch klar: Wenn er das sagt, dann meint er es auch so. Weil er nur das Beste für mich will. Das weiß ich einfach. Ich vertraue ihm blind und ohne viele Worte. Dann also: Tschüss, Geburtstagsparty!

»Werden meine Haare ausfallen?«, frage ich den Professor ängstlich. Das Thema ist mir wichtig. Ich habe so viele Geschichten gehört und gelesen über Krebspatientinnen, die ihre Haare bei oder nach der Chemo verloren haben. Vor einer Glatze habe ich eine panische und absurde, irrationale Angst.

»Nein, das muss nicht sein«, antwortet Professor Hatz.

Erleichtertes Aufatmen bei mir. Allerdings kriege ich gleich wieder einen auf den Deckel. Professor Hatz zu meinem Mann: »Ihre Frau ist viel zu dünn. Sie muss essen und zunehmen, damit sie die Chemotherapie durchsteht.«

»Das sage ich ihr auch immer. Aber auf mich hört sie ja nicht.«

Die reden hier einfach über meinen Kopf hinweg. Frechheit!

Professor Hatz nimmt mich dann doch persönlich ins Gebet. »Sie sind zu dünn. Schauen Sie sich an. Was wiegen Sie?«

»45 Kilo. Aber das ist ja kein Wunder – nach zwei Operationen.«

»Stimmt. Aber das ist viel zu wenig. Essen Sie alles, was dick macht, damit Sie zu Kräften kommen. Es ist Sommer. Essen Sie Eis ...«

»... mag ich nicht.«

»Nicht mal Schokoladeneis?«

»Nein.«

»... Sahnetorten ...«

»Igitt!«

»Essen Sie fette Wurst ...«

»... davon wird mir schlecht.«

»Frühstücken Sie ausgiebig mit Semmeln und Käse und Eiern.«

»... ich frühstücke nie.«

»... naschen Sie tütenweise Bonbons oder Schokolade.«

»Ich mag nichts Süßes.«

»Dann essen Sie Sahnesaucen.«

Ich triumphiere: »Ich koche sehr oft mit Sahnesaucen!«

Ich glaube, ich habe den Professor jetzt fast an die Grenzen seiner Geduld gebracht. Mein Mann schaut ihn mit einem Blick an, der eindeutig besagt: Ich weiß, mit dieser Frau hat man es manchmal wirklich nicht leicht. So stur wie eine Katze, der man Kunststücke beibringen möchte. Vielleicht noch sturer ...

Zwei Tage später ist der Termin beim Onkologen der Klinik. Er empfiehlt die Standardtherapie nach den internationalen Leitlinien der Krebstherapie mit Cisplatin und Navelbine, zwei Arzneistoffen, die als Infusion verabreicht werden und als besonders erfolgreich bei der Behandlung eines Plattenephitelkarzinoms gelten.

»Wie lange wird die Behandlung dauern?«, fragt mein Mann.

»Etwa drei Monate.«

»Mit welchen Nebenwirkungen müssen wir rechnen?«

»Taubheitsgefühl in den Extremitäten, Hörverlust, Übelkeit, Erbrechen, Müdigkeit, Schwindel, starke Schwächung des Immunsystems, Tinnitus, Durchfall, Krämpfe, Verlust motorischer Funktionen, Nierenschäden. Genau kann man das nicht vorhersagen, jeder Patient reagiert anders.«

»Verschwinden diese Nebenwirkungen wieder?«

Der Onkologe verschränkt seine Hände. »Meistens ja, manchmal nein, manchmal erst nach einer gewissen Zeit.«

Schweigen im Raum.

Dann fügt er hinzu: »Es ist allein Ihre Entscheidung.«

»Müssen wir uns jetzt sofort entscheiden?«, fragt mein Mann.

»Nein. Sie können es sich natürlich überlegen. Aber bitte nicht zu lange. Die Zeit drängt. Sie wissen ja – die Chemo hätte schon längst beginnen müssen. Je später wir damit anfangen, desto größer wird das Risiko, dass die Behandlung nicht so erfolgreich anschlägt, wie wir es uns erhoffen.«

Dass Ärzte immer alles so verklausuliert erklären müssen, das nervt mich! Können die nicht EINMAL geradeheraus sagen, was Sache ist? Aber okay, die Botschaft ist überdeutlich bei mir angekommen: Wenn ich noch länger warte, kann ich die Chemo gleich in den Wind schreiben. »Gut, dann mache ich es. Wir können loslegen, wann immer Sie wollen, ich bin dabei.« Das klingt jetzt ganz mutig, ich weiß. Aber in Wahrheit krallt sich die Angst wie ein Terrier an meinem Herzen fest und zieht und zerrt wütend daran.

»Aber ich will einen Port haben. Eine Freundin, die Krebs hatte, hat mir erzählt, dass die Chemotherapie-Mittel extrem gefährlich sind und die Venen kaputtmachen können.«

»Eine gute Entscheidung, Frau Eyssen. Es stimmt, dass Cisplatin und auch andere Mittel, die in der Chemotherapie angewendet werden, die Venen stark schädigen können.«

»Und ich möchte diesen Port unbedingt vor der ersten Chemo haben.« Wer hätte das gedacht? Ich kämpfe hier darum, dass man mich wieder einmal in den OP schiebt.

»Kein Problem, Frau Eyssen. Ich mache für Sie einen entsprechenden Termin bei Professor Hatz. Keine Angst, so eine Portimplantation ist keine große Sache.«

Was? Keine Risiken? Keine Nebenwirkungen? Keine Aufklärung über mögliche bleibende Schäden????

Wieder einmal in der Klinik. Morgen früh bekomme ich meinen Port. Vor der OP schaut der Assistent von Professor Hatz vorbei und ich muss mal wieder eine Erklärung unterschreiben, dass ich über die Risiken der bevorstehenden OP aufgeklärt wurde. Aha! Es gibt also doch Risiken! Nun weiß ich also, dass es zu Wundinfektionen, Blutungen, einem Gefäßverschluss oder einem Verschluss des Katheters kommen kann. Ich unterschreibe.

Ich kann schon gar nicht mehr zählen, wie viele solcher Erklärungen ich inzwischen unterschrieben habe. Komme mir langsam vor wie in der Redaktion, als meine Sekretärin mir die tägliche Unterschriftenmappe mit all den Einladungen, Pressemitteilungen, Abrechnungen, Flug- und Hotelbuchungen für die Dienstreisen nach Mailand, Paris und New York auf den Schreibtisch legte. Ich vermisse sie, diese Zeiten. Ganz schrecklich vermisse ich sie. Noch immer. Manchmal tut es so weh, dass ich schreien möchte.

Im OP sticht, nein rammt mir eine Schwester eine Zugangsnadel in die Vene auf dem linken Handrücken. »Aua! Das tut weh«, beschwere ich mich. Sie schaut mich ungläubig an, entschuldigt sich dann aber. Bevor ich in die Narkose falle, fragt mich ein Assistenzarzt: »Wo soll der Port eigentlich hin? Links oder rechts?«

Woher soll ich das wissen? Na, das geht ja gut los.

»Rechts«, ruft von hinten eine aufmerksame Schwester.

»Aha ... Gut.« Der Assistenzarzt klingt zufrieden.

Wie gut, dass jemand da ist, der den Überblick hat, denke ich kurz. Und bin schon weggeduselt.

Die OP war keine »große Sache«, stimmt, hat aber dann doch fast drei Stunden gedauert, weil der Port zuerst irgendwie nicht perfekt in der Vena cephalica platziert werden konnte. Das ist auch nicht so einfach, weil dieses Blutgefäß von der Außenseite des Oberarms zum

Körper hin verläuft – Richtung Schlüsselbein und großer Brustmuskel. Und genau da biegt die Vene rechtwinklig ab. Und genau davor muss der Port sitzen. Die Ärzte schneiden also eine kleine Tasche – wie bei einem Cordon bleu – in Haut und Muskeln neben dem Arm und schieben den Port dann in die Vena cephalica. Die Neunzig-Grad-Biege erschwert dem Arzt aber leider das Vorschieben des Ports bis zur richtigen Stelle.

Ich wache in meinem Zimmer auf. Über der frischen Narbe klebt ein vier Zentimeter dickes, quadratisches Watte-Gaze-Kissen.

Mir geht's gut. Nachmittags bringt Schwester Kati einen dicken Strauß mit rosaroten Rosen. Die duften wunderbar! Sind die vielleicht von meinem Mann? Nein, von der lieben Sandra Obermaier, Pressechefin eines kleinen, aber sehr feinen französischen Beautyunternehmens. Ich bedanke mich gleich mit einer liebevollen, überschwenglichen SMS.

Denn ich habe die schmerzliche Erfahrung machen müssen: Seit meiner Kündigung haben mich viele PR-Leute und Firmen von jetzt auf gleich fallengelassen wie einen angeschimmelten Weihnachtskeks. Nein, nicht wie eine heiße Kartoffel. Die lässt man fallen, weil man sich nicht die Finger verbrennen will. Mich haben sie fallen gelassen, um mich auszusortieren. Mit der Kündigung war für sie mein Haltbarkeitsdatum abgelaufen. Weg damit.

Vorher hatte es jahrelang geheißen: Conny hier, Conny da. »Wir sind doch nicht nur Geschäftspartner, sondern richtige Freunde.« – »Conny, wie schön, dich zu sehen. Ach, du siehst großartig aus!« – »Wir müssen uns unbedingt mal wieder treffen. Ich will wissen, wie es dir geht und was du machst.« – »Es wäre sooo wunderbar, wenn wir mal wieder zusammen lunchen könnten!«

Pah! Was die Leute lieben, ist meist immer nur dein Job, deine Position, weil du was zu entscheiden hast. Deshalb wollen sie mit dir essen gehen, darum schicken sie dir Präsente und sind so nett zu dir.

Natürlich bin ich lange genug im Beruf – über vierzig Jahre in der Medien- und schon fast zwanzig Jahre speziell in der Beauty- und Fashion-Branche –, um genau das zu wissen. Aber etwas theoretisch zu verstehen und es dann am eigenen Leib zu erfahren, das ist ein riesengroßer Unterschied. Ich bin gekränkt. Traurig. Es tut weh zu spüren, dass viele Menschen, von denen ich geglaubt hatte, ich würde ihnen irgendetwas bedeuten, sich von einem Moment zum anderen von mir abgewandt haben. Umso mehr rühren die Mails, SMS, Karten und kleinen Geschenke von denjenigen mein Herz, die mich nicht abserviert haben, die an mich denken.

An dieser Stelle: DANKE an alle, die mich nicht vergessen haben!

Und ich hoffe, all jene, die mich aus meinem früheren Redaktionsjob als stellvertretende Chefredakteurin kennen und die sich mit dem Weihnachtskeksvergleich angesprochen und schuldig fühlen, stellen sich jetzt mal in die Ecke und schämen sich ordentlich!

Das ist wie früher auf dem Schulhof: Man will unbedingt zur angesagten Mädchenclique dazugehören. Aber sie lassen einen von einem Tag zum anderen nicht mehr mitspielen, weil man nicht die Turnschuhe vom coolen Label trägt und samstags nicht so lange in die Disco darf wie die anderen Mädchen. Ich wollte auch weiterhin mit den anderen Mädchen spielen, aber sie haben mich nicht gelassen.

Morgen um 10 Uhr geht es los. Erste Chemotherapie. Natürlich wird mein Mann kommen. Er würde mich in so einer Situation nie allein lassen. Ich denke beim Einschlafen, dass ich wirklich großes Glück habe, mit einem so liebevollen, verständnisvollen und einfühlsamen Mann verheiratet zu sein. Und dass mein Mann einen Beruf hat, der ihm so viel Freude bereitet. Mit dem jetzt unschätzbaren Nebeneffekt, dass er sich seine Arbeit einteilen und sich jederzeit um mich kümmern kann. Wie mögen sich krebskranke Frauen fühlen, deren Mann täglich ins Büro oder zum Schichtdienst muss? Der nicht immer da sein kann, um ihnen beizustehen und ihnen Mut zuzusprechen. Der bei all den Arztterminen an ihrer Seite ist. Der mit den Ärzten und Schwestern spricht. Der all die Fragen stellt, an die man als Patient nicht denkt. Oder nicht denken will. Das stelle ich mir verdammt schwer vor.

MEIN MANN REMY:

»In den kritischen Momenten darf man nicht zögern, da muss man zupacken.«

Meine Frau saß in Jeans, weißem T-Shirt und ihren glitzernden Ballerinas an den Füßen in einem der orangeroten Sessel in ihrem Krankenzimmer, als ich in der Früh hereinkam. Die Port-OP hatte sie gut überstanden, sodass sie auch nicht mehr im Bett liegen musste.

»Willst du ausgehen? In die Disco vielleicht?«, fragte ich sie, um sie zum Lachen zu bringen.

»Nein, heute nicht«, antwortete sie. »Mein Visagist hat frei und meine Stylistin auch. Ohne die Hilfe der beiden sehe ich aus wie eine Vogelscheuche. Und so werde ich mich selbstverständlich nicht der übrigen Menschheit zeigen.«

Über sich selbst lachen können, das ist eine der Charaktereigenschaften meiner Frau, für die ich sie liebe.

Schwester Kati kam mit einem Infusionsständer und einer großen Plastikflasche ins Zimmer. »Was ist da drin?«, fragte ich. Ich möchte schließlich wissen, was sie meiner Frau in den Körper laufen lassen.

»Eine Ringerlösung.«

»Warum ist die wichtig?«

»Bei einer Chemo mit Cisplatin muss der Körper gut durchgespült werden, damit die Nieren nicht geschädigt werden.« Sie reichte mir einen Zettel mit dem genauen Therapieplan. Da stand, dass meine Frau zuerst zwei Liter Kochsalzlösung und dann das Cisplatin bekommen würde. Anschließend noch einmal zehn Liter Kochsalzlösung, der spezielle Medikamente gegen die zu erwartenden Nebenwirkungen wie Übelkeit und Schwindel beigesetzt sein würden. Alles läuft über Schläuche und den Port in den Körper. Mit einer Geschwindigkeit von hundertfünfzig bis zweihundertfünfundzwanzig Millilitern pro Stunde. Bei über zwölf Liter Flüssigkeit also eine langwierige Angelegenheit. Etwas über vierundzwanzig Stunden.

Als dann der Beutel mit dem Cisplatin an den Infusionsständer gehängt und der Schlauch am Port angestöpselt wurde, sagte meine Frau zu mir: »Annette (Sie erinnern sich? Der gute Rat mit dem Visualisieren und dem Schlauch, über den man kranke Körperteile wie einen Tumor aus seinem Körper herauslaufen lassen soll) hat gemeint, ich solle mir einfach vorstellen, dass kein giftiges Zeug in mich reinfließt, sondern goldenes oder weißes Licht.«

»Und warum?«

»Na ja, das ist irgendwie spirituell und hilft, die Nebenwirkungen gering zu halten. Außerdem soll es die Vitalität stärken.«

»Wenn's hilft.« Ich finde grundsätzlich alles gut, was meiner Frau hilft. Egal, was es ist.

Da saß sie also nun, schaute mit ihren blauen Augen hoffnungsfroh auf den Ständer mit den Infusionsbeuteln und murmelte vor sich hin: »Jaaaa, kommt zu Mama, ihr kleinen süßen Killerzellen! Kommt zu Mama und macht all die bösen Krebszellen kaputt. Gebt es ihnen. Und zwar ordentlich! Macht sie nieder!«

Ich mag diese ironische Art meiner Frau, mit dem Schrecken umzugehen. Fremde wundern sich gelegentlich darüber. Was soll's? Es ist auf jeden Fall besser, als Angst vor der Chemo zu haben oder die Infusionen als gefährliches Gift anzusehen, das in ihren Körper fließt. Nichts anderes als Gift ist es ja letztendlich. Aber die mentale Einstellung zu einer Sache darf man nie unterschätzen. Vor allem, wenn es um Krankheiten und die Heilung beziehungsweise Therapien geht.

Das hatte mir kurz vor der Chemo noch einmal Professor Hatz erklärt: »Internationale Studien beweisen ganz deutlich, dass ein Großteil der Heilung über den Kopf und die innere Einstellung laufen. Egal, ob es um eine Operation, eine Chemotherapie oder die Wundheilung geht – je positiver der Patient eingestellt ist, umso besser verläuft die Heilung.« Na, da hat meine Frau glatt die goldene Anstecknadel mit Skalpell und Tupfer verdient.

Drei Stunden später: Statt Cisplatin war wieder eine Ringerlösung dran. Meine Frau saß aber nicht mehr erwartungsfroh im Sessel, sondern lag blass und zitternd im Bett. Ihre Arme und Beine zuckten unkontrolliert. Ihr war schlecht. Sie musste sich übergeben.

Ich hatte schon Professor Frank Reichenberger, den Internisten, der meine Frau in den nächsten Wochen und Monaten in der Klinik behandeln und betreuen würde, gefragt, was man denn tun könne, damit sie nicht so leiden müsse. Er hatte bei meiner Frau dann sofort die Dosis des Medikaments gegen die Übelkeit erhöht und ihr zusätzlich Magnesium gegeben.

Dann bekam meine Frau einen allergischen Schock. Sie atmete schwer und nur stoßweise. Ihr wurde sofort Blut abgenommen und es wurde ein EKG gemacht.

Solche Momente kann man sich einfach nicht vorstellen. Viele glauben: Ach, wenn es meinem Partner schlecht geht, dann halte ich seinen Kopf, streichle über die Haare und rede ihm tröstend zu. Und der Kranke lächelt dann selig und es geht ihm gleich viel besser. Wie sie das im Film immer zeigen. In Wahrheit muss man als Angehöriger zupacken – Spuckschale holen und einen nassen Waschlappen, dem Kranken den Mund abwischen, den Kopf halten. Sich nicht vor dem Geruch aus der vollen Spuckschale ekeln. Oder man muss immer mal wieder den Drainage- oder den Blasenkatheterbeutel kontrollieren und den Inhalt begutachten wie die Kühlflüssigkeit beim Auto. Ist genügend Flüssigkeit drin? Stimmt die Farbe? Die Konsistenz? Nicht lange darüber nachdenken, wo die Flüssigkeiten herkommen.

Und was auch passieren mag: ruhig bleiben. Die Situation entschärfen. Wo tut es weh? Seit wann tut es weh? Ist der Schmerz stechend oder dumpf? Die Stirn fühlen, hat sie Fieber? Und der Puls, ist er zu schnell? Den Arzt oder eine Schwester holen und so sachlich und ruhig wie möglich informieren.

Da meine Frau die erste Chemo überhaupt nicht vertragen hatte, zogen die Ärzte gleich die Notbremse. Professor Reichenberger erklärte uns, dass sie nach Absprache mit dem Onkologen die Menge von Cisplatin, die meine Frau bei jedem »Treatment« erhalten sollte, halbieren würden, damit ihr Körper besser mit allem zurechtkäme und sie nicht so leiden müsse. Eine gute Nachricht. Die nicht so gute kam gleich hinterher: Das bedeutete, dass sich die vier Zyklen Chemo über vier statt über knapp drei Monate hinziehen würden. Und dass sie zwischen den einzelnen Zyklen immer nur eine Woche Pause zur Erholung haben würde.

Und: Ja, natürlich würde es trotzdem Nebenwirkungen geben. Übelkeit, Erbrechen, Schwindel, Schwäche, Kopf- und Gliederschmerzen und so weiter.

Ich machte mir große Sorgen, wie Conny das überstehen sollte. Sie hatte auch Angst: »Ich weiß nicht, ob ich das schaffe, Schatz«, sagte sie mit kleinlauter Stimme.

Ich versuchte, sie zu trösten: »Das ist das Brutale, mein Schatz. Dass es dir nach den Operationen so gut ging und die Chemo das leider ändert. Wenn es dir aber so schlecht gehen sollte, dass du dich entscheidest, sie nicht zu machen – ich bin an deiner Seite. Ich trage jede deiner Entscheidungen mit.«

Aber aufgeben kam für sie nicht infrage. Sie wollte, dass die noch im Körper verbliebenen Krebszellen durch die Chemo gekillt werden.

ENDE AUGUST 2012

HIIILFE! Ich habe Krebs, holt mich sofort hier raus!

Am Morgen nach der ersten Cisplatin-Gabe und den literweise in mich hineingeflossenen Ringerlösungen bin ich so fertig, dass ich kaum meine Augen offen halten kann. Ich bin soooo müde. Kein Wunder, ich war in der Nacht gefühlte vierzigmal auf der Toilette. Mit so viel Flüssigkeit im Körper und dem dauernden Nachschub an Ringerlösung, die über den Port in meinen Körper lief, musste ich natürlich dauernd müssen. Kaum war ich für ein paar Minuten in den Schlaf gesunken, meldete sich schon wieder meine Blase. Und glauben Sie ja nicht, dass das so mir nichts, dir nichts wie zu Hause geht. Nein, nein: Auf der Seite aus dem Bett rollen, an der der Infusionsständer steht, an dem oben die Flaschen hängen, in die Flip-Flops schlüpfen und dann den Infusionsständer – der hat unten drei Beine mit Rollen wie ein rollender Küchenhocker – Richtung Badezimmer schieben. Möglichst so, dass man keinen Stuhl oder Tisch und vor allem keine Blumenvase umwirft. Der gefährlichste Abschnitt bei diesem Parcours sind die Bodenleisten beim Übergang vom Zimmer zum Badezimmer. Da bleiben die Rollen gern hängen und man muss aufpassen, dass der ganze Ständer nicht aus dem Gleichgewicht gerät. Dann den

Ständer bis zur Toilette bugsieren. Danach alles Richtung Waschbecken rollen, Hände waschen, aufpassen, dass man sich nicht mit den langen Infusionsschläuchen verheddert, und die ganze Aktion rückwärts bis zum Bett. Und das alles im Dunkeln, denn wenn ich jedes Mal das Licht einschalten und das Zimmer taghell erleuchten würde, bekäme ich jedes Mal einen stürmischen Adrenalinstoß.

So würde es also die nächsten vier Monate weitergehen: Dienstag bis Mittwoch in die Klinik, Treatment abholen. Donnerstag bis Montag zu Hause. Dann alles wieder von vorne ...

Außerdem muss ich jeden Montag in der Früh zu meinem Arzt, Blut abnehmen und checken lassen. Sacken einzelne Werte zu sehr in den Keller, kann die Chemo am folgenden Dienstagmorgen nicht fortgesetzt werden. Was ich natürlich auf jeden Fall vermeiden will. Denn das würde bedeuten, dass sich die Behandlung noch länger hinzieht. Nein, danke!

Diese Termine zum Blutabnehmen treiben mich mit der Zeit an den Rand des Wahnsinns. Da ich keinen Hausarzt hatte – ich war ja immer gesund –, habe ich mir eine Praxisgemeinschaft ausgesucht, deren Ärzte Schulmediziner sind, aber alle auch TCM-orientiert, also nach der Traditionellen Chinesischen Medizin arbeiten. Empfehlung einer Bekannten. TCM – das kann ja nicht schaden? Kann ich doch mal ausprobieren? Mein TCM-Internist ist auch wirklich sehr mitfühlend und erkundigt sich jedes Mal ehrlich interessiert nach meinem Befinden. Meist nickt er emphatisch mit seinem Kopf und murmelt: »Ja ... Hm ... Oh ... Das tut mir sehr leid, Frau Eyssen ...«

Er verschreibt mir bei meinem ersten Termin eine extra für mich zusammengestellte Kräuterteemischung. Von dem Tee soll ich jeden Tag drei Tassen trinken. Morgens, mittags und abends. Der Kräutermix riecht grässlich. Wie ein nasser Besen. Und schmeckt nach alter Lakritze und verbrannten Pommes mit einer Spur eingeweichtem Stinkekäse. Nach einer Woche gebe ich auf. Ich verspüre keinerlei Wirkung und mag keinen Schluck mehr von dem TCM-Tee trinken. Okay, vielleicht hat das auch was mit meiner inneren Einstellung zu tun? Ich bin nicht wirklich überzeugt von TCM-Therapien. Obwohl ich natürlich weiß, dass sie eine lange Tradition haben und sehr, sehr vielen Menschen helfen. Ein Arzt hatte mir vor Jahren einmal zu einer Akupunkturkur gegen Stress geraten. Bei der ersten Sitzung lag ich benadelt und total gestresst auf der Liege, fühlte mich, als sei ich an eine Steckdose angeschlossen und hatte nur einen Gedanken: Wann werden die Nadeln endlich wieder entfernt, wann kann ich aufstehen und nach Hause gehen???

Mein TCM-Internist weiß um die Dringlichkeit der Blutwerte, dass davon meine Chemo am nächsten Tag abhängt. Sind die Werte okay, läuft alles wie geplant und die Klinik bestellt die Chemoflüssigkeiten in der zuständigen Apotheke, sodass sie am Dienstagmorgen im Kühlschrank auf der Station auf mich warten, wenn ich komme. Sind die Werte nicht okay, muss die Chemo verschoben werden.

Die Planung, die mit den Ärzten abgesprochen ist, sieht so aus: Ich komme am Montag in der Früh zu meinem TCM-Arzt, er nimmt Blut ab, schickt es mit dem Vermerk »Eilt!« in ein Labor, faxt mir am frühen Nachmittag die Ergebnisse und ich faxe sie dann an die Klinik in Gauting, in der die Chemo gemacht wird.

Die Planung sieht NICHT vor, dass meine Blutwerte stundenlang in der TCM-Praxis neben dem Faxgerät herumliegen. Dass das Labor nur das kleine Blutbild und nicht das große macht. Dass die Mitarbeiterin in der TCM-Praxis vergisst, den Bericht zu faxen. Dass in der TCM-Praxis meine Faxnummer nicht aufzufinden ist. Dass der Bote mit meinem Blut irgendwo eine zu lange Mittagspause macht und das Labor nun nicht mehr rechtzeitig die Werte ermitteln kann.

Ich weiß nicht, wie oft ich in der Praxis angerufen und nachgefragt habe, wo das Fax bleibt, wie oft ich die Mitarbeiterinnen genervt habe und wie oft mein Mann dort am Empfang gestanden und mit Nachdruck klargemacht hat, WIE wichtig die Blutwerte für mich sind.

Egal. Ich will mich darüber nicht aufregen. Und: Nein, die Laborwerte zu scannen und vom Labor direkt an mich zu mailen, ist nicht möglich. Auch faxen nicht. Der Umweg über die Arztpraxis muss sein. Warum? Ach, es gibt Dinge zwischen Himmel und Erde ...

30. AUGUST 2012

Mein Geburtstag. Ein sonniger, warmer Tag. Krebs hin oder her – natürlich beginnt der Tag mit dem üblichen Geburtstagsritual. Der Schenkende zündet feierlich eine Kerze an, die er auf den Gabentisch gestellt hat. Das Geburtstagskind darf sich auf die Couch setzen, der Partner stellt sich davor und singt »Happy Birthday«.

Früher, vor dem Krebs, habe ich natürlich auch für meinen Mann und auch Kathi »Happy Birthday« gesungen. Was jedesmal unweigerlich zu einem Lachanfall führte, den man eigentlich von uns im fünften Stock bis auf die Straße hätte hören müssen. Denn ich kann nicht singen. Konnte ich noch nie. Ich treffe jeden Ton – aber immer genau daneben.

Als Zwölfjährige wollte ich unbedingt im Schulchor mitsingen, aber nur, weil man dann vom Hauswirtschaftsunterricht befreit war. Der Chorleiter hat mich gerade einmal die ersten zwei Zeilen von »Der Mai ist gekommen« singen lassen, entschieden den Kopf geschüttelt und mich zurück in den Hauswirtschaftsunterricht geschickt.

Den ich gehasst habe. Einmal mussten wir Würstchen im Schlafrock backen – iiiihhhhh!!! Dieses schlaffe, wabbelige, nach nichts schmeckende Würstchen in dem ebenfalls nach nichts schmeckenden Blätterteig. Und dann nur lauwarm! Seitdem habe ich eine Würstchen-im-Schlafrock-Phobie.

Aber ich singe immer noch gerne. Laut und falsch. Na und?

In diesem Jahr ist es etwas anders mit Remys Geburtstagsständchen für mich:

»Nein, nein, nicht setzen. Aufstehen«, sagt mein Mann. »Komm, stell dich genau vor mich.«

»Und nun?«

»Das ist ein besonderer Geburtstag und darum gibt es eine besondere Vorstellung!«

»... und wie soll die aussehen? Machst du einen Striptease? Ich weiß nicht, ob ich das als Geschenk akzeptieren werde.«

»Nein, nein. Ich will dich ja nicht in den Wahnsinn treiben.«

»Na ja, so wahnsinnig machst du mich nun auch wieder nicht.« Mein Mann löst den Gürtel meines Bademantels. Und schiebt den Mantel über meine rechte Schulter, die jetzt frei ist. Er beugt sich in Richtung rechtes Schlüsselbein. Dann hält er seinen Mund ziemlich dicht vor einen Punkt unter dem Schlüsselbein, genau dort, wo mein Port sitzt und sich als dicker Hubbel unter der Haut abzeichnet. Und er singt:

> *»Happy birthday to you. Happy birthday*
> *to you. Happy birthday, liebste Conny,*
> *happy birthday to yoooouuuuu.«*

Ich falle vor Lachen fast aufs Sofa.

Wir haben inzwischen einen ganz eigenen, typisch Eyssen'schen Umgang mit meinem Port entwickelt: Wenn mein Mann etwas sagt, das ich nicht gern höre oder nicht hören will oder wirklich nicht gehört habe, weise ich auf den Port und sage: »Sprechen Sie bitte in dieses Mikrofon!«

Ungefähr so wie Arnold Schwarzenegger in »Terminator II«: Da kauft er in einer Tankstelle ein und statt zu bezahlen, hält er dem Besitzer mit stoischer Miene seine Hand vor die Nase und sagt: »Sprechen Sie zu dieser Hand!«

Im umgekehrten Fall, wenn mein Mann das Gefühl hat, ich widme ihm nicht genügend Aufmerksamkeit oder ich tue nicht das, was er für das Beste hält, zieht er mich an sich, klopft gaaaanz sanft mit einem Finger auf den Hauthubbel, unter dem der Port steckt, und sagt Sachen wie: »Houston, wir haben ein Problem. Die Frau will zu einem blöden Beautytermin gehen. Dabei ist sie viel zu kaputt und zu schwach dafür. Over.«

Heute also heißt es: »Bitte singen Sie in dieses Mikrofon.« Ein »Happy Birthday« via Port durch die Vena cephalica direkt in mein Herz. Mein sechzigster Geburtstag fängt prächtig an.

MEINE SCHWIEGERMUTTER RUTH:

»Ich hätte Conny zu ihrem Geburtstag so gern ein Familienfest bei mir geschenkt. Das hätte ihr gefallen!«

Ich hatte mir lange überlegt, womit ich Conny zu ihrem sechzigsten Geburtstag eine Freude machen könnte. Ich wollte ihr mit meinem Geschenk zeigen, wie lieb ich sie habe, wie sehr und wie oft ich an sie denke. Am liebsten hätte ich ihr ein Fest bei mir zu Hause geschenkt. Mit der ganzen Familie und ihren liebsten Freunden. Wir hätten im Garten hinter dem Haus einen kleinen Empfang mit Champagner und Erdbeertörtchen gegeben. Und hinterher hätten wir alle zusammen im Wohnzimmer gegessen. Und da Conny im Spätsommer Geburtstag hat, hätten all die Rosen im Garten, die sie so bewundert, prachtvoll geblüht.

Leider blieb das Fest eine hübsche Idee, an die gar nicht zu denken war. Die Operationen, die Chemotherapie und die Nebenwirkungen ... Conny war viel zu krank und zu schwach, um nach Frankfurt zu reisen. Und so ein Fest wäre viel zu anstrengend für sie geworden. Was konnte ich ihr also schenken? Da mir so gar nichts einfiel, womit ich Conny eine Freude hätte machen können, habe ich meine älteste

Tochter Gaby gefragt. »Schau doch am besten mal in deinem Schmuckkästchen nach«, antwortete sie. »Conny trägt doch gerne Schmuck. Und bestimmt hast du etwas Passendes für sie.«

»Meinst du wirklich?«

»Aber ja. Wenn du willst, schaue ich gern mit dir gemeinsam nach. Und wir suchen zusammen etwas aus.«

»Aber der Schmuck soll ja eigentlich erst verteilt werden, wenn ich mal nicht mehr bin ...«

»Ach, Mami. Du weißt doch: Man soll besser mit warmen Händen geben.«

Da hatte meine Tochter ja recht. Wir haben dann ein sehr hübsches, zartes Armband aus Gold mit hellblauen Amethysten ausgesucht. Das hat einmal ein Frankfurter Juwelier für die Mutter meines Mannes zu ihrer Hochzeit angefertigt. So etwas findet man heute gar nicht mehr. Es ist aus kleinen hauchdünnen Goldplättchen gefertigt, die ganz fein ziseliert sind. Und in diese kleinen Goldplättchen sind an drei Stellen Amethyste eingefasst. Bei uns in der Familie gibt es nur ganz wenig Schmuck und der wird von Generation zu Generation weitervererbt. Ich finde, das ist eine schöne Tradition, denn so bleiben die Großmütter, Urgroßmütter und Ururgroßmütter samt Familiengeschichten in Erinnerung.

»Das passt doch perfekt zu Conny«, meinte meine Tochter. »Die Amethyste sind genauso blau wie ihre Augen.«

Meine Tochter Gaby und ihr Mann Jürgen haben das Armband dann hübsch verpackt mit nach München genommen. Denn mit der Post hätte ich den Schmuck auf gar keinen Fall verschicken wollen. Viel zu unsicher. Wenn das Päckchen verloren gegangen wäre?! Man weiß ja nie.

Am Vormittag ihres Geburtstags rief Conny dann an und bedankte sich. Sie war ganz gerührt. Das habe ich an ihrer Stimme gehört. »Ein Familienerbstück. Und dann noch so ein außergewöhnlich schönes. Das bedeutet mir sehr, sehr viel, liebe Ruth.« Das hat sie gesagt.

Ach, ich hätte mein Schätzchen an diesem Tag so gern persönlich in den Arm genommen. Ich hatte solche Sehnsucht.

30. AUGUST 2012, 14 UHR

Geschenke! Geschenke! Lauter Geschenke!

Ein besonderes Geschenk zu meinem sechzigsten Geburtstag ist für mich auch der Besuch meiner Stieftochter Kathi mit ihrem Freund Robert. Ihn kenne ich bisher nur aus Erzählungen. Und Remys Schwester Gaby und ihr Mann Jürgen kommen auch extra aus Frankfurt angereist.

Meine Schwägerin Gaby und ich telefonieren mindestens einmal pro Woche, fabulieren über unsere Männer, gemeinsame Freunde oder geplante Urlaube. Zum Beispiel:

Gaby: »Ich möchte so gern mal wieder nach Paris. Aber Jürgen hat sich Moskau in den Kopf gesetzt.«

Ich: »Mir geht es auch nicht viel besser. Remy träumt seit Neuestem von einem Urlaub im Wohnmobil. ICH im Wohnmobil! Kannst du dir das vorstellen? Morgens eile ich im Bademantel mit meinem Beauty-Case in das Gemeinschaftsbad. Super Vorstellung ...«

Gaby: »Na ja, wenn der Bademantel von Chanel ist, kannst du dir ja einfach vorstellen, der Weg vom Wohnmobil bis zum Gemeinschaftsbad sei ein Catwalk. Aber für mich wäre das auch nix.«

Ich: »Und dann koche ich abends auf dem Zweiflammen-Gasherd feinstes Essen nach Ottolenghi? Och nö, lass mal.«

Gaby drückt mir an meinem Geburtstag ein kleines rotes Päckchen in die Hand, das mit einer pinkfarbenen Schleife zugebunden ist. »Von Jürgen und mir. Alles Liebe zum Geburtstag.«

Neugierig reiße ich das Papier auf. Es sind kleine Ohrringe mit hellbraunen, fast durchsichtigen Steinen in Tropfenform. »Oh, sind die schön! Die muss ich gleich einstecken.«

»Die hatten dir doch so gut gefallen, als wir uns das letzte Mal in Frankfurt gesehen haben.«

»Dass du daran gedacht hast. Wie lieb von euch!«

So ist meine Schwägerin Gaby. Aufmerksam. Sensibel. Tatkräftig und liebevoll. Ihr Mann Jürgen ist genauso. Er kann das nur manchmal nicht so zeigen.

An meinem Geburtstag kommt auch noch ein Päckchen aus Hamburg. Von meinem Bruder Peter und seiner Frau Tine. Es ist ein großes, aber eher dünnes Päckchen. Umhüllt von braunem Packpapier und einer Noppenfolie. Ein Bild! Mein Bruder und seine Frau malen beide. Es ist ein Aquarell: das Meer. Im Hintergrund ahnt man eine Insel. Sie wird von flirrendem Sonnenlicht fast ganz verdeckt. Vor dem Meer zeigt sich eine Mauer aus groben Feldsteinen. Auf der gerade mal kniehohen Mauer hat es sich ein alter gelber Gartenschlauch bequem gemacht. Im Vordergrund rechts einer dieser typisch französischen Caféhausstühle.

Das Bild zeigt unseren Lieblingsort in Südfrankreich, Le Lavandou. Und zwar genau die Terrasse des kleinen Häuschens, in dem mein Mann und ich schon so oft gewohnt haben. Auf dieser Terrasse haben wir unzählige Male abends Rosé getrunken, Baguette mit Käse gegessen und über die Dinge des Lebens diskutiert.

Mein Bruder und seine Frau haben das Häuschen auf unsere Empfehlung hin auch mal gemietet. Sie sind genau wie wir fasziniert von diesem ruhigen Platz inmitten der Natur, inmitten von Meer und Macchia, Lavendelfeldern, Caféhäusern und Bouleplätzen.

Wir suchen gleich einen passenden Platz für das Bild. Ich muss es nur anschauen und fühle mich auf die Terrasse mit Meerblick versetzt. In Gedanken kann ich jetzt jeden Tag, wann immer ich will, in den Urlaub reisen.

MEINE STIEFTOCHTER KATHARINA:

»Connys Geburtstag – wir wussten alle, dass es der letzte sein konnte, den wir zusammen feiern würden.«

Ich wusste, dass Conny für ihren Geburtstag große Pläne gehabt hatte. Eine wilde Party. Weil es für sie ja der erste Geburtstag nach der schrecklichen Diagnose war. Viele – Conny und mein Papi eingeschlossen – hatten ja gedacht, dass sie diesen Tag gar nicht mehr erleben würde. Auch ich hatte manchmal schreckliche Angst, dass sie sterben würde. Und was das für meinen Vater bedeuten würde.

Und da man zu dem Zeitpunkt absolut nicht wusste, ob es überhaupt noch einen nächsten Geburtstag von Conny geben würde, waren Robert und ich total happy, sie wenigstens zu sehen. Wer braucht schon eine große Party?

Viele Männer wären vor dem ersten Treffen mit der Stiefmutter ihrer Freundin bestimmt nervös gewesen. Und das erst recht, wenn diese Frau Krebs hat. Wie soll man sich verhalten? Was soll man sagen? Darf man an so einem Abend mit einer schwer kranken Frau überhaupt lachen und fröhlich sein? Aber Robert war total locker und so souverän, aber auch sensibel und normal, dass ich mich auf der Stelle in ihn verliebt hätte, wenn ich das nicht eh schon gewesen wäre.

Ich hatte Conny einige Zeit nicht gesehen und war erschrocken, wie dünn sie geworden war. Sie hatte ja auch schon ihre ersten Chemobehandlungen hinter sich. Ich wusste, dass es ihr nach den Infusionen sehr schlecht ging. Um die Nebenwirkungen zu lindern, musste sie jede Menge Medikamente schlucken. Conny trug zwar ein gerade fallendes, kurzes Kleid, man konnte jedoch trotzdem sehr gut erahnen, wie klapperdürr sie darunter war.

Das Geburtstagsessen in einem Restaurant um die Ecke mit Gaby und Jürgen war dann wirklich nett und unterhaltsam. Sehr familiär. Ich habe geredet und geredet – dass ich kaum noch was anzuziehen hätte und zu Hause immer in Roberts Hemden herumliefe und dass wir schon ganz viele Babyanziehsachen besäßen. Aber auch Gaby, Jürgen und Robert erzählten ohne Ende halbwegs lustige Geschichten, weil wir alle Angst hatten, die Stimmung könnte kippen und wir würden dann alle mit traurigen Gesichtern um den Tisch sitzen.

Conny versuchte sehr tapfer, sich zusammenzureißen, das war deutlich spürbar – über dünne Witze lachen, über etwas anderes als den Krebs reden, aufmerksam zuhören, obwohl sie kaputt war, essen, obwohl ihr übel war von der Chemo. Aber natürlich durchschauten wir alle – Gaby, Jürgen, mein Papi, Robert und ich – ihre Schauspielerei. Wir kennen sie einfach zu gut. Und sie war noch nie eine gute Schauspielerin.

Und uns allen am Tisch war natürlich klar: gut möglich, dass dies der letzte Geburtstag war, den wir mit Conny feiern konnten.

30. AUGUST 2012, 23 UHR

Warum hat man nie eine Druckluftflasche zur Hand, wenn man sie braucht?

Als wir von dem Geburtstagsessen nach Hause kommen, finden wir vor unserer Wohnungstür einen üppigen Rosenstrauß und einen selbst gebackenen Schoko-Gugelhupf mit ganz viel Puderzucker samt einer selbst gemalten Geburtstagskarte. Von unseren Freunden Barbara und Felix. Ich bin ganz gerührt.

Als mein Mann und ich dann im Wohnzimmer sitzen, strömen von jetzt auf gleich Tränen über meine Wangen, ich kann gar nicht aufhören. Ich weine wie ein Kind, das hingefallen ist und sich gleichzeitig beide Knie, den Kopf und die Ellenbogen aufgeschlagen hat.

Mein Mann ist erschrocken, ratlos. Nimmt mich in die Arme. »Was hast du denn? Was ist los?«

Ich bringe kein verständliches Wort hervor. Erst nach mehreren Anläufen stammle ich meine Angst heraus, die mich mit ihren langen spitzen Zähnen gefangen hält wie ein hungriger weißer Hai sein Opfer.

So in etwa die Szene, als der weiße Hai sich mit seinem ganzen Gewicht auf das Heck des kaputten Bootes von Quint stürzt und Quint in das offene Maul des Hais rutscht. Der Hai beißt zu und zieht ihn unter Wasser.

Im Film gelingt es Chief Brody gerade noch, dem Hai eine Druckluftflasche zwischen die Zähne zu schieben, bevor auch er im Maul des Hais verschwinden und elendig sterben wird, und diese durch einen Gewehrschuss zur Explosion zu bringen. Ich habe aber gerade keine Druckluftflasche zur Hand. Mein Mann leider auch nicht. Abgesehen davon, dass sie gegen meinen Angst-Hai – den Krebs – nicht helfen würde. Und ich habe gerade eine verdammt übermächtige Angst vor dem Sterben.

»Es ist ... es war ... so ein schöner .... so ein schöner Abend ...«, weine ich. »Ich habe mich so ... so wahnsinnig wohlgefühlt ... so aufgehoben ... und jetzt habe ... jetzt habe ich... so irrsinnige Angst, dass ... dass ich so einen Abend ... so einen Abend nie wieder erleben kann, ... weil ... weil ich ... weil ich bald sterben muss ...«

Ich verzweifle bei der Vorstellung, dass all die anderen – mein Mann, Gaby und Jürgen, Kathi und Robert, Ruth, mein Bruder Peter, meine Schwägerin Tine, die ganze übrige Familie und all unsere Freunde – noch viele lustige, unterhaltsame, spannende, herzerwärmende Abende erleben werden. »Ihr feiert und lebt und seid fröhlich, aber ohne mich.« Ich liege – zu Asche verbrannt – in einer Urne im Eyssen'schen Familiengrab in Frankfurt. Umgeben von lauter Toten.

Im Bett – meine Tränen sind getrocknet und ich habe mich wieder beruhigt – denke ich noch mal über meine Zukunftsaussichten nach, aber jetzt bin ich wütend statt verzweifelt: Meine Aussichten auf ein halbwegs langes Leben sind ungefähr so groß sind wie die Möglichkeit, dass die Polkappen NICHT weiter schmelzen werden – diese Tatsache ist ungerecht. UNGERECHT! Und wenn ich das Schicksal treffe, kann es was erleben!

PS: Ich sag's nur noch mal: Achtundachtzig Prozent der Kranken mit meinem Lungenkrebs sterben innerhalb der ersten fünf Jahre nach Diagnosestellung. Manche Statistiken sprechen sogar von dreiundneunzig Prozent. Und ein halbes Jahr habe ich jetzt schon mit Operationen und Untersuchungen verlebt. Wenn ich dann noch die Monate der Chemo dazurechne, wären schon neun Monate vorbei. Blieben mir nur noch vier Jahre ...

MEINE FREUNDIN CLAUDIA:

»Darf man als Krebskranke nicht an sein Aussehen denken?«

Bei einem unserer vielen Telefonate schien Conny mir stärker bedrückt als sonst und auch gesundheitlich angeschlagen. Na klar: die Chemo. Sie wog nur noch fünfundvierzig Kilo, sagte sie, und sähe schrecklich aus. Falten. Noch mehr Falten. Grauer Teint. Dünnes, glanzloses Haar.

»Sich schlecht zu fühlen und dann auch noch schlecht auszusehen, das ist einfach gemein und zu viel. Aber jeder, dem ich das erzähle, sagt, ich solle gesund werden, das sei das Wichtigste. Die halten mich alle für oberflächlich und auch undankbar.« Die Ärzte hätten ihre ganze Kunst eingesetzt, um ihr Leben zu retten, und nun hätte sie nichts anderes zu tun, als an ihrem Aussehen herumzumäkeln. »Die haben ja keine Ahnung«, regte sie sich auf. »Die wissen ja nicht, wie man sich fühlt, wenn man in den Spiegel schaut und sich selbst kaum noch erkennt.«

Ich konnte sie nur zu gut verstehen. Mir ging es damals während der Chemo genauso. Deshalb habe ich ihr geraten, doch einmal zu einem ihrer Beauty-Docs zu gehen, die sie von ihrem Job her kennt. Da gibt es einen, mit und über den hat sie schon ein paar Geschichten gemacht. Ein bekannter Dermatologe, der mit zwei Kollegen eine Praxis mit fantastischem Spa in der Münchner Innenstadt betreibt.

Also habe ich zu ihr gesagt: »Mach einen Termin. Du musst dir etwas Gutes tun. Du hast es mehr als verdient. Und du wirst dich hinterher gleich besser fühlen, wenn du in den Spiegel schaust und siehst, dass ein paar Falten verschwunden sind.«

»Du hast recht! Verdammt noch mal, ich habe zwei OPs hinter mir, mache gerade eine Chemo – aber es muss ja nicht jeder sehen, dass es mir so schlecht geht. Außerdem werde ich sowieso schnell wieder gesund werden und arbeiten, ich werde zu Terminen gehen. Und ich will dabei gut aussehen.«

So ratzfatz funktioniert das leider nicht mit dem Gesundwerden. Die Nachwirkungen von Operationen, Chemo oder Bestrahlungen würde sie noch länger spüren, als sie dachte. Aber das musste ich ihr in dem Moment ja nun wirklich nicht sagen.

ENDE SEPTEMBER 2012

Lieber Himmel, lass es Botox regnen!

Ich habe es satt, so schlecht auszusehen, wie ich aussehe, und ich habe es satt zu hören: »Wir lieben dich. Egal, wie du aussiehst.« Mir ist das nämlich NICHT egal.

Also rufe ich Doktor Stefan Duve an. Er gilt als Experte in Sachen Beauty. Zu ihm gehen all die Promifrauen und Frauen oder Freundinnen von Promimännern, um sich Hyaluron und Botox spritzen, Fett absaugen, die Lider operieren und das Gesicht straffen zu lassen. Namen nenne ich jetzt natürlich nicht, aber die Liste wäre mindestens zwei bis drei Seiten lang. Mehr als einmal habe ich Frauen, die man aus dem Fernsehen, aus Kinofilmen und als Gattinnen bekannter Männer kennt, aus oder in den Fahrstuhl zum fünften Stock steigen sehen – auf der Nase eine Stubenfliege-Sonnenbrille. So groß, dass sie fast das ganze Gesicht bedeckt hat. Und man nicht sehen konnte, ob die Lider dahinter frisch gestrafft waren oder nicht. Die Lippen immer üppig aufgeworfen. Die Wangen glatt wie ein Babypopo.

Bevor ich zu Doktor Duve kam, war ich mal auf eine Botox-Party eingeladen. Das war, als ich gerade meinen ersten Job als stellvertretende Chefredakteurin bei einem glamourösen Frauenmagazin angetreten hatte. Ist also schon eine ganze Zeit her. Botox-Party. Da schütteln Sie jetzt fassungslos den Kopf, oder? Klimaerwärmung, überall auf der Welt Kriege, Hungersnöte, aussterbende Tierarten, die Abholzung der Regenwälder – und die Frau geht auf eine Botox-Party ... Ich verstehe Sie. Einige meiner Freundinnen, auch Verwandten und Bekannten finden meinen Job extrem merkwürdig und fragen sich: Warum macht Conny das? Warum muss es denn bitte ausgerechnet ein Job in dieser oberflächlichen Glamourwelt sein?

Die Antwort ist: Weil ich fast zwanzig Jahre als Reporterin für Tageszeitungen und große Magazine unterwegs war. Wenn ich morgens in die Redaktion kam, wusste ich nicht, in welcher Stadt und in welchem Hotel ich am Abend einschlafen würde. Drei von fünf Arbeitstagen war ich unterwegs. Per Flugzeug oder Auto. Immer mit einem Fotografen an der Seite. Oft waren es harte Einsätze. Vor Ort sein bei einem Vulkanausbruch irgendwo in Südamerika, bei einem Flugzeugunglück in England, Afrika oder sonst wo, zur Stelle sein bei Erdbeben, Überschwemmungen, Entführungen oder Explosionen, die ganze Straßenzüge in Schutt und Asche gelegt hatten. Über die Katastrophe berichten, Verletzte und Angehörige der Toten finden und interviewen. Das ist der Job eines Reporters.

Wir alle haben zum Beispiel die Reportagen aus Idomeni gesehen. Die Flüchtlinge, die im Bild hinter den Reportern stehen oder sitzen. Traurig sind, verängstigt, hoffnungsvoll oder hoffnungslos. Solche Ereignisse haben bei mir immer ein verdammt übles Gefühl und Scham ausgelöst. Weil ich ja wusste: Ich kann in mein Hotel zurück. Ich schlafe in meinem Bett. Ich muss nicht hungern. Manchmal habe ich mich in der Redaktion tatsächlich in der Damentoilette versteckt, um nicht zu einem Unglück, einem Attentat oder einer Geiselnahme geschickt zu werden.

Irgendwann konnte und wollte ich das nicht mehr. Ich hatte genug von all diesen Schreckensszenarien. Also nahm ich das Jobangebot in der Chefredaktion eines angesehenen Frauenmagazins an. Ich wollte mich nur noch mit den schönen Dingen des Lebens beschäftigen. Mode, Beauty, gutes Essen, Traumreisen. Und ich wollte sicher sein, abends nach Hause gehen zu können. Da kann ich dann über Klimaerwärmung und die Missachtung von Menschenrechten reden.

Also, auf der besagten Einladung stand wirklich »Botox-Party«. Gehört hatte ich damals von solchen Events natürlich schon. Der Termin fand in einer Beautyklinik in München statt. Golfmäßig gepflegte Rasenflächen rund um den Klinikbau. Es gab ein Partyzelt mit kaltem Buffet. Baguette, Maiskölbchen und Cornichons aus dem Glas. Auf dem Grill lagen Schweinekoteletts und Würste.

Überall standen Damen und hielten sich an Mineralwassergläsern oder Sektflöten fest und kanbberten an Baguettescheiben. Ich denke, das waren Patientinnen mit ihren Freundinnen, Bekannten oder Nachbarinnen – alles potenzielle zukünftige Kundinnen.

Bevor es etwas vom Grill zu essen gab, wurde ein Teil von uns von einem der Ärzte ins Gebäude und in Behandlungszimmer Nummer vier gebeten. »Dort werden wir Ihnen eine Unterspritzung mit Hyaluron zeigen. Bitte den Gang entlang und dann rechts.« Ein Kollege geleitete den Rest der Gästeschar in Zimmer sechs: »Dort können Sie bei einer Botox-Behandlung zusehen.«

Bei uns in Zimmer vier saß schon eine Patientin auf dem Behandlungsstuhl. Sie hatte sich für diesen Abend als Vorzeigeobjekt zur Verfügung gestellt. Wir – etwa fünfundzwanzig der insgesamt rund sechzig Gäste – drängten uns in dem kleinen Raum. »So, meine Damen«, begann der Arzt. »Wie Sie sehen, hat die Patientin tiefe Nasolabialfalten. Das lässt ihre Gesichtszüge mürrisch und alt erscheinen. Das wollen wir natürlich nicht. Nicht wahr?« Er schaute auffordernd in die Runde. Die Damen nickten schuldbewusst. »Wie gut, dass die moderne Schönheitsmedizin Mittel kennt, um Fältchen und Falten zu beseitigen. Und das so gut wie ohne Schmerzen, Nebenwirkungen und irgendwelche Hautirritationen oder Schwellungen.« Vier Sekunden Kunstpause. »Und das Wichtigste: Sie sehen sofort ein Ergebnis.«

Um mich herum wisperte es. »Ob das wirklich nicht wehtut?« – »Also, wenn man sofort jünger aussieht, würde ich es mir schon überlegen ...« – »Ich hab ja solche Angst vor Spritzen!«

»Meine Damen, Hyaluron heißt das Zauberwort. Und ich werde Ihnen jetzt beweisen, wie wirkungsvoll diese Anti-Age-Methode ist.« Spritze Nummer eins stach rechts neben dem Mundwinkel ein und polsterte die Senkrechtfalte neben der Nase auf. Dann die linke Seite. »Haben Sie irgendetwas gespürt?«, fragte der Arzt die Patientin mehr auffordernd als mitfühlend.

»Nein, gar nichts. Es hat gar nicht wehgetan.«

»Sehen Sie, meine Damen«, fuhr der Doc fort und zeigte auf die Mundpartie der Frau, »die Falten sind so gut wie weg. Ich habe Ihnen ja versprochen: Man sieht sofort den Verjüngungseffekt.«

Das Gewisper nahm zu. »Interessant ist es ja schon ...« – »Vielleicht sollte ich das auch mal ausprobieren?« – »Ach, ich finde ja, wahre Schönheit kommt von innen. Nie würde ich an mir rumspritzen oder rumschnipseln lassen.« Eine kleinlaute Zwischenfrage von einer Dame, die eingeklemmt zwischen drei anderen Damen in der Zimmertür stand: »Was kostet so etwas denn?«

»Nun, je nach Aufwand zwischen dreihundert und achthundert Euro. Es kommt ganz darauf an, wie viel gemacht werden muss.«

»... nicht gerade billig ...«

»Das stimmt. Aber denken Sie daran, was eine gute Gesichtscreme kostet. Und dann überlegen Sie, dass eine Hyaluron- oder Botox-Behandlung sofort einen positiven, verjüngenden Effekt hat und monatelang hält.«

Die Fragestellerin schien überzeugt. Auch die anderen Damen nickten verstehend. Ende der Vorstellung. Weiter zur Botox-Behandlung in Zimmer Nummer sechs. Die Vorführung sparte ich mir.

Bei Doktor Duve geht es ganz anders zu. Nicht so jahrmarktschreierisch. Da setzt man auf Seriosität, Diskretion, persönliche Beratung und individuelle Behandlung.

Zuerst stand ich der ganzen »Wir spritzen jetzt mal die Falten weg und die Lippen auf«-Sache trotzdem noch skeptisch gegenüber. Es war schließlich mein erstes Mal. Aber mein Spiegelbild schrie mir ins Gesicht: »Du siehst aus wie ein Shar-Pei ohne Fell und Knopfaugen. Wie Clint Eastwood in ›Gran Torino‹. Alt! Einfach grässlich. Willst du wirklich so rumlaufen?« Nein!

Eine Woche nach meinem Gespräch mit meiner Freundin Claudia habe ich also einen Termin bei meinem Beauty-Doc Stefan Duve und verlasse die Praxis nach sechs Hyaluron-Spritzen rund um den Mund und einer Botox-Injektion in die Nachdenkfalte am oberen Nasenrücken. Doktor Duve musste ich mein »Ich will besser aussehen«-A-Anliegen gar nicht lange erklären.

»Ich habe lange als Stationsarzt auf der Krebsstation im Klinikum Großhadern gearbeitet, Frau Eyssen. Deshalb weiß ich, welchen körperlichen und seelischen Belastungen schwer erkrankte Menschen ausgesetzt sind, welche Ängste sie plagen und welche Wünsche sie verspüren.«

Endlich ein Mann, der mich versteht!

Im Fahrstuhl runter ins Erdgeschoss starre ich neugierig und stolz in den großen Spiegel an der Rückwand des Lifts und studiere mein verjüngtes Gesicht mit dem faltenfreien Mund und der glatten Stirn. Keine hässliche Schwellung, keine Rötung, kein blauer Fleck. Großartig! Genauso wollte ich aussehen – und genauso habe ich mal ausgesehen. Das ist allerdings gute zehn Jahre und gefühlte 223 498 Zigaretten her.

MEIN MANN REMY:

»Der Zustand meiner Frau war so dramatisch, dass ich mich fragte, ob ich sie am nächsten Tag noch haben würde …«

Zum Ende der Chemotherapie traten die zu erwartenden Nebenwirkungen immer stärker auf. Meine Frau war immer dünner geworden. Sie hatte so gut wie keine Kraft mehr. Sie litt unter tauben Fingerkuppen und Zehen, hörte immer schlechter und ihr war übel. Und bei jedem Wetterwechsel schmerzten die Narben von den Lungenoperationen. Obwohl es ihr so schlecht ging, scherzte sie noch: »Ich könnte als Wetterfrau arbeiten und wie Wetterfrösche eine Leiter rauf- und runterklettern. Im Fernsehen zum Beispiel. Das wäre doch mal was anderes. Und mit Sicherheit könnte ich das Wetter genauer vorhersagen als die Meteorologen. Abgesehen davon, dass ich hübscher aussehe als alle Wetterfrösche. Vielleicht nicht gerade im Moment, aber auf lange Sicht schon.«

Trotz aller Scherze – der Zustand meiner Frau war dramatisch. Sie lag fast den ganzen Tag auf der Couch. Manchmal, wenn ich sie so leiden sah, hilflos mitansehen musste, wie schlecht es ihr ging, dann hatte ich große Angst um sie und fragte mich, ob ich sie wohl am nächsten Tag noch haben würde.

Bei einer der letzten Chemobehandlungen in der Klinik hatte Schwester Kati mir die schreckliche Geschichte einer Freundin von ihr erzählt, die Brustkrebs hat. »Stellen Sie sich vor, Herr Eyssen, der Mann hat sich, kurz nachdem seine Frau die Diagnose bekommen hatte, von ihr getrennt. Er halte das alles nicht aus, hat er seiner Frau gesagt.« Das Paar habe zwei kleine Kinder, die Frau Brustkrebs im Endstadium und zu jenem Zeitpunkt nur noch höchstens acht bis neun Monate zu leben. »Konnte er die verdammten paar Monate denn nicht bei seiner Frau bleiben?«, fragte Schwester Kati und hatte Tränen in den Augen. »Was ist das für eine Beziehung, was für eine Ehe, in der ein Mann seine Frau und seine beiden kleinen Mädchen verlässt, weil die Frau so krank ist, dass sie bald sterben wird? Ich kann es nicht verstehen.«

Die Geschichte ist unvorstellbar und unfassbar für mich. Natürlich habe ich mir das Leben mit meiner Frau im Alter auch anders vorgestellt. Ich sah uns beide reisen, essen gehen, in der Sonne auf einer Bank sitzen und Händchen halten, Ausstellungen besuchen, schreiben, mit Freunden rumalbern, in Konzerte gehen, über Theateraufführungen diskutieren und uns auf Familienfesten amüsieren.

Aber manchmal laufen die Dinge eben anders als geplant. Ich meine: Wer malt sich denn schon aus, dass sein Partner schwer krank werden wird und wie er dann reagieren wird? Conny und ich haben viele, viele gute Zeiten erlebt. Okay, nach der Diagnose kamen nun mal die nicht so guten Zeiten. Keiner konnte daran etwas ändern. Es ist eben geschehen.

Ich habe meine Frau mehr als einmal gefragt, ob sie nicht aufgeben will. Schließlich – es hatte ja auch keinen Zweck, dass sie sich so quälte. Wie viele Schmerzen muss oder kann man aushalten, um sich damit vielleicht ein paar Monate Leben zu erkaufen? Das Leiden, das man für ein wenig Leben einsetzt, sollte ja auch in einem vernünftigen Verhältnis stehen. Aber Conny wollte nicht aufgeben. »Nein, ich ziehe das durch. Jetzt bin ich so weit gegangen, jetzt breche ich nicht ab.«

Manchmal redeten wir auch darüber, ob wir unser Leben ändern sollten. Es gibt ja viele Krebskranke, die ihre Ernährung radikal umstellen, Meditation und Spiritualität für sich entdecken und ihr Leben total umkrempeln. Viele Untersuchungen belegen, dass diese Patienten offenbar oft länger überleben als andere. Ich würde alles mitmachen. Aber meine Frau wollte nichts davon hören. Ihr Argument: »Ich habe mein Leben vor der Krankheit geliebt, es hat zu mir gepasst, ich bin glücklich gewesen. Und es trägt keine Schuld an meiner Krankheit. Mein Leben jetzt auf den Kopf zu stellen, würde bedeuten, dass vorher alles oder vieles falsch gewesen ist. Nein, ich will die nächsten Jahre genießen, arbeiten, soweit ich das kann, Freunde treffen, verreisen, lecker essen, Wein trinken und mich freuen, dass ich lebe. Mich zu kasteien, kommt nicht infrage. Ich will so weit und so lange wie möglich ganz normal leben.«

ENDE NOVEMBER 2012

Hat hier jemand etwas gesagt? Ich verstehe kein Wort …

Die Schwerhörigkeit als Folge der Chemo macht mir inzwischen neben der knappen Luft ganz schön zu schaffen. An einem Tisch mit vier Personen bin ich verloren. Ich verstehe nur denjenigen, der direkt neben mir sitzt. In Restaurants mit schlechter Akustik nicht einmal das. Deshalb entdecke ich eine Vorliebe für plüschige Lokale, die ich früher total spießig fand. Wegen der Akustik. Denn jeden Abend zu Hause zu bleiben, ist keine Option für mich.

Um im Restaurant beim Treffen mit Freunden nicht dauernd nachzufragen: »Was hast du gerade gesagt?«, nicke ich während der Gespräche aufmerksam, streue hier und da ein »Ach!« oder »Interessant!« ein, obwohl ich kein Wort verstehe. Ich orientiere mich dabei oft an den Reaktionen der anderen. Lachen sie, staunen sie, sind sie empört, überrascht oder erfreut? Dann kann ich ähnlich reagieren. Manchmal allerdings vergesse ich, auf die Reaktion der anderen am Tisch zu warten: Ich lache schon freudig, während die anderen noch sprach- und regungslos die Nachricht verarbeiten, dass Josi Knall auf Fall nach fünfzehn Jahren ihren Lebensgefährten Hubert verlassen hat. Und dass sie jetzt mit ihrer Schwester eine Bäckerei auf Palma eröffnen will.

Oder ich nicke verständnisvoll – obwohl ich wieder einmal kein Wort verstanden habe –, nachdem mein Mann mit empörter Stimme erzählt hat, dass die Sekretärin einer Beautyfirma, mit der ich eng und oft zusammengearbeitet habe, während der schlimmsten Zeit der Chemo eine Mail mit dem Inhalt geschickt hat:

> *»Liebe Conny, ich habe gehört, dass es dir so schlecht geht. Das tut mir leid. Ich verstehe, dass du dich über eine kleine Aufmerksamkeit unserer PR-Abteilung freuen würdest, für die du in den vergangenen Jahren so viel getan hast. Aber rechne lieber nicht mit Blumen. Du weißt doch: Wir müssen sparen ... Deine Jessica.«*

Nachdem ich endlich mitbekommen habe, worum es in dem Gespräch geht, ist es vorbei mit meinem Verständnis. Ich bin sooo wütend! »NICHT mal ein paar Blumen. Nicht mal ein kleiner, gammeliger Strauß für fünfzehn Euro!!! Nach allem, was ich an PR für sie gemacht habe. Nicht zu fassen!«

Manchmal verstehe ich den Zusammenhang auch nicht, weil wichtige Teile des Gesprächs vor meinen Ohren Halt gemacht haben.

»Sag mal, Hannes, Halle statt Hotel – ist das jetzt ein neuer Lifestyletrend, der an mir vorbeigegangen ist?«, frage ich erstaunt.

»Wir verbringen unseren Urlaub nicht in einer Halle, Conny, sondern fahren geschäftlich für zwei Wochen nach Halle.«

»Ach so ...«

Bei vielen Geräuschen habe ich absolut kein Hörproblem. Leider, denn ich empfinde sie als äußerst schmerzhaft – die Cappuccino-Maschinen mit ihren Milchaufschäumern in Cafés, Geschirr, das aufeinandergestapelt wird, das Klappern von Messern und Gabeln, quietschende Straßenbahnschienen, zu Boden fallende Schlüssel. Das ist jedes Mal so, als ob sich rotierende Messer durch meine Ohren direkt ins Gehirn bohren würden.

MEINE STIEFTOCHTER KATHARINA:

»Ich war hochschwanger und sprach mit Conny über die Details des Sterbens.«

Um es ehrlich zu sagen: Bei manchen Dingen reagiert Conny extrem radikal. Da überlegt sie nicht lange, sondern entscheidet, ohne groß nachzudenken. Wie bei den Lungenoperationen und der Chemo. Die hat der Arzt vorgeschlagen und sie hat gleich abgenickt. Ich würde ja zumindest über alternative Methoden nachdenken, mich umhören, was es sonst noch so gibt. Conny nicht.

Genauso war es bei dieser Sache mit Dignitas. Conny hatte mir am Telefon erzählt, dass sie jetzt Mitglied bei Dignitas, dieser Sterbehilfe-Organisation, geworden sei. »Ich will in Würde sterben«, war ihre Begründung.

»Geht es dir denn so schlecht? Ich hatte ja keine Ahnung ... Ich dachte, nach den Operationen und der Chemo sei jetzt das Schlimmste überstanden.«

»Ja, schon. Klar. Aber irgendwann in nicht allzu ferner Zukunft werde ich sterben. Machen wir uns nichts vor, Kathi.«

»Aber noch nicht jetzt und nicht so bald.«

»Das hoffe ich auch.«

»Und was willst du dann jetzt bei Dignitas?«

»Ich will vorbereitet sein. Und nicht erst im letzten Moment anfangen, mich um meinen Tod zu kümmern. Denn dann ist es vielleicht schon zu spät.«

Oh Mann, ich war sooo wütend. Ich meine: Wenn es ihr irgendwann einmal – was hoffentlich noch ganz, ganz lange nicht geschehen wird – richtig schlecht geht, sie im Koma liegt, künstlich beatmet werden muss oder was weiß ich, wie will sie dann von München in die Schweiz kommen? Im Krankenwagen? Wie soll mein Vater sie in die Schweiz transportieren? Und wie will sie das Gift trinken? Das muss man ja ganz allein trinken, sonst ist der Partner wegen Sterbehilfe dran und wandert ins Gefängnis.

»Hast du mit Remy darüber gesprochen?«

»Ja, natürlich.«

»Und was hält er von der Sache?«, fragte ich.

»Er versteht meine Beweggründe.«

»Aha ... Habt ihr über die ganze Sache geredet, bevor du dich bei Dignitas angemeldet hast oder danach?«

Sie antwortete: »Gleich danach. Wieso?«

»Nun, ich könnte mir denken, dass er einige Bedenken hat, was – im Falle des Falles – die praktische Durchführung angeht.«

»Ja, ja, hat er auch. Aber es beruhigt mich einfach zu wissen, dass ich nicht in irgendeinem hässlichen Krankenzimmer wochenlang dahinsiechen, Schmerzen ertragen und künstlich ernährt werden muss. Davor habe ich die größte Angst.«

»Das verstehe ich«, habe ich gesagt. »Aber du bleibst noch hübsch lange bei uns. Wenn unsere Tochter auf der Welt ist, musst du schließlich mit ihr spielen, Schuhe mit ihr einkaufen und Taschen und Sonnenbrillen und alles, was eine Frau so braucht.«

»Wenn jemand für diese Aufgabe prädestiniert ist, dann ich.«

»Wo wir gerade beim Thema Schuhe und Taschen und Shoppen sind: Hast du mal wieder was von deiner Freundin Paula gehört?« Paula ist PR-Chefin bei einem coolen Fashion-Label. Conny ist so etwas wie eine Stammkundin, würde ich behaupten. Paula habe ich auch einmal kennengelernt. Auf einem Sommerfest, auf das Conny mich mitgenommen hatte. Paula ist Mitte dreißig, sieht einfach grandios aus und ihr Kleiderschrank hat ungefähr die Größe eines Flagship-Stores. Nehme ich jedenfalls an.

Paula hat auch Krebs. Unterleibskrebs. Und das mit Mitte dreißig! Sie hatte ihre Diagnose ein paar Wochen nach Conny bekommen, war operiert worden und hatte dann eine Chemo machen müssen. Da sich Paula und ihr Mann kurze Zeit vor der Diagnose getrennt hatten, hatten sich ihre Eltern so gut wie möglich um sie gekümmert, aber häufig eher hilflos reagiert. Deshalb stand Conny Paula zur Seite. Seit einigen Wochen herrschte jedoch Funkstille zwischen den beiden.

»Nein«, antwortete Conny. Sie hatte nichts von Paula gehört. »Aber ich finde es inzwischen auch schwierig mit ihr. Weil man sie nicht mehr fragen darf, wie es ihr geht. Sie will das nicht. Das ist doch bei einer Kranken, zumal wenn man mit ihr befreundet ist und selbst Krebs hat, eine ganz normale Frage.«

Findet Paula nicht. Sie fühle sich, so hatte sie Conny erklärt, durch diese Frage in die Ecke gedrängt und belästigt. Entweder müsse sie lügen und antworten, es ginge ihr gut. Oder sie müsse die Wahrheit sagen, dass sie krank sei, unter der Chemo leide und vor allem darunter, dass ihre Haare ausgefallen seien. Auf die Lügen und erst recht auf die Wahrheit habe sie keine Lust. Absolut null Bock.

»So geht eben jeder anders mit seiner Krankheit um«, versuchte Conny zu erklären. »Aber ich halte es für Quatsch, wenn jemand glaubt, er könne seine Krebserkrankung verheimlichen. So gut wie alle, die Paula kennen, wissen, dass sie Krebs hat. Alle tuscheln darüber. Da ist es mir doch lieber, die Leute sprechen mich direkt an, als dass sie hinter meinem Rücken reden.«

WEIHNACHTEN 2012

Darf es ein Käsefondue sein? Oh ja, bitte!!

Ich habe mich inzwischen von der Chemo erholt. Wir freuen uns auf den ersten Urlaub in diesem Jahr. Endlich wieder mal rauskommen, keine Klinik, keinen Arzt mehr sehen.

Seit über zehn Jahren mieten wir über die Weihnachtsfeiertage und Silvester eine kleine Wohnung in der Schweiz, in der Nähe von Lenzerheide. Das Haus hat außen mahagonidunkles Holz, dazu rote Fensterläden. Im Wohnzimmer steht ein Kaminofen mit strohfarbenen Kacheln, auf dessen gepolsterter Bank sich garantiert alle frierenden Katzen wohlig zusammenkuscheln würden. Aber da hocken wir schon, zum Beispiel wenn wir lesen, von einem Spaziergang bei minus 10 Grad heimkommen oder wenn Nachbarn uns besuchen.

Im normalen Leben ist mein zweiter Vorname ja »Hektikerin«. Wenn ich stillsitzen soll, muss man mich schon festbinden. Mir fällt immer noch etwas ein, das ich UNBEDINGT JETZT GLEICH erledigen muss. Nicht so in der Schweiz. Da kann ich zurückschalten, genießen, da fällt das ganze stressige und glamouröse (Schein-)Leben meines Jobs peu à peu von mir ab.

Inzwischen kann ich es sogar zulassen, dass mein Mann die Betten bezieht, wenn wir in die Wohnung kommen. Man muss sich bei der Ankunft ja erst einmal einrichten – Handtücher heraussuchen,

Lebensmittel einräumen, Wasser anstellen, Stecker für Geschirrspülmaschine und Kühlschrank einstecken. Und eben die Betten beziehen. Das gehört(e) zu den vielen Dingen des Alltags, die keiner so gut beherrscht wie ich. Finde ich. Darum muss(te) ich sie natürlich selbst erledigen. Jetzt nach den Operationen und der Chemo japse ich schon dann verzweifelt nach Luft, wenn ich das Bettlaken um nur eine der vier Ecken der Matratze lege. Also darf mein Mann die Betten beziehen.

Schneeschuhwandern, Langlaufen, Spaziergänge bergauf und bergab – das können wir natürlich vergessen. Meine Atemkapazität reicht im Moment gerade einmal für einen halbstündigen Spaziergang am Heidsee. Keine Steigung, kein Hügel – perfekt für mich.

Wir lesen viel, gehen ins Café, wandern zum x-ten Mal am See entlang und besuchen Nachbarn. Im Haus hinter uns urlaubt jedes Jahr über Weihnachten eine Schweizer Familie: Walter und Annegret mit ihren drei erwachsenen Kindern. Walter und Annegret sind von geradezu überbordender Herzlichkeit. Und Annegret macht das allerallerallerbeste Käsefondue der ganzen Schweiz. Dazu sind wir jedes Jahr eingeladen. Bei Annegret und Walter gibt es traditionell schwarzen Tee oder Pfefferminztee und Weißwein dazu.

Ansonsten koche ich zu Hause, denn in keinem Restaurant der Umgebung ist es so gemütlich wie in »unserer« Wohnung. Meistens kommen am späteren Abend Walter und Annegret und andere Freunde oder Nachbarn vorbei. Wir reden über die Schneeverhältnisse (»Letztes Jahr hatten wir aber mehr Schnee!«), die Preise in der Schweiz (»Alles viel zu teuer!«) und wer Kinder bekommen hat (»Die Schwarzhaarige aus Hamburg, du weißt schon. Und das Kind ist vom Mann ihrer besten Freundin!«).

Silvester wird zelebriert. Wenn wir nicht bei Ute und Jürg aus Frankfurt eingeladen sind, die rechts neben uns ein Häuschen besitzen, dann gönnen wir uns ein Luxusessen zu Hause. Wir kaufen geräucherten Lachs, Wild- und Gemüsepasteten, Cocktail- und Remouladensauce, Meerrettich, Aioli und Rouille. Dazu gibt es Baguette.

Um eine Minute vor Mitternacht stapfen wir auf den verschneiten Balkon, eingemummelt in dicke Jacken und warme Stiefel, jeder ein

Glas Champagner in der Hand, um Punkt 12 Uhr gibt es eine Umarmung, einen Kuss, ein Lächeln und »Ich liebe dich!«. Anschließend bestaunen wir kurz das Feuerwerk, das hinter den hohen Tannen emporschießt und den Himmel erleuchtet.

Die Nachbarn warten auf uns. Erst ein »Frohes neues Jahr« wünschen bei Ute, Jürg und den Kindern nebenan, dann weiter zu Walter und Annegret, die meist schnell »noch mal eben« ein unwiderstehlich leckeres Speck-Zwiebel-Brot gezaubert hat. Mit friedvollem Herzklopfen fallen wir schließlich irgendwann ins Bett.

Das neue Jahr beginnt am nächsten Morgen mit Sonnenschein, Eichhörnchenspuren im Schnee und hungrig piepsenden Rotkehlchen und Meisen in der Tanne vor dem Wohnzimmerfenster. Für uns ein gemütliches Frühstück mit Sieben-Minuten-Eiern, getoastetem Brot, Bündnerfleisch für meinen Mann und Kalbfleischwurst für mich. Die Vögel, die sich bei der Kälte aufplustern wie kleine Federbällchen, werden natürlich gefüttert, bevor wir uns an den Tisch setzen. Ein gemütlicher, friedvoller Morgen.

Ja, es wäre schön gewesen, wenn das so gewesen wäre. Aber es war in diesem Jahr ganz anders. Zwei Tage vor Silvester, also schon drei Tage nach unserer Ankunft, bekomme ich von jetzt auf gleich Atemnot und Panikanfälle. Mir wird schwarz vor Augen und ich habe ständig das Gefühl, dass ich ersticke. Das Herz rast. Der Puls steigt auf über 125 und höher. So ist das also, wenn man stirbt ...

Meinem Mann steht die Verzweiflung ins Gesicht geschrieben. Was passiert da mit mir? Was soll er tun? Wie kann er mir helfen? »Vielleicht ist die Luft hier zu trocken. Ich stelle mal Töpfe mit Wasser auf den Kaminofen.«

»Kann sein, dass das hilft ... Aber ich glaube es nicht ...«

»Ich bringe dich ins Krankenhaus nach Chur.«

»Ich will nicht ins Krankenhaus! Ich weiß auch gar nicht, wie ich die Fahrt dahin überstehen soll.«

»Ich rufe den Arzt in Lenzerheide an. Vielleicht kann er kommen und nach dir sehen.«

»Was soll er denn schon machen? Der ist doch kein Lungenspezialist.« Mein Dickkopf lässt sich auch von Panikattacken und Herzrasen nicht unterkriegen.

Mein Mann kramt seine kleine Plastiktasche hervor, in die er alle Medikamente stopft, die ihm wichtig erscheinen und ohne die er nie verreist. »Ich habe eine Idee. Vielleicht hilft das ja.« Er pult eine winzig kleine blaue Tablette aus einer Alufolie hervor. »Eine Beruhigungstablette. Die hat mir die Schwester im Krankenhaus mitgegeben. Falls du eine Panikattacke bekommen solltest, wenn wir nach der OP wieder zu Hause sind.«

Brav schlucke ich die Pille runter. Ich bin skeptisch. Aber die Angst, elendig ersticken zu müssen, ist übermächtig. Langsam, ganz langsam normalisiert sich meine Atmung, das Herz schlägt nicht mehr in einer Wahnsinnsgeschwindigkeit und der Angstkloß in meiner Brust löst sich auf – zäh, aber immerhin. Nach vierzig Minuten fühle ich mich halbwegs okay, sodass ich aufstehen kann.

»Mach langsam«, mahnt mein Mann.

»Ja, ja. Schon gut. Das ist ja wirklich eine Wunderpille.«

»Aber eine, mit der man vorsichtig umgehen muss. Die macht schnell süchtig.«

Auch am nächsten Tag und an Silvester wieder ein schrecklicher »Ich sterbe ...«-Anfall mit Atemnot, Panik, Herzrasen, Gejammer, Tränen – und schließlich Tavor. Die Wirkung hält aber immer nur für ein paar Stunden an.

Mein Mann macht sich Sorgen um mich: »Ich denke, es ist am besten, wenn wir morgen wieder nach Hause fahren.«

Statt Leckereien einzukaufen, putzt er am Silvesternachmittag die Wohnung. Ich bin so kaputt, dass ich schwach auf der Ofenbank liege. Abends bekomme ich es gerade noch hin, aus unseren restlichen Lebensmitteln Nudeln mit Gemüsesauce zu machen. Ich bin so erledigt, dass ich mich wieder hinlegen muss. Kurz vor Mitternacht krabbele ich aus dem Bett und wir stehen in unseren dicken Jacken und den warmen Stiefeln auf der Terrasse. Noch vier Sekunden, noch drei, zwei, eins – Umarmung, Kuss. »Frohes neues Jahr. Ich liebe dich.«

Aber statt wie sonst das Feuerwerk zu bewundern, machen wir unser eigenes. Wir haben beschlossen, meinen Filofax zu verbrennen. Ein magisches Feuerritual. In dem Filofax habe ich all die Arzt-, Krankenhaus- und Chemotermine dieses Jahres ordentlich notiert. Mit dem Terminkalender wollen wir das vergangene Jahr, den Krebs und die damit verbundenen schrecklichen Erinnerungen verbrennen, aus unserem Alltag und der Seele verbannen. Wir wollen wieder lachen, reisen, über Politik diskutieren und dem Flieder zu Hause auf der Terrasse beim Blühen zusehen. Auf der großen Schneeschaufel aus Metall – unserer Feuerstelle, wir wollen schließlich nicht das Haus abfackeln – in der Ecke des Balkons brennt er, mein Filofax. Mein Mann und ich schauen zutiefst befriedigt zu, wie sich Schmerzen, Ängste und all die dramatischen Schrecknisse dieses Jahres in Asche auflösen. Halleluja!

Am Neujahrsmorgen packt mein Mann die Koffer, verstaut sie im Kofferraum und es geht zurück nach München. Stau auf der Autobahn. Zu Hause ist es bitterkalt, weil die Heizung ausgefallen ist. Der Kühlschrank ist leer. Zu essen gibt es abends eine Pizza von der Trattoria nebenan. Ich kriege meine nicht herunter. Allein vom Geruch wird mir schlecht. Denn sofort kommen die Erinnerungen an die Lungenoperationen in der Klinik in Gauting und die vielen Pizzabestellungen per Telefon in mir hoch. An die Zeit der vielen Tabletten, wie ich ans Bett gefesselt war, an Drainageschläuchen hing, an die Atemlosigkeit bei kleinsten Anstrengungen und daran, im Rollstuhl herumgefahren zu werden. Ich glaube, ich werde nie wieder in meinem Leben eine Pizza essen können.

Irgendwie hatte ich mir den Beginn des neuen Jahres ganz anders vorgestellt.

PS: Vielleicht hätten wir mit dem Filofax eine Pizza mitverbrennen sollen? Um auch die Erinnerungen an die Essensbestellungen während der Klinikzeit rituell wegzuzaubern ...

MEIN MANN REMY:

»Und schon wieder mal: Es gibt schlechte Nachrichten.«

Anfang Januar rief Professor Reichenberger von der Klinik in Gauting an. Er wollte meine Frau sprechen.

Da ich ihn aber gerade in der Leitung hatte, erzählte ich ihm von unserem misslungenen Urlaub in der Schweiz und den Gesundheitsproblemen meiner Frau.

Er fragte: »Wie hoch liegt denn das Haus?«

»Etwas über 1700 Meter.«

»Ja, das ist schwierig. Alles, was über 1500 Meter hoch liegt, ist schwierig für Ihre Frau. Das bringt Atemprobleme mit sich.«

»Gibt es denn nicht irgendetwas, was ihr den Aufenthalt ermöglicht? Was ist mit einem Höhentraining? Wie bei den Bergsteigern?«

»Nein«, antwortete Professor Reichenberger, und ich konnte durchs Telefon quasi hören, wie er leicht ironisch lächelte. »Das bringt leider gar nichts. Im Gegenteil, ein Höhentraining wäre viel zu anstrengend für Ihre Frau.«

»Was ist mit einem Sauerstoffgerät? Wenn ich ein Sauerstoffgerät besorgen und mitnehmen würde?«

»Das halte ich für keine so gute Idee. So ein Sauerstoffgerät ist eine große seelische Belastung, die man nicht unterschätzen darf. Man ist nicht mehr so unabhängig, nicht wahr? Und da Ihre Frau doch eher ein aktiver Typ ist, kann ich mir vorstellen, dass es eine starke seelische und körperliche Beeinträchtigung wäre, nicht wahr?«

»Schade ... Jetzt gebe ich Ihnen meine Frau.«

Sie saß an ihrem Computer und arbeitete. Ich reichte ihr den Hörer und blieb aus irgendeinem nicht erklärbaren Grund neben ihr stehen. Es war ein Bauchgefühl, mehr nicht. Ich konnte nicht hören, was Professor Reichenberger sagte, aber an der Reaktion meiner Frau sah ich, dass es keine guten Nachrichten waren. »Ja, aber wieso denn?« – »Ich verstehe das alles nicht.« – »Muss das denn sein?« – »Ich dachte, ich hätte alles hinter mir und sei jetzt gesund.«

Als sie aufgelegt hatte, erzählte sie stockend von dem Gespräch. »Sie wollen, dass ich auch noch Bestrahlungen machen lasse.«

Bestrahlungen! In meinem und mit Sicherheit auch im Kopf meiner Frau meldeten sofort alle Sicherheitssysteme »Höchste Alarmstufe!«. Bestrahlungen, das bedeutete schwerste Übelkeit, Müdigkeit, Erschöpfung, verbrannte Haut, Durchfall und was weiß ich nicht noch alles. Wie sollte sie das überstehen? Ich war froh, dass sie sich nach der Chemo wieder aufgerappelt hatte. Und nun sollte die Quälerei schon wieder losgehen? »Warum? Warum muss das sein?«, fragte ich.

»Weil die Gefahr zu groß ist, dass trotz Operationen und Chemotherapie noch Krebszellen in der Lunge sind.«

»Warum haben sie das nicht schon früher gesagt? Nach dem Ende der Chemotherapie?«

»Reichenberger sagt, das sei von Anfang an nötig gewesen und sie hätten es mir auch gesagt, ich hätte das aber wohl überhört. Und bei der Tumorkonferenz vor ein paar Tagen hätten sie beschlossen, dass die Bestrahlungen jetzt dringend beginnen müssten. Es sei zu meiner eigenen Sicherheit.«

»Darüber sollten wir aber noch einmal mit dem zuständigen Arzt reden und uns genau informieren.«

»Ja«, antwortete meine Frau matt. »Es gibt schon einen Termin für ein Aufklärungsgespräch in Großhadern. Übermorgen. Am Nachmittag. Bei einem Radioonkologen.«

»Okay, dann warten wir das Gespräch ab und entscheiden dann.«

MITTE JANUAR 2013

Husten, Übelkeit, Erbrechen, Atemnot, Fieber – was denn noch alles?

Heute ist unser Beratungsgespräch im Klinikum Großhadern für die Bestrahlungen. Nachdem wir eine Stunde im Wartezimmer gesessen haben, kommen wir endlich an die Reihe. Der Radioonkologe ist eine Frau. Doktor Ines Baumgart.* Sie gefällt uns von Anfang an. Sie ist sehr ruhig. Bedächtig. Sensibel. Und kompetent. Das merkte man sofort. Wir vertrauen ihr. Was sie zu sagen hat, ist allerdings nicht sehr erfreulich.

Die Bestrahlungen hätten zur Folge, dass mein ohnehin eingeschränktes Atemvolumen noch mehr reduziert werden wird. Nicht gleich, aber nach den Behandlungen kann im Laufe von drei bis sechs Monaten, aber auch noch danach eine Lungenfibrose entstehen und sich weiter ausbreiten. Bei dieser Krankheit verkleben die Lungenbläschen und können nicht mehr arbeiten. Doktor Baumgart sagt, sie mache sich Sorgen um meine Lebensqualität. Mit so wenig Atemkapazität. Man könne allerdings ziemlich sicher sein, dass eventuell noch vorhandene Krebszellen durch die Bestrahlungen abgetötet wer-

* Name geändert.

den, was das Risiko, ein Rezidiv – also eine Metastase – in der Lunge zu bekommen, erheblich verringert.

Mein Mann fragt: »Kann man denn sicher sein, dass meine Frau dann keine Metastasen in der Lunge bekommen wird?«

Die Antwort: »Nein, eine Garantie gibt es nicht.«

»Mit welchen Nebenwirkungen müssen wir im Falle der Bestrahlungen rechnen?«

Die Liste der Nebenwirkungen ist ziemlich lang: eine Entzündung der Lunge und/oder des Herzens, Schluckbeschwerden bis hin zur Möglichkeit, dass ich nur noch unter Schmerzen oder gar nicht mehr essen kann, dann muss die Ernährung über eine Magensonde erfolgen, weiter kann es zu Atemnot, Husten und Fieber, zu Übelkeit, Erbrechen und trockenen Schleimhäuten kommen.

Da ist es wieder, das Grundthema, das mein Mann und ich schon mehrmals besprochen haben: Wie viel Leid und Schmerzen und Nebenwirkungen ist man bereit zu zahlen für ein um ein paar Monate verlängertes Leben? Wir bitten um eine kurze Bedenkzeit. Die Ärztin verspricht uns, zur Sicherheit noch einmal Rücksprache mit Professor Hatz zu halten, um zu klären, ob man auf die Bestrahlungen eventuell verzichten kann.

Der Anruf der Ärztin kommt drei Tage später. Professor Hatz rate dringend, äußerst dringend zu den Bestrahlungen, teilt die Ärztin mit.

Das macht mir noch einmal überdeutlich klar, in welcher Gefahr ich schwebe und wie gefährlich diese Krankheit ist. Mit Operationen und Chemotherapie habe ich den Krebs noch lange nicht besiegt. Es kann sein, dass sich jederzeit ein neuer Tumor bildet, der nicht mehr behandelbar ist und an dem ich sterben würde.

Bei der zweiten, entscheidenden Besprechung mit Doktor Baumgart stelle ich ihr zum Schluss eine Frage, bei der meinem Mann, wie er mir anschließend erzählt, fast die Luft weggeblieben ist, weil er sie offenbar ganz schön dreist gefunden hat: »Wenn ich Ihre Schwester wäre, die Sie sehr lieben, würden Sie mir dann zu den Bestrahlungen raten? In dem Wissen um all die Nebenwirkungen? Wie sehr ihre Lebensqualität eingeschränkt sein würde?«

Die Radioonkologin ist ein bisschen sprachlos. Dann nickt sie. »Interessant, dass Sie das fragen. Ich habe tatsächlich eine Schwester, der ich sehr eng verbunden bin. Ja, das würde ich. Ich würde ihr zu den Bestrahlungen raten.«

Ich bin verblüfft. Offenbar habe ich intuitiv das richtige Beispiel gewählt, denn normalerweise fragt man – und auch ich – immer, was die Ärzte raten würden, wenn es um ihre Mutter ginge.

Das »Ja« von Doktor Baumgart gibt dann auch den Ausschlag. »Ich will leben«, sage ich. »Ich mache die Bestrahlungen. Wenn das meine Chance ist, nutze ich sie. Ich komm auch mit weniger Luft aus.«

MEIN MANN REMY:

»Was man alles erlebt. Ich habe den Busen meiner Frau und ihren Oberkörper mit Filzstiften bemalt.«

Die Notwendigkeit der Bestrahlungen und die Nebenwirkungen waren für uns ein Schock. Fast noch schlimmer für mich waren die quälenden Fragen, die mich seit der Krebsdiagnose und auch nach diesem Gespräch in Großhadern oft ohne Vorwarnung überfielen. Wie sollte ich ohne meine Frau leben, wenn sie früher sterben würde, als wir beide uns das erhofften und wünschten? Wie sollte ich ohne sie lachen? Wie ohne sie einschlafen und aufwachen? Wer würde die Stühle an unserem Esstisch leicht vorwurfsvoll ordentlich zurecht-rücken, wenn sie nicht mehr da wäre? Wer würde mit mir in Südfrankreich am Strand spazieren gehen? Und wer würde mich umarmen und trösten, wenn ich wieder einmal an der Welt verzweifelte? Einfach nicht vorstellbar. Nicht dran denken, Remy! Conny ist so tapfer und optimistisch, dann wirst du es auch sein!

In der Klinik Großhadern wurde dann ein paar Tage nach dem Gespräch mit Doktor Baumgart das Planungs-CT für die Bestrahlungen gemacht. Als sich meine Frau an diesem Abend ausgezogen hatte, um ins Bett zu gehen, kam sie in Jeans und mit nacktem Oberkörper noch einmal zu mir ins Wohnzimmer. »Guck mal. Ich sehe doch aus wie ein Kunstwerk.« Auf ihrem Busen, dem Brustbein und bis fast oben zum Hals war eine Landkarte aus schwarzen, roten und grünen Linien zu sehen. Mit Filzstift gemalt. »Was ist das denn?«, fragte ich.

»Das brauchen sie für die Bestrahlungen. Eine Zielscheibe, damit die Strahlenkanone immer die richtigen Stellen trifft. Ich will ja nicht, dass mein Herz verbrutzelt wird.«

»Wirklich cool. So können wir dich in der Pinakothek der Moderne ausstellen. Als Body-Art-Performance oder so.«

»Vielleicht eher als strahlende Krebsinstallation – live on stage sozusagen? Ich könnte natürlich auch bei den Femenprotesten mitmachen – eine bunte Landkarte ist doch mal was anderes als Prolen auf der nackten Brust.« Sie lachte.

Da war sie wieder. Meine Frau, die tapfere Kämpferin. Die sich von nichts und niemandem unterkriegen ließ. Deren Optimismus mich immer wieder erstaunte und mir Mut schenkte.

Die Bestrahlungen würden sechs Wochen dauern. Jeden Tag, bis auf das Wochenende. Dafür wurde jedes Mal die schwarz-rot-grüne Landkarte auf dem Oberkörper meiner Frau gebraucht. Da die Filzstiftlandkarte nach dem Duschen aber immer ein bisschen verwaschen war, stand ich jeden Morgen im Badezimmer parat, um die Linien – unter heftigem Gelächter – sorgfältig nachzumalen. Die passenden Filzstifte hatte ich extra gekauft.

Welche Überraschungen und nicht vorhersehbaren Erlebnisse diese Krankheit doch in unser Leben brachte. Und welche Fertigkeiten man an sich entdeckte.

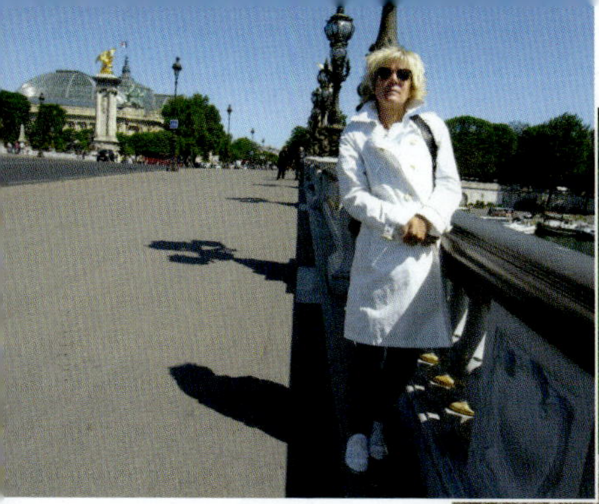

Auf der Fashion Week in Paris.
Eine kurze Pause zwischen
den vielen Shows der Designer.

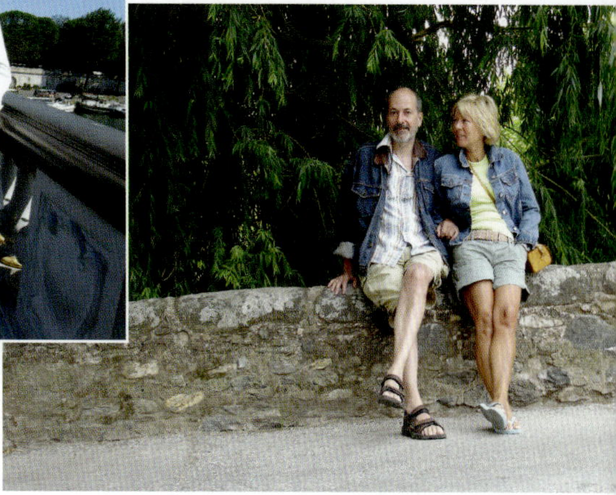

Remy und ich auf der Brücke in Collobrières. Das Foto habe ich auf den Ordner geklebt, in dem mein Mann im Falle meines Todes alle wichtigen Unterlagen findet.

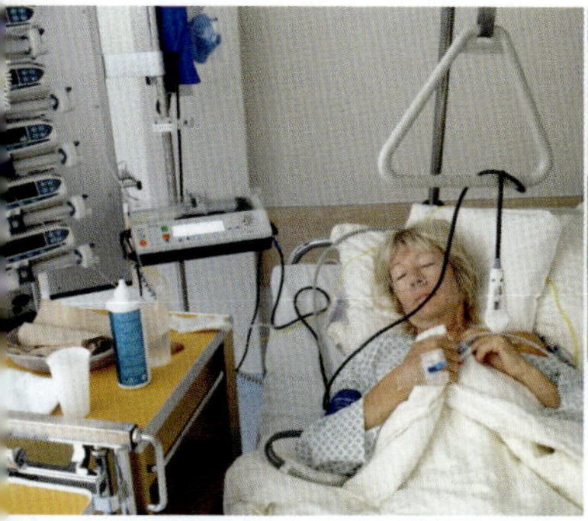

Nach der ersten Lungenoperation auf der Intensivstation in der Klinik in Gauting.

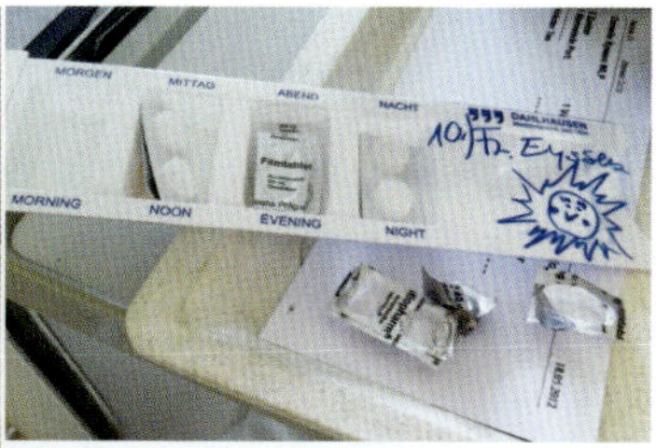

Meine tägliche Tablettenbox,
von Schwester Daniela liebevoll bemalt.

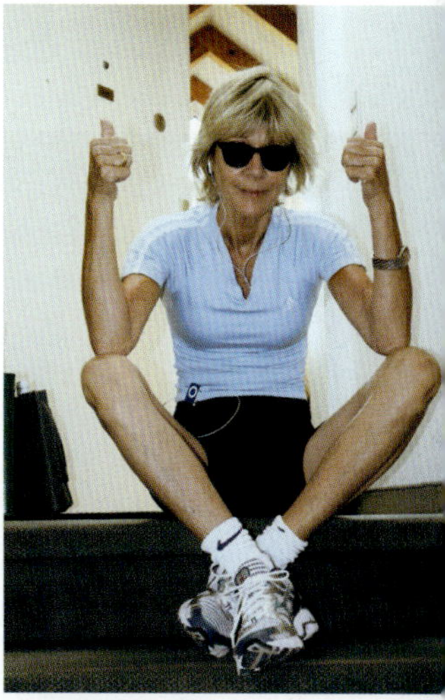

Ich geh dann mal joggen. Keine gute Idee nach einer Lungenoperation ... Findet mein Mann auch, kann sich aber nicht durchsetzen.

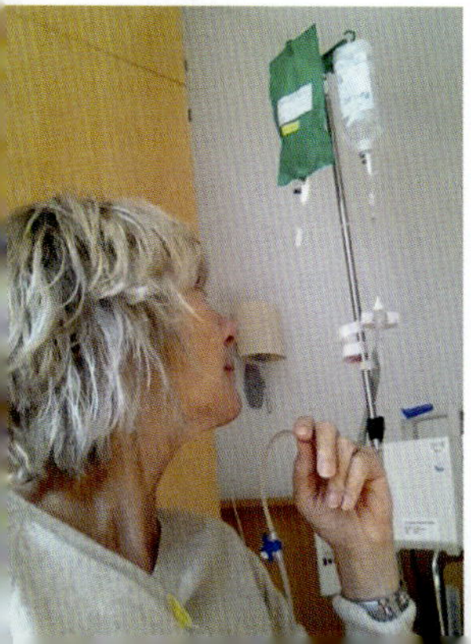

Die erste Chemo. Da geht es mir noch gut. Zwei Stunden später: allergischer Schock ...

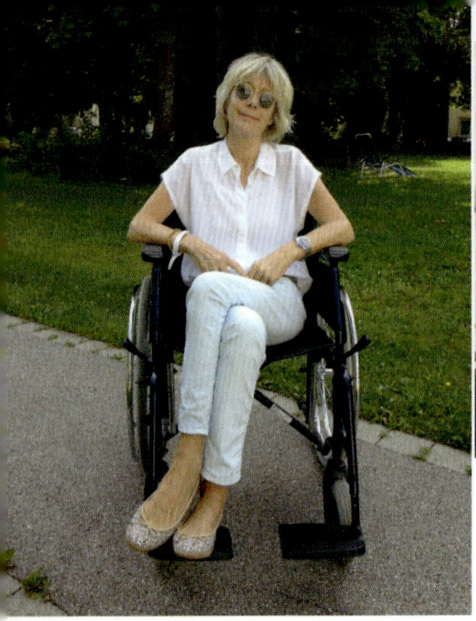

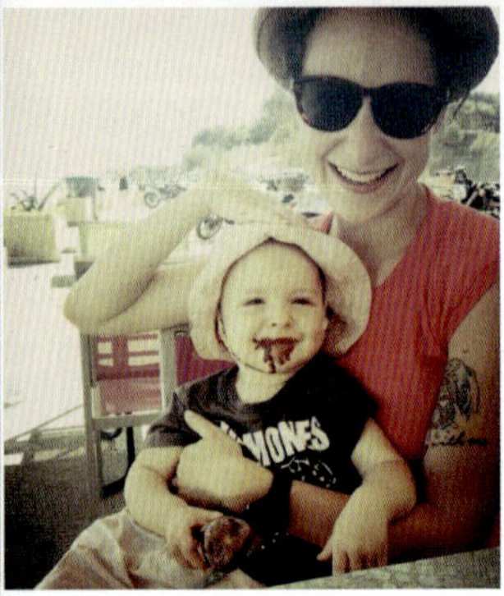

Sommer = Eiszeit. Am liebsten Schokolade. Meine Stieftochter Katharina mit ihrer süßen Tochter.

Im Rollstuhl. Weil ich zu schwach bin zum Gehen. Ich lächle tapfer. Fühle mich aber klein und müde und hilflos …

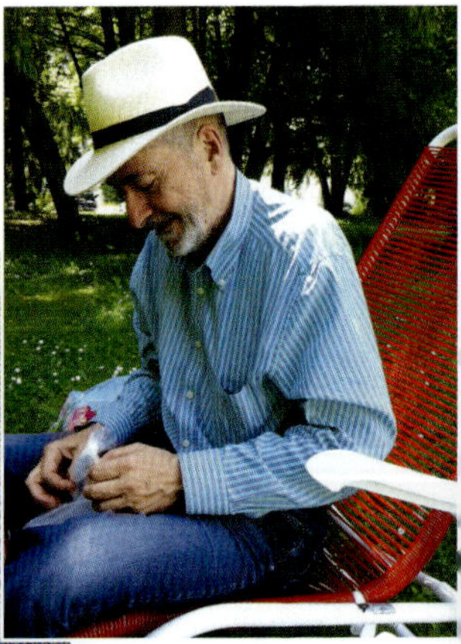

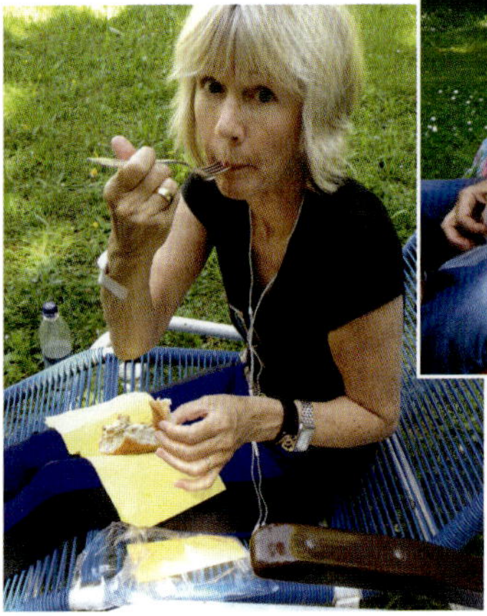

Picknick im Park der Klinik. Remy hat lauter Leckereien mitgebracht, damit ich mal etwas anderes als die fade Krankenhauskost in den Magen bekomme.

Auch wenn ich Krebs habe, will ich halbwegs gut aussehen. Manchmal hilft da eine Maske. Bilde ich mir jedenfalls ein …

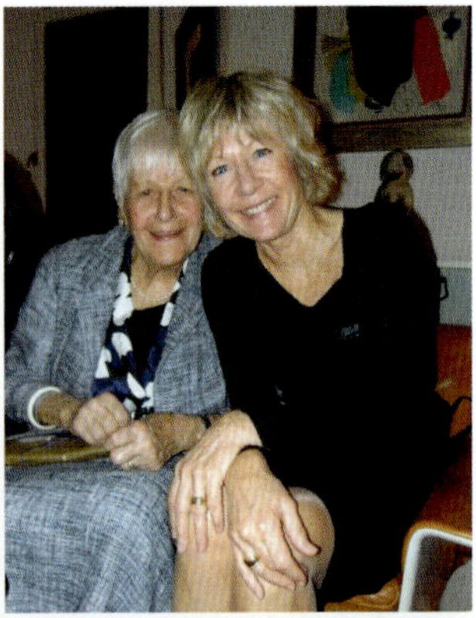

Mit meiner Schwiegermutter Ruth auf einem der vielen fröhlichen Familienfeste.

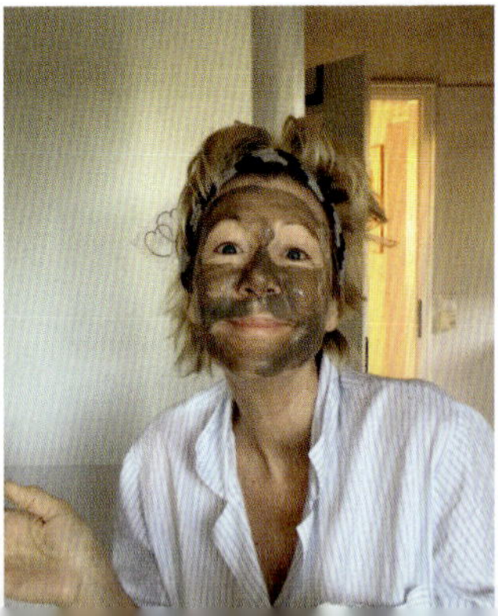

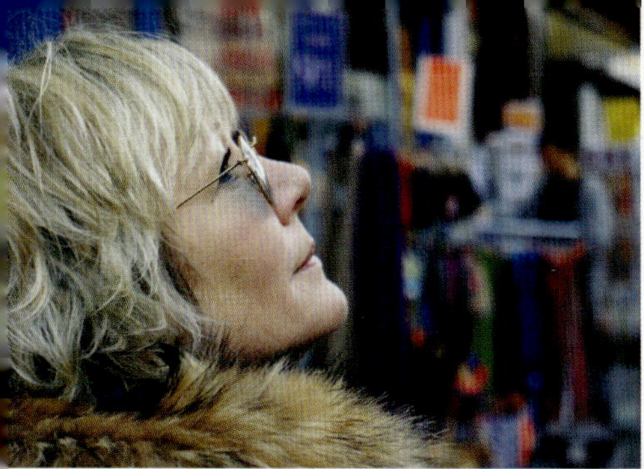

Das Leben kann
so schön sein:
Kurztrip nach Berlin.

Endlich kann ich
auch einmal
die kleine Ronja im
Arm halten.

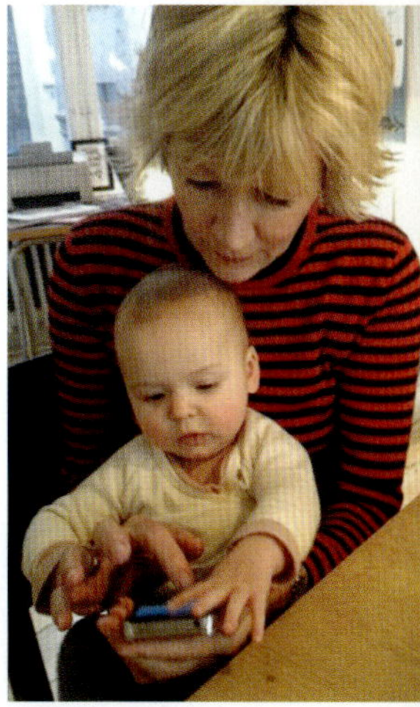

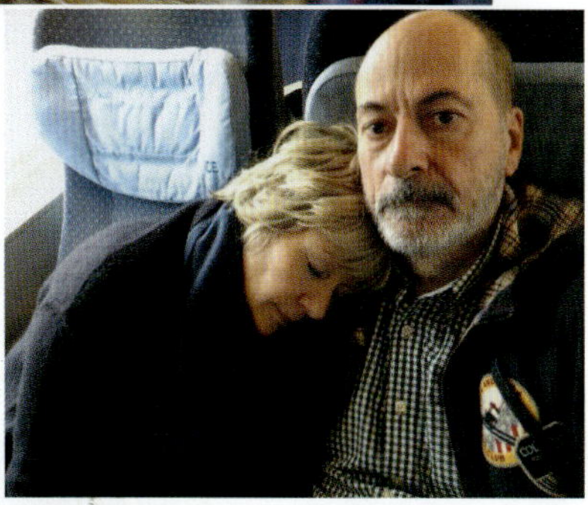

Was für ein
Heiligabend: mit
dem Zug von
Berlin zurück
nach München.
Ich bin am Ende
meiner Kräfte ...

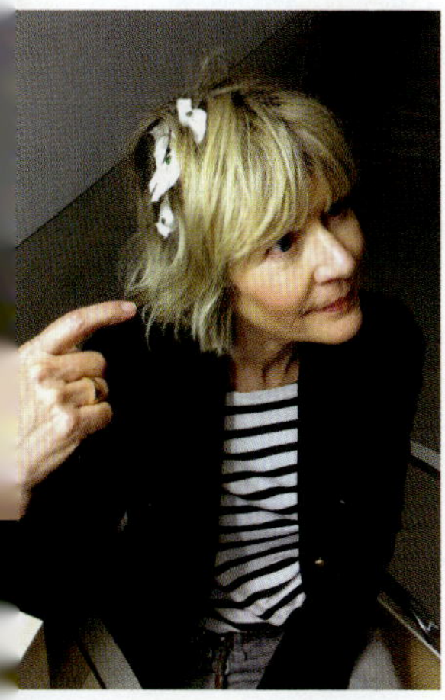

Nachdem mein Kopf vor der
Gehirnoperation an zwölf Stellen
rasiert wurde, klebt der Arzt
kleine Kugeln darauf. So kann
der Chirurg später bei der Ope-
ration den Tumor millimeter-
genau anpeilen.

Bis zur Operation
verstecke ich die
grünen Kugeln und
die kahlen Stellen
unter einer Mütze
von Remy.

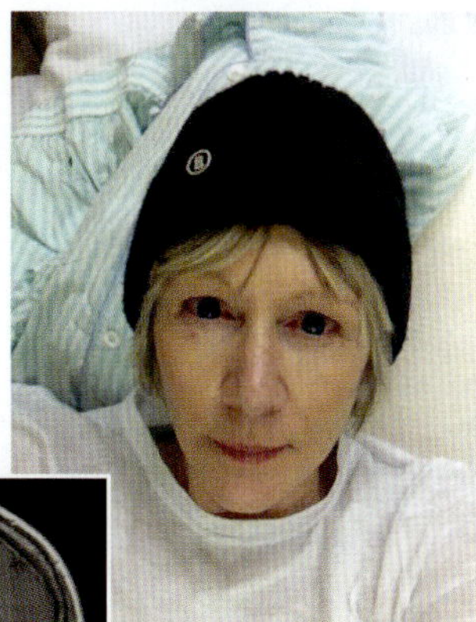

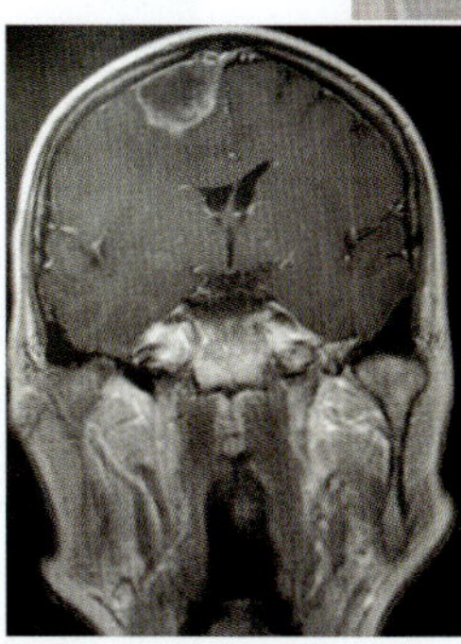

Da ist sie. Oben links.
Die Metastase in meinem
Kopf. Sie ist so groß,
dass die Liquorräume im
Gehirn schon fast vollständig
zusammengequetscht sind.

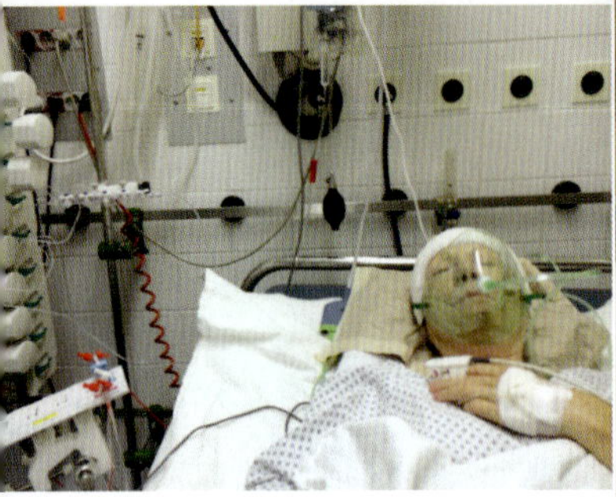

Nach der Gehirnoperation auf der Intensivstation in Großhadern. Angeschlossen an mindestens zehn Überwachungsgeräte ...

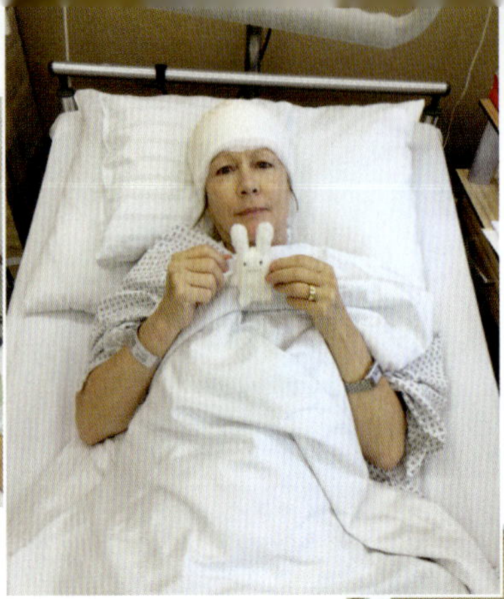

Den kleinen Schutzengel hat mir meine Freundin Ännie vor der Gehirn-operation geschenkt. Er hat gute Arbeit geleistet!

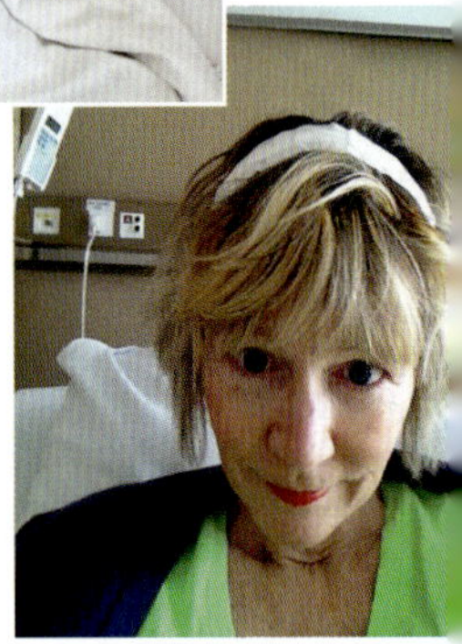

Endlich ist der Kopfverband a
Nur das breite Pflast
schützt jetzt noch die Wund

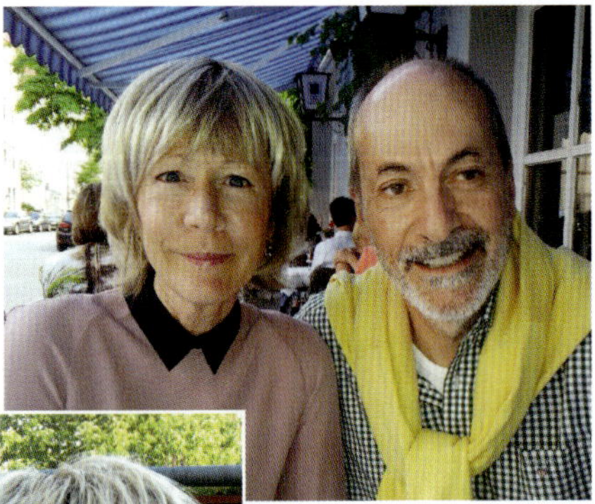

Sommerabend in Schwabing: Remy und ich gönnen uns ein Essen in einem Restaurant. Was keiner sieht: Mein Kopf ist nach den Bestrahlungen kahl. Ich trage eine Perücke ...

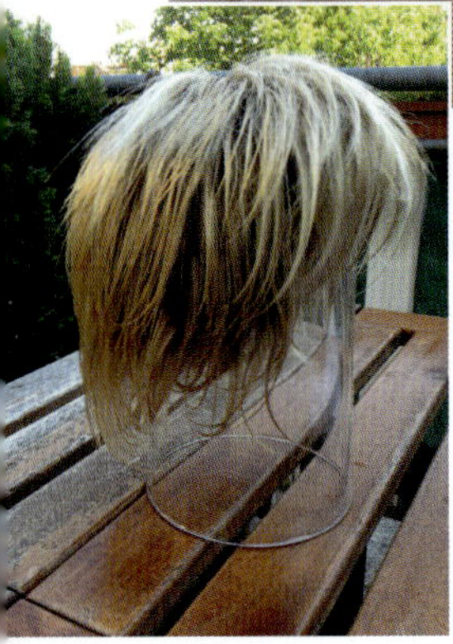

Nach dem Waschen trockne ich meine Perücke auf einer umgedrehten Glasvase.

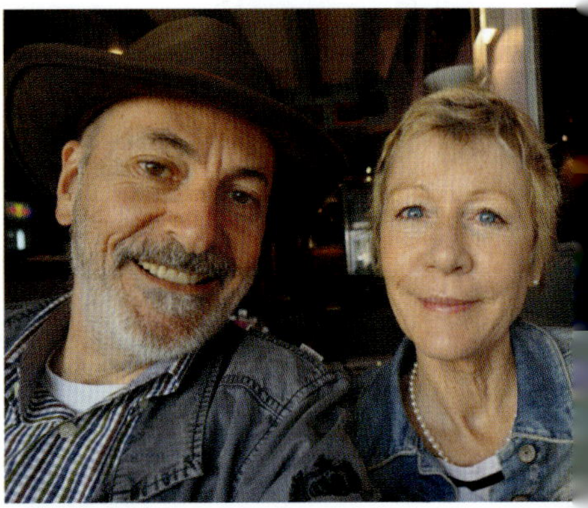

Endlich wachsen die Haare wieder. Sie sind noch ganz kurz – aber immerhin kann ich ohne Perücke das Haus verlassen.

APRIL 2013

Wenn die Ärzte sagen, alles sei normal …

Ich werde immer dünner und liege meist den ganzen Tag auf dem Sofa. Lese. Oder schlafe. Bei den letzten Bestrahlungen musste Remy mich begleiten. Allein wäre ich nicht einmal die Treppe zu unserer Wohnung herunter-, geschweige denn hochgekommen. Nach viereinhalb Wochen Bestrahlungen bin ich am Ende. Ich möchte aufgeben. Nur noch apathisch daliegen und der Welt zurufen: »Lasst mich doch alle endlich in Ruhe!«

Aber die Ärzte haben mir erklärt, dass gerade die letzten Behandlungen extrem wichtig sind, weil die Strahlenmasse kumuliert und am Ende die größte Wirkung erzielt.

Nicht nur Remy, auch Kathi versucht immer wieder, mir Mut zu machen. »Komm, noch sieben Mal, dann hast du es geschafft.« Oder: »Übermorgen hast du es hinter dir und dann belohnst du dich mit wahnsinnig tollen Schuhen oder einer sündhaft teuren Bluse.«

Sechs Wochen habe ich jetzt gebraucht, um mich von den Bestrahlungen zu erholen. Genau so lang, wie die Behandlung gedauert hatte. Die Ärzte sagen, das gehört dazu. Das ist ganz normal. Das hilft mir aber auch nicht weiter. Normal? Mein Leben ist alles andere als normal. Es hat sich heftig geändert, was mir schwer zu schaffen macht.

MEINE STIEFTOCHTER KATHARINA:

»Erst wenn du am Boden liegst, merkst du, wer wirklich zu dir hält.«

An einem Freitagnachmittag telefonierten Conny und ich wieder einmal. »Ich komme mir so unfähig vor«, klagte sie. »Ich kann nicht einmal mehr in normaler Geschwindigkeit gehen, geschweige denn joggen. Auf der Straße überholen mich ja sogar achtzigjährige Omis mit Stock.«

Das machte mich richtig wütend! »Darf ich dich vielleicht daran erinnern, dass du zwei Lungenoperationen und eine Chemotherapie sowie Bestrahlungen hinter dir hast und nur noch eine halbe Lunge? Im Gegensatz zu den alten Omis und Opis!«

Kurze Pause. »Ja, schon ... Trotzdem. Alles hat sich so verändert. Ich kann nichts planen. Remy und ich verabreden uns mit Freunden und kurz vorher müssen wir dann absagen, weil es mir plötzlich so schlecht geht. Ich meine, irgendwann hat doch der beste Freund die Nase voll und meldet sich nicht mehr.«

»Quatsch! Wem etwas an dir liegt, der hat Verständnis für deine Situation. Und alle anderen kannst du gleich vergessen, weil es keine richtigen Freunde sind.« Das ist doch so: Erst wenn du richtig am Boden liegst, merkst du, wem du vertrauen kannst und wem man wirklich wichtig ist. Für Conny war diese Erfahrung vielleicht erdrückender als für andere. Weil ihr ganzes Berufsumfeld auf angebliche Freundschaft, auf scheinheilige Zuneigung aufgebaut war.

Conny war bei unserem Telefonat wirklich ziemlich down. »Ich habe das Gefühl, dass ich den anderen nur noch zur Last falle – kann nichts planen, hänge kraftlos rum, kann keine Essenseinladungen mehr geben, kaum noch zu Terminen gehen und laufe eigentlich nur noch in Jeans und T-Shirt rum.«

»Jetzt pass mal auf: Das ist alles völlig normal, wenn man Krebs hat. Und Jeans und T-Shirt sind doch zehnmal bequemer als Pencil Skirts und High Heels.«

»Ich trage aber nun mal gern Pencil Skirts und High Heels!«

»Musst du ja wissen ...« Dann fiel mir ein: »Wieso gehst du denn nicht öfter auf Termine? Nur für eine oder zwei Stunden oder so. Länger dauern die meisten Pressetermine doch eh nicht, oder? Da siehst du Kollegen und hast Abwechslung. Und kriegst auch noch leckeres Essen! Bist du zu schwach?«

»Nein, das ist es nicht ...«

MITTE MAI 2013

Was Sylvie Meis und mich unterscheidet

Da hat man so einen blöden Krebs, redet ganz offen über die Krankheit, kämpft tapfer, wehrt sich gegen jedes Mitleidsgetue und jammert nicht, sondern blödelt herum – wenn man nicht gerade wirklich ein Tief hat wie während des Telefonats mit Kathi – und will alle mit seinem Optimismus anstecken. Und was passiert?

Ich habe es in den vergangenen Monaten immer öfter erlebt: Die meisten Menschen wollen Kranke, schon gar keine Krebskranken um sich haben. Du wirst ausgegrenzt, wie Luft behandelt, spielst nicht mehr mit, bist einfach nicht mehr vorhanden. Mit dieser Krankheit wanderst du ins Nichts. Jeder mit einer Bronchitis, einer Blinddarmentzündung oder einem gebrochenen Bein wird bemitleidet und getröstet. Aber hast du Krebs, hast du keine Chance. Geh weg! Bleib mir vom Leib! Ich will dich nicht sehen.

Das verletzt mich wirklich. Das tut so weh, dass ich, die ja sonst stark und tapfer ist, in einem Meer von Tränen ertrinken könnte, wenn ich nur daran denke. Warum ist das so? Reicht es nicht, dass man todkrank ist? Muss man dafür auch noch bestraft werden? Krebskranke werden ausgegrenzt, an den Rand der Gesellschaft geschoben, mit denen will niemand etwas zu tun haben. Ich glaube, das liegt daran, dass man die gesunden Mitmenschen daran erinnert, dass es diese Krankheit gibt und dass sie in der nächsten Stunde, am nächsten Tag, in der nächsten Woche auch sie treffen kann. Dass der Krebs sie erwischt, sie todkrank werden können. Denn vor Krebs kann man sich nicht schützen. Keine Spritze, keine Tablette und auch keine noch so gesunde Lebensweise oder Meditation können einen Menschen vor dieser Krankheit bewahren.

Und wer will schon mit der eigenen Sterblichkeit konfrontiert werden, wenn er den nächsten Urlaub auf Capri plant, seit drei Tagen verliebt ist und vor Herzklopfen nicht schlafen kann oder wenn er an einem sonnigen Sonntag mit Freunden im Café einen Espresso trinkt? Eben. Aber diese Erfahrung tut wirklich verdammt weh.

Bei den Promis scheint das anders zu laufen. Mir fällt da zum Beispiel Kylie Minogue ein. Oder Sylvie Meis. Die hatten beide Brustkrebs und wurden nach der Behandlung auf jeden roten Teppich geholt, zu jeder Party und zu Fotoshootings eingeladen. Sie waren ständig von Fotografen umringt: Kylie hier, Sylvie da.

Und dabei sahen sie auch noch aus, als wäre so ein Krebs ungefähr so schlimm wie ein abgebrochener Fingernagel. Na klar, im Gegensatz zu uns Normalos haben die eine ganze Riege von Stylisten und Hairstylisten und Visagisten und was weiß ich nicht noch für -isten um sich, die sich um den passenden Gürtel, jede Locke, jede Wimper und seidig glänzende Beine sowie die Beschaffung exquisiten Schmucks kümmern.

Bei krebserkrankten Promis scheint genau das Gegenteil wie bei uns Normalos einzutreten: Geradezu begierig saugt die Öffentlichkeit jedes noch so kleine Detail auf. Will alles wissen. Am liebsten auch noch die Farbe des Nachthemds, das sie im Krankenhaus getragen haben. Ob die Narbe wulstig oder glatt ist und mit wie vielen Stichen sie genäht werden musste.

Woran liegt das nur? Vielleicht ist man irgendwie – aber natürlich klammheimlich – froh, dass Krebs auch einen Promi treffen kann, der so viel mehr Geld als unsereiner hat und in Villen und Hochglanzmagazinen zu Hause ist? Möglicherweise kommt aber auch hinzu, dass krebskranke Promis – vor allem Frauen – sich meist erst outen, wenn

Operationen und Chemo überstanden sind. Wenn sie sich von den Strapazen der Krankheit erholt haben und wieder strahlend schön wie vorher aussehen, auf Partys tanzen und sich im Fernsehen präsentieren, als sei nichts weiter passiert. Oder haben Sie schon einmal irgendwo ein Foto entdeckt, auf dem eine Kylie Minogue oder eine Sylvie Meis blass, kaputt, ungeschminkt, mit ungewaschenen Haaren oder gar kahlköpfig und im labberigen, aber bequemen Jogginganzug zu sehen ist? Eben!

So viel Glanz und Gloria, so viel Make-up und so perfekt gestylte Haare – Perücke? –, die atemberaubenden Kleider, diese Kulleraugen mit den aufgeklebten XXL-Wimpern oder Lash Extensions und das strahlende Lächeln lassen einen doch glatt vergessen, wie dunkel, schrecklich, schmerzhaft, beängstigend und tödlich die Krankheit Krebs ist. Nicht, dass Sie jetzt denken, ich plädiere für einen Die-kann-sich-ruhig-gehen-lassen-Schlampen-Look für Kranke. Ganz im Gegenteil. Es geht mir nur darum, dass man im normalen Leben eben manchmal auch Momente hat, in denen man nicht so toll, sondern krank aussieht.

Das mit den Promis ist eine Scheinwelt.

Vielleicht kommt noch hinzu, dass es Krebs und Krebs gibt. Brustkrebs wird vielleicht nicht so als Bääääh!-Krankheit empfunden wie Lungen- und Darmkrebs? Wer Lungenkrebs hat, ist schließlich selbst schuld. Hätte halt nicht rauchen sollen! Dabei belegen wissenschaftliche Studien, dass weltweit jeder zehnte Lungenkrebspatient Nichtraucher war und ist.

Auch die Optik und die menschliche Vorstellungskraft spielen möglicherweise eine Rolle. Es gibt ungemein ästhetische und kunstvolle Bilder von mutigen Frauen, die sich nach einer Brustamputation haben fotografieren lassen. Für viele Betroffene ist ja auch ein Brustaufbau eine Option. Wir alle haben Angelina Jolie gesehen, die sich beide Brüste hat amputieren lassen, aber dann mit prallem Dekolleté im Blitzlichtgewitter von Cannes bis Hollywood strahlte.

Wir alle haben aber auch im Internet, beim Arzt oder in Kliniken Fotos und ungemein realistische Nachbildungen von krebsbefallenen

Lungen gesehen, schwärzlich verfärbt und einfach zum Gruseln. Bäh! Igitt! Und Darmkrebsdarstellungen sehen auch nicht besser aus. Allein bei der Vorstellung einer verkrebsten Lunge oder eines befallenen Darms wendet man sich doch gleich verschreckt und angeekelt ab. Mir jedenfalls geht es so.

Was den Darmkrebs angeht, kümmert sich immerhin ein großer Münchner Verlag um eine Imageverbesserung, Aufklärung und Vorsorge bei dieser Krankheit. Prominente erklären auf Plakaten und Anzeigenseiten, dass sie regelmäßig zur Vorsorgeuntersuchung gehen. Diese Aktion finde ich gut. Ehrlich. Respekt.

Kann sich nicht einmal ein anderer Verlag oder ein Unternehmen genauso für Lungenkrebs einsetzen? Mir würden da zum Beispiel ein paar Autohersteller und Airlines einfallen, die mit ihren Abgasen und Feinstaub die Umwelt und unsere Lungen extrem belasten.

MEINE STIEFTOCHTER KATHARINA:

»Mein Vater brauchte jemanden, der ihm half. Jetzt! Sofort!«

Zwei Wochen nach dem errechneten Geburtstermin kam unsere Tochter Ronja zur Welt. Freitagnacht war es mit den Wehen losgegangen. Robert hatte mich sofort ins Krankenhaus gebracht. Am Sonntagnachmittag wurde sie dann per Kaiserschnitt geholt. Natürlich ist unsere Ronja das süßeste Baby der Welt.

Mein Papi kam am Sonntagabend gleich mit dem Flieger zu uns nach Berlin und nahm sein erstes Enkelkind in den Arm. Conny musste leider zu Hause bleiben, ihr ging es nicht so gut. Außerdem darf beziehungsweise kann sie ja auch nicht fliegen, weil der Luftdruck in den Maschinen für sie zu schwach, also zu niedrig ist. In den Flugzeugen wird der Luftdruck fast wie auf der Erde simuliert – aber eben nur fast. Conny bräuchte eine Sondererlaubnis, weil sie während des ganzen Fluges mit dieser Atemmaske für Notfälle dasitzen müsste, die von der Decke baumelt. Das, findet sie, »kommt gar nicht infrage!«. Und auf die anderen Passagiere wirkt das ja auch nicht gerade vertrauenerweckend ... Das ginge mir genauso.

An so einem wichtigen Tag wie dem der Geburt unserer Tochter wurde mir wieder einmal klar, wie sehr der Krebs das Leben einer ganzen Familie beeinflusst und verändert. Und man kann absolut nichts dagegen tun. Denkt man. Dabei kann und muss man manchmal sogar etwas tun. Nämlich sich helfen lassen.

Als ich am Tag nach der Geburt mit meinem Papi allein im Krankenzimmer war, nutzten wir die Zeit für ein Vater-Tochter-Gespräch. Mein Papi sah ganz mitgenommen aus. Er sprach über Conny, die Krankheit, seine Ängste, die seelische und auch körperliche Belastung der vergangenen Monate und dass er sich oft ausgelaugt und leer fühle. Wie schwer es sei, immer stark sein zu müssen und das ganze Leben auf Conny und die Krankheit auszurichten. »Ich liebe Conny und würde alles für sie tun – aber manchmal weiß ich nicht, woher ich die Kraft nehmen soll.«

»Papi, du brauchst jemanden, der dir hilft. Conny hat die Ärzte und Schwestern, dich und mich, die ganze Familie und eure Freunde, die ihr helfen und sich um sie kümmern. Aber was ist mit dir? Um die Kranken kümmern sich ganz viele Menschen, aber kaum jemand um die Angehörigen. Dabei leiden sie doch auch, fühlen sich hilflos und überfordert.«

»Aber im Vergleich zu dem, was Conny ertragen musste und muss, darf ich mich überhaupt nicht beklagen.«

»Papi! Wenn es dir schlecht geht, dann geht es dir schlecht. Und du hast jedes Recht, das auch zu sagen. Ich finde, allein kann man eine so schwierige Situation kaum durchstehen. Warum gehst du nicht mal zu einem Psychologen? Zu einem, der dir handfeste und praktische Tipps gibt?«

Die meisten Menschen denken ja immer, bei einem Psychologen liegt man auf der Couch und muss in seiner Vergangenheit kramen wie in einem Überseekoffer, der mit düsteren Kindheitserinnerungen, verbotenem Neid auf die Geschwister, schiefgegangenen sexuellen Experimenten und schwierigen Abnabelungsprozessen vollgestopft ist. Stimmt gar nicht. Wenn man den richtigen Psychologen findet. Ich weiß das, ich habe selbst einmal einen gebraucht:

Ich war gerade achtzehn geworden und mit meinen drei besten Freundinnen nach Spanien gefahren. Wir hatten ein kleines Häuschen gemietet, das versteckt in einem Olivenhain lag. Am ersten Abend wurden wir überfallen. Ein Mann war bei uns eingebrochen, er wollte Geld, bedrohte uns mit einem Messer. Wir hatten schreckliche Angst, dass er uns töten würde, weil wir sein Gesicht gesehen hatten.

Nach diesem Erlebnis konnte ich monatelang nachts nicht mehr schlafen. Und wenn doch, wachte ich schweißgebadet aus Albträumen auf. Beim kleinsten Geräusch begann ich zu zittern und brach in Tränen aus. Ich fühlte mich so gedemütigt. Mit am schrecklichsten bei dieser ganzen Geschichte war die Tatsache, dass wir alle nur so knapp bekleidet gewesen waren – mit Bikini-Höschen und großem Tanktop. Wir hatten uns so nackt und deshalb so verletzlich gefühlt.

Die Angst beherrschte mein Leben. Bis ich dann endlich zu einem Psychologen ging. Ich wollte keine langjährige Therapie, ich brauchte JETZT GLEICH Ratschläge, wie ich mit dieser Situation besser zurechtkommen konnte.

Einer seiner Tipps war zum Beispiel: »Schließen Sie Ihre Angst weg.«

»... wie denn? Wie soll das gehen?«

Er erklärte es mir dann bis ins Detail: Man stellt sich eine große Kiste oder Truhe vor. Der eine stellt sich einen Überseekoffer von Louis Vuitton vor und der andere ein großes gelbes Postpaket oder eine Kiste aus dickem Holz mit breiten Metallbeschlägen. So was wie eine Schatzkiste, die man aus Piratenfilmen kennt. Dann nimmt man seine Ängste wie einen großen schweren Ball, ein Kissen oder whatever und packt sie in diese Kiste. Kiste schließen. Und dann so viele Paketklebebänder und Ketten und Vorhängeschlösser drum herumbinden, bis die Kiste garantiert sicher verschlossen ist. Dass da kein Fitzelchen Angst mehr rauskriechen, -wehen oder sich rausschlängeln kann. Alles sicher verpackt? Danach sucht man sich eine Stelle im Körper, in der man diese Kiste verstauen will. Ich habe mir den linken kleinen Zeh ausgesucht. Größenverhältnisse spielen bei diesem Gegen-die-Angst-Trick keine Rolle. Nur auf die Emotionen kommt es an.

Warum den linken kleinen Zeh? Am weitesten weg von meinem Kopf, in dem sich die Furcht festgesetzt hatte wie eine Klette. Hat man die Kiste sicher versteckt, kann man sich zurücklehnen. Das Grauen ist verpackt und an einem sicheren Ort untergebracht. Bis man irgendwann selbst entscheidet: Ach, jetzt guck ich mal nach, was eigentlich alles in der Kiste ist. Ist da weniger drin? Oder mehr? Will ich sie wirklich öffnen und nachschauen – oder lieber nicht? Das alles kann man selbst entscheiden. Mal kann man nur ein kleines Stück der Ängste herauslassen, mal mehr. Je nachdem, was das Gefühl sagt.

Das hilft wirklich. Ich weiß inzwischen auch, warum: Wissenschaftler haben herausgefunden, dass die Methode des Wegpackens deshalb funktioniert, weil die Betroffenen nicht versuchen, ihre Gefühle bewusst zu kontrollieren oder zu verdrängen.

Ausnahmsweise hat mein Papi auf mich gehört. :-) Und in München einen Termin bei einem Psychologen vereinbart. Der hat ihm klargemacht, dass er auch an sich selbst denken muss. Es sei gut und schön und wichtig, dass er seiner Frau beistehe, ihr Kraft und Sicherheit gebe, er dürfe jedoch nicht vergessen, dass er auch noch ein eigenes Leben habe. Er brauche kein schlechtes Gewissen zu haben, wenn er sich allein mit Freunden trifft, ins Kino oder Theater geht oder für ein paar Tage seine Familie in Frankfurt besucht, wenn er berufliche Termine verabredet, Lust auf eine Fahrradtour oder ein verlängertes Wochenende in der Schweiz hat oder einfach froh ist, mal nicht über Krankheit und Tod nachzudenken.

Das geht ganz vielen Angehörigen so. Sie quälen sich gleich mit einem schlechten Gewissen, wenn sie feststellen: Jetzt habe ich eine Stunde oder den ganzen Abend nicht an meinen krebskranken Partner gedacht. Habe mich nicht gefragt, wie es ihm wohl geht. Ob er Schmerzen hat. Ob er sich ängstigt. Habe ihn nicht angerufen. Ich habe einfach mein Leben gelebt. Darf ich das? Nein, ich sollte mich schämen, denn das ist gefühllos und egoistisch. Nein. Falsch. Ist es nicht. Sagen die Psychologen.

ENDE MAI 2013

Schon wieder eine neue Problemzone!

Auf einer Skala von 1 – »schlecht« – bis 10 – »sehr gut« – geht es mir meist »okay« – also ungefähr eine 6,5. Nicht »sehr gut«, nicht »gut« und auch nicht »na ja, eigentlich gut«, sondern eben »okay«. Jedenfalls dann, wenn ich alles langsam angehe. Was mir ja schwerfällt. Ich springe morgens aus dem Bett, als ob nichts gewesen wäre. Gesicht waschen = die erste Schnappatmung. Wenn man sich Wasser ins Gesicht kippt, kann man ja nicht atmen. Ich jedenfalls nicht. Unter die Dusche = schwerer Schnappatmungsanfall, weil ich das Duschgel zu schnell verteile und mich bücken muss, um die Beine einzuschäumen. Haare waschen = mittelschwerer Schnappatmungsanfall. Viel zu anstrengend. Raus aus der Dusche und mit dem Badetuch abtrocknen = schwerer Schnappatmungsanfall. Da braucht man Kraft, die ich nicht habe. Body eincremen = weiterer mittelschwerer Schnappatmungsanfall. Die Bewegungen sind zu anstrengend. Zähne putzen = kleiner Schnappatmungsanfall. Haare föhnen = schwere Schnappatmung. Weil der Föhn so schwer ist.

Nach dem Badezimmer-Morgenprogramm bin ich fix und fertig. Was mich nicht daran hindert, mich im Eiltempo anzuziehen, die Betten zu machen, die Küche aufzuräumen, die Blumen zu gießen und die Wäsche aufzuhängen. Dass ich dabei so hektisch bin und nach

Luft keuche, macht meinen Mann immer noch ärgerlich. Und ich frage ihn jedesmal, warum er mich nicht einfach so lassen kann, wie ich bin. Seine Antwort: »Weil ich auf dich aufpassen muss und für dich verantwortlich bin!« Was soll ich dagegen sagen?

Heute Morgen habe ich es etwas langsamer angehen lassen. Ich brauche meine Kräfte. Ich gehe zu einem Pressetermin. Eine neue Schlankmethode wird vorgestellt. Da der Termin bei uns um die Ecke in Schwabing stattfindet, kann ich gemütlich zu Fuß dorthin gehen. Kein langer Weg. Kein Stress. Keine Hektik. Veranstaltungsort ist ein Yogastudio, das für die Veranstaltung gemietet und leer geräumt wurde. Vor dem Fenster steht ein weißer Apparat und daneben eine Liege, auf der ein junges Mädchen im schwarzen, oberschenkelkurzen Kimono sitzt. Etwas verschüchtert wirkt sie.

Der PR-Manager des neuen Schlankgeräts stellt sich vor und bittet uns Journalisten – wir sind etwa fünfzehn –, uns kreisförmig um ihn zu versammeln. Ein bisschen wie in der Schule. Er legt seine Hand auf das Gerät, das ihm fast bis zur Hüfte reicht und an die Apparate beim Zahnarzt erinnert – die hohen Klötze mit Bohrer, Absauger, Polieraufsatz. Das hier hat an einem Schlauch eine Art Staubsauger.

»Meine Damen«, beginnt er. »Das hier ist die neueste und wirkungsvollste Art, schlanker zu werden. Sie müssen nicht hungern, keinen Sport treiben – sich einfach nur hinlegen und behandeln lassen.«

Interessant! Ist ein technischer Wunderapparat erschaffen worden und ich habe das nicht mitbekommen?

»Vergessen Sie zu üppige Hüften, Reiterhosen, Cellulite oder eine Taille, die nicht mehr vorhanden ist.«

Der hängt sich ganz schön weit aus dem Fenster ...

»Das Geheimnis ist: Kälte. Kälte lässt die Fettzellen im Körper schmelzen. Wenn ich Ihnen das mal kurz vorführen darf ...«

Kälte gegen Fett. Das ist nun wirklich keine neue Erkenntnis. Aber vielleicht gibt es eine neue Variante? Auf sein Zeichen hin legt sich die Frau im Kimono flach auf die Liege und dreht sich auf die linke Seite. Den rechten Oberschenkel winkelt sie an.

»Wie Sie sehen, hat die Dame etwas zu üppige Oberschenkel.«

Frechheit! Es sind ganz normale Oberschenkel einer ganz normalen jungen Frau.

Er nimmt den Staubsaugerkopf und hält die Unterseite nach oben. Eine rechteckige Öffnung ist zu sehen. »Fassen Sie da mal hinein. Keine Angst, es passiert Ihnen nichts. Nur damit Sie sehen, wie das Ganze funktioniert.«

Vorsichtig reinfassen. Kalt ist es. Als ob man ins Gefrierfach des Kühlschranks fasst.

»Das Gerät saugt die Haut mit dem Fettgewebe an und dabei werden die Fettzellen durch die Kälte zerstört.« Er setzt den Staubsaugerkopf auf den Oberschenkel der jungen Frau. Die Haut wird richtig eingesogen. Wie bei einem besonders zähen Teig.

»Tut das nicht weh?«, frage ich.

»Nein«, antwortet die junge Frau und lächelt tapfer.

»Wie lange dauert so eine Behandlung?«, fragt eine Kollegin.

»So etwa eine Stunde. Je nachdem, wie groß und üppig die Körperregion ist, die behandelt werden muss, sind zwei bis sechs Sitzungen nötig.«

Ich will wissen: »Was sind denn das für Problemzonen, die die Frauen hauptsächlich behandeln lassen?«

Der Mann reckt sich wichtig in die Höhe und zählt an den Fingern ab: »Ganz klar Reiterhosen, Cellulite, Taille, schlaffe Unterarme – die berüchtigten Bingo Wings – und die seitlichen Brustansätze, die man bei vielen Frauen unter dem BH hervorquellen sieht. An der Spitze der Liste stehen seit Neuestem aber die Knie.«

»Die Knie?«

»Ja, schauen Sie«, er nimmt den Saugapparat vom Oberschenkel der Patientin und weist mit den Händen auf die Innenseite ihrer Knie. »Da sammelt sich bei vielen Frauen Fett an. Das ist nicht immer eine Frage von zu viel Essen und Übergewicht, sondern oft auch einfach Veranlagung. Aber dagegen kann man ja ganz einfach etwas tun«, er wedelt wichtig mit dem Staubsaugerkopf, »und wieder selbstbewusst kurze Röcke tragen.«

Die Knie sind also die neue Problemzonen-Parzelle der Frauen. Ich bin erstaunt. Und beschließe, dass dieser Beautytrend nicht von mir verbreitet werden wird.

Ich muss wieder einmal zum Kontrollcheck in meine Klinik. Nachgucken, ob alles noch frei von Metastasen ist. Und ob sich die Lungenfibrose, die Folge der Thoraxbestrahlungen, noch weiter ausgebreitet hat und falls ja, wie weit. Das Blutbild wird gecheckt, ein CT gemacht und ein LuFu, Lungenfunktionstest: das übliche Prozedere.

Obwohl: Manchmal muss ich auch noch einen Gehtest machen. Der dauert fünf Minuten und ich soll so schnell ich kann fünfzig Meter weit gehen. Immer hin und zurück. Einen Gang entlang, von Zimmer neunzehn – Anmeldung LuFu – bis Zimmer fünfundzwanzig – da werden die EKGs gemacht. Vor Zimmer neunzehn sitzt eine der freundlichen Schwestern, die die Zeit stoppt. Dieser Gehtest ist so was von langweilig, das glaubt man nicht. Man rennt immer an den Patienten im Wartebereich vorbei, die auf den unbequemen Holzstühlen sitzen, bis sie zur LuFu oder zum EKG gerufen werden. Die erst vor zwei oder drei Tagen eingelieferten Patienten schauen einen natürlich verständnislos an – warum rennt diese Frau hier zum zehnten Mal vorbei? Hat die sich verirrt? Ist die nicht ganz richtig im Kopf?

Schließlich habe ich Gehtest, Blutabnehmen, CT und LuFu hinter mich gebracht. Und Professor Reichenberger hat auch noch schnell den Port gespült. Das soll man alle vier bis sechs Wochen machen, damit im Falle des Falles eine Infusion auch gut durch den dünnen Schlauch in die Vene läuft. Ich kenne Krebskranke, die ihren Port seit über vier Jahren nicht haben spülen lassen. Mir wäre es zu gefährlich, dass der Port im Notfall verstopft ist oder nicht mehr richtig läuft. Na ja, das muss ja jeder selbst wissen. Ich kenne auch Patienten, die sich vor der Chemotherapie einen Port einsetzen und nach Ende der Therapie sofort wieder haben entfernen lassen. Aber meine Ärzte haben gesagt: »Wenn er Sie nicht stört, behalten Sie ihn.« – »Wo liegt der Vorteil?« – »Sollte es nötig sein, muss man keinen neuen Port einsetzen.« Das leuchtete mir sofort ein. Als Krebspatient weiß man ja nie, was passieren kann ...

Wie immer reden Professor Reichenberger und ich dann noch über die Dinge des Alltags. Also: meines Alltags. Immer noch die übliche Atemnot. Das Gewicht stabil, habe sogar ein bisschen zugenommen. Nein, Nachtschweiß habe ich nicht. Ja, ab und zu würde ich wieder arbeiten. Ja, ja, ich weiß, dass ich mich viel zu oft überfordere – arbeiten, Termine verabreden, für Freunde kochen und dann ... Zack, haut's mich um und ich liege platt auf dem Sofa.

Professor Reichenberger kennt mich inzwischen natürlich und versucht gar nicht erst, die Hektikerin in mir zur Vernunft zu bringen. Er sagt nur: »Das ist gar nicht so schlecht, Frau Eyssen. Lieber ein bisschen überfordern, als sich gar nichts mehr zuzutrauen und sich zu sehr zu schonen. Aber vergessen Sie nicht, sich zwischendurch auszuruhen, nicht wahr?«

Nein, eine Atemtherapie würde ich immer noch nicht machen.

»Warum nicht?«

Natürlich würde er mich nur allzu gerne dazu überreden. Aber er weiß genau, dass ich bei dem kleinsten Druck, bei dem winzigsten Versuch, mir etwas schmackhaft zu machen, das ich nicht will, sofort die Schotten dicht mache. Da geht gar nichts mehr. Der Dickkopf, kindisch, ja. Na und?

»Ich WILL NICHT in meinen Bauch atmen und ich WILL NICHT meine innere Mitte suchen und dabei ›Ommmmmm‹ summen. Das ist nichts für mich. Das macht mich nervös und wütend.«

»Darauf fällt mir jetzt leider kein Gegenargument ein, das Sie überzeugen würde, Frau Eyssen ...«

Heute hat der Professor aber schnell aufgegeben. :-) Da kann ich gleich zu dem Thema wechseln, das mich seit Kurzem beschäftigt: »Da wäre dann aber noch etwas, das ich gern kurz mit Ihnen besprechen würde. Mein Mann und ich wollen ein paar Tage wegfahren. So knapp zwei Wochen. Nach Südfrankreich.«

»Gute Idee. Und wo liegt das Problem?«

»Na ja, wenn mir hier in München etwas passiert, dann habe ich ja Sie. Und all meine Ärzte hier in der Klinik. Aber wenn ich in Frankreich bin und es geht mir plötzlich schlecht – was mache ich dann? Klar, ich habe immer meine Beruhigungspillen dabei. Für den Notfall. Aber wenn die aufgebraucht sind? Außerdem kann ich doch nicht tagelang *Mother's Little Helpers* futtern.«

»Erstens: Es KANN Ihnen gar nichts passieren. Alles, was passieren könnte – ich betone: k-ö-n-n-t-e –, geschieht nicht von jetzt auf gleich, sondern schleichend und ohne irgendwelche plötzlich auftretenden körperlichen Symptome.«

Ich muss zweimal nachdenken, ehe ich darauf komme. Er meint: Metastasen. Oder Rezidive. Okay ...

»Zweitens: Solche Ängste sind ganz normal, nicht wahr? Bei allem, was Sie durchgemacht haben. Was halten Sie von der Idee, sich einmal mit einem Psychoonkologen zu unterhalten?«

»Wie soll der mir denn helfen können?« Mein erster Gedanke: NEIN. NEIN. NEIN. Und dann: Na ja, vielleicht sollte ich ja doch mal mit einem Experten reden? Was ich bisher kategorisch abgelehnt habe. Weil: Ich schaff das schon allein!

Aber diese Reise will ich jetzt nicht wie die anderen vorzeitig abbrechen, weil ich nach Luft japsend und völlig entkräftet im Bett liege. Dann suche ich mir eben einen Psychoonkologen. Vielleicht hilft's ja doch was? Mal sehen ...

Fündig werde ich schließlich bei der Bayerischen Krebsgesellschaft. Die Frau, die meinen Anruf entgegennimmt, klingt freundlich und gar nicht betulich oder nach langweiligem und besserwisserischem Seelendoktor.

Vier Tage später erscheine ich überpünktlich zu meinem Termin bei Frau Hartlieb* bei der Bayerischen Krebsgesellschaft.

Im Zimmer von Frau Hartlieb. Undefinierbar grüner Teppichboden. Grauer Schreibtisch. Ein beigefarbener runder Plastiktisch, um den wir uns in beigefarbenen Sesseln gruppieren. Cremefarbene

* Name geändert.

Rosen in einer bauchigen weißen Vase. Links an der Wand ein Regal mit Büchern. Daneben auf dem Boden ein Gummibaum, der seine Blätter fast bis zur Decke reckt. Die Fenster sind bodentief. Und da sich die Beratungsstelle im Erdgeschoss eines hellgrauen Betongebäudes befindet, sollen hellgraue Vorhänge die Welt draußen und das Geschehen im Raum drinnen lassen.

Frau Hartlieb hört sich meine Krankengeschichte an. Dann sagt sie: »Es scheint, als ob Sie mit Ihrer Erkrankung wirklich gut umgehen können.«

»Ja. Bestens. Da ist eben nur die Sache mit den Panikattacken.«

»Wenn ich Sie richtig verstehe, sind Sie eher der praktische Typ und möchten einen handfesten, sofort umsetzbaren Ratschlag?«

»Ja! Genau!« Frau Hartlieb besitzt offenbar ebenso viel Menschenkenntnis wie Einfühlungsvermögen. Und zwar von beidem sehr viel. Dass Psychoonkologen so nett und gar nicht langweilig oder arrogant sein können ... Ich staune.

»Dann würde ich Ihnen vorschlagen, Sie probieren die Fünf-vier-drei-zwei-eins Übung aus ...«

»... wie geht die?«, falle ich ihr neugierig ins Wort.

»Nun, Sie zählen fünf Dinge auf, die Sie sehen, hören und fühlen ...«

»... den Schrank, den Gummibaum ...«

»Halt, halt«, bremst Frau Hartlieb mich, »zuerst zählen Sie fünf Dinge auf, die Sie sehen, dann fünf, die Sie hören, und schließlich fünf, die Sie fühlen – wie etwa: meinen Oberschenkel auf dem Polster des Stuhls, meinen rechten Fuß auf dem Boden, die Wärme, die von meinem Herzen ausgeht ...«

»... schon verstanden. Also: Ich sehe den Schrank, den Gummibaum ...«

Frau Hartlieb erhebt einhaltgebietend ihre Hände. »Zuerst also jeweils fünf Dinge, dann nur noch jeweils vier, drei, zwei und schließlich nur noch eins. Wenn es geht, bitte keine Wiederholungen, sondern immer einen neuen Gegenstand, ein neues Geräusch und ein neues Gefühl beschreiben.«

»Und wozu soll das gut sein?«

»Man kann Ängste besiegen, indem man nicht in sich hineinhorcht, sich nicht auf den schnellen Puls oder das rasende Herz konzentriert, sondern auf völlig andere Dinge.«

»Hmm ... Dann versuche ich das mal. Ich sehe den Schrank, den Gummibaum, den Schreibtisch, die Vorhänge, den Bilderrahmen. Ich höre einen Rasenmäher, den Mann, der gerade draußen vorbeigeht, Ihre Stimme, Vogelgezwitscher, ein weinendes Kind – aber beides nur sehr leise ...«

»Das macht nichts.«

»Ich fühle die Stuhllehne in meinem Rücken, meine Füße auf dem Boden, die Oberschenkel auf dem Polster, meine Hand auf der Stuhllehne, die Wärme der Sonne, die mir auf den Nacken scheint.«

»... und jetzt jeweils vier Dinge. Wie gesagt: Wenn es geht, keine Wiederholungen.«

»Warum nicht?«

»Weil man dann seine Aufmerksamkeit gezielt auf seine Sinneswahrnehmungen fokussiert und so wieder handlungsfähig wird.«

Aha. »Ich sehe den Computer, die Tastatur, die Akten auf dem Schreibtisch, äh ... die Blumenvase auf dem Tisch. Ich höre ... Es ist so leise ... Ich höre keine neuen Geräusche ...«

»In diesem Fall können Sie wiederholen, was Sie hören oder vorhin gehört haben.«

Was hab ich nur vorhin gehört? Ah ja: »Ihre Stimme, den Rasenmäher, ein weinendes Kind ... Und – äh ... Vogelgezwitscher!« Und was fühl ich jetzt? Muss ja etwas anderes als vorhin sein. »Den Ehering an meinem rechten Finger, die Uhr an meinem Handgelenk, die Ärmel des Cashmerepullis auf meiner Haut. Der BH-Verschluss an meinem Rücken.« Ich bin ziemlich stolz auf mich.

»Und nun bitte jeweils drei Dinge.«

Da muss ich mich ein bisschen länger im Büro von Frau Hartlieb umschauen, um neue Gegenstände zu entdecken. »Die Bücher im Regal, der Bügel mit Ihrem Mantel an der Tür. Zählen Bügel und Mantel als zwei Dinge?«

»Nein«, antwortet sie lächelnd. »Das wäre ja ein bisschen zu einfach.«

Dann suche ich halt weiter. »Der Schreibtischstuhl!«

»Ja, gut. Bitte weiter.«

»Ich höre Ihre Stimme, den Rasenmäher und Vogelgezwitscher. Sorry, aber außer Ihrer Stimme ist echt nichts zu hören. Ich fühle ...« Was muss ich denn noch alles fühlen? »Ich fühle ... mich warm, leicht und sicher.«

Frau Hartlieb lächelt wissend und zufrieden, als hätte ich endlich etwas wirklich richtig gemacht, richtig gefühlt. Als sei ich auf dem besten Weg, zukünftige Panikmomente weltmeisterlich ins Land des Vergessens zu befördern.

»... jetzt noch jeweils zwei Dinge.«

Ja, ja, ich mache ja schon: »Der blaue Kugelschreiber auf Ihrem Schreibtisch, der Kalender an der Wand. Ihre Stimme, der Rasenmäher.« Jetzt muss ich noch etwas anderes fühlen. »Die Ballerinas an meinen Füßen, die Zehen, die sich in den Ballerinas bewegen.« Uff! Schnell weiter. Diese Übung dauert ganz schön lang. »Das Kästchen mit Ihren Visitenkarten. Ihre Stimme. Mein Herz, wie es schlägt.«

Geschafft. Während der ganzen Zeit habe ich an nichts anderes als an meine Aufgabe gedacht, Dinge zu entdecken, zu hören, zu fühlen. Und sie aufzuzählen. Diese Übung gegen meine Panikattacken klingt nicht nur logisch, sie ist offensichtlich auch einfach und effizient und man kann sie überall machen. Sogar in der U-Bahn oder im Büro – man muss ja nicht laut sprechen.

Ein paar Tage später denke ich dann doch noch mal darüber nach, was Professor Reichenberger noch vorgeschlagen hatte – eine Atemtherapie. Aber was soll die schon bringen? Eine halbe Lunge ist eine halbe Lunge. Andererseits – eine Atemtherapie hat ja schon vielen geholfen. Ich bin trotzdem skeptisch. Hätte aber natürlich schon gern ein bisschen mehr Luft. Soll ich? Oder soll ich nicht? Ach, ich probiere es einfach mal.

Ich suche im Internet nach einer Atemtherapeutin. Sie muss zu Fuß von unserer Wohnung bequem zu erreichen sein. Auf den Homepages vieler Atemtherapeuten ist auch ein Foto zu sehen. Ich entscheide mich für eine Frau mit kurzen grauen Haaren, die Mitte oder Ende sechzig sein dürfte und mir auf den ersten Blick sympathisch ist.

Ich erscheine zum verabredeten Termin. Zuerst will sie meine Geschichte wissen und warum ich bei ihr bin. Ich will nicht, dass sie mich mitleidig anguckt und denkt: »Oh, die arme Frau. Hat Krebs und nur noch eine halbe Lunge ...« Deshalb erzähle ich alles in einem möglichst witzigen Plauderton. »Eine halbe Lunge ist immer noch besser als ein halbes Herz! Allerdings: Sein Herz kann man verschenken und ist dann glücklich. Aber selbst wenn ich meine Lunge verschenken wollte – keiner würde sie haben wollen.«

Sie weiß zuerst nicht, ob sie lachen soll oder nicht. Tut es aber dann doch. Die Stimmung lockert sich sofort. Diese Erfahrung habe ich schon oft gemacht: Man kann gleich viel offener miteinander reden, wenn man die angespannte Situation erst einmal auflockert.

Dann geht es los. Wir stehen in dem kleinen Behandlungszimmer nebeneinander. Ich soll ganz locker in den Knien wippen und mit den Armen entspannt nach vorne und hinten schwingen. Nach ungefähr dem zehnten Vorwärtsschwung der Arme sieht sie mich an. Schüttelt den Kopf. »Ich sehe schon, das haut nicht hin ...«

»Wieso? Habe ich was falsch gemacht?«

»Nein, nein. Im Gegenteil. Sie versuchen zu sehr, alles richtig zu machen. Versuchen Sie, locker und entspannt zu bleiben.«

Ich versuche es. Nach dem vierten Versuch gibt die Atemtherapeutin auf. »Ich denke, das ist nichts für Sie. Sie denken zu sehr an einen Wettkampf. Sie betrachten das als eine Challenge, bei der Sie möglichst gut abschneiden wollen ...«

Stimmt. Die Frau hat recht. Ich will die Beste sein. Ich will alles können, auch das, was ich nicht kann. Das war schon immer so. Ich gehöre nicht zu den Menschen, denen alles in den Schoß fällt. Ich muss kämpfen um das, was ich haben oder erreichen will. Das habe ich auch immer gern getan. Auch heute noch. Es hat mich weit gebracht. Hat mir oft geholfen. Aber diese Charaktereigenschaft hat mir auch sehr oft im Weg gestanden. Was meinen Krebs angeht, ist das allerdings jetzt ein großer Glücksfall.

Kluge Frau, dieser Atemtherapeutin. Als Alternative bietet sie mir eine Fußreflexzonenmassage an. Ich lasse mich überreden, obwohl mich schon allein der Gedanke, dass sie meine Füße durchknetet, an den Rand eines nervlichen Tsunamis treibt. Still liegen. Entspannen. Genießen. In sich hineinhorchen. Sich behandeln lassen, nicht die Kontrolle über alles haben. Ja, ja, genau mein Ding. :-)

Ich habe die Stunde hinter mich gebracht. Ich bin erleichtert, dass es vorbei ist. Ich werde keinen zweiten Termin machen. Eigentlich habe ich gleich nach der Chemo beschlossen, dass ich meine Zeit, die mir noch verbleibt, so nutzen möchte, wie es mir gefällt – ich möchte NICHT noch mehr als ohnehin nötig in Wartezimmern sitzen, noch mehr Ärzte sehen und Fuß- oder andere Reflexzonenmassagen und Fangopackungen auf meinem Rücken über mich ergehen lassen oder mich bei Yogaübungen in Hängematten verrenken.

Solche Therapien und Methoden sind einfach nichts für mich. Deshalb bin ich nach den Operationen und der Chemo auch nicht in eine Rehaklinik gegangen. Allein bei dem Gedanken, dass ich bestimmt jeden Morgen um 8 Uhr ganz gesund frühstücken muss und den ganzen Tag unterwegs bin, um von der Wassertretenstunde zur Selbsthilfegruppe und anschließend zum autogenen Training zu hetzen, verursacht bei mir eine extrem heftige Abneigung. Ich weiß, dass andere Kranke froh sind, sich in einer Rehaklinik erholen zu können. Dass ihnen die verschiedenen Therapien helfen. Aber jeder Mensch ist anders, nicht wahr?

MEIN MANN REMY:

»Ich frage mich, ob es überhaupt einen Anspruch auf Glück gibt.«

Ich bin jedesmal mindestens genauso nervös wie meine Frau, wenn wir zu den Kontrolluntersuchungen gehen. Auch wenn es meiner Frau nach den Lungenbestrahlungen inzwischen wieder ganz gut geht, achte ich doch auf jede kleinste Veränderung. Ist sie blass? Bewegt sie sich vielleicht langsamer als sonst? Klingt ihre Stimme dünner, etwas kraftlos oder matt? Ist sie eher stumm? Oder macht sie Scherze? Ist sie schneller kurzatmig als sonst? Hat sie Lust, mit mir spazieren zu gehen? Bittet sie mich, die Einkäufe zu machen? Oder geht sie selbst?

Das sind die Winzigkeiten, an denen ich ablesen kann, wie gut oder schlecht es ihr geht. Das muss ich auch können, denn es müsste meiner Frau schon richtig, richtig schlecht gehen, bis sie das von sich aus zugeben würde. Die Höchstform dieses Zugebens sieht so aus: Sie legt sich auf die Couch im Wohnzimmer und sagt: »Ich ruh mich nur kurz aus.« Dann weiß ich: Achtung! Aufpassen! Alle Pegel sind gerade unten im Keller.

Und ich bin jedesmal genauso erleichtert wie Conny, wenn nach den dreimonatigen Kontrollchecks in der Klinik alles in Ordnung ist und es nur gute Nachrichten gibt. Auch wenn wir beide nach außen hin inzwischen so tun, als hätten wir nichts anderes als gute Nachrichten erwartet. Vielleicht hängt das damit zusammen, dass Schweigen und so tun als ob die bösen Geister der Angst bannen sollen. Oder weil wir einfach nur positiv denken, optimistisch sein wollen.

Die Krankheit hat auf eine geheimnisvolle Art die Beziehung zwischen uns verändert. Unser Umgang ist liebevoller geworden, rücksichtsvoller. Es ist eine ganz neue Nähe entstanden. Wir genießen die Zeit, die wir miteinander verbringen. Das Leben fühlt sich irgendwie kostbarer an. Die Tage, die wir zusammen verbringen, sind wie Geschenke. Ein warmer Sommerabend auf der Terrasse bei einem Glas Rosé – ein Glücksmoment.

Von vielen kranken – aber auch gesunden – Menschen, von Psychologen und irgendwelchen angeblichen Gurus hört man ja immer wieder, dass sie sagen: »Lebe jeden Tag, als sei es dein letzter.« Das soll ein Zitat von James Dean sein. Wie auch immer – zu unserem Leben, zu meiner Frau und mir, passt dieser Spruch überhaupt nicht.

Weil dieser Satz letztendlich ja bedeutet, dass man sich täglich mit dem Sterben beziehungsweise der Endlichkeit des eigenen Seins auseinandersetzt. Ist es nicht viel besser für die Seele, wenn man ein ganz normales Leben führt? Weil man sich dann auch wie ein normaler Mensch fühlt?

Ich habe meine Frau gefragt, wie sie dazu steht. Ihre Antwort: »Ich will nicht morgens beim Aufwachen daran denken, dass ich am nächsten Morgen tot sein könnte. Ich will das mittags nicht denken und abends auch nicht und eigentlich überhaupt nicht. Ich will daran denken und glauben, dass ich noch lange lebe und noch viel erlebe. Ich will Pläne machen und mir eine Zukunft vorstellen. Wie schrecklich ist das denn, wenn man jeden Tag denkt, es sei der letzte?«

So sehe ich das auch. Obwohl mir natürlich klar ist, dass es eigentlich darum geht, Wünsche, Entscheidungen, Reisen, Pläne oder was auch immer möglichst nicht aufzuschieben. Weil es schon morgen zu spät dafür sein kann. Und dass man jeden Tag bewusst erleben soll. Ihn so aufregend und befriedigend wie möglich gestalten soll. Dass man sein Leben nicht mit Sinnlosigkeiten oder Alltagstrott oder Beziehungen, die man eigentlich gar nicht führen will, vertun soll.

Meine Fragen lauten: Wer kann das schon, jeden Tag so leben, als sei es der letzte? Und ist das wirklich klug? Denn das Leben besteht aus Höhen und Tiefen, aus Freude und Schmerz. Und nicht daraus, jeden Tag Spaß zu haben.

Ich habe mal gelesen, dass Wissenschaftler bei einer weltweiten Studie Folgendes herausgefunden haben: Menschen, die sich als glücklich beschreiben, haben große Krisen gemeistert. Und nicht diejenigen, die im Lotto gewonnen haben, berühmt sind oder ein Imperium regieren.

Unser Gehirn ist einfach nicht dafür gebaut, dass wir uns ständig glücklich fühlen. Es kann nicht dauernd Serotonin, Endorphine und solche Sachen ausschütten. Aber bei den meisten Menschen giert das Gehirn offenbar täglich nach dem Zustand des Glücks. Dieser Wunsch kann selbstverständlich nicht erfüllt werden. Die Folge: Enttäuschung. Traurigkeit und Unglücklichsein. Das genaue Gegenteil von Glück.

Gelegentlich merke ich, wie der Schrecken mich dann doch einholt. Verdrängte Ängste über mich herfallen. Das wurde eines Nachts so heftig, dass ich dachte, einen Herzanfall zu bekommen. Panik, Verzweiflung. Nur weil ich auf dem Notruf nicht durchkam, bin ich am nächsten Morgen gleich zum Internisten gegangen, der mich beruhigte. »EKG in Ordnung und keinerlei Anzeichen für einen durchlittenen Infarkt. Alles nur die Psyche«, meinte mein Arzt, »ganz normal in Ihrer Situation.« Wie beruhigend ...

ENDE MAI 2013, TERMIN BEI MEINEM GYNÄKOLOGEN

Mein Gynäkologe, der Arzt, dem die Frauen vertrauen

Da mein Leben wieder so hübsch normal ist, jedenfalls für meine Verhältnisse, will ich auch meine normalen Verhaltensweisen wieder aufnehmen. Dazu gehört auch, jedes Jahr zum Frauenarzt zu gehen und einen Check machen zu lassen. Vergangenes Jahr war das erste Mal seit über zwanzig Jahren, dass ich mich nicht bei meinem Gynäkologen habe untersuchen lassen. Ich hatte mit dem blöden Lungenkrebs echt genug zu tun. Den Termin hole ich jetzt nach.

Mein Frauenarzt ist sichtlich mitgenommen, als ich ihm die ganze Krankheitsgeschichte in Kurzform erzähle. Immerhin: Synchronkrebs, zwei Operationen, nur noch eine halbe Lunge, Chemo und Bestrahlungen – das macht schon was her. ;-) Aber er ist auch froh, dass es mir inzwischen wieder so gut geht und ich so gesund aussehe.

Während der Untersuchung erzähle ich: »Mein Mann und ich wollen in ein paar Tagen nach Südfrankreich fahren. Endlich Urlaub machen. Für zehn Tage. Ein bisschen die Sonne genießen. Aufs Meer schauen. Sterne am Nachthimmel zählen.«

»Gute Idee. Um diese Zeit ist es bestimmt besonders schön dort.«

»Ja. Vor allem wollen wir mal nicht an Krankheiten denken und auch keine Ärzte sehen.«

»Das kann ich gut verstehen, Frau Eyssen – nach allem, was Sie durchgemacht haben.«

Dann darf ich mich wieder anziehen. Rein in die neonpinkfarbene Cashmerestrickjacke und den weiten Rock aus Jacquard mit den großen aufgedruckten Blumen in Rot und Kornblumenblau. Dazu blauschwarz gestreifte Stoff-Ballerinas.

Wir sitzen an seinem Schreibtisch. Er schaut sich die Ultraschallbilder an und notiert etwas in meiner Akte. Irgendwie wirkt er nachdenklich, als hätte er etwas auf dem Herzen, das er nicht sagen will.

Mir fällt auf, dass er braun gebrannt ist. In diesen weißen Arztsachen fällt eine Sonnenbräune ja immer besonders gut auf. Vielleicht sollte ich mir für den Urlaub in Südfrankreich schnell noch ein weißes Kleid kaufen?

»Alles in Ordnung?«, frage ich.

»Ja, so weit schon. Wir müssen natürlich die Ergebnisse vom Blut und vom Abstrich abwarten. Machen Sie sich keine Sorgen. Genießen Sie Ihren Urlaub. Ich rufe Sie an, wenn ich die Ergebnisse habe.«

MEIN MANN REMY:

»Was für ein Urlaub: Regen statt Rosé und Sorgen statt Faulenzen«

Ich freute mich so sehr auf den Urlaub in Südfrankreich. Nach dem Desaster in der Schweiz sollte das unser erster richtiger Urlaub werden. Meer, saubere Luft, nicht zu heiße Temperaturen, Spaziergänge am Strand, eiskalter Rosé, frisch gefangener Fisch – das ist Glück. Und: keine 1700 Meter Höhe wie in der Schweiz. Ich musste also nicht befürchten, dass meine Frau Atemprobleme bekommen würde.

Da die Strecke von knapp tausend Kilometern von München nach Südfrankreich viel zu lang für meine Frau ist, hatte ich schon Romantikhotels für Zwischenstopps mit Übernachtung gebucht. Denn mehr als dreihundert, höchstens dreihundertfünfzig Kilometer am Stück Autofahrt sind für sie schon eine arge Anstrengung. Am Tag vor unserer Abreise legte meine Frau wie immer die Sachen bereit, die sie einpacken wollte. Rechts meine Unterwäsche, T-Shirts, Hemden, zwei Pullis, Socken, eine Ersatzjeans, Regenjacke und links ihre ordentlich gestapelten Berge mit penibel zusammengefalteter Kleidung. Ich meine: Wir würden gerade einmal knapp zwei Wochen weg sein ...

Es geschah auf dem Weg nach Südfrankreich. So ungefähr auf der Höhe von Varese in Italien. Connys Handy klingelte.

Etwa vier Minuten später beendete sie das Gespräch. »Das war mein Gyni. Die Ergebnisse vom Abstrich sind da. Und vom Blut.«

»Und?«

»Na ja, er sagt, so weit alles okay. Ich solle mir keine Sorgen machen und den Urlaub genießen. Aber zur Sicherheit möchte er mich noch einmal sehen, wenn wir zurück sind. Keine Sorgen machen ... Der hat gut reden.«

Sie schaute aus dem Fenster, um mich nicht ansehen zu müssen. Sie hatte Angst, ich könnte die Angst in ihren Augen sehen. »Ach, komm, Schatz«, versuchte ich sie zu beruhigen. »Er hat doch gesagt, alles sei okay. Lass uns den Urlaub genießen. Den haben wir uns wirklich verdient. Vor allem du.«

»Ach was! Du hast ihn viel nötiger als ich. Ich hab schließlich nur faul in irgendwelchen Krankenhausbetten rumgelegen und unter Strahlenkanonen ein gemütliches Mittagsschläfchen gehalten.« Sie lächelte mich an, aber es war ein aufgesetztes Lächeln. Ich wusste sofort, sie wollte stark sein und fröhlich und mir die kommenden Tage nicht verderben.

Aber meine Frau besitzt die bewundernswerte Gabe, sich nicht in dunkle Grübeleien fallen zu lassen und immer wieder an das Gute zu glauben, daran, dass sie alles schaffen kann und alles gut enden wird. Vierzig Kilometer nach Varese war sie schon wieder voller Vorfreude auf das Häuschen in Le Lavandou, in dem wir die nächsten zehn Tage verbringen wollten.

»Was hältst du davon, wenn wir unten an unserem Strand mal wieder ein Picknick machen? So wie früher? Wir packen Käse, Oliven, Baguette und Wein ein und eine Decke. Dann schauen wir den Wellen zu, wie sie sich an den Strand wälzen.«

»Das machen wir.« Ich fand die Idee wunderbar und verlockend.

»Und wir müssen einen Karton von unserem Lieblingsrosé kaufen und mit zurück nach München nehmen.«

»Ist doch klar!«

»Und du musst den Grill anwerfen. Ich möchte auf der Terrasse sitzen, du grillst leckeren Fisch und ich mach den Salat dazu.«

»Aber ich mach den Abwasch hinterher!«

»Na gut ... Ausnahmsweise.«

Meine Frau ist nämlich der Meinung, dass ich zu wenig Spülmittel beim Abwaschen benutze und das Wasser nicht heiß genug ist. Deshalb spült sie alles noch einmal mit ganz heißem Wasser ab.

An solche Beziehungsfeinheiten haben wir uns längst gewöhnt und können darüber lachen. Mit dem Abwasch ist es wie mit vielen anderen Dingen unseres Alltags – sie räumt die Geschirrspülmaschine ein. Nicht ich. Weil ich sowieso alles verkehrt machen würde. Dafür darf ich sie ausräumen. Und ich verstaue unsere Koffer und Taschen im Kofferraum des Autos, weil nur ich weiß, was wohin gehört. Aber meine Frau darf die Koffer und Taschen packen und sie griffbereit vor der Wohnungstür aufstellen. Und bevor wir vor einer Reise die Wohnung verlassen, frage ich jedes Mal: »Sind alle Fenster zu? Die Heizung runtergestellt?« Sie antwortet: »Natürlich.« Daraufhin gehe ich noch mal durch alle Zimmer und kontrolliere, ob die Fenster wirklich zu sind und die Heizung runtergestellt ist. Meist drehe ich sie noch um ein, zwei Grad mehr zurück, damit meine Kontrollaktion wenigstens einen Hauch glaubwürdig ist. Meine Frau wartet währenddessen mit einem vielsagenden Lächeln an der Wohnungstür.

Wir sind ein glückliches Paar, finde ich. Und unser Leben ist schön, es erfüllt mich zu jeder Zeit und an jedem Ort mit Wärme und großer Zufriedenheit.

Im Häuschen in Le Lavandou war es kühl und feucht, als wir ankamen. Es hatte die vergangenen drei Tage heftig geregnet und die Temperatur war nicht so, wie wir sie uns vorgestellt hatten. Ich stellte gleich die elektrischen Heizungen in den Zimmern auf und machte ein Feuer im Kamin im Wohnzimmer. Am Abend saßen wir davor und machten nach dem Essen bei einem Glas Rosé Pläne. »Ich möchte unbedingt nach Saint-Tropez, Schatz, auf dem kleinen Balkon vom ›Le Sube‹ sitzen und die Bootsbesitzer beobachten. Wie sie auf den Decks ihrer teuren Jachten sitzen und so tun, als würden sie nicht bemerken, dass all die Fußgänger, die langsam am Pier entlangspazieren, sie neidisch anstarren.«

»Ist schon notiert«, sagte ich. »Und wir könnten vorher eine Wette abschließen, ob sie Gladiolen oder Lilien in ihren riesigen Vasen an Deck drapiert haben.«

»Der Verlierer muss den Gewinner zu einem Snack in die ›Brasserie du Centre‹ einladen!« Meine Frau liebt diese Brasserie in Le Lavandou, weil es dort die besten Croques Monsieur gibt.

»Gut«, sagte ich. »Was hältst du von einem Ausflug nach Collobrières? Wir könnten wieder ein Foto auf der Brücke machen.«

»Oh ja! Darauf freue ich mich!«

Am dritten Tag war unser Holzvorrat für den Kamin aufgebraucht. Da wir außerhalb der Saison dort waren, gab es weit und breit keinen Nachschub zu kaufen. Denn leider war es immer noch kalt und verregnet. Conny lief in Jeans und zwei Pullis übereinander im Haus herum, saß die meiste Zeit vor dem Kamin und las. Wir machten es uns so gemütlich wie möglich.

Am Strand haben wir schließlich Treibholz gesammelt, als es gerade mal nicht wie aus Kübeln goss. Da war meine Frau wie ausgewechselt. Sie strahlte und konnte gar nicht genug davon bekommen, im Sand nach geeignetem Holz zu suchen. Immer wieder kam sie mit einem Ast an, den sie gefunden hatte und den sie stolz auf den Haufen zu den anderen Ästen an der Mole legte. Ihr blondes Haar wehte im Wind und ihre Wangen waren leicht gerötet. Ich war glücklich, weil meine Frau glücklich war.

Am vierten Tag saß sie kreidebleich am Frühstückstisch. Sie war so schwach, dass sie hinterher nicht mal einen kleinen Spaziergang mit mir machen konnte. »Mein Herz rast so. Mir ist so schlecht«, sagte sie und legte sich auf die Couch.

Es tat mir in der Seele weh, sie so schwach und blass und ängstlich zu sehen. Wie ein Kind, das von seinen Eltern allein im Dunklen zurückgelassen worden war. Mir wurde klar, dass alles zu viel für sie gewesen war. Koffer packen, die lange Reise, Koffer auspacken, einkaufen, kochen, die Kälte, der Regen, die feuchte Luft. Je höher die Luftfeuchtigkeit ist, umso schlechter bekommt Conny Luft. Denn in der Luft ist dann zu wenig Sauerstoff.

Am nächsten Tag packten wir unsere Sachen und fuhren nach Hause. Ich wusste, dass jeder Tag länger in Frankreich ihren Zustand nur verschlimmern würde. Weil ihre Angst, es könnte ihr etwas passieren und sie müsste in eine französische Klinik mit fremden Ärzten und Schwestern, immer stärker werden würde. Und weil sie sich einfach überanstrengt hatte mit dieser Reise. Dabei hatte sie sich so darauf gefreut. Und ich mich natürlich auch.

Ich musste erst noch lernen, was ich meiner Frau zumuten konnte und was nicht. Vor allem: Was sie sich zumuten kann und was nicht. Heute registriere ich die kleinsten Veränderungen wie ein Seismograf. Meistens weiß ich, dass es ihr nicht so gut geht, bevor sie selbst es merkt. Komisch, aber das lernt man, wenn man mit einem kranken Partner zusammenlebt, ihn jeden Tag sieht und begreift, wie viel oder wenig Kraft er hat, was ihn erschöpft, wie viel Ruhe er braucht. Bei meiner Frau ist das besonders schwierig, weil sie nicht schwach sein, sich nur ungern oder gar nicht helfen lassen will und so tut, als sei sie gesund und genauso leistungsfähig wie früher.

MEINE FREUNDIN CLAUDIA:

»Der Tag, an dem Conny mir erklärte, was Flöhe mit Läusen zu tun haben«

Dieser Frankreich-Urlaub war eine totale Katastrophe. Manchmal fragte ich mich echt, wie die beiden das alles schafften. Ich meine, irgendwann sind doch mal die Kräfte aufgebraucht. Da gibt es keine Reserven mehr. Aber Conny und Remy scheinen immer noch irgendwo ein kleines Eckchen zu finden, in dem ein Stückchen Energie versteckt ist. Conny hat zu diesem Thema einmal zu mir gesagt: »Ich gehe einfach an die Wursttheke im Supermarkt und sage: ›Ich hätte gern dreihundert Gramm Kraft. Ach nein, geben Sie mir doch lieber gleich dreihundertfünfzig Gramm.‹ Connys Humor ...«

Als sie wieder zurück in München waren, machte Conny gleich einen zweiten Termin bei ihrem Gynäkologen, um zu hören, was die Untersuchungen ergeben hatten. »Sollte was sein, ist es besser, so früh wie möglich alles Nötige zu unternehmen«, hatte sie mir gesagt. Und beteuert, dass sie eh nicht glaube, dass »da etwas ist«. »Nein, ich auch nicht«, habe ich gesagt.

Und dann kam ihr Anruf. Zwei Tage nach dem Besprechungstermin bei ihrem Frauenarzt rief sie mich an. »Verdacht auf Eierstock- beziehungsweise Unterleibskrebs«, sagte sie.

Mann, das konnte doch nicht wahr sein. Ich wollte es echt nicht glauben. »Woher will dein Gyni das denn wissen?«

»Das Ultraschallbild zeigt suspekt vergrößerte Eierstöcke. Er hat wirklich ›suspekt‹ gesagt. Vermutlich Medizinersprache. Ich dachte immer, man bezeichnet das Verhalten von Menschen als suspekt. Dass Eierstöcke auch suspekt sein können, war mir neu.«

»... und das ist alles? Deshalb hast du gleich Eierstockkrebs?«, fragte ich fassungslos.

»Nein, er hat dann noch gesagt, das Blutbild würde auf eine starke Entzündung hinweisen und mein Tumormarker sei himmelhoch.«

»Wie hoch?«

»Habe ich nicht gefragt. Was weiß ich. Aber himmelhoch ist auf jeden Fall viel zu hoch, würde ich sagen.«

»Scheiße!« Ich meine: Das traf's doch auf den Punkt. »Du musst doch dauernd zu Kontrolluntersuchungen, da nehmen sie doch auch immer Blut ab und machen ein CT – wieso haben die dabei nichts gemerkt? Das verstehe ich nicht.«

»Sie haben jedes Mal ein CT von Thorax und Oberbauch gemacht und da siehst du nicht, was weiter unten los ist.« Conny klang absolut ruhig.

»Sind das Metastasen vom Lungenkrebs an den Eierstöcken?«

»Nein. Wohl eher nicht.«

Ich neugierig: »Woher wissen die das?«

»Weil Lungenkrebs Metastasen bevorzugt in der Leber, in der Niere und im Gehirn ablegt. Irgendwie scheinen die sich da wohler zu fühlen.«

»Aber wie kann man Lungenkrebs und dann auch noch gleichzeitig Unterleibskrebs haben, ohne dass das einem Arzt rechtzeitig auffällt – das begreife ich nicht.«

»Das habe ich meinen Gyni auch gefragt. Seine Antwort: Man kann Flöhe und Läuse gleichzeitig haben. Wenn du mich fragst: Ich hätte lieber Flöhe und Läuse anstatt schon wieder Krebs.«

Mann, ihre Unerschrockenheit, ihren Mut und ihren Optimismus möchte ich auch mal haben. »Wann musst du denn wieder in die Klinik?«, fragte ich.

»Übermorgen.«

»Ich zünde eine Kerze für dich an. Jeden Tag, bis du wieder nach Hause darfst.«

»Ach, komm, das mach ich doch mit links!«

Nee, da fehlten mir echt die Worte. War Conny jetzt so naiv? Eine so große Verdrängerin? KREBS – es ging hier um KREBS!

JUNI 2013

Bin ich hier in einer Klinik oder bei meiner Oma?

Also wieder in die Klinik. Dieses Mal in eine Frauenklinik. Vorher Sachen packen. Darin bin ich inzwischen Profi. Vielleicht sollte ich erwägen, einen Ratgeber für Krankenhäuser zu schreiben? Was man für welche Klinik und welche Operation einpacken sollte.

Da mich vor ein paar Tagen noch meine liebe Freundin Cornelia Hobbhahn besucht hat (sie war Pressechefin bei einem großen Beautykonzern mit Sitz in Frankreich), bin ich in Sachen Schönheitspflege bestens und nach dem neuesten Stand der Anti-Aging-Forschung ausgestattet.

Cornelia war zum Tee zu uns nach Hause gekommen und hatte mir ein großes Päckchen mit Töpfchen, Fläschchen und Tuben mitgebracht. Außerdem war noch ein Gutschein für ein Facial im firmeneigenen Beauty Spa in der Münchner City mit im Päckchen. Große Überraschung und Freude!

Cornelia und ich kennen uns schon seit über zehn Jahren und sind auch privat befreundet. Ihr Mann Robert kocht fantastisch und wir freuen uns über jede Einladung in ihr liebevoll eingerichtetes Haus. Es gibt dort keine Ecke, die Cornelia nicht mit ihrem sicheren

Geschmack und ihrem Blick für hübsche Kleinigkeiten zu einem Blickfang gemacht hat.

Cornelia hatte mich ein paar Tage nach meiner ersten Operation in Gauting besucht – in der Hand einen Korb mit lauter leckeren Sachen. Wir haben im Park bei herrlichstem Sonnenschein ein Picknick gemacht. Mit Porzellantellern und richtigem Besteck mitsamt blau-weiß gestreiften Stoffservietten. Papierservietten würde meine Freundin nie benutzen. Die anderen Patienten im Park haben ganz schön neidisch geguckt. :-)

Auch meine Ex-Schwägerin Marlies, die mit meinem Bruder Peter verheiratet war und in der Nähe von Hamburg wohnt, hat an mich gedacht und mir gleich eine Karte und Schutzengel-Flügel geschickt, als sie erfahren hat, dass ich schon wieder ins Krankenhaus muss. Marlies arbeitet ehrenamtlich in einem Hospiz und das ist eine Arbeit, die ich sehr bewundere. Bei unserem letzten Telefonat vor ungefähr zwei Wochen haben wir auch noch einmal – zufällig! – über meinen Lungenkrebs geredet. Und da war mir plötzlich diese Geschichte wieder eingefallen:

»Mensch, Marlies, kannst du dich noch an die Zeit erinnern, in der ich als wilde Reporterin gearbeitet habe?«

»Ja, klar. Du hast doch nichts ausgelassen – vom Staatsbesuch der Queen in Deutschland, wo du ihr bei deinem Hofknicks fast auf die Füße gefallen wärst, bis zu diesem verurteilten fünffachen Vergewaltiger, den du interviewt hast, weil er überzeugt war, er würde wieder Frauen vergewaltigen, wenn er aus dem Gefängnis entlassen wird. Hatte man dem nicht eine Therapie verweigert?«

»Ja, stimmt. Bei dem Typen hatte ich echt Angst, so allein mit ihm in dem Besprechungsraum ... Aber einmal war ich doch bei diesem Rebirthing-Typen.«

»Ach? Uuund?«, fragte Marlies neugierig. »Als was warst du regebirthed?«

»Erst war ich eine Hexe im Schwarzwald, die ganz allein in einem verfallenen Holzhäuschen auf einer Lichtung wohnte. Das Haus hatte nur ein Zimmer – da standen mein Bett, so ein Herd, den man mit

Holz befeuert, und daneben war an der Wand ein Regal, auf dem ganz viele Keramiktöpfe mit Zinndeckeln standen. Da waren die Kräuter drin, die ich im Wald gesammelt hatte. Die Leute im Dorf wollten natürlich nix mit mir zu tun haben. Ich war schließlich als Hexe verschrien. Dabei war ich eine Heilerin. Nur wenn sie krank waren, klopften die Leute an meine Tür – abends, wenn es dunkel war, denn sie wollten nicht bei mir gesehen werden – und wollten, dass ich ihnen heilende Kräuter zusammenmische. Als Bezahlung bekam ich Brot oder Eier oder so was.«

»Waaas? Du warst in deinem früheren Leben keine Prinzessin oder so etwas wie Jeanne d'Arc? Pfffhhhhh ...«

»Nö. Aber ich wurde noch einmal wiedergeboren, bevor ich als ich auf die Welt kam. Dann hat der Typ mich nämlich weiter in die Zukunft geführt – ich war ja in Trance – und in dem Leben war ich dann eine Magd in Bayern, mit dicken blonden Zöpfen und einem riesigen Busen.«

»Da ist was schiefgegangen«, meinte meine Schwägerin. »Das kann nicht sein. Du hast dünne Haare und einen kleinen Busen.«

»Stimmt. Aber hör zu, das Interessanteste kommt noch: Der Typ hat auch meine Aura gemessen ...«

Das fand Marlies hochinteressant: »Mit dem Zentimeterband oder 'nem Lineal?«

»Jetzt hör doch mal zu. Ich musste mich also vor den Typen hinstellen und die Augen schließen. Dann hat er die Hände gehoben und damit meine Silhouette vom Kopf über die Schultern und die Taille bis zu den Füßen – ja, irgendwie – abgetastet.«

»Der hat dich überall angefasst????«

»Quatsch! Der hat doch meine Aura gemessen beziehungsweise abgetastet. Die Aura umgibt den ganzen Körper. Ist doch wohl klar. Seine Hände waren also immer ungefähr zwanzig Zentimeter von meinem Körper entfernt.«

»Boah! Hast du 'ne dicke Aura«, meinte Marlies. »Spürt man die Aura nur oder kann man sie auch sehen?«

Mir war klar, dass sie die Frage ironisch meinte, trotzdem beantwortete ich sie ernsthaft, denn jede Aura hat eine Farbe, meine auch, jawohl! Hat jedenfalls der Rebirther gesagt. »Sie ist rot. Und manche Menschen können sie eben sehen. Er hat nicht nur die Aura an den Seiten abgetastet, sondern auch vorne und hinten.«

»Das ist doch klar, dass man in seiner Aura steckt wie in einem Kokon!«

»Jetzt hör zu!!! Stell dir vor: Als er vorne meine Aura ertastet hat, ist seine Hand wie in ein Loch in der Wand gefallen, sie ist ganz nah an meinen Körper gekommen. ›Hier vorne, genau an der Lunge, ist Ihre Aura sehr dünn. Da müssen Sie aufpassen. Das ist Ihre schwache Stelle.‹ Genau das hat er gesagt! Und? Ich hab von allen möglichen Arten LUNGENkrebs bekommen.«

»Du, Conny, jetzt krieg ich eine richtige Gänsehaut ...«

Ich war in dem Moment genauso sprachlos wie Marlies. Der Zusammenhang war mir bis zu diesem Zeitpunkt gar nicht aufgefallen.

Wir beendeten das Telefonat und ich überlegte hinterher ernsthaft, ob an dem Aura-Quatsch – wie ich es bisher immer genannt hatte – nicht doch irgendetwas dran war.

Andererseits: Für eine andere Geschichte für ein großes Reportage-Magazin hatte ich mal – undercover – einen Astrologen konsultiert. Und der hatte vorausgesagt, ich würde nach einer Enttäuschung mein Liebesglück finden (Banal! Auf wen trifft das nicht zu?), beruflich erfolgreich sein (nichtssagendes Klischee) und in meiner zweiten Lebenshälfte könnte ein Unfall drohen, bei dem ich alle Körperteile unterhalb der Taille schützen müsste. Obenrum würde mir allerdings nichts passieren.

Und nun? Hatte ich obenrum zwar Lungenkrebs, aber keinen Unfall gehabt, dafür jedoch unterhalb der Taille den starken Verdacht auf Eierstockkrebs ...

Große Angst habe ich vor der Operation nicht. Was soll schon passieren? Ich meine, was ist so eine Unterleibs-OP gegen zwei über siebenstündige Lungenoperationen? Narkose, die blasen meinen Bauch auf wie einen Ballon, damit sie auch sehen, wie es drinnen aussieht und wo sie schneiden müssen, nehmen heraus, was rausmuss, ich wache auf und alles ist in Ordnung. Tschüss, Krebs!

Wenn es denn Krebs ist. Ich will es nicht glauben. Ich verdränge es. Das kann ich ja gut.

Als mein Mann und ich das Krankenzimmer betreten, in dem ich die nächsten fünf bis sechs Tage liegen werde, staunen wir beide: ein Biedermeier-Schrank mit bleiverglasten Türen, ein Schminktisch, ein Nussbaumschreibtisch, beides ebenfalls Biedermeier, ein Cocktailsessel, eindeutig Fünfzigerjahre, und ein ledergepolsterter Stuhl, Anfang 19. Jahrhundert würde ich schätzen. Aber ein normales, modernes Krankenhausbett.

Ich fühle mich mit diesen Möbeln ein bisschen wie früher zu Hause bei meiner Oma. Aber eine große Auswahl gibt es in diesem Krankenhaus nicht, denn dieses ist das einzige Zimmer mit Bad. Alle anderen Patientinnen müssen über den Gang zum Gemeinschaftsbad. Das hatte ich bei dem Vorgespräch strikt abgelehnt. Da ich Privatpatientin bin, konnte ich das tun.

Meine Laune ist im Keller. Dieses ziemlich miefige Zimmer, draußen schönstes Wetter, alle sonnen sich in Straßencafés, trinken Latte macchiato, essen Eis und sitzen bis spät abends im Biergarten. Und ich darf meine Zeit mal wieder in einem Krankenhaus verbringen ...

Der Professor, der uns empfohlen worden war, kommt kurz ins Zimmer und begrüßt uns freundlich. Eigentlich sollte er den Eingriff machen. Aber er ist morgen bei einer anderen, »komplizierten« Operation gefragt. Wir würden verstehen ... Ja. Wir haben Verständnis.

Der Assistent des Professors erscheint kurze Zeit später, um die bevorstehende OP zu besprechen. Mein Mann und ich erfahren, dass sie einen minimalinvasiven Eingriff vornehmen werden, eine Laparoskopie, die durch drei kleine Einschnitte in der Bauchdecke durchgeführt wird und bei der die Eileiter und Eierstöcke entfernt werden. Anschließend Auskratzung der Gebärmutter.

»Sie müssen keine Angst haben, das ist eine Routine-Operation«, betont der Assistenzarzt.

Hab ich doch gleich gesagt!

»Natürlich kann es zu Komplikationen wie Blutungen kommen, wie bei jedem medizinischen Eingriff. Aber das ist eher unwahrscheinlich.« Dann fügt er hinzu: »Wir werden bei der Operation eine Gewebeprobe entnehmen und gleich ins Labor schicken, um zu sehen, ob es bösartige Veränderungen gibt oder nicht.«

Schluck ... Die Sache mit dem Krebs hatte ich doch so elegant verdrängt.

»Muss meine Frau nach der OP auf der Intensivstation liegen?«, fragt mein Mann.

Der Arzt schüttelt den Kopf. »Das ist wirklich eine Routine-OP und in der Regel kommen die Patientinnen nach dem Aufwachen gleich wieder auf ihr Zimmer.«

Das fadenscheinige Flügelhemd, das mir die Schwester am nächsten Morgen um 7 Uhr bringt, hat eingerissene Ärmel, die schon heftig ausgefranst sind. Es irritiert mich ein wenig, dass solche abgenutzten Hemden noch benutzt werden. Die Stützstrümpfe sind aber nigelnagelneu und ich kann die Schwester sogar überreden, die nächstgrößeren zu nehmen. Wenn die Dinger knalleng sind, fühlt man sich echt eingezwängt und sie klemmen sich in den Kniebeugen hinten so sehr ein, dass man rötliche Striemenabdrücke hat, wenn man die Strümpfe endlich wieder ausziehen darf. Die Knie anzuwinkeln, kann man sowieso vergessen, während man in den eng gewebten Strümpfen steckt. Ich hasse diese Dinger.

Gegen 11 Uhr bin ich wieder in meinem Biedermeierzimmer und dämmere langsam aus der Narkose in die Realität zurück. Mein Mann ist da. »Alles gut, mein Schatz«, sagt er. »Jetzt hast du auch das überstanden. Du bist wirklich tapfer! Hast du Schmerzen?«

Ich winke lahm ab. Bei einem Blick nach rechts und links entdecke ich: Rechts unten am Bettgestell hängt der durchsichtige Plastiksack vom Blasenkatheter, links unten am Bettgestell der flache, ebenfalls durchsichtige, aber kleinere Plastikbeutel von der Wunddrainage. Der Drainageschlauch – Gott sei Dank gerade mal so dick wie ein Schnürsenkel und nicht wie ein Schiffstau – kommt aus einem kleinen Loch aus meinem Bauch heraus, etwa vier Zentimeter unterhalb des Bauchnabels. Natürlich ist er mit der Haut vernäht und zusätzlich mit einem großen weißen Pflaster gesichert.

Eine Schwester kommt ins Zimmer. »Ah, Sie sind ja schon ganz munter, Frau Eyssen. Schön! Geht es Ihnen gut?« Diese aufgesetzte Fröhlichkeit und das Hereinplatzen ins Zimmer, ohne vorher anzuklopfen, das geht mir manchmal total auf den Geist!

Ich nicke vorsichtig. Ich bin doch noch etwas benommen.

»Das freut mich.« Die Schwester stellt sich mit auf die Hüften gestemmten Armen an die Bettkante. »Dann wollen wir Sie erst einmal von dem Blasenkatheter befreien. Den brauchen Sie jetzt nicht mehr.« Sie sieht meinen Mann an und fragt: »Wollen Sie vielleicht kurz vor der Tür warten?«

»Nicht nötig«, krächze ich. »Wir sind verheiratet und er weiß, wie ich aussehe. Er kann bleiben.«

»Gut«, sagt sie und lächelt dabei ein ganz klein wenig. Aber nur ein gaaaanz klein wenig.

Sie schlägt die Bettdecke zurück, schiebt den Saum des Nachthemds hoch, nimmt den dünnen, durchsichtigen Schlauch in ihre rechte Hand und sagt: »Bitte tief ausatmen.« Schon ist der Blasenkatheter gezogen, fast triumphierend hält sie ihn in der Hand. Ich habe nichts, gar nichts gespürt. Wow! Zufrieden liege ich in meinem Bett. Jetzt hänge ich nur noch an dem blöden Drainageschlauch.

MEIN MANN REMY:

»Ich bin wirklich ein ruhiger Typ. Aber an diesem Tag war ich mit meinen Nerven am Ende.«

Sie war noch ganz blass, als sie nach der Unterleibs-OP in ihrem Bett lag. Aber die Tatsache, dass sie an ihrem Flügelhemd mit den eingerissenen Ärmeln herummäkelte, unbedingt Lipgloss und Spiegel haben wollte und darüber jammerte, dass sie bei diesem herrlichen Wetter im Krankenhaus liegen müsse, zeigte mir, dass es meiner Frau gut ging. So gut wie möglich nach einer Operation.

Das Mittagessen wollte sie nicht. Karotten, Erbsen, Kartoffelpüree und Hühnerbrust in einer weißlichen Sauce – garantiert aus der Tüte – mit ein paar Röllchen Schnittlauch obendrauf. Immerhin: mit Schnittlauch! Also habe ich ein bisschen davon gegessen. Ich fand es gar nicht so schlecht.

Dann sind Conny auch schon die Augen zugefallen. »Ich bin so schrecklich müde ...«

»Schlaf ruhig, mein Schatz. Ich bin hier und passe auf dich auf.«

Gut zwei Stunden später – meine Frau war längst wieder aufgewacht – klagte sie über Schmerzen.

»Wo tut es denn weh?«

»Hier«, sagte sie und zeigte auf die Stelle etwa eine Handbreit über dem Schambein. »Von hier bis hier.« Sie fuhr mit der rechten Hand vom linken Hüftknochen hinüber zum rechten. »Und mir ist so kalt.«

»Das sind bestimmt die Nachwirkungen von der OP ...«

»Ich weiß nicht ...«

Dann kam eine Schwester herein und fragte forsch-fröhlich: »Na? Waren Sie denn schon auf der Toilette, Frau Eyssen?«

Meine Frau schüttelte den Kopf. Ich auch.

»Waaas? Noch nicht?«, fragte die Krankenschwester mit leicht schriller Stimme. »Aber den Blasenkatheter haben wir doch schon vor Stunden gezogen! Wollen wir es denn mal zusammen probieren? Ich helfe Ihnen.«

Die Schwester und ich halfen meiner Frau aus dem Bett, ich gab ihr den Drainagebeutel, in dem eine himbeerrote Flüssigkeit schwappte. Die Schwester begleitete meine Frau ins Badezimmer. Ich hörte, wie meine Frau sagte: »Es geht einfach nicht. Ich hab das Gefühl, dass ich muss. Aber ich kann nicht ... Es funktioniert nicht ...« Ihre Stimme klang dünn, angestrengt und weinerlich.

Gemeinsam brachten die Schwester und ich meine Frau dann wieder ins Bett. Mit einem »Machen Sie sich keine Sorgen. Das ist manchmal so nach einer Unterleibs-OP. Ich schaue bald wieder nach Ihnen und dann probieren wir es noch einmal«, verließ die Schwester das Zimmer.

Während der nächsten zwei, drei Stunden wurden die Schmerzen meiner Frau immer schlimmer. Ihr liefen die Tränen übers Gesicht. Mit beiden Händen hielt sie sich den Bauch. Ich legte ihr einen in kaltem Wasser getränkten Waschlappen auf die Stirn.

Nachdem ich schon zweimal vergeblich im Stationszimmer gewesen war und darum gebeten hatte, man möchte doch bitte dringend einen Arzt schicken, kümmerte ich mich selbst um die Angelegenheit. Ich ging in jedes Zimmer der Station und fragte jede Schwester, bis ich endlich den behandelnden Arzt gefunden hatte und ihn ins Zimmer meiner Frau schleppte.

Er sah natürlich, dass es ihr schlecht ging, fragte, wo es ihr wehtue, tastete ihren Bauch ab, der offensichtlich bei jeder noch so leichten Berührung extrem empfindlich reagierte, und nahm ihr dann Blut ab. Er versprach, es sofort im Labor untersuchen zu lassen und dann wiederzukommen.

Meine Frau versuchte, sich zusammenzunehmen. Aber ich konnte sehen, wie sehr sie unter den Schmerzen litt. Ihre Hände zitterten und ihre Augen sahen ganz trüb aus.

Ich konnte nicht mehr tun, als ihre Hand zu halten und beruhigend auf sie einzureden. Was war nur mit ihr los? Was konnte der Grund dafür sein, dass es ihr jetzt so schlecht ging? Ich sah mir den Beutel mit der Drainageflüssigkeit an, der inzwischen halb voll war. Hm ... Die Flüssigkeit war eher gelblich mit nur wenigen hellroten Klümpchen. Am Vormittag war die Flüssigkeit eindeutig himbeerrot gewesen. Und ich hatte keine Klümpchen gesehen.

Meine Frau griff nach meiner Hand und sah mich aus halb geschlossenen Augen an. Ihr Gesicht war blass, fast so weiß wie das Kissen, auf dem sie lag. Leise und langsam, als würde es ihr schwerfallen zu sprechen, sagte sie: »Ich fühle mich ... Ich weiß nicht ... Ich habe das Gefühl, dass ich diese Klinik nicht mehr verlassen werde ... Dass hier alles aus ist ...«

Mein Gott! Mir schossen die Tränen in die Augen. Mein Herz setzte ein paar Schläge lang aus. Dann hatte ich mich wieder gefangen. Ich musste ihr Mut machen! Wenn sie den Kampf ums Überleben aufgeben würde ... nicht vorstellbar.

»Das Blutbild ist in Ordnung«, verkündete der Arzt eine Stunde später, als er endlich (!) wieder im Zimmer stand. Es war inzwischen früher Abend. Ich zeigte ihm den Beutel mit der Drainageflüssigkeit und fragte: »Ist das in Ordnung? Ist das nicht viel zu gelblich? Weist das vielleicht darauf hin, was schuld daran sein könnte, dass es meiner Frau so schlecht geht?«

Der Arzt nahm den Beutel mit der Drainageflüssigkeit in die Hände und begutachtete den Inhalt. Dann schüttelte er den Kopf. »Nein, das ist schon in Ordnung. Sieht gut aus.«

»Aber Sie müssen doch irgendetwas tun können!« Ich war langsam wirklich wütend. Ich hatte das Gefühl, dass die Ärzte und Schwestern die Schmerzen meiner Frau nicht ernst genug nahmen. Da musste ich wohl ein bisschen deutlicher werden: »Hören Sie, es geht meiner Frau schlecht. Sehr schlecht. Sie sind Arzt. Also unternehmen Sie etwas!«

»Schon gut, schon gut. Wir tun, was wir können. Ich würde vorschlagen, wir machen einen Ultraschall. Da können wir sehen, was nicht stimmt.«

Kurz danach brachte eine Schwester das Abendessen. Meine Frau wollte nichts essen. »Ich kann nicht ...« Aber ich hatte Hunger. Ich war jetzt fast acht Stunden in der Klinik, hatte nur eine Kleinigkeit von dem Mittagessen gehabt und war mit den Nerven am Ende.

Eine Stunde später – während der ich unruhig im Zimmer auf und ab gelaufen war und immer wieder auf dem Gang draußen nach links und rechts geschaut hatte, wann er denn endlich kommen würde – rollte der Arzt das Ultraschallgerät ins Zimmer und sagte: »Entschuldigung, ein Notfall ...«

»Meine Frau ist auch ein Notfall!«

Er schlug die Bettdecke und das Nachthemd hoch und fuhr mit dem Kopf des Geräts über den Ober- und Unterbauch meiner Frau. Wir starrten beide auf den Bildschirm, auf dem es grünlich-schwarzgrau flimmerte.

»Nichts zu sehen«, murmelte der Arzt.

»Das kann doch nicht sein!«

»Sehen Sie selbst. Keine Auffälligkeiten.«

Als ob ich das erkennen könnte! Bin ich Arzt?

Er kramte die Utensilien wieder zusammen, schob das Gerät zur Seite, steckte die Hände in die Taschen seines Kittels und sagte: »Ich werde versuchen, den Professor zu erreichen, der schon außer Haus ist, und ihn fragen, was er meint.«

Der Professor war nämlich nicht da. Er hatte meiner Frau und mir am Tag vorher, als er uns »Guten Tag« gesagt hatte, so ganz nebenbei erzählt, dass er heute Abend zu einem »exklusiven Dinner mit ziemlich bekannten Persönlichkeiten« eingeladen sei, diese Leute würden ihn eigentlich gar nicht interessieren. Aber solche Pflichten gingen in seiner Position als Professor eben manchmal vor. Wir würden schon verstehen. Ja, ja ...

Es war inzwischen fast 21 Uhr. Meine Frau weinte, zitterte und konnte vor Schmerzen kaum sprechen. Ich war so wütend und verzweifelt, dass ich es nicht einmal annähernd beschreiben kann. Und wenn ich heute daran denke, steigt die Wut noch immer in mir auf wie eine Rakete an Silvester.

Endlich kam der Arzt zurück.

»Und?«, fragte ich. »Was hat der Professor gesagt?«

»Er schlägt vor, dass wir ein CT machen. Allerdings haben wir hier im Haus keines.«

»Bitte? In dieser großen Klinik gibt es kein CT?«

»Nein, leider nicht. Wir müssen Ihre Frau in die Klinik gleich hier um die Ecke bringen lassen. Die Fahrt dauert nicht einmal vier Minuten. Und mit dem Krankenwagen dürfte es kein Problem sein. Den würde ich sofort organisieren.«

Transport im Krankenwagen. In eine andere Klinik. Wahrscheinlich stundenlang im Gang warten, bis man endlich dran war. Es war schließlich schon nach 21 Uhr ... Das durfte doch alles nicht wahr sein! Aber wenn wir ablehnten, könnte das für meine Frau schlimmste Folgen haben.

Zwei Minuten später waren meine Frau und ich wieder allein im Zimmer. Der Arzt wollte noch einmal nach einer anderen Lösung suchen.

Die Zeiger auf meiner Uhr standen auf 22:45 Uhr, als der Arzt mit einem Pfleger im Schlepptau ins Zimmer kam. »Der stellvertretende Klinikdirektor hat beschlossen, dass wir nicht länger warten, sondern jetzt sofort operieren.«

JUNI 2013, 23 UHR,
ZWÖLF STUNDEN NACH DER UNTERLEIBS-OP

Welche Höchstgeschwindigkeit ist in Krankenhäusern erlaubt?

Im Eiltempo schiebt mich ein Pfleger in meinem Klinikbett durch die halbdunklen Flure der Klinik. Alles ist so still. Kein Laut außer den quietschenden Rollen des Bettes auf dem Linoleumboden ist zu hören. Draußen vor den hohen Fenstern ist es stockfinster.

Im Vorraum zum OP heben mich zwei Pfleger vom Bett auf eine fahrbare Bahre. »Vorsichtig«, kann ich gerade noch rausbringen. Ich zittere so sehr, dass ich völlig unkoordiniert bin. »Mein Drainageschlauch ...«

»Ganz ruhig, Frau Eyssen. Machen Sie sich keine Sorgen. Wir passen auf Sie auf. Ganz ruhig atmen.«

Ich bin am Ende. Fix und fertig. Habe irre Schmerzen und Angst. Mir ist so heiß. Fühlt es sich so an, wenn man stirbt?

Schon habe ich die Beatmungsmaske im Gesicht und das Anästhesiemittel läuft durch den Infusionszugang in meinen Körper.

Es ist weit nach Mitternacht, als ich in meinem Krankenzimmer ganz langsam zu mir komme. Ich begreife nicht wirklich, was los ist und wo ich bin. Mein Mann ist noch da. Setzt sich an mein Bett und flüstert mir ins Ohr: »Ich bin so froh, dass ich dich wiederhabe.«

MEIN MANN REMY:

»Ja, ja, hätte, hätte, Fahrradkette … Meine Frau wäre fast gestorben!«

Kurz nachdem meine Frau nach der Not-OP wieder in ihrem Zimmer lag, kam der Professor, der sie operiert hatte. Er bat mich hinaus auf den Gang und klärte mich auf, was passiert war: »Bei der Operation heute Morgen ist leider die Harnblase Ihrer Frau perforiert worden. Gleich zweimal. Jeweils einen halben Zentimeter groß. Das hat leider keiner bemerkt ... Den ganzen Tag ist also der Harn in den Bauchraum geflossen. Ihre Frau stand kurz vor einem Organversagen ...«

Wie bitte????? »Wie konnte das passieren?«

»Das kommt bei solchen Operationen gelegentlich vor. Das ist nicht so ungewöhnlich.«

»Nicht ungewöhnlich? Es hieß doch, das sei eine reine Routine-Operation!«

Der Professor legte entschuldigend den Kopf zur Seite und sagte: »Na ja, man hätte kurz vor Ende der OP ein blaues Kontrastmittel spritzen können. Dann hätte man gesehen, ob die Blase verletzt ist oder nicht.«

Hätte, hätte, Fahrradkette. Ich war dem Professor ja dankbar, dass er die Notoperation so schnell angeordnet und ausgeführt hatte. Aber, verdammt noch mal, diese Nachlässigkeit seines Kollegen hätte meine Frau das Leben kosten können!

Nachdem ich mich noch einmal versichert hatte, dass meine Frau außer Lebensgefahr war, ging ich – total übermüdet und wütend – nach Hause.

Es war inzwischen fast 3 Uhr. Ich war hundemüde, aber der Tag war so aufregend und anstrengend gewesen, dass ich noch nicht schlafen konnte. Darum hörte ich erst einmal noch den Anrufbeantworter ab. Er zeigte fünfzehn Nachrichten. Die ganze Familie und viele Freunde wollten wissen, wie es meiner Frau ging, ob sie die Operation gut überstanden hätte. Pah! Davon konnte ja keine Rede sein. Verdammt noch mal, sie wäre fast gestorben!

Nachricht Nummer zehn war von unserer Freundin Traudl. Sie ist Archäologin und lebt seit über zwanzig Jahren in Griechenland, in einem verwunschenen Kaff drei Stunden von Kalamata entfernt. Sie wohnt in einem winzigen Haus, hat ein Pferd, eine Ziege und einen Hund. Ihren Computer betreibt sie mit einer kleinen Solaranlage. Traudl ist sozial sehr engagiert. In ihrer Nähe gibt es das Kloster Metamorphosis und sie unterstützt die Mönche seit Langem bei ihrer karitativen Arbeit – sie sammelt Medikamente, hilft den Mönchen, Lebensmittel oder Heizöl für ein Altersheim zu besorgen, und packt mit an, wenn ein Spielplatz für die Kinder aus dem nahe gelegenen Waisenhaus gebaut wird.

Traudl hatte den Klosterbrüdern von Connys Krebserkrankung erzählt und auch von den dunklen Vorhersagen der Ärzte. Seitdem beteten die Mönche für Carmelia – so nennen sie meine Frau – zum Beispiel vor den beiden Lungenoperationen, der Chemo und vor jeder Kontrolluntersuchung. Von der Unterleibs-OP hatten die Mönche allerdings nichts gewusst, weil ich es Traudl nicht erzählt hatte und sie somit auch nicht die Mönche um Beistand hatte bitten können. Es war einfach so viel los gewesen und ich war nicht dazu gekommen, Traudl anzurufen oder mit ihr zu skypen.

Traudls Stimme auf dem Anrufbeantworter klang nervös und etwas schrill. »Hallo, Remy, wie geht es Conny?????? Ich mache mir so große Sorgen. Heute Abend haben mich die Mönche vom Metamorphosis angerufen und gesagt, Conny sei in Lebensgefahr. Sie würden schon seit dem frühen Abend für sie beten, weil sie ganz deutlich spüren, dass Conny dem Tod sehr nahe ist ... Und sie würden erst aufhören, wenn sie außer Gefahr sei. Bitte ruf mich an! Ich sorge mich so schrecklich.«

Wie war das möglich? Wie hatten die Mönche wissen können, dass meine Frau fast gestorben wäre und nur die Not-OP in der Nacht sie gerettet hatte? Kann man so etwas spüren? Von München bis in ein kleines Dorf in Griechenland?

Am nächsten Morgen rief ich Traudl an und erzählte ihr alles.

»Das gibt es doch nicht«, meinte sie.

»Entschuldige bitte, dass ich mich jetzt erst melde. Der Tag gestern und die Nacht haben mich echt an meine Grenzen gebracht. So etwas habe ich noch nie erlebt. Ich war einfach am Ende.«

»Das glaube ich dir sofort. Du musst dich auch nicht entschuldigen. Nachts gegen 2 Uhr haben die Mönche noch einmal bei mir angerufen und gesagt, sie hätten bis jetzt gebetet und Carmelia hätte die Krise jetzt überstanden. Aber es sei eine lebensbedrohliche Situation gewesen.«

Das klang doch total verrückt, aber offenbar hatten die Mönche an meine Frau gedacht, irgendwo in den einsamen Tälern der Mani, über 2000 Kilometer entfernt. Connys Schicksal war ihnen wichtig gewesen. Schon allein dafür war ich ihnen dankbar. Sie hatten sich um meine Frau gesorgt, hatten Angst um sie gehabt. Das war deutlich mehr Mitgefühl, als die Mediziner in der düsteren Klinik in München an den Tag gelegt hatten.

Na klar, es gibt im Leben öfter Situationen, in denen man hofft, dass Wunder geschehen. Meistens hofft man vergeblich. Für meine Frau und mich ist das Gebet der Mönche bis heute ein Wunder, eines, das wirklich geschehen ist.

JUNI 2013,
SIEBEN STUNDEN NACH DER NOT-OP

Aller guten Dinge sind drei. Manchmal auch die schlechten …

Der nächste Morgen. Ich bin mitgenommen von der Nacht. Kann nichts denken. Mich kaum bewegen. Alles erscheint mir grau, verschwommen. Zwei Operationen innerhalb von vierundzwanzig Stunden. Und beinahe wäre ich gestorben.

Ich habe wieder einen Blasenkatheter, weil die genähte Blase nicht belastet werden darf. Aber ich habe keine Schmerzen mehr. Der Professor, der mich in der Nacht operiert hat, ist in der Früh schon da. »Nun ist alles gut, Frau Eyssen. Wir haben die Blase übernäht und den Bauchraum mehrmals gespült, sodass wir auf der sicheren Seite sind. Es kann also kein Harn zurückgeblieben sein, der Entzündungen auslösen könnte.«

Ich kann kaum etwas sehen, weil meine Augen in Tränen schwimmen. »Ich danke Ihnen. Sie haben mein Leben gerettet.« Ich grabsche halb blind nach seiner Hand und drücke sie, etwas schwach noch, aber durchaus spürbar.

Das ist ihm wohl etwas peinlich. »Sie müssen mir nicht danken. Ach ja, die Ergebnisse der Gewebeproben sind auch gekommen. Die Laboruntersuchungen sind eindeutig negativ. Sie haben keinen Unterleibskrebs.«

»Danke.« Aber irgendwie kann ich mich nicht so richtig freuen. Der Zusammenhang ist doch schockierend: Kein Krebs – aber ich wäre fast an Organversagen gestorben.

Mittags kommt mein Mann.

»Mir ist ein bisschen schlecht«, jammere ich.

»Ach, das liegt bestimmt an den beiden Operationen gestern. So etwas geht ja nicht spurlos am Körper vorbei.«

»Ich kann überhaupt nichts essen. Allein bei dem Gedanken daran wird mir schon übel.«

»Na ja, die vielen Medikamente, die Belastung für den Körper. Das wird schon wieder«, beruhigt mich mein Mann.

Zwei Tage nach der Not-OP. Ich kann immer noch nichts essen und auch nichts trinken. Mir ist immer noch schlecht, nein, eher kotzelend. Es ist schlimmer statt besser geworden, trotz der Tabletten gegen Übelkeit.

»Das geht nicht«, entscheidet mein Not-OP-Professor. »Sie müssen zu Kräften kommen. Und das geht nur, wenn Sie essen.«

»Aber ich kann nicht. Glauben Sie mir. Mir ist so entsetzlich schlecht.«

Mein Mann schaltet sich ein: »Ich habe meiner Frau auch schon gesagt, dass sie unbedingt etwas essen muss. Aber sie hat nicht mal einen Zwieback herunterbekommen.«

Der Professor stemmt die Hände entschlossen in die Taschen: »Dann bleibt nur eins: künstliche Ernährung über Infusionen.«

»Wie wird das gemacht?«, frage ich ängstlich.

»Über eine Magensonde.«

»Aber geht das nicht über meinen Port? Wofür habe ich den denn?« Ich will nicht so ein Ding im Bauch haben. Von vorne sieht mein Körper mit all den Narben von den Lungenoperationen, Drainageschläuchen und der Unterleibs-OP eh schon aus wie ein Schnittmusterbogen.

»Das können wir versuchen. Das Problem wird aber sein, dass zu wenig nährstoffreiche Flüssigkeit in Ihren Körper gelangt, weil die Infusionsschläuche bei einem Port dünner sein müssen.«

»Lassen Sie es uns probieren! Ich will keine Magensonde!«

Eine Stunde später rollt eine Schwester einen Infusionsständer mit sechs (!) großen Beuteln ins Zimmer und neben mein Bett. Alle Beutel sind bis oben hin mit einer milchig-weißen Flüssigkeit gefüllt, die aussieht, als hätte man viel Mehl mit wenig Milch und noch weniger Wasser vermischt.

»Na, lecker«, sage ich. »Haben Sie vielleicht auch so etwas wie Saibling auf Fenchel-Tomaten-Gemüse mit La-Ratte-Kartoffeln im Infusionsangebot?«

Die Schwester findet das nicht lustig.

Ja, ja, die völlige Abwesenheit von Humor in Krankenhäusern.

Ich hänge ungefähr sechs Stunden an dem Infusionstropf, bis nur noch ein Beutel übrig ist. Der Professor schaut noch einmal nach mir. »Geht es Ihnen besser?«

»Nicht so richtig, mir ist immer noch so schrecklich schlecht. Ich kann nichts dagegen machen. Und hier tut es mir weh, da drückt es so.« Ich zeige auf die Stelle unter dem Brustbein. Da, wo man normalerweise Sodbrennen spürt.

»Hm ...«, meint der Professor. »Wenn es nicht besser wird, kann es sein, dass es etwas mit dem Darm zu tun hat. Dass er durch die beiden Operationen gelähmt oder verletzt wurde.«

»Verletzt? Wie kann das passieren?«

»Nun, wir müssen natürlich zuerst alles genau untersuchen.«

»Und dann? Was kann man machen? Ich meine im Worst Case?« Ich bin aufgeregt, nervös, panisch. Was ist jetzt schon wieder los??

»Im schlimmsten Fall legen wir einen künstlichen Darmausgang.«

Jetzt bin ich richtig panisch. Vor meinem inneren Auge tauchen Bilder auf, die ich NICHT sehen will. »Kommt gar nicht infrage! No way! Wirklich nicht.«

Der Professor versucht, mich zu beruhigen: »Das wäre ja nur für eine begrenzte Zeit, Frau Eyssen, nicht für immer. Außerdem kann man den so anbringen, dass man ihn gar nicht sieht, wenn Sie Kleidung darüber tragen. Sie glauben ja gar nicht, wie viele Leute einen künstlichen Darmausgang haben, und niemand sieht es.«

Das WILL ich mir nicht vorstellen. Und ich WILL mich mit dem Gedanken auch gar nicht weiter beschäftigen. »Egal, was Sie sagen. Ich sage: Nein. Nein. Nein.«

»Bitte bleiben Sie ganz ruhig, Frau Eyssen. Morgen sehen wir weiter und dann können wir immer noch entscheiden.«

»Es wird keinen künstlichen Darmausgang geben. Punkt!«

MEINE STIEFTOCHTER KATHARINA:

»Absurd und komisch, wie Conny mit dem Blasenkatheter an ihrer Latzhose durch die Wohnung hetzte.«

Nicht auch noch das! Dies war mein erster Gedanke, als mein Papi mir von dem Verdacht auf Unterleibskrebs bei Conny erzählte. Ich meine: Hatten wir nicht schon genug schreckliche Nachrichten gehabt? Konnte nicht mal Schluss sein damit? Konnte unser Leben nicht mal wieder ganz normal sein? Und dann auch noch die Sache mit der Not-OP. Da hatte man sich gerade seelisch aufgerappelt und bekam schon wieder einen auf den Deckel. Ich habe wirklich aufgeatmet, als dann die Entwarnung kam.

»Conny ist so weit schon wieder ganz munter«, meinte mein Papi. »Kennst sie ja. Sobald es ihr einigermaßen besser geht, verfällt sie in Hektik und macht alle nervös.«

»... und was ist mit dem künstlichen Darmausgang? Muss sie noch mal operiert werden?«

»Nein, das Thema hat sich Gott sei Dank erledigt.«

»Was ist denn da los gewesen? Ich meine, wenn ich mich richtig erinnere, war doch mal die Rede davon, dass bei einer OP der Darm verletzt worden sein könnte.«

»Ja, stimmt. Aber es hat sich herausgestellt, dass der Darm durch die beiden Operationen gelähmt war. Das konnte man mit Medikamenten reparieren.«

»Und jetzt?«, wollte ich wissen. »Ist Conny wieder zu Hause?«

»Ja. Seit gestern. Sie hat auch schon drei lange Listen geschrieben mit all den Dingen, die ich einkaufen muss. Glasreiniger, Waschpulver – natürlich will sie all die Sachen, die ich gewaschen habe, noch einmal in die Maschine stecken. Weil ich angeblich nicht die richtige Temperatur genommen habe. Dann sind ihr nicht genügend Zwiebeln und Tomaten im Haus ...«

»Das heißt im Klartext, es geht ihr gut. Verstehe. Sag mal, was hältst du davon, wenn ich euch mit Ronja besuchen komme?«

Das fand mein Vater eine großartige Idee. Auch weil ein süßes Enkelkind bestimmt ein gutes Heilmittel für angeknackste Seelen und Körper ist.

Nach sechs Stunden Zugfahrt waren wir endlich in München. Ronja war die ganze Zeit über der reinste Engel gewesen. Mein Vater holte uns am Bahnhof ab. Er trug Ronja in ihrem Babysitz die Treppe hoch, die zur Wohnung von ihm und Conny führt. Ich ging mit der Reisetasche hinterher.

Conny stand nicht – wie sonst immer – in der offenen Wohnungstür. Sondern dahinter. Als die Tür endlich zu war und ich sie umarmte, sagte sie: »Vorsichtig. Nicht zu stürmisch.«

»Entschuldigung. Habe ich dich etwas zu fest gedrückt? Sorry, das wollte ich nicht.«

»Nein, nein. Das ist es nicht. Es geht um meine kleine Anhänglichkeit. Guck mal hier.«

Ich sah sie genauer an. Sie trug ein T-Shirt. Und eine Jeans-Latzhose. Nicht weiter ungewöhnlich. Aber als ich dann entdeckte, worum es ging, brachte ich zuerst nur ein erstauntes »Oh« heraus.

Conny musste nach der Not-OP ja noch zwei Wochen lang den Blasenkatheter tragen. Der dünne Schlauch lief aus der Blase über den

Hosenbund in diesen Beutel aus Plastik. Der Beutel wird im Krankenhaus mit einem Plastikhaken am Bettgestell befestigt. Was tun, wenn kein Bettgestell da ist, an das man den Beutel klemmt? Und wenn man sowieso nicht den ganzen Tag im Bett herumliegen will? Connys Lösung: Sie hatte ein breites rotes Geschenkband durch eine Gürtelschlaufe gezogen, einen Knoten samt einer Schleife gebunden und den Haken vom Pipibeutel eingehängt. Der schlackerte beim Gehen an ihrem rechten Oberschenkel herum. Das sah verdammt komisch aus.

»Ich hatte ihr vorgeschlagen, den Plastiksack vorne unter dem Latz der Hose zu verstauen, aber das wollte sie nicht«, erklärte mein Vater.

Conny schüttelte nur den Kopf. »Dann rieche ich dauernd mein Pipi. Das ist doch ekelhaft.«

»Das ist doch Quatsch«, behauptete ich. »Die Beutel sind absolut dicht. Sonst würden im Krankenhaus doch dauernd kleine Pipiflüsse unter den Betten entlanglaufen.« Ja, wir führen Gespräche dieser Art. Und finden das ganz normal.

Mit dem schaukelnden Beutel an ihrer Latzhose blieb Conny dann kurze Zeit später hängen. An einer Weinflasche im Weinregal in der Küche. Das Geschenkband mit dem Haken oben am Beutel hatte sich an einem Flaschenhals verfangen – und zack! Da lag die zersplitterte Flasche auf dem Boden und der Rotwein ergoss sich von der Küchentür bis zur Spüle. Wir lachten so laut, dass Ronja anfing zu weinen.

Wenn es klingelte und der Postbote kam oder eine Nachbarin, ging Conny nie an die Tür. Da musste mein Vater einspringen. Ist ja verständlich. Ich hätte mich auch nicht mit so einem Pipibeutel an der Seite fremden Menschen gezeigt. Außerdem darf man nicht vergessen, dass Conny sehr auf ihr Aussehen achtet, eine Bluse oder ein T-Shirt nur ein einziges Mal trägt, dann gleich ab in die Wäsche damit. Die ohne ein Glasreinigungsmittel in der Hand nicht lebensfähig wäre – damit wienert sie alles, was nicht aus Holz ist – und die ihre Rezepte nach Kategorien ordnet – »Suppen«, »Kartoffeln«, »Fisch«, »Geflügel«, »Vorspeisen« und so weiter.

Etwas mal lässig anzugehen, ist Conny eher fremd. Umso erstaunlicher fand ich, wie sie mit ihrem Pipibeutel am Geschenkband kochte, bügelte, die Geschirrspülmasche einräumte, die Betten machte und die kleine Ronja streichelte, die neben ihr auf der Couch lag.

Am Abend kochte Conny mit Mozzarella überbackene Nudeln mit Tomaten. Mein Lieblingsessen. Wir saßen am großen Esstisch und löffelten die leckeren Nudeln. Conny hatte ihre Serviette über den Katheterbeutel gelegt. »Man muss ja nicht alles zeigen.«

Vorher hatten wir im Fernsehen ein Interview mit Michael Douglas gesehen. Er hatte ja Zungenkrebs. In dem Gespräch erzählte er, dass ein Mensch, der Krebs hat, vor nichts mehr Angst habe. Den könne nichts mehr erschrecken im Leben, denn er hätte das Schrecklichste schon er- und überlebt. Und das hätte ihn befreit, so Michael Douglas. Weil er sich jetzt vor nichts mehr fürchten würde. Beim Essen redeten wir noch einmal über die Sendung. Michael Douglas und Krebs.

Der Krebs ist eben immer und überall. Die Krankheit holt dich immer wieder ein, da kannst du machen, was du willst. Irgendjemand ist immer gerade an Krebs erkrankt, ein anderer gestorben, ein Nächster hat sich nach überstandener Chemo geoutet und ein Übernächster sich von seinem erkrankten Partner getrennt. Oder es ist ein neues Heilmittel entdeckt worden. Oder du liest einen Roman oder schaust dir ein TV-Drama an – du kannst darauf wetten: Wenn einer stirbt, dann stirbt er an Krebs. Hey, kann nicht mal einer erschossen werden? Oder vom Auto überfahren? Oder einfach normal an Altersschwäche sterben? Warum muss es immer Krebs sein?

Na ja, wir waren also unweigerlich und vorhersehbar wieder beim Thema Krebs gelandet. »Sag mal, vor nichts mehr Angst zu haben wie Michael Douglas, ist das bei dir auch so?«, fragte ich Conny.

»Ja, genau so«, antwortete sie. Dann legte sie Messer und Gabel weg, schüttelte den Kopf. »Falsch. Für mich gilt das nicht. Ich fühle mich nicht befreit. Überhaupt nicht. Mir machen immer noch ganz viele Dinge Angst, so wie bei den meisten anderen Menschen auch. Dass wir einen Autounfall haben. Dass ich Remy verliere. Dass ich immer vergesslicher werde. Dass ich eines Morgens zu schwach bin, um aufzustehen und mein Leben mit beiden Händen und einem Lächeln anzupacken. Dass der Krebs zurückkommt.«

Schweigen am Tisch. Aber nur ganz kurz. Dann fuhr Conny fort: »Beim Thema Michael Douglas und Hollywood fällt mir ein – warum gibt es eigentlich keinen ›Walk of Cancer‹ für Krebskranke?«

»Bitte?«

»Na, so wie es in Hollywood einen ›Walk of Fame‹ für Schauspieler gibt, sollte man einen für krebskranke Menschen anlegen. Da wird man geehrt und verewigt, weil man seine Krankheit durch eine Wunderheilung losgeworden ist, weil man eine sehr seltene Krebsart lange überlebt hat oder weil man der netteste Krebspatient der Klinik ist.« Den »Goldenen Krebs« in der Kategorie »Die meisten Narben« habe natürlich sie verdient, meinte Conny. »Ich komme mir eh schon vor wie R2D2, nachdem er geschreddert wurde. Bin völlig lädiert und überall hängen kaputte Kabel und Anschlüsse an mir rum. Na, jedenfalls so in der Art.« Statt des obligatorischen Sterns bekomme jeder Preisträger einen Krebs auf seinem Stein.

»Wir könnten auch noch unterteilen«, begeisterte sich mein Vater, »es gibt einen goldenen Krebs, einen silbernen und einen aus Bronze. Und wer mehr als drei goldene Krebse hat, kommt in die ›Hall of Fame der Krebse‹.«

Diese Idee schien Conny zu inspirieren. »Oh ja! Und es gibt nicht nur den ›Walk of Cancer‹, sondern auch Anstecknadeln. Zum Beispiel für die Kategorien ›Schönste Narbe‹ und ›Längste Chemo‹ und auch ›Schönste Glatze‹. Die Anstecknadeln sind logischerweise Krebse – aus Emaille? –, die je nach Kategorie einen Diamanten, eine Perle oder einen Saphir in den Scheren halten.«

Ich LIEBE meine Familie. Auch für diese Art von total schrägem Humor.

MEIN MANN REMY:

»Meine Frau wäre fast gestorben. Aber der Herr Professor hatte ja zu einem feinen Dinner gemusst …«

Knapp drei Wochen nach den Unterleibs-OPs sollte der Blasenkatheter entfernt werden. Da wir aber nicht gewusst hatten, wie lange es wirklich dauern würde, hatten wir in der Apotheke unten bei uns im Haus gleich eine ganze Packung von den Plastikbeuteln gekauft. Zehn von diesen großen Beuteln, die man auch im Krankenhaus bekommt. Und dazu zwanzig von den kleinen Beuteln, den »Ausgehbeuteln«. Diese kleinen Beutel sind aus hellblauem, ganz dünnem Plastik und etwas größer als eine Einzelpackung Papiertaschentücher. Die klebt man sich mit Pflastern an den Oberschenkel. Darüber kommen Hose (nicht zu eng!) oder Rock (möglichst weit!). Es versteht sich ja von selbst, dass in diese »Ausgehbeutel« nicht viel hineingeht. Deshalb sind meine Frau und ich während dieser Zeit auch kaum ausgegangen. Die Pflaster, die den Beutel an ihrem Platz am Oberschenkel halten sollen, lösten sich dauernd oder meine Frau bewegte sich ungeschickt und es passierten logischerweise kleine Dramen. Conny fühlte sich unsicher mit den kleinen Beuteln. Was ich gut verstehen kann.

Als dann der Blasenkatheter entfernt worden war, lagen in unserer inzwischen ohnehin umfangreichen Medikamenten- und Hilfsmittelsammlung unter anderem auch acht von den großen und fünfzehn von den kleinen Beuteln. Also packten wir ein Carepaket für unsere Freundin Traudl, damit sie es an die Mönche im Metamorphosis-Kloster weiterleiten konnte. Da fehlt es an allem, vor allem an Medikamenten und ärztlichem Zubehör.

So kann man mit Pipibeuteln anderen Menschen eine Freude machen. Außerdem haben wir noch eine Spende an das Kloster überwiesen. Als Dankeschön dafür, dass die Mönche für meine Frau beteten.

Nach dem ganzen Drama mit der Unterleibsgeschichte gab es zum Schluss noch ein Gespräch mit dem Professor, der die Operation nicht hatte machen können, weil er bei einem anderen Eingriff gebraucht worden war. Und der am Abend der Not-OP nicht dagewesen war, weil er »leider zu einem exklusiven Dinner« gemusst hatte.

Ein Abschlussgespräch nach der Behandlung ist Usus. Das kennen meine Frau und ich schon. In diesem Fall fanden wir es völlig überflüssig. Die Arbeit des Professors hatte schließlich lediglich darin bestanden, uns vor der OP zu begrüßen und vor der Not-OP telefonisch ein CT zu empfehlen.

Na ja, was sollte es? Wir gingen zu dem vereinbarten Termin zu ihm in die Klinik. Er fragte meine Frau, wie es ihr gehe und so weiter. Und dann kam der Hammer: Der Mann saß da und erklärte allen Ernstes: »Wenn ich dagewesen und die Laparoskopie gemacht hätte, hätte ich auf den ersten Blick gesehen, dass alles in Ordnung ist. Ich hätte gesagt: ›Los, macht die Frau wieder zu. Alles ist bestens!‹«

Wie bitte????? Meine Frau wäre fast gestorben! Weil ein unfähiger Arzt einen Fehler gemacht hatte. Und weil der Herr Professor bei einem Dinner war, als er gebraucht wurde.

AUGUST 2013

Das Leben kann ja so normal sein. Wie gesagt: kann …

Das Leben fühlt sich so normal an. Schön! Ich kann endlich wieder einen BH mit Bügeln tragen. Die Narben von den Lungenoperationen sind nur noch schmale Linien und nicht mehr empfindlich. Klar, manche mögen so etwas nebensächlich finden. Für mich ist es ein Fortschritt. Denn bei BHs mit Bügeln gibt es eine viel größere Auswahl und sie sehen auch hübscher aus.

Die vier runden Narben von den Drainageschläuchen nach den Lungen-OPs, jede so groß wie ein Smartie, aber natürlich nicht so bunt, sieht man immer noch gut. Die fünf Einschnitte von den Unterleibs-OPs sind noch etwas dunkel, aber sehr dünn. Mit dieser fleischlichen Landkarte kann ich gut leben. »Bitte folgen Sie den Wegweisern. Hier sehen Sie, was Sie nicht mehr sehen können. Zur Rechten, meine Damen und Herren, hatten wir den rechten unteren Lungenlappen. Und zur Linken den oberen Lungenlappen. Weiter unten im Souterrain finden Sie ...« Und so weiter.

Meine Haare sind nach einem Radikalschnitt vor knapp acht Monaten jetzt wieder so weit gewachsen, dass ich meine alte Frisur habe: den Möchte-gern-Meg-Ryan-Look. Ich hatte mir die Haare Ende

Oktober nach der Chemotherapie in einer Hauruck-Aktion raspelkurz schneiden lassen, weil ich sie viel zu dünn fand. Aber dann hatte ich mich mit meinem neuen Short Cut hässlich, nackt und verletzlich gefühlt. Kein Pony und keine Haarsträhne mehr, hinter der ich mein Gesicht verstecken konnte. Nach dieser Erfahrung mit den raspelkurzen Haaren weiß ich hundertprozentig: Ich werde mir nie, nie, nie wieder die Haare so kurz schneiden lassen. Das war eine unbeschreiblich dumme und viel zu schnell getroffene Entscheidung von mir.

Wir laden auch wieder einmal pro Woche Freunde zum Essen ein. Und ich muss nur noch ganz selten absagen, weil es mir von einem Moment zum nächsten schlecht geht. Jetzt, im August, allerdings öfter. Denn der August ist nicht mein Monat. Meistens viel zu heiß. Ich bekomme schlecht Luft, bin atem- und kraftlos.

Vor ein paar Tagen hatten wir unsere Freunde Annette und Jack eingeladen. Ich hatte mariniertes Hähnchenbrustfilet mit Grapefruitschnitzen auf einem Bett von Schalotten, Karottenscheiben und Frühlingszwiebeln gemacht. Dazu Kurkumakartoffeln aus dem Ofen. Mit diesem Hähnchengericht habe ich schon viele Komplimente eingesammelt. Deshalb zählt es zu meinen Favoriten, wenn Gäste kommen. Aber auch, weil man alles so perfekt vorbereiten kann. Wie auch an diesem Abend. Ich hatte den Tisch schon gedeckt und wollte mich umziehen. Auf einmal wurde mir schwarz vor Augen. Atemnot. Schweißausbruch. Der Puls bei über 125.

Mein Mann und ich kennen solche Situationen zur Genüge. Und wissen: Den Abend können wir vergessen. Mein Mann rief Annette und Jack an und sagte ab.

Wie gut, dass sie zu den wirklich engen Freunden gehören, die um unsere schwierige Situation wissen und Verständnis für solche Unwägbarkeiten haben.

> *Memo an mich: Annette und Jack unbedingt zu dem lange geplanten speziellen Dankes-und-Entschuldigungs-Dinner einladen.*

»Und was machen wir mit dem leckeren Essen? Zum Wegschmeißen ist es wirklich zu schade. Es hat ja auch Geld gekostet«, sagte mein Mann und stand ratlos vor dem großen Bratentopf mit den Köstlichkeiten darin.

»Alles einfrieren?«

»Ich kann das Essen zu Annette und Jack bringen.«

»Das ist doch Blödsinn«, stellte ich fest. »Wie willst du das im Auto transportieren, ohne dass in jeder Kurve die Sauce ausläuft und die Hähnchen aus dem Topf fallen?«

»Ich fahre vorsichtig. Wird schon klappen.«

»Lass es sein, glaub mir.«

Ein Wunder. Mein Man hörte an diesem Abend auf mich. Und er hatte eine überzeugende Idee: »Wir fragen einfach eine der Wohngemeinschaften. Die jungen Leute haben doch immer Hunger und freuen sich bestimmt, mal was anderes als Pizza zu essen.«

Bei uns im Haus gibt es im ersten Stock gleich zwei Wohngemeinschaften. Den Josef, den Franz, die Julia, den Ramon, die Carlota und, und, und ... Alle jung und alle unglaublich nett. Josef hat Physik studiert und macht gerade seinen Doktor. Franz hat die Filmhochschule München absolviert und ist Kameramann.

Mein Mann hatte recht. Und die WGler haben sich sehr gefreut, als er mit dem Bratentopf bei ihnen vor der Tür stand! Am nächsten Tag haben wir den Bräter blitzsauber vor unserer Wohnungstür gefunden. Mit einem »Dankeschön«-Zettel und einer kleinen Flasche Olivenöl. Nett, oder? Habe ich ja gesagt, dass die Jungs und Mädels aus den WGs bei uns im Haus nett sind!

Mein Leben ist also – bis auf solche kleinen Aussetzer wie bei Annette und Jack – wirklich wieder halbwegs normal.

Leider ist es auch an meinem Geburtstag so heiß wie in einer Backstube morgens um 5 Uhr, wenn alle Öfen in Betrieb sind. Remy hatte mich schon vorher davon überzeugt – klug, danke, mein Schatz! :-) –, dass wir in diesem Jahr nur ganz klein feiern würden. Seinen Argumenten hatte ich aber auch nicht viel entgegenzusetzen: Temperaturen über 28 Grad und dann die überstandene Unterleibsoperation und die Notoperation und die Darmlähmung und überhaupt. Aber insgeheim war ich auch froh, dass wir abends nur zu einem kleinen, aber netten Restaurant um die Ecke bei uns zum Essen gehen würden. Ich war immer noch kaputt, müde und erschöpft.

Morgens hatte mein Mann, wie jedes Jahr, »Happy Birthday« gesungen, auf dem Glastisch stand eine Kerze und daneben lag ein Briefumschlag mit einem großen roten Herz darauf. Ein Liebesbrief!* Und das nach fast zwanzig Jahren Ehe! Ich musste weinen, als ich ihn gelesen habe:

Meine geliebte Frau,
jetzt sind wir schon im Jahre zwei der neuen Zeitrechnung. Das macht mich sehr glücklich. Dass du an meiner Seite bist, dass du so positiv geblieben bist – da kann man ja gar nicht anders, als genauso zuversichtlich nach vorne zu schauen.

Ich genieße die Zeit mit dir mehr denn je.
Dass wir gelegentlich länger schlafen,
dass wir zusammen am See sitzen und mit den Enten reden,
dass wir in Ausstellungen gehen,
dass wir beim Franzosen essen,
dass wir uns abends im ›Café Sobi‹ auf einen Wein treffen,
dass wir in Frankreich Treibholz sammeln,
dass wir in alten Villen übernachten, die zu Hotels umgebaut wurden,
dass wir in italienischen Bars zu viel trinken,
dass wir unsere Freunde treffen,
dass wir Kathi, Robert und Ronja zum Essen einladen,
dass wir uns über Europa streiten,
dass wir über Leute lachen,

* Ich habe den Brief immer noch. Und ich werde ihn für immer behalten. Wirklich für immer. Wenn ich tot bin, soll er mit mir in den Sarg gelegt werden und mit mir verbrennen.

dass wir über uns lachen,
dass ich mich über jeden Tag freue, an dem ich dich in den Arm nehmen kann,
dass ich gelassener und dankbarer geworden bin.
Dass ich mit dir zusammen sein kann.
Dafür wollte ich dir danken.
Kein Schwein weiß, wie es weitergeht.
Aber ich weiß, dass es auch weiterhin noch viele schöne und glückliche Momente mit dir geben wird.

Love and kisses

♡

Remy

MEIN MANN REMY:

»Wenn etwas Schlimmes passiert und ich bin nicht da – das will ich mir gar nicht erst vorstellen.«

Enkel zu haben, das ist fast so, wie noch einmal selbst ein Kind zu bekommen. Sie rühren das Herz. Und man weiß plötzlich wieder ganz genau, wie es damals war, als man sein eigenes Kind in den Armen hielt. Das ist eine wunderbare Erfahrung. Der Unterschied zwischen eigenen Kindern und Enkeln sowie Urenkeln ist allerdings, man kann sie nach einer gewissen Zeit wieder an die Eltern abgeben. Natürlich würde ich Kathi und meine Enkelin gern öfter sehen. Aber Kathi wohnt mit Robert und Ronja nun mal in Berlin. Conny und ich dagegen in München. Und Conny ist schwer krank. Ich muss auf sie aufpassen.

Vor Kurzem hat meine Frau mir wieder einmal vorgeschlagen: »Du kannst doch für eine Woche nach Berlin fahren, um Kathi, die kleine Ronja und Robert zu besuchen.«

»Das geht nicht. So lange kann ich dich nicht allein lassen.«

»Aber wir haben Freunde, die sich um mich kümmern können. Annette und Jack zum Beispiel. Oder Roselyne und Reinhard. Die sind ganz schnell da, wenn etwas ist.«

»Das stimmt schon. Aber wenn etwas wirklich Schlimmes passiert und ich nicht da bin ... Nein. Das kommt nicht infrage.« Dann erinnerte ich sie an den Vorfall im vergangenen Sommer. »Weißt du noch? Damals war es jeden Tag um die 30 Grad und darüber. Und ich musste für fünf Tage beruflich nach London.«

»Ja, ich weiß ...«

»Du hast in der abgedunkelten Wohnung gelegen. Im Schlafzimmer. Du hast mich angerufen. Es sei so heiß. Du hast gesagt, du bekämst keine Luft. Würdest am ganzen Körper zittern. Du hattest Herzrasen. Du hattest eine Panikattacke. Das konnte ich deutlich hören. Du hattest Angst zu sterben.«

Ich hatte damals in meiner Not in der Apotheke unten bei uns im Haus angerufen. Die uns ja Gott sei Dank kennen. »Frau Klotz und Frau Großmann sind dann zu dir gekommen, haben dir Beruhigungstabletten gebracht, dich mit Lavendelblütentee versorgt und dir das Händchen gehalten.«

Dann war Conny ganz kleinlaut. Gab aber nicht auf: »Das war vergangenen Sommer. Und jetzt hat es außerdem keine 30 Grad hier in München ...«

Aber auch ich gebe nicht auf. Bis heute. Nein, so lange lasse ich sie nicht allein. Denn für meine Frau bedeutet fast alles Stress. Aber das vergisst sie immer wieder, will es nicht wahrhaben oder überspielt es.

Als Kathi vor Kurzem mit Ronja in München war, brachte sie in der Früh um 8 Uhr die Kleine für ein, zwei Stunden zu uns, weil sie einen Termin hatte. Conny war gerade aufgestanden und im Badezimmer. Ich ging mit Ronja auf dem Arm zu ihr ins Bad. Wir wollten »Guten Morgen« sagen. Conny machte dann gleich Ei-tei-tei und Wu-pi-di-doo, winkte mit den Händen und wackelte mit dem Kopf, um Ronja zum Lachen zu bringen. Nach einer Minute japste Conny dann auch schon nach Luft und ihre Hände zitterten so sehr, dass sie die Zahnbürste nicht mehr halten konnte. Ronja hat an dem Morgen dann auch noch fast ununterbrochen geweint. Allein solche Kleinigkeiten sind einfach zu viel für meine Frau.

SEPTEMBER 2013

Zum Sterben muss ich nicht in einen Verein.

Wieder einmal ein Termin bei meinem Professor Reichenberger in der Asklepios Klinik. Den Port spülen lassen. Röntgen. LuFu. EKG. CT machen lassen. Vom Hals ab abwärts bis zu Leber und Milz nachgucken lassen, ob alles so ist, wie es sein soll.

Insgesamt betrachtet sehe ich Professor Reichenberger wahrscheinlich öfter als er seine Eltern, Schwiegereltern oder Freunde. Da er eine Frau und drei kleine Kinder hat, aber meist lange arbeiten muss, gehe ich davon aus, dass er die verbleibende wenige freie Zeit mit seiner Familie verbringt.

Als Dauerpatientin nerve ich Professor Reichenberger natürlich öfter als andere Kranke der Klinik. Mein Mann besitzt sogar seine Handynummer. Aber von dieser Möglichkeit hat er erst zweimal Gebrauch gemacht. In Momenten, in denen es mir verdammt schlecht ging und wir unbedingt den Rat des Professors brauchten.

Montagmittag bei Professor Reichenberger. Die Untersuchungen zeigen: alles in bester Ordnung. Ein Grund zum Freuen. Zum »Freuen«? Ach was! Riesengroße Erleichterung! Nicht mehr den ganzen Körper anspannen vor Angst. Die Sonne in der Seele aufgehen lassen.

Die Welt von einer Sekunde zur anderen erstrahlen lassen.

»Na, das sind doch gute Nachrichten, nicht wahr, Frau Eyssen?«

Das ist das Erkennungszeichen von Professor Reichenberger. In jeden dritten Satz streut er ein »nicht wahr« mit einem verschluckten »t« und einem unsichtbaren Fragezeichen am Ende ein. Manchmal auch in jeden zweiten Satz. Ich finde das liebenswert.

»Gute? Das sind beste Nachrichten!«

»Das freut mich für Sie. Wie geht es Ihnen sonst? Was macht die Arbeit?« (Ohne ein »nicht wahr?« am Ende.)

»Gut. Danke. Reichlich.«

Dann erzähle ich ihm von einem wirklich guten Freund, der vor Kurzem gestorben ist. Krebs. Dass ich aber nicht zu seiner Beerdigung gehen konnte. Ich hatte Angst vor der Trauerfeier, Angst vor den Tränen der Trauernden. Angst davor, den Sarg zu sehen. Das Grab. Und, ja, vor allem große Angst, weil ich selbst so schwer krank bin und vielleicht bald sterben könnte. »Jedesmal, wenn jemand an Krebs stirbt, halte ich für ein paar Sekunden den Atem an. In meinem Kopf breitet sich Schwärze aus. Weil dann der Tod so nah ist. Dass ich ihm durch den Krebs viel näher bin als andere Menschen. Und ich frage mich: Wann bin ich dran?«

»Ja, das kann ich verstehen. Und das ist sicher noch stärker der Fall, wenn Sie den Verstorbenen gekannt haben, nicht wahr?« (Da ist es! Das »nicht wahr?«. Dieses Mal erst im fünften Satz.)

»Ja. Und dieser gute Freund von uns war ja gerade mal siebenunddreißig. So jung. Er wollte eine Familie haben und Kinder. Die Mutter unseres Freundes hat mir unter Tränen erzählt, dass der Tod eine Erlösung für ihren Sohn war. Wenn ich das höre, weiß ich sofort, dass derjenige gelitten hat.«

»Das glauben Sie, Frau Eyssen. Aber das war bestimmt nicht so.«

»Na, wenn von einer ›Erlösung‹ gesprochen wird, liegt der Verdacht doch nah? Ich bin jedenfalls froh, dass ich meine Patientenverfügung habe und Mitglied bei Dignitas bin. Im Falle des Falles kann ich selbst entscheiden.«

»Liebe Frau Eyssen, niemand muss heute in einem Krankenhaus

Schmerzen oder gar Qualen erleiden. Es gibt genügend Mittel und Wege. Wir Ärzte sorgen dafür, dass der Kranke keine Schmerzen hat, nicht wahr? Dass ihm der Übergang zum Tod so leicht wie möglich gemacht wird.«

»Meinen Sie das ehrlich oder wollen Sie mich nur beruhigen?«, frage ich.

»Ich meine das ganz ehrlich. Sie brauchen wirklich keinen Verein, um ohne Schmerzen sterben zu können, wenn die Zeit gekommen ist, nicht wahr?«

Natürlich weiß ich, dass Professor Reichenberger mich nie belügen würde, trotzdem muss ich noch einmal insistieren: »Kann ich Ihnen da wirklich vertrauen?«

»Absolut. Ich verspreche es Ihnen.«

Zwei Tage später kündige ich meine Mitgliedschaft bei Dignitas.

Memo an mich: Mitteilung an Professor Reichenberger schicken. Mit einer Entschuldigung für die »nicht wahr?«-Geschichte, die er mir hoffentlich verzeihen wird.

Die Unterleibs-OP überstanden, der Blasenkatheter draußen, alles okay bei der Kontrolluntersuchung, die heißesten Tage des Sommers sind vorbei – die beste Zeit für einen kurzen Urlaub. Mein Mann und ich wollen an den Gardasee fahren. Dort hat er schon ein schönes Wellness-Hotel reserviert. Mit Pool und Spa-Bereich.

Als ich Claudia von unseren Reiseplänen erzähle, fragt sie: »Du und Wellness? Relaxen am Pool? Vergiss es. Macht ihr doch eh nicht. Lächerliche Idee.«

Nun ja, sie hat nicht ganz so unrecht. Das Äußerste an Wellness und Entspannung bei mir ist ein Facial im Spa meines Beauty-Docs Stefan Duve. Aber diesmal träume ich wirklich von einem Urlaub mit ausschlafen, frühstücken, am Pool abhängen, sich massieren lassen, lesen und ein bisschen schwimmen.

Was ich für den Urlaub dringend brauche, ist ein Badeanzug. Einen

Bikini kann ich ja nicht mehr tragen. Der Body ist zu alt und mit den ganzen Narben und Schnitten sowieso nicht mehr schön anzusehen. Wenn zufällig ein Arzt am Pool sein sollte, würde er mich garantiert fragen: »Na, noch ein Schnittchen?«

Ich sehe mich also in der Bademodenabteilung eines Kaufhauses um. Mindestens dreihundertfünfzig Stück hängen an den Ständern. Ich suche mir die schönsten Teile raus – etwa siebenundzwanzig – und probiere sie in der Kabine an. Der eine ist zu klein und der andere zu groß. Mein Herz pocht jetzt schon wie bei einem Hundert-Meter-Lauf. Ich bekomme kaum noch Luft. Muss mich setzen. Es ist so heiß in der Kabine. Dann geht es weiter. Aber gaaanz langsam. Beim nächsten Modell ist der Beinausschnitt zu hoch, das Dekolleté zu tief, der Schnitt macht fett, das Muster geht überhaupt nicht und die Farbe auch nicht. Abgesehen davon, dass sie alle ZWEI Träger haben. Ich weiß, das ist bei Badeanzügen eigentlich normal. Aber die liegen eben BEIDE ENG auf der Haut an und der rechte Träger DRÜCKT auf meinen Port. Das schmerzt. Weil mein Port ja wie ein dicker Knubbel vorsteht. Ich brauche einen Einteiler mit nur EINEM Träger. Und der darf nicht auf den Port drücken.

Dann finde ich endlich den passenden Badeanzug – dunkelblau, oben am Busen gerafft. Das macht auch mehr her obenrum. Asymmetrisch geschnitten. Der Ausschnitt geht rechts praktisch direkt in den Träger über und ist breit genug, sodass man den Port nicht sieht, und sitzt locker genug, damit er nicht drückt. Das Thema ist erledigt.

Mein Mann und ich verbringen genau zwei Stunden am Pool des Wellness-Hotels. Im Schatten. Auf einer Liege. Jeder mit einem Buch in der Hand. Remy schwimmt einmal im Pool. Ich nicht. Der Badeanzug sitzt doch nicht richtig. Mein Busen ist einfach zu klein für das geraffte und gemoldete Oberteil. Ich zupfe dauernd nervös an dem Ding herum und traue mich nicht, ins Wasser zu gehen. Aus Angst, alles rutscht bis zur Taille hinunter ...

Aber sonst ist es ein wunderschöner Urlaub. Entspannt. Glücklich. Keinerlei gesundheitliche Probleme. Aperol zum Aperitif. Köstliche

Pasta. Frischer Fisch. Kirchen anschauen. Im Café an der Promenade sitzen. Einmal gibt es abends unter den Arkaden eines feinen Hotels sogar Livemusik. Ein Orchester spielt Walzer, Foxtrott und Cha-Cha-Cha. Die älteren Damen und Herren des Ortes haben sich versammelt, um tanzend den Sommerabend zu verbringen. Mindestens zwei ältere Herren, denen garantiert mal eine Tanzschule gehört hat, schwingen die Singledamen leichtfüßig im Takt der Musik hin und her. Wir tanzen auch. Hey, einen Walzer! Mit einer halben Lunge! GROSSARTIG! Wenn das nicht großartig ist, weiß ich es auch nicht.

MEIN MANN REMY:

»Unsere Zeiten der Zärtlichkeit«

Jetzt habe ich schon so oft und so viel darüber gesprochen, wie sehr die Krebserkrankung meiner Frau das Leben unserer ganzen Familie umgekrempelt hat. Einen Aspekt muss ich unbedingt noch erwähnen, an den die meisten Menschen wohl gar nicht denken.

Meine Frau hat ja nur noch eine halbe Lunge. Hinzu kommt die fortschreitende – wenn auch langsam fortschreitende – Lungenfibrose, bedingt durch die Bestrahlungen. Wenn die Luftfeuchtigkeit hoch ist, bekommt meine Frau schlecht Luft. Wenn der Luftdruck zu hoch oder zu niedrig ist, kann sie nur schlecht atmen. Wenn sie sich bücken muss, japst sie hinterher gleich nach Luft. Ist ja verständlich – wenn man sich bückt, quetscht man die Lunge zusammen. Da kann man nicht atmen. Was einem Menschen mit normaler Lunge nichts ausmacht. Wenn sie eine Treppe steigen muss, geht das nur ganz langsam. Weil es anstrengend für sie ist und sie zu wenig Luft bekommt. Das gilt auch für alle Situationen, in denen sie schwer tragen muss. Zum Beispiel eine Einkaufstasche mit einem Kilo Kartoffeln, zehn Karotten, fünf Zitronen, drei Limetten, einem Becher Joghurt, sechs Eiern und einem halben Brot. Ich muss nicht extra erwähnen, dass meine Frau die schwere Einkaufstasche dann doch ganz allein nach Hause schleppt und mir hier in der Wohnung anschließend fast umkippt, weil sie kaum Luft bekommt und erschöpft ist? Als ich ihr letztes Mal – ich weiß nicht, zum wie vielten Mal – vorgeschlagen habe, sie könne doch eine Liste schreiben und ich würde alles einkaufen oder wir könnten zusammen zum Supermarkt und auf den Markt gehen, antwortete sie: »Andere gehen atemlos durch die Nacht. Ich durch den Tag.«

Trotz des veränderten Lebens und trotz aller Einschränkungen führen wir ein glückliches und ziemlich normales Leben. Wir nehmen uns vor, mal wieder an den Starnberger See zu fahren und verschieben das immer wieder, weil wir – angeblich – zu viel Arbeit haben, das Wetter zu schlecht ist, auf den Straßen zu viel Verkehr ist oder bei diesem schönen Wetter bestimmt alle am Starnberger See sind und es rappelvoll ist. Wir streiten, weil ich finde, dass meine Frau zu viel Geld für Klamotten ausgibt. Oder weil sie den Parkettleger angerufen hat, was eigentlich ich hatte machen wollen. So war es abgesprochen gewesen. Aber ich habe – angeblich – mal wieder nicht schnell genug reagiert und deshalb hat meine Frau die Sache in die Hand genommen. Das macht sie gerne. Sie ist ständig in Bewegung und kann nur schwer etwas delegieren.

Wir verreisen immer mal wieder. Wie an den Gardasee. Habe ich Ihnen von dem Abend unter den Arkaden eines romantischen Hotels am Wasser erzählt? Es spielte ein Orchester. Kerzenlüster an den vanillefarbenen Wänden. Alles ein bisschen old fashioned. Die Gäste auch, die streng nach Tanzschulenart Walzer oder Foxtrott tanzten. Ich wollte mit meiner Frau tanzen. Das haben wir früher auf Partys und Geburtstagsfesten auch immer gemacht. Warum nicht mal wieder? Einen Walzer. Ich hielt meine Frau ganz fest im Arm, damit ihr nichts passieren konnte. Und so tanzten wir einen kurzen Moment durch die Sommernacht. Die Musik setzte aus. Der Walzer war zu Ende. Die anderen Paare standen da und applaudierten. Das war ein Moment, der wie geschaffen dafür war, meine Frau ganz fest in den Arm zu nehmen und ihr etwas ins Ohr zu flüstern. So etwas wie: »Hätte ich gewusst, dass du so wundervoll tanzen kannst, hätte ich dich viel früher geheiratet.«

Aber das geht nicht. Seit den Lungenoperationen kann ich meine Frau nur noch ganz sanft und mit kleinem körperlichem Abstand umarmen. Bei einer normalen Umarmung bekommt sie keine Luft mehr.

Das können Sie sich nicht vorstellen? Umarmen Sie Ihren Partner oder Ihre Freundin mal so richtig fest, als ob Sie ihn (oder sie) nach dreiwöchiger Abwesenheit am Bahnhof abholen. Achten Sie dabei auf die Atmung. In dem Moment der Umarmung kann man nur schwer Luft holen. Logisch. Ihnen und mir macht das nichts aus. Aber für meine Frau bedeutet eine Umarmung akute Luftnot.

Das ist hart für mich. Ich liebe meine Frau. Ich bin ihr Ehemann. Eine Umarmung ist ein Zeichen von Zuneigung. Von Zärtlichkeit. Eine Umarmung heißt und zeigt, sich nahe zu sein. Schutz bei dem Partner zu suchen. Sich ihm anzuvertrauen. Ja, sich ihm hinzugeben.

Umarmungen sind bei uns so zart und vorsichtig, als würde man versuchen, einen Kaktus in Seide zu verpacken, ohne dass der Stoff reißt oder Löcher bekommt.

Hand in Hand gehen, den Kopf an die Schulter des anderen legen, die Finger ineinander verschlingen, wenn man morgens aufwacht, den Oberarm meiner Frau streicheln, wenn wir im Sommer abends nebeneinander auf der Bank auf unserer Terrasse sitzen und in den Himmel schauen, ihr sanft übers Haar fahren, sie auf den Hals küssen – das sind unsere täglichen Umarmungen.

Zärtlichkeit und Liebe haben viel mehr Gesichter, als die meisten Menschen glauben.

Schwester Kati, die stellvertretende Stationsleiterin von der Klinik in Gauting, sagte mir mal: »Krebs legt sich wie eine Lupe auf eine Beziehung. Wie unter einem Brennglas kommen die guten oder die schlechten Eigenschaften zum Vorschein.«

Sie hat so recht.

OKTOBER 2013

Musik, bei der ich weinen muss – und nicht anders kann

Im Gegensatz zu früher trifft man mich jetzt nur noch in Ballerinas, Sneakern oder Booties an. Ist es zu glauben? Ich kann nicht mehr auf High Heels gehen. Ich wusste gar nicht, dass man das verlernen kann. Aber man kann. Nach den Lungenoperationen begann die Verabschiedung meiner schönen Schuhe.

Phase 1 des Abschieds von den hochhackigen Schuhen: »Ach, wenn wir mal fein ausgehen, brauche ich ja High Heels.« Drei Wochen später hatte ich erkannt, dass wir nur äußerst selten Gelegenheiten haben, bei denen Pumps aus Leder oder Samt mit Schmucksteinen oder Schleifen vonnöten sind. Also: Tschüss!

Phase 2: »Es gibt doch immer einen Pressetermin, bei dem man einfach High Heels tragen MUSS. Wie bei den ›Duftstars‹ in Berlin.« Ein paar Wochen später standen die schwarzen Lack-Peep-Toes und die nudefarbenen Pumps immer noch wartend und unbenutzt im Schrank. Also: Tschüss!

Phase 3: »Geburtstagsfeiern und Essenseinladungen von Freunden bekommen wir so oft – und da habe ich früher auch immer hohe Schuhe getragen.« Sechs Monate später habe ich mich dann von den letzten sechs Paar meiner einstmals umfangreichen High-Heels-Sammlung verabschiedet. In meinen besten Zeiten standen sechsundzwanzig Paar Schuhe mit hohen Absätzen in meinem Schuhschrank.

Phase 4: Im Schuhschrank treffen sich nur noch flache Modelle. Mein Mann freut sich über diese Entwicklung hin zu flachen Schuhen. »Diese hohen Dinger, die sind doch ungesund. Wie kann man nur darauf laufen?« Ich kann. Na ja, ich konnte ...

Gestern war ich mal wieder in meinem Park. In dem Park, in dem ich immer joggen war. Also, der Park ist eigentlich ein Friedhof. Der »Alte Nordfriedhof« in Schwabing. Der wird nicht mehr benutzt. Nur noch von Joggern, Spaziergängern und Familien, die im Sommer im Schatten der Bäume und Gräber ein Picknick machen, lesen oder Kinderfeste veranstalten. Ich sah die Jogger. Die vertrauten Wege. Es war ein Gefühl von schwarzer Traurigkeit, das sich in mir ausbreitete wie eine dieser Teekugeln, die sich zu einer großen Blume entfalten, wenn man sie mit heißem Wasser übergießt. Aber es war eben keine Blume, sondern dunkle Traurigkeit. Und heißer Neid.

Abends, als ich allein im Wohnzimmer saß, weil mein Mann schon schlief, hörte ich auf meinem Handy einige meiner Lieblingslauftitel. Songs, die beim Joggen einen Ruck durch meinen Körper gehen ließen und eine unbezähmbare Lust auf eine weitere Runde auslösten. Wie bei »Black or White« von Michael Jackson oder »Raspberry Beret« von Prince. Oder Songs, bei denen ich einen Schritt anhielt und schneller oder etwas langsamer lief, damit ich mit dem Takt der Musik synchron war. Wie bei »Come Undone« von Robbie Williams oder »Some Guys Have All The Luck« von Rod Stewart. Songs, bei denen ich am liebsten laut mitgesungen hätte. Wie bei »Hollywood Hills« von Sunrise Avenue oder »Wire To Wire« von Razorlight.

Ich habe an dem Abend geweint. Wie eine Frau, die Liebeskummer hat, nachts im dunklen Zimmer sitzt und genau die Musik spielt, die sie mit IHM immer gehört hat. Und die so schrecklich versucht ist, IHN anzurufen. Ist das nicht komisch, dass ich wegen der Joggerei weine, aber nicht, weil ich nur noch eine halbe Lunge habe? Oder weil ich nach der Unterleibsoperation fast gestorben wäre?

MEINE STIEFTOCHTER KATHARINA:

»Feste und andere Familienangelegenheiten«

Bald ist Weihnachten. Das feiert unsere Familie immer in Frankfurt bei Remys Schwester Gaby und ihrem Mann Jürgen. Das ist eine bei allen Familienmitgliedern geliebte Tradition. Im Durchgang vom Wohn- ins Esszimmer steht der Baum. Mit den alten Weihnachtskugeln der Familie geschmückt. Und mit richtigen Wachskerzen. Die Spitze reicht bis unter die Decke. Den Stern muss immer mein Onkel Jürgen anbringen. Auch das ist Tradition.

Zum Fest kommen alle angereist – Remys Schwester Maria mit ihrem Mann Hans, sein Bruder Martin mit seiner Freundin Crystal, Remy und Conny und ich. Natürlich sind auch die Söhne von Gaby und Jürgen dabei, die in Frankfurt wohnen – Chrisi mit seiner Frau Catrin und Andreas mit seiner Frau Stefanie. Meine Oma Ruth ist natürlich auch dabei. Dabei? Ach was! Mittendrin! Vierzehn fröhliche Eyssens!

Jeder hat für jeden eine Kleinigkeit besorgt. Ein Handtuch, ein Buch, eine Packung English Breakfast Tea oder eine Hülle für den Laptop. An jedem Päckchen hängt ein Empfänger- und Absenderschild. Wir warten alle ordentlich an unserem Platz, während Remys Schwager Jürgen den Weihnachtsmann spielt. Als das zerrissene Geschenkpapier den Wohnzimmerboden bedeckt, sammeln Conny und meine Oma Ruth noch schnell die schönsten Schleifenbänder ein, um sie zusammenzurollen. »Die kann man noch sehr gut verwenden!« Dann setzen wir uns zum Essen. Es gibt Vorspeise, Hauptgericht und ein Dessert. Das macht immer alles Gaby – einkaufen, vorbereiten, kochen.

Bei der Vorspeise regt sich Martin dann über die Gesundheitspolitik auf. Maria gibt ihm recht. Jürgen sagt, das Thema müsse man aber auch mal von der anderen Seite betrachten. Conny erzählt von einer jungen Kollegin, die sich auf einer Dienstreise Hals über Kopf in einen berühmten Künstler verliebt hat – und er sich in sie – und dass die beiden gerade in Las Vegas geheiratet haben. Gaby findet das total romantisch. Remy versteht nicht, was an einer Hochzeit in Las Vegas romantisch sein soll.

Bei der Hauptspeise erzählen Andreas und Stefanie von ihren nächsten Urlaubsplänen. Australien soll es diesmal sein. Stefanie will den Uluru sehen, Andreas unbedingt lernen, Didgeridoo zu spielen. Martin und Crystal nicken mit dem Kopf. Nach Australien würden sie auch gern fahren. Chrisi und Catrin ist Australien zu weit weg, sie wollen in die Schweiz. Da fühlen sie sich am wohlsten. Und da gibt es schließlich auch Berge.

Beim Dessert drehen sich die Gespräche am Tisch um Verfehlungen der Politik, sehenswerte Kunstausstellungen und Filme, in denen – so Ruth – heute einfach zu viele Nackte zu sehen sind.

Es geht bunt und fröhlich durcheinander zu, aber gesittet. Jedem ist klar, was man bei Tisch darf und was nicht. Und an diese nicht ausgesprochenen Regeln hält man sich. Egal, wie alt man ist.

Für vierzehn Leutchen einzukaufen und zu kochen – das ist verdammt viel Arbeit. Bei einem Weihnachtsfest hatte Gaby beschlossen, sich diese Arbeit zu erleichtern. »Es gibt heute ein Fondue Chinoise«, verkündete sie am Heiligabend. Sie hatte extra zwei spezielle chinesische Fonduetöpfe aus Kupfer geliehen, die in der Mitte einen »Kamin« und außenrum eine breite Rinne wie eine Hutkrempe haben. Darin schwimmt die Brühe. Die Fonduetöpfe standen ordentlich in der Mitte auf dem langen Esstisch. Genau so platziert, dass jeder der vierzehn Gäste bequem seine aufgespießten Leckereien in der dampfenden Brühe garen lassen konnte.

Gaby schob elegant den Servierwagen mit den Saucen, dem geschnittenen Fleisch und dem geschnibbelten Gemüse aus der Küche ins Esszimmer. »Oh, jetzt habe ich die Sojasauce vergessen ...«

Schon sprang Conny auf. »Ich hole sie.« Es ging natürlich nicht, dass sie am Tisch sitzen blieb, wenn es etwas zu tun gab. Hätte jemand gesagt: »Oh, kannst du auch bitte noch die Wasabipaste und das Töpfchen mit den Sesamsamen mitbringen?«, wäre Connys Glück vollkommen gewesen.

Das Fondue Chinoise war köstlich – und hat außerdem ganz neue Persönlichkeiten in dieser Familie zum Vorschein gebracht: Kaum standen die Teller und Schälchen mit den Zutaten auf dem Tisch und die Brühe blubberte in den beiden Fonduetöpfen vor sich hin, grabschte sich jeder seine zwei Spieße und rammte sie in Rind- und Kalbfleisch, ins Geflügel und hier und da einmal in eine Karotte oder einen Champignon. Ein Wunder, dass keiner dabei verletzt wurde. An jedem Topf kämpften sieben hungrige Leute um ihr Stück Fleisch, das vom Spieß abgefallen und eiligst vom Bruder, der Schwester, der Schwägerin oder dem Neffen aufgespießt worden war.

Maria haute Andreas auf die Finger: »Das ist mein Spieß!«

Remy drohte Hans: »Nimm ja die Finger weg von meinem Fleisch.«

Gaby hob triumphierend ihren Spieß mit einem Brocken Rindfleisch in die Höhe. »Huuhuu, Reemyyy, guck mal, was ich hier habe. Das ist dein Fleisch. Das WAR dein Fleisch. Tja, Pech gehabt.« Und schon schob sie es schadenfroh in ihren Mund.

Jürgen ermahnte die ganze Runde: »Dass es ja niemand wagt, mein Geflügelteil zu klauen!«

Ich fauchte Maria an: »Ich habe genau gesehen, dass du es auf meinen Brokkoli abgesehen hast.«

Selbst meine Oma vergaß ihre Zurückhaltung und nahm ihrer Tochter Gaby energisch einen Spieß aus der Hand: »Ich habe noch gar nichts von dem Hühnchen gehabt!«

Als besonders geschickt und durchsetzungsfähig zeigte sich Hans, der Mann von Remys Schwester Maria. Er fand noch die kleinsten Zwischenräume zwischen den Armen seiner Sitznachbarn, um sich in affenartiger Geschwindigkeit das Objekt seiner Begierde aus dem Topf zu schnappen. Vielleicht hatte das etwas damit zu tun, dass er Karatekämpfer ist und es bis zum Schwarzen Gürtel gebracht hat?

Fünfunddreißig Minuten nach Beginn des Chinoise-Weihnachtsdinners hatten wir unsere Stühle nach hinten geschoben und standen aufgeregt und in Kampfposition um den Tisch herum. Die Spieße in der Hand. Die verhakten sich dann in den Töpfen, das Fleisch landete auf der Tischdecke oder auf dem Pullover von Crystal statt im eigenen Mund. Jürgen kündigte mit seiner unheilschwangeren Anwaltsstimme an, dass derjenige, der es wagte, sich seinem Spieß in den Weg zu stellen, mit einer Haftstrafe nicht unter zehn Jahren bestraft werden würde. Ersatzweise absoluter Weinentzug an diesem Abend.

Es ging zu wie im Kindergarten. Nur wird da kein Wein getrunken. Wir waren alle aufgeregt und schon leicht angeschickert, was schließlich dazu führte, dass Remy seiner Schwester Maria beichtete, ihr als Vierzehnjähriger den Schokoriegel, den sie in ihrer Nachttischschublade für einen ganz besonderen Moment versteckt hatte, geklaut und aufgefuttert zu haben.

Maria konnte es nicht fassen: »Wann bist du denn in MEINEM Zimmer gewesen?«

»Als du unten in der Küche warst und Ruthchen beim Kuchenbacken geholfen hast.«

»DU warst in MEINEM Zimmer? HEIMLICH?«

»Ja. Aber nur dieses eine Mal.«

»Und du hast MEINE Schokolade geklaut?«

Mein Papi versuchte, die Angelegenheit herunterzuspielen. »Na ja, geklaut ... Ich habe gedacht, du merkst das sowieso nicht.«

»Der eigene Bruder! Und ich hab all die Jahre geglaubt, unser Dackel hätte meine Schoki gemopst.«

Einsatz meiner Oma Ruth: »Ja, der war ein gieriges Süßmaul.« Und an ihren Sohn Remy gewandt: »Hättest du auch wie Maria immer schön Vorräte angelegt und nicht gleich alles aufgegessen, hättest du nicht stehlen müssen.«

Nachdem noch etwas von dem köstlichen Wein sowie Käse und Baguette in unseren Mägen gelandet waren, war Gaby in Stimmung für einen Witz. Witze erzählt sie nur, wenn sie a) angeheitert und b) nicht in offizieller Gesellschaft ist. Gaby: »Soll ich euch mal einen Witz erzählen?« So fängt sie immer an. »Den hat mir neulich eine Freundin erzählt.« Keiner sagte »Ja« oder »Nein«, aber alle schauten sie erwartungsvoll an. »Also, passt auf. Der ist wirklich saukomisch: Was macht ein schwuler Adler?« Gaby musste schon jetzt ihr Glas abstellen, weil sie es vor Lachen sonst hätte fallen lassen. »Na, ist doch klar: ER FLIEGT ZU SEINEM HORST!« Sie hielt sich quietschend die Hand vor den Mund, weil es ihr peinlich ist, solch anzügliche Witze zu erzählen, konnte sich aber vor Lachen kaum noch halten und die Lachtränen rollten bis zum Kinn.

Sogar meine Oma Ruth hat gelacht.

22. DEZEMBER 2013

Eine Bahnfahrt, die ist lustig …
Und an Weihnachten sowieso.

Zwei Tage vor Heiligabend. Dieses Jahr, zweieinhalb Jahre nach meinen Lungenoperationen und ein halbes Jahr nach meinen Unterleibsoperationen, ist die Familie zweigeteilt. Ein Teil der Eyssen-Familie wird traditionell in Frankfurt feiern. Remy und ich in Berlin, um Weihnachten mit Kathi, Ronja, Robert und seiner Mutter Hanni, mit Kathis Mutter Vivian und ihrem Lebensgefährten Peter zu verbringen. Heute sind wir angekommen.

Auf der einen Seite bedaure ich, dass wir nicht in Frankfurt bei Gaby, Jürgen und den anderen Eyssens sind. Aber wir können verstehen, dass Kathi und Robert ihr erstes Weihnachtsfest als Familie in ihrer Wohnung in Berlin feiern möchten. Natürlich ist Ronja noch viel zu klein, um irgendetwas von dem Fest mitzubekommen. Es geht ja auch viel mehr um das Gefühl. Kathi und Robert möchten zeigen: Wir sind jetzt eine Familie. Wir gehören zusammen. Das hier ist unser Heim. Da möchten Remy und ich genauso gern dabei sein wie Kathis Mutter mit ihrem Lebensgefährten und Roberts Mutter.

Wir sind extra so frühzeitig nach Berlin gefahren, damit ich mich morgen noch von der Fahrt ausruhen kann. Lange schlafen, nachmittags im Hotelzimmer relaxen. Damit ich an Heiligabend topfit bin für das erste Weihnachtsfest mit der kleinen Eyssen-Familie in Berlin.

23. DEZEMBER 2013

Heute Morgen sind wir mit Kathi und Ronja verabredet. Noch ein paar Sachen besorgen, die Robert für das morgige Weihnachtsmenü braucht. »Es wird einen ganz speziellen Braten geben«, kündigt Kathi an. »Das Fleisch liegt schon seit heute Morgen in einer duftenden Marinade, die Robert natürlich selbst gemischt hat.«

Nachmittag. Draußen wird es langsam dunkel. »Ich lege mich hin und schlafe ein bisschen.« Ich bin kaputt. Die lange Bahnfahrt gestern, heute das Treffen in der Markthalle und hinterher noch der kleine Spaziergang – das war wohl alles etwas viel. Und heute Abend möchte ich unbedingt in »Haus auf dem Land«, ein Theaterstück, das von der Kritik hochgelobt wird. Es geht um sechs Menschen, die irgendwie zusammengehören sollen, aber keine Ahnung haben, wie das funktionieren soll.

»Willst du nicht lieber im Hotel bleiben?«, fragt mein Mann.

»Nein, wir waren sooo lange nicht mehr im Theater.«

»Wäre es nicht besser, wir essen hier im Hotel eine Kleinigkeit und schauen dann gemütlich auf unserem Zimmer Fernsehen?«

»Nein. ICH WILL ins Theater.« Wer will einer krebskranken Frau schon einen Wunsch abschlagen? Eben. :-)

17:30 Uhr. Mir ist so kalt. Mir ist so schlecht. Mir ist so schwindelig. An einen Theaterbesuch ist nicht zu denken. Ich liege frierend und schwach im Bett. »Ich glaube, ich kann nicht aufstehen.«

»Macht nichts. Vergessen wir das Theater. Verfallen die Karten eben. Aber du musst etwas essen.«

»Ich habe keinen Hunger. Allein bei dem Gedanken an Essen wird mir schlecht. Lass mich doch bitte einfach nur schlafen.«

»Na gut. Dann hole ich mir etwas zu essen. Hier um die Ecke habe ich einen Vietnamesen gesehen. Willst du wirklich nichts?«

»Nein, danke. Das ist lieb von dir.« Ich will nur schlafen. Ich will, dass die Nacht schon vorbei ist und ich gut erholt aufwache. Dass ich den morgigen Tag überstehe und wir abends ein schönes Fest haben.

24. DEZEMBER 2013

8:20 Uhr morgens. Ich bin so schwach. Ich zittere. Ich friere. Ich liege mit einem dicken Schal um den Hals im Bett.

Remy ist schon bereit für das verabredete Frühstück bei Kathi und Robert. »Du siehst ganz blass aus ... Wie fühlst du dich?«

Ich kann kaum sprechen, weil ich so schwach bin. »Es geht mir gar nicht gut. Ich kann nicht. Ich kann einfach nicht.«

»Du musst ja nicht mit zum Frühstück kommen. Du kannst dich in Ruhe fertig machen und kommst dann nach oder ich hole dich ab.«

»Ich glaube, ich kann nicht aufstehen. Ich habe das Gefühl, wenn ich jetzt ins Bad gehe und dusche, werde ich umfallen. Mir ist so entsetzlich schwindelig. Ich könnte heulen ...«

Mein Mann ist alarmiert. »Meinst du denn, es wird heute noch besser werden? Dass es dir etwas besser geht?«

Die Tränen fließen. Ich fühle mich so schuldig. Ich bin wieder einmal diejenige, bei der man sich auf nichts verlassen kann. »Ich weiß es nicht ... Ich weiß einfach nicht, was mit mir los ist ...«

»Soll ich dir etwas aus der Apotheke besorgen?«

»Was denn? Was könnte mir denn helfen?«

»Ich weiß es auch nicht. Ich mache mir Sorgen um dich. Gestern und vorgestern war doch noch alles in Ordnung. Ich rufe jetzt Professor Reichenberger an. Das ist mir zu gefährlich mit dir.«

Professor Reichenberger empfiehlt, dass mein Mann mich in eine Klinik bringt. Um alles abzuchecken. Zur Sicherheit.

»Ich will nicht in eine Klinik«, begehre ich auf. Ich sehe Schreckensszenarien vor meinem geistigen Auge. Weihnachten. Dunkle Klinikgänge. Fremde Ärzte, die mir Fragen über Fragen stellen. Vier-Bett-Zimmer. Alles trist, duster und angsteinflößend. Es fließen noch mehr Tränen.

Mein Mann sitzt an meinem Bett. Ich sehe ihm an, dass ich ihm schrecklich leid tue. Dass er nach einer Lösung sucht. Nach irgendetwas, damit es mir wieder besser geht. »Meine Süße, was sollen wir denn tun? Möchtest du, dass wir nach Hause fahren? Dann kann ich dich in die Klinik nach Gauting bringen, wenn du möchtest. Da kennen sie dich und du musst keine Angst haben.«

Wie soll ich ihm sagen, dass ich nach Hause möchte? Dass ich mich so schrecklich fürchte. Vor was, kann ich gar nicht sagen. Wie soll ich ihm erklären, dass ich mir so schlecht vorkomme? Weil ich ihm und den anderen das Weihnachtsfest verpfusche.

»Wenn wir nach Hause fahren sollen, ist das kein Problem. Mach dir keinen Kopf. Wir kriegen das alles hin. Ich will nur, dass es dir wieder gut geht.«

»Ich möchte bitte nach Hause ...«

Remy ruft Kathi und Robert an. Erzählt, warum und dass wir heute zurück nach München fahren. Er hat schon einen Zug herausgesucht und Plätze reserviert.

Mein Mann packt die Koffer.

Ich kann nicht duschen. Ich ziehe mich an. Im Zeitlupentempo. Ich kann mich kaum auf den Beinen halten. Was ist nur mit mir los? Angst sitzt wie ein ausgehungerter Wolf in meiner Brust.

Bevor wir zum Bahnhof müssen, ist gerade noch Zeit, dass Kathi und Robert in unserem Hotel vorbeikommen, um sich zu verabschieden. Die Stimmung ist angespannt. Ich habe das Gefühl, dass sie sehr besorgt sind um mich. Aber auch nicht wissen, ob es mir nun so schlecht geht, dass wir gleich nach Hause fahren müssen. Natürlich, sie hatten sich das Weihnachtsfest so schön und harmonisch erträumt – und nun: alles vorbei. »Meinst du nicht, wenn du heute im Bett bleibst, dass es dir heute Abend vielleicht wieder besser geht? Kann doch sein?«, fragen sie.

Ich kann nicht. Ich weiß es einfach. Ich hoffe nur inständig, dass ich diese Scheißzugfahrt irgendwie überstehe. Ich will zu Hause sein, mich hinlegen, keine Angst mehr haben müssen, ich will, dass mir nicht mehr schwindelig ist. Ich könnte schreien, heulen, um mich schlagen. Meine Nerven sind so schrecklich angespannt, weil ich versuche, mich zusammenzunehmen. Ich will nicht klagen, nicht jammern, nicht zum x-ten-Mal erklären, wie leid es mir tut, dass Remy an

Weihnachten nicht mit seiner Tochter, seiner Enkelin und den anderen feiern kann. Wie sehr ich es hasse, dass alle ihr Leben auf mich einstellen müssen.

Am Bahnhof. Großes Gedränge. Blass und zitternd stehe ich am Bahngleis. »Mein Rucksack! Wo ist mein Rucksack?« Die Stimme meines Mannes klingt panisch. In seinem Rucksack steckt alles, was wichtig ist: Geld, Computer, Handy, Ausweise. »Ich hab ihn im Hotel vergessen. Mist!«

»Und jetzt?«

»Ich muss zurück und ihn holen!« Mein Mann schaut auf die Uhr. »Du wartest hier. Ich fahre mit einem Taxi zurück und komme so schnell wie möglich wieder her. Vielleicht schaffe ich es noch, bevor unser Zug kommt.«

Ich reagiere mit Herzklopfen. Panik. Angst. Ich will hier nicht allein auf dem Bahnhof stehen. Was ist, wenn ich umfalle? Ohnmächtig werde? Ich kann mich doch kaum noch auf den Beinen halten.

»Pass auf, DU BLEIBST HIER stehen. Genau hier. Wenn unser Zug kommt und ich bin noch nicht zurück. steigst du NICHT ein. Du wirst NICHT ohne mich nach München zurückfahren. Wir nehmen dann den nächsten Zug. Das ist überhaupt kein Problem.« Mein Mann saust los. Verlassen und ängstlich stehe ich allein zwischen vielen Menschen am Bahngleis. Halte mich mit beiden Händen am Griff des Koffers fest.

Die Minuten vergehen. Gleich kommt der Zug. Noch mehr Angst. Wann geht der nächste Zug? Wie soll ich das durchhalten, wenn wir eine oder zwei Stunden auf den nächsten Zug warten müssen? Dann habe ich ja auch noch die sechs Stunden Fahrt vor mir. ICH! KANN! NICHT! MEHR!

Der Zug fährt ein. Verdammt! Warum kommt Remy nicht? Warum braucht er so lange? Das war's also. Wir müssen den nächsten Zug nehmen. Ich weine.

Da ist er. Abgehetzt steht mein Mann neben mir. Den Rucksack in der Hand. Er bringt mich zur Zugtür und hilft mir beim Einsteigen. Gerade noch geschafft.

Die nächsten Stunden sitze ich apathisch auf meinem Platz. Dick eingemummelt in Jacke und Schal. Ich kann nichts sagen, auf nichts reagieren. ICH WILL NACH HAUSE.

Heiligabend auf dem Münchner Hauptbahnhof. Wir sind endlich angekommen.

»Meine Süße, wir haben nichts zu essen zu Hause. Ich habe Hunger. Und du musst auch etwas essen.«

»Wir können ja da vorne bei McDonald's etwas kaufen und mit nach Hause nehmen.«

Zwanzig Minuten später. Weihnachtsabend bei uns zu Hause. Auf dem Tisch verstreut die Pappkartons mit Pommes und Hamburgern. Dazu ein Glas Rotwein. Es geht mir besser. Ich fühle ich mich in Sicherheit, friere nicht mehr. Mir ist auch nicht mehr schwindelig. Ich kann sogar schon wieder lachen. Etwas kleinlaut, aber immerhin.

»Wer will schon einen Braten à la Sternekoch essen, wenn er ein richtig bodenständiges Essen haben kann?«, bemerkt mein Mann.

»Schnickischnacki-Essen mit feinstem Rinderfilet, zwei Erbsen an einer Tamarinden-Champagner-Sauce und einem Korianderblatt auf dem Teller wird sowieso völlig überbewertet.«

»Da lob ich mir doch matschige, halb warme Pommes«, mümmelt mein Mann mit vollem Mund und ketchuproten Fingern.

»Die sind nix gegen das flatschige Hamburgerbrötchen. Die Konsistenz erinnert mich irgendwie an einen durchweichten Wollschal.«

»Meinst du, mit diesem Essen könntest du dich bei ›Das perfekte Dinner‹ bewerben?«, schlägt mein Mann vor.

»Ach, da ist ja von Anfang an klar, dass ich neununddreißig Punkte bekomme. Das ist ja keine wirkliche Herausforderung für mich.«

Ich habe immer noch ein schrecklich schlechtes Gewissen, dass mein Mann wegen mir nicht mit seiner Tochter und Enkelin sowie dem Rest der Familie feiern kann. Hätte ich durchhalten sollen? Hätte ich einfach im Hotel bleiben sollen und die anderen eben ohne mich feiern lassen? Habe ich mich zu sehr angestellt mit dem Schwindel, der Schwäche und dem Unwohlsein? Der Kraftlosigkeit? Diese Gedanken versuche ich, mit einem halbwegs lockeren Gespräch zu übertünchen. Ich fürchte mich außerdem davor, dass mein Mann etwas in der Richtung sagen könnte wie: »Ich freue mich, dass es dir wieder ein bisschen besser geht. Natürlich finde ich es traurig, dass wir nicht mit Kathi, Ronja, Robert und den anderen feiern können. Ich hatte mich sehr darauf gefreut. Und sie haben sich so viel Mühe mit dem Essen und allem gegeben. Aber das Wichtigste ist, dass du dich wieder besser fühlst.« Ich habe Angst, diese Sätze zu hören. Obwohl ich sie nachvollziehen kann.

Um kurz nach 21 Uhr gehe ich ins Bett. Schlafen. Ich will nur noch schlafen.

31. DEZEMBER 2013

Silvesterabend. Wir sind bei unseren lieben Freunden Ännie und Sebastian – auch Sebi genannt – eingeladen. Ännie kenne ich schon über zehn Jahre. Wir haben uns in einer Redaktion von Condé Nast in München kennengelernt. Sie ist über zwanzig Jahre jünger als ich, aber wir fühlten uns von Anfang an wie Schwestern. Schwestern, die aneinanderhängen, das aber durch verbale Albernheiten, Flapsigkeit und Kabbeleien ausdrücken. Und auch durch – liebevoll gemeinte – Sticheleien.

Ein Beispiel: Ich habe mir einen neuen Rock gekauft. Eng in der Taille und dann weit geschnitten. Mit eingelegten Falten. Typischer Fünfzigerjahrestil. Mit Gingham-Karo in Cremeweiß und Schwarz. Stolz führe ich Ännie das schöne Stück vor. Ihr trockener Kommentar: »Findest du, dass du mit DEINER Figur so etwas tragen kannst?«

»Zu schade, dass DU keine Röcke tragen kannst, weil es in deiner Größe keine mehr gibt. Für dich kommen doch nur Zelte infrage.«

Da muss sie noch einen draufsetzen: »DU kannst ja keine Hosen tragen, sondern nur Röcke, weil deine Oberschenkel zu dick sind.«

So ungefähr leiten wir manchmal eine Unterhaltung ein, in der wir dann in einem ganz normalen Ton über ganz normale Dinge wie den Job, unsere Männer, Kollegen, Politik, Mode, Herzschmerz und gutes Essen reden.

Einmal gab es eine geradezu herzzerreißende Offenheit zwischen Ännie und mir. Na ja, eigentlich eher von Ännie. Diese Offenheit sprach alles aus, worauf unsere Freundschaft begründet ist. Als ich Ännie angerufen und ihr erzählt hatte, dass ich Lungenkrebs habe, schrieb sie mir sofort eine lange Mail, die mir schon bei den ersten Sätzen die Tränen in die Augen trieb.

»Liebe Conny,
jetzt sitze ich mit einem Glas Wein auf dem Balkon und denke über unser Telefongespräch von heute Nachmittag nach. Vermutlich muss ich

mit Sebi mal ein ernstes Wort reden, die Weinvorräte betreffend, denn ich fürchte, all die Flaschen reichen nicht aus, um zu verdauen, was heute passiert ist.

Ich habe wirklich mit allem gerechnet – nur damit nicht. Dass du mal eben anrufst und ich denke, es geht um Schuhe, irgendwelchen Gossip aus dem Verlag, um Remy, um unser nächstes gemeinsames Essen ... Und nicht um eine, um DEINE (!) Krebserkrankung, die du mir servierst, als wäre es nichts.

Vermutlich stehe ich noch unter Schock (oder es ist der Wein), aber so richtig verstanden habe ich es immer noch nicht.

Du kannst keinen Krebs haben. Also keinen, der ernst ist, meine ich, so richtig ernst. Das geht nicht und findet in meiner Welt nicht statt.

Ich hatte mal eine Kinderkassette (ich glaube, es war ›Pumuckl‹ oder vielleicht auch ›Hui Buh, das Schlossgespenst‹), da sagte so eine komische Stimme: ›Weil nicht sein kann, was nicht sein darf!‹ Diese Stimme höre ich seit unserem Gespräch ohne Unterbrechung.

Eigentlich bin ich auch total sauer auf dich, weil du das so nebenbei fallen lässt. Als würdest du plötzlich und ohne Vorwarnung verkünden, dass du heute Morgen Kaffee statt Tee getrunken hast (ich weiß, du trinkst IMMER Tee). So belanglos und unbedeutend. Dabei bedeutet es so viel. Angst nämlich – um dich – und Angst vor allem davor, was dir alles bevorsteht.

Deswegen ist es vielleicht an der Zeit, nicht immer nur herumzublödeln, sondern mal die Karten auf den Tisch zu legen. Ich sage dir zehnmal am Tag, dass du dicke Knie hast (was natürlich nicht stimmt, aber wir lachen immer so nett darüber), aber selten bis nie, was du eigentlich für mich bist und mir bedeutest.

Immer wenn ich dich jemandem beschreiben soll, erzähle ich von deiner Ersatzstrumpfhose in deiner obersten Schublade im Schreibtisch, von deiner Angewohnheit, in flachen Schuhen in den Verlag zu kommen, um sie dann gegen die höchsten Heels einzutauschen, von deiner Disziplin, wirklich nur ein Stück von der Milka-Schokolade zu essen (und nicht wie ich den Rest der Tafel!), von deinen wunderschönen Kleidern, die du in den meisten Fällen nur eine Saison trägst, von deinem täglichen Ausruf ›Nein, Anne, das machst Du NICHT!‹, von deiner ganzen Conny-Haltung eben.

Ich bezweifle, dass sich jemand, der dich nicht kennt, aufgrund dieser zugegeben eigenartigen Angaben ein konkreteres Bild von dir machen kann. Die meisten hören nur ehemalige Chefredakteurin hier, Autorin da und sind eingeschüchtert. Dabei wissen sie gar nicht, wie toll und lieb und herzlich du bist. Wie großartig man mit dir lachen kann. Wie tough und stark und ehrlich du bist und damit auch: wie besonders!

Menschen wie dich trifft man nicht oft. Also ich zumindest habe noch niemanden wie dich getroffen. Jemanden, zu dem man gleichermaßen aufschaut, den man bewundert, aber bei dem man sich auch sehr zu Hause fühlt.

Das ist überhaupt das Erstaunliche an dir: immer frech, gerne aufmüpfig, manchmal flapsig – aber wenn es drauf ankommt ... Ich werde die Situation nicht vergessen, als ich nach der Trennung von meiner langjährigen Beziehung in den Verlag kam und einfach nur fix und fertig war. Wie die Mädels mich bestürmt haben mit ihren Fragen und ihrer gut gemeinten Neugier. Und wie du dazwischengegangen bist und sie ganz sanft, aber bestimmt von mir weggedrängt hast. Wie eine Löwenmama, die ihr Junges beschützt.

Oder deine Angewohnheit, für deine Lieben zu kochen, sie zu umsorgen. Wie oft haben wir schon an eurem Esstisch gesessen und konnten uns nicht mehr rühren, weil unsere Bäuche so voll waren? Großartige Abende sind das immer wieder, voller Lachen und Leben und toller Gespräche (und natürlich mit fantastischem Essen).

Und ich weiß, dass es noch ganz viele solcher gemeinsamer Abende geben wird! Weil du jetzt ganz schnell gesund werden musst!

Ich bin mir sicher: Wenn das jemand im Schnelldurchlauf und ›mal eben‹ hinter sich bringt, dann bist das du! Auch wenn es sicher viel Kraft kosten wird, auch für eine Wonder Woman wie dich!

Deswegen ist es mir wichtig, dir zu sagen, dass wir immer da sind. Egal, was ist. Sag uns, was du brauchst, und wir tun es (ich hoffe zumindest, dass du es uns sagst, weil ich mich hilflos fühle und nicht genau weiß, was am besten ist).

So, und bevor ich mich jetzt aus lauter Hilflosigkeit um Kopf und Kragen schreibe, belasse ich es dabei und zähle drauf, dass du weißt, was da alles noch zwischen den Zeilen steht!

Fühl dich fest umarmt
deine Ännie«

Also: Silvester bei Ännie und Sebi. Es gibt gemischten Salat mit Bulgur, klein geschnittenen Birnen und Walnüssen, dann dünn geschnittenen und gebratenen Curryblumenkohl mit roten Zwiebeln, als Hauptgericht Steak mit kleinen Kartoffeln aus dem Ofen und glasierten Karotten. Beim Dessert – Tiramisu – erzählt Ännie von einem Interview, das sie im Auftrag einer Frauenzeitschrift vor Kurzem mit einer schweizerisch-italienischen Moderatorin geführt hat. Nein, der Name bleibt unter uns. Unter Ännie und Sebi, Remy und mir.

Ännie: »Es war nur ein kleines Interview. Acht Fragen, acht Antworten, mehr nicht. Es sollte nur ein kleiner Teil in einem ansonsten großen Italien-Special in dem Heft sein.«

Ich: »Da hätten sie mich ja auch mal fragen können, ob ich eine Geschichte beitragen kann. Ich kenne super Geheimtipps für Hotels!«

Remy: »Das sollen auch unsere Geheimtipps bleiben, Süße.«

Sebi: »Ja, aber hört doch mal zu.«

Ännie: »Also, wie üblich musste ich die Fragen erst mal dem Management vorlegen und genehmigen lassen.«

Remy: »Wieso? Es geht doch nicht um irgendwelche Schlafzimmer- oder Finanzgeheimnisse?«

Ännie: »Nein, natürlich nicht. Nur Fragen, die irgendwie mit Italien zu tun haben. Was ihrer Meinung nach italienische Frauen von deutschen unterscheidet. Wo sie am liebsten einkauft. Welches ihre Lieblingsstadt ist und warum. Solche Sachen.«

Ich (ungläubig): »Und für solche Kinkerlitzchen musstest du die Fragen vorher absegnen lassen?«

Ännie: »Ja, die Dame gilt allgemein als etwas anstrengend. Aber das Beste war: Sie ist seit Kurzem Botschafterin für Schweizer Käse ...«

Remy: »Die ist doch Italienerin!«

Ännie: »Ja, hat aber wohl auch schweizerische Wurzeln. Das Management von Madame hat darauf bestanden, dass drei der acht Fragen mit Schweizer Käse zu tun haben mussten. Weil sie eben die neue Botschafterin für Schweizer Käse ist.«

Remy: »Die spinnen heute doch alle.«

Ich: »Was fragt man denn da? Wie viel Käse essen Sie pro Tag so? Ab welchem Alter füttern Sie Ihre Kinder mit Käse?«

Remy: »Oder vielleicht, welches Verhältnis sie zu Käse hat. Innig? Distanziert? Oder leidenschaftlich? Ob sie ihn am liebsten am Stück isst oder gerieben. Und ob sie vielleicht Auskunft darüber geben kann, ob dem Käse diese Reiberei wehtut.«

Sebi: »Das ist doch alles peinlich. Für wie blöd halten die die Leser eigentlich?«

Remy: »Wie wäre es mit: Stimmt es, dass die Füße der Italiener nach Schweizer Käse stinken?«

Ich (leicht empört): »Remy!«

Sebi: »Oder vielleicht auch, ob die Vorliebe für einen bestimmten Käse etwas über den Charakter aussagt.«

Ännie: »Meine Lieblingsfrage wäre ja gewesen, ob Schweizer Käse eine gewisse sexuelle Anziehungskraft auf sie ausübt.«

Ich: »Ich fühle mich immer gaaaanz wuschig, wenn ich Schweizer Käse nur aus tausend Meter Entfernung sehe.«

Remy: »Hm ... Ich hab immer gedacht, ich mach dich wuschig ...«

Das Gespräch wurde immer absurder und unser Lachen immer lauter. Um Mitternacht stießen wir auf das neue Jahr, unsere Freundschaft und Schweizer Käse an.

MEIN MANN REMY:

»Ich hatte schon geahnt, dass etwas nicht stimmt. Überhaupt nicht stimmt.«

Ich weiß es noch ganz genau. Es war ein Vormittag. Dicke Wolken am Himmel, als hätte jemand viele große Haufen Taubendreck dort festgeklebt. Schneetreiben. Matsch auf den Straßen. Ich saß in meinem Arbeitszimmer und schrieb an meinem Roman. Einem Krimi, der in Le Lavandou in Südfrankreich spielt. Ich baute aus Buchstaben eine Welt mit duftenden Lavendelfeldern, flirrendem Licht und Menschen, die unter dem Sonnenschirm am Strand schwitzen.

Und dann: ein leises und zittriges »Remy?«. Das war meine Frau, die nach mir rief. Dann lauter: »Remy?«. Ich fand meine Frau im Flur vor meinem Zimmer. Nur fünf Schritte von mir entfernt. Sie stützte sich mit der linken Hand an der Wand ab. Die rechte Hand lag auf ihrem Herzen, als wolle sie es daran hindern, aus ihr herauszuspringen. Sie konnte nicht gehen. Etwas stimmte nicht. Ganz und gar nicht. Sie war in Panik. Sie rang nach Luft.

»Komm, leg deinen rechten Arm um mich. Ich trage dich.«

»N-nnein ... Nicht tragen.« Sie zitterte am ganzen Körper.

Ich legte ihren rechten Arm um meine Schulter und stützte sie an der Taille mit meinem linken Arm. »Beruhige dich. Gaaanz ruhig.

Es kann dir nichts passieren. Ich bin da.« Schritt für Schritt führte ich sie zur Couch in meinem Arbeitszimmer. »Bleib ganz ruhig liegen. Hab keine Angst. Ich hole eine Beruhigungstablette. Dann wird es dir gleich besser gehen.«

Es dauerte zwanzig Minuten, bis die Tablette wirkte. Ich saß die ganze Zeit neben meiner Frau. »Siehst du, jetzt wird alles wieder gut. Es ist vorbei. Du musst keine Angst mehr haben.«

Aber ICH hatte Angst. Auch wenn ich mir das nicht anmerken ließ. Da war etwas Neues, Dunkles in unser Leben getreten. Ich wusste (noch) nicht, was es war. »Was ist denn nur passiert?«, fragte ich, als sie wieder zu Atem gekommen war und sich beruhigt hatte.

»Ich war gerade dabei, die Geschirrspülmaschine auszuräumen. Ich hielt einen Löffel in der linken Hand und wollte ihn in den Besteckkasten legen.«

»Und dann?«

»Meine linke Hand fing an zu zittern. Von einer Sekunde zur anderen. Dann der ganze Arm. Der Arm hat mir einfach nicht mehr gehorcht. Mein Gehirn sagte: Du legst den Löffel jetzt in den Besteckkasten. Aber mein Arm und meine Hand haben den Befehl nicht ausgeführt. Es ging einfach nicht.«

Das hörte sich nicht gut an.

»Dann zitterte plötzlich die ganze linke Seite. Ich konnte mein linkes Bein und den Fuß nicht mehr kontrollieren. Ich hatte solche Panik, so große Angst, dass ich umfallen würde. Ich bekam keine Luft mehr. Irgendwie habe ich es dann geschafft, mich an der Arbeitsplatte und weiter an der Wand entlangzuhangeln, mein linkes Bein nachzuziehen und bis zu dir zu kommen.« Sie hatte Tränen in ihren Augen. »Ich sah mich auf dem Boden liegen, verletzt, blutend, zitternd, unfähig, mich zu bewegen. Und niemand, der mir helfen kann. Wenn du nicht da gewesen wärst ...«

Mir war klar: Es musste etwas unternommen werden. »Ich rufe in der Klinik an und frage Professor Reichenberger, was er meint.«

»Warum denn? Das war sicher nur ein Schwächeanfall.« Sie wollte gleich wieder aufstehen, um den Rest aus der Geschirrspülmaschine auszuräumen. Typisch Conny: kleiner Zuckungsanfall – na und? War ja wieder vorbei.

»Wenn du nicht noch mindestens zehn Minuten liegen bleibst, fahre ich sofort mit dir in die Klinik«, drohte ich ihr.

»Fünf Minuten.«

Eben noch konnte sie kaum »Piep« sagen und bekam keine Luft mehr und schon handelte meine Frau mit mir. »Sieben Minuten. Mein letztes Angebot.«

»Sechs«, lenkte sie ein. »Du musst aber den Reichenberger nicht extra anrufen. Wir sind eh übermorgen zum normalen Check in der Klinik. CT und LuFu und so.«

ENDE JANUAR 2014

Ja, was haben wir denn da? Überraschung, Überraschung!

Kontrollcheck in der Asklepios Klinik. Diese Termine sind inzwischen so etwas wie Routine geworden. Aber immer noch liegt jedesmal ein schwerer Sack voller Angst auf meiner Brust und droht, mir die Luft zu nehmen, mich zu ersticken. Aber das bekomme ich in den Griff. Weil ich mir immer wieder vorbete: Es kann nicht sein. Ich habe mein Soll an Krankheiten und Behandlungen erfüllt. Schluss damit!

Mein Mann sitzt – wie üblich – oben im zweiten Stock im Wartezimmer der Privatstation. Da diese Termine meistens eineinhalb bis zwei Stunden dauern, bringt er jedes Mal seinen Laptop mit, damit er während der Warterei arbeiten kann. Ich bin schon unten im Erdgeschoss vor dem CT-Bereich und trinke den üblichen halben Liter Kontrastmittel, dieses grässliche Zeug, das aussieht wie Mehl in Wasser und auch so schmeckt. E-K-E-L-I-G!

Rein in den CT-Raum. Hinlegen. Mit den Schwestern scherzen, die mich inzwischen so gut kennen wie ihre Kolleginnen. Anschließend Röntgen, LuFu, EKG, Blutgasanalyse.

Schließlich darf ich zurück nach oben zu meinem Mann ins Wartezimmer gehen. Ich benutze den Lift, nicht die Treppe. Logisch. Zu anstrengend. Dann warten, bis Professor Reichenberger mich in sein Zimmer ruft.

»Frau Eyssen, kommen Sie bitte?«

»Ja. Gerne.«

Professor Reichenberger schließt die Tür hinter mir. Wir sitzen an seinem Schreibtisch. Wir starren auf den Bildschirm des Computers. Er: konzentriert, aber gelassen. Ich: konzentriert, aber angespannt. In Schwarz-Weiß erscheinen die CT-Aufnahmen. Meine Wirbelsäule. Lunge. Speiseröhre. Nase. Augenhöhlen. Gehirn.

»Das sieht alles wunderbar aus, Frau Eyssen. Alles genau so, wie es sein soll, nicht wahr?«

»Gut so! Wer will auch schon Metastasen haben?? Ich nicht!«

»Wenn Sie hier noch unterschreiben würden, dass Sie da waren?«

Mal wieder alles gut gegangen! Ich kritzle mein »Eyssen« unten rechts auf den Zettel und verabschiede mich.

Bester Laune sage ich zu meinem Mann: »Schatz, wir können jetzt gehen.«

»Alles in Ordnung?«

»Na klar. Was sonst?« Ich greife nach meinem Parka mit dem Daunenfutter.

»Wie schön! Was hältst du davon, wenn wir auf dem Weg nach Hause irgendwo gemütlich frühstücken gehen?«

»Gute Idee. Mit Spiegelei, Maisbrot, Marmelade und grünem Tee.«

»Kaffee!«

»Okay, für dich Kaffee.« Ich gebe nach. Mein Mann soll seinen Kaffee haben, ich bleibe bei meinem Tee.

So hätte es sein können. Und so hätte ich es mir gewünscht. Aber so ist es an diesem Tag Ende Januar 2014 nicht!

Bevor ich zum CT und zu den anderen Untersuchungen marschiere, gibt es jedesmal ein Gespräch im Zimmer von Professor Reichenberger. Wie es mir so geht. »Haben Sie Fieber? Nachtschweiß? Nein?

Gut! Und das Gewicht stabil? Sehr gut! Gibt es irgendwelche Beschwerden?«

»Na ja, ich bin seit Weihnachten und Silvester ein bisschen angeschlagen. Müde. Kaputt. Ein bisschen schwindelig ist mir manchmal. Mir ist übel. Ich schlafe viel. Aber das geht sicher wieder vorbei.« Ich WILL KEINE wehleidige Patientin sein. Den Zittervorfall mit dem Löffel, der nicht in den Besteckkasten wollte, erwähne ich nur so ganz nebenbei. Ist ja schließlich nichts weiter passiert.

»Beschreiben Sie mir doch bitte genau, was passiert ist«, fordert er mich auf.

Ich erzähle brav. Halte mich aber zurück, was die Intensität angeht. Ich will nicht, dass dieser Zitteranfall irgendetwas bedeutet. Ich will mein normales Leben leben, das ich mir so schwer halbwegs zurückerobert habe. NEIN! Keine neuen Krankheiten mehr. Welche auch immer das sein mögen. Keine Untersuchungen. Keine Diagnosen.

»Haben Sie vorher schon einmal solche Anfälle gehabt?«

»Nein. Nun, na ja, als wir Weihnachten in Berlin bei meiner Stieftochter waren, war mir morgens so schwindelig, dass ich das Gefühl hatte, ich falle um, wenn ich aufstehe und unter die Dusche gehe. Es war so arg, dass wir noch am Heiligabend nach Hause gefahren sind.«

»Hm ... Ich denke, es ist das Beste, wenn wir heute auch noch ein Schädel-MRT machen, einfach um sicherzugehen, dass alles in Ordnung ist, nicht wahr?«

»Wieso? Was soll denn nicht in Ordnung sein?« Hektik bricht in meinem Hirn aus. Was kann das bedeuten? Bedeutet der Zitteranfall überhaupt etwas? Mache ich mich verrückt? Hat Reichenberger einen Verdacht? Und wenn ja, warum verrät er ihn mir nicht?

»Es ist sicher alles in Ordnung, Frau Eyssen. Wir wollen nur alle eventuellen Möglichkeiten ausschließen.«

»Wird das MRT hier in der Klinik gemacht?«

»Wir haben hier kein MRT-Gerät. Das nächste ist in der Klinik in Starnberg. Ich vereinbare gleich einen Termin für Sie.«

Ich frage: »Muss denn das noch heute sein? Ich fühle mich schon etwas angeschlagen.«

»Jetzt sind Sie schon da, Frau Eyssen, da machen wir am besten alles in einem Aufwasch. So wissen wir dann auch gleich, ob alles so ist, wie es sein soll, nicht wahr?«

Bevor ich also zu den üblichen Kontrollen – Röntgen, CT, Blutgasanalyse, EKG und LuFu – gehe, sage ich meinem Mann noch schnell Bescheid, dass es heute etwas länger dauern wird. »Reichenberger will, dass noch ein MRT gemacht wird.«

»Warum?«

»Ach, wegen dieses blöden Schwindelanfalls in Berlin und des Zitteranfalls bei uns zu Hause.«

»Das ist sicher eine gute Idee«, meint mein Mann.

Manchmal habe ich das Gefühl, er ist mehr aufseiten der Ärzte als auf meiner. Ich meine, das waren zwei kleine Zitteranfälle, mehr nicht. Deshalb jetzt so ein Aufgeschau zu machen – das ist doch heftig übertrieben. Außerdem bin ich so müde, mir ist übel und ich will nur nach Hause. Nach Hause! Schnell.

»Wo wird das MRT gemacht?«, fragt mein Mann.

»In Starnberg in der Klinik. Hier gibt es so ein Gerät leider nicht. Reichenberger macht gerade einen Termin für uns. Da werden wir wahrscheinlich Stuuuunden warten müssen. Und vor heute Abend nicht zu Hause sein.«

»Das macht doch nichts, Süße. Die Hauptsache ist doch, dass wir danach sicher sein können, dass alles in Ordnung ist.«

»Aber mir ist so elend ...« Außerdem bin ich genervt.

Als ich endlich mit den Routine-Untersuchungen fertig bin, gehe ich zurück ins Wartezimmer. Seit vier Stunden sind wir jetzt schon in der Klinik. Ich lasse mich auf einen Stuhl fallen. Mir ist schlecht, mir ist schwindelig, ich bin kraftlos. Mein Mann hat einen Zettel in der Hand. Und eine Mappe mit Unterlagen. Meine CT-Aufnahmen.

»Willst du meine Bilder verkaufen?«, frage ich. Müder, dummer Scherz ...

»Professor Reichenberger hat den MRT-Termin in der Starnberger Klinik arrangiert. Und ein Taxi bestellt. Das bringt uns gleich dorthin. Die Unterlagen und die CT-Aufnahmen sollen wir mitnehmen.«

MEIN MANN REMY:

»Es gibt Momente, da könnte man zum Mörder werden.«

Meine Frau und ich haben eine halbe Stunde gewartet, bis der angekündigte Taxifahrer endlich kam. Er wollte mir gleich die Mappe mit den Bildern und Arztberichten aus der Hand reißen. »Die nehme ich«, stellte ich klar.

»Das geht nicht. Die Mappen habe IMMER ICH. Ich mache solche Fahrten mit Patienten schließlich nicht das erste Mal.«

Das war doch nicht zu fassen. Was glaubte der Mann eigentlich, wer er war? »Dann ist es dieses Mal eben anders. Die Unterlagen bleiben bei mir. Verstehen Sie? Es sind schließlich die Berichte und Aufnahmen MEINER Frau.«

Mürrisch maulte der Taxifahrer: »Folgen Sie mir.«

Meine Frau war inzwischen so blass und ihre Stimme so dünn, dass ich Sorgen hatte, die Fahrt könnte zu viel für sie sein. Und dann fuhr der Taxifahrer die Straßenkurven auch noch so eng, dass meine Frau hin- und hergefallen wäre, wenn ich sie nicht festgehalten hätte.

In der Klinik in Starnberg angekommen, war sie so schwach, dass ich einen Rollstuhl organisieren und sie in die Radiologie fahren musste. Die Mappe mit den Unterlagen hatte ich auf ihrem Schoß deponiert. Sie hielt sie mit ihren Händen fest, damit sie nicht herunterrutschen konnte.

Der Taxifahrer stürzte sich schon wieder wie ein Geier auf die Mappe. »Ich sagte, die Mappe bleibt bei uns. Und wenn Sie noch einmal versuchen, sie an sich zu nehmen, werden Sie einen Riesenärger bekommen. Das verspreche ich Ihnen.« Ich hätte den Mann ermorden können. Spielte sich hier auf wie der Oberarzt!

Der Arzt kam und klärte uns über die MRT-Untersuchung auf. Conny würde in eine ziemlich enge Röhre geschoben werden. Diese Röhre reichte von ihrem Hinterkopf bis fast zu den Knien. Damit sie keine Platzangst bekam, wurde ihr ein Metallhelm auf den Kopf gesetzt, an dem ein kleiner Spiegel angebracht ist, in dem sie verfolgen konnte, was außerhalb der Röhre passiert. Natürlich nur einen kleinen Ausschnitt. Außerdem würde man ihr große Kopfhörer aufsetzen, da das Gerät sehr laut ist. Ungefähr so laut wie ein Presslufthammer, der direkt neben einem die Betondecke einer Fahrbahn aufbricht.

Meine Frau war immer blasser und kleiner geworden. Ihre Hände zitterten.

»Kann ich während der Untersuchung bei meiner Frau bleiben?«, fragte ich den Arzt.

»Ja, natürlich. Sie müssen nur alle metallischen Gegenstände entfernen. Das MRT arbeitet mit extrem starken magnetischen Feldern.«*

Ich bekam ebenfalls große Kopfhörer. Während der Untersuchung, die etwa zwanzig Minuten dauerte, saß ich ganz eng neben Conny

* Bei all der Aufregung mit dem MRT hatte ich daran gedacht, meine Uhr, den Gürtel und alle anderen metallischen Gegenstände abzulegen – jedoch vergessen, dass meine Frau ja auch eine Uhr trug. Eine teure Omega, die ich ihr zu unserem zehnten Hochzeitstag geschenkt hatte. Was soll ich sagen? Sie war natürlich kaputt. Ging nicht mehr. Automatikuhren und starke Magnetfelder – die beiden Dinge hassen sich.

An dieser Stelle DANKE an unseren Uhrmacher, der das gute Stück tatsächlich wieder reparieren konnte!

PS: Bis heute hat meine Frau etwa neunzehn MRT-Untersuchungen hinter sich gebracht. Ich muss nicht erwähnen, dass ich nie wieder vergessen habe, ihr persönlich die Uhr abzunehmen, oder?

und hielt ihre Hand. Ich habe mich extra so hingesetzt, dass sie mich in dem kleinen Spiegel sehen konnte.

Der Taxifahrer hatte gewartet. Sein Auftrag lautete ja auch, uns hin- und wieder zurückzubringen. Er versuchte gar nicht erst, mir die Mappe abzunehmen, in der nun auch die CD mit den MRT-Bildern lag. Ich kann solche Menschen, die sich überall einmischen und meinen, sie können andere herumkommandieren, einfach nicht leiden.

Zurück in der Klinik in Gauting. Ich hatte die Mappe mit allen Unterlagen am Stützpunkt abgegeben. Meine Frau und ich sollten bitte noch einen Moment im Wartezimmer Platz nehmen, bat uns Schwester Kati.

ENDE JANUAR 2014, 19:30 UHR, IMMER NOCH IN DER KLINIK

Damit das klar ist: Mit meinem Golfball wird nicht gespielt!

Ich bin geschafft von diesem Tag. Eine Untersuchung nach der anderen, die Fahrt nach Starnberg, bei der mir wegen der vielen Kurven schlecht geworden war, dann das MRT und zurück nach Gauting – ich kann einfach nicht mehr. Ich bin am Ende meiner Kräfte und will IN MEIN BETT!

Professor Reichenberger holt mich im Wartezimmer ab. Ich folge ihm. Er fragt freundlich auffordernd: »Herr Eyssen, wollen Sie uns nicht auch begleiten?«

Was soll denn das? Wieso soll er mitkommen? Das war doch noch nie so. Ist mir jetzt aber auch schon egal.

Wir folgen Professor Reichenberger nicht in sein Zimmer, sondern in den Stützpunkt, in dem sich eigentlich nur Ärzte und Schwestern aufhalten dürfen. Für Patienten strengstens verboten. Ich bin kurz verwirrt, denke mir dann: Na ja, vielleicht ist sein Besprechungszimmer gerade besetzt? Die Schwestern und Ärzte machen im Hinterzimmer gerade die Schichtübergabe. Vorne bei uns ist es gähnend leer. Nur zwei kleine Lampen sorgen für diffuses Licht. Und es ist still. Sehr still.

»Setzen Sie sich doch bitte«, sagt Professor Reichenberger. Auf dem Tisch vor ihm der große Computer. Wir setzen uns so, dass wir alle drei einen gleich guten Blick auf den Bildschirm haben. Das erste Bild erscheint. Schwarz, Weiß, Dunkelgrau, Hellgrau, Knochen. Mein Kopf von innen.

Professor Reichenberger sagt nicht: »Das sieht alles wunderbar aus, Frau Eyssen.«

Sondern: »Da oben rechts ... Sehen Sie? Der helle Fleck? Das ist eine Metastase, nicht wahr? Ziemlich groß ... Leider.« Mit der Maus klickt er das weiße Etwas an und zieht eine Linie quer durch. »Sie hat einen Durchmesser von gut vier Zentimetern. Drum herum hat sich ein Ödem gebildet, deshalb hat der Tumor etwa die Größe eines Golfballs ... Es tut mir so leid, Frau Eyssen ...«

Was hat er gesagt? Die Zeit bleibt stehen. Alles ist still. Mein Atem setzt aus. Ich bin aus der Welt gefallen. Keine Bewegung ist möglich. Kein Gedanke. Dann ein winziges Kopfschütteln, ich kehre in diese Welt zurück. Bewege die Worte in meinem Kopf. Metastase. Groß. Ödem. Tumor. Es tut ihm leid. KREBS! WIE konnte das passieren? WANN hört das endlich auf? Ich versuche, meine Gedanken zu ordnen. Mich zusammenzureißen. Ich spüre, wie sich in den Augen Tränen sammeln. Nein. Ich will nicht weinen. Weinen hilft nicht. Ich will leben. Also muss ich nach vorne schauen. Kann jetzt nichts verdrängen. Es gibt ganz BESTIMMT etwas, eine Therapie, eine Operation, IRGENDETWAS, das man machen kann. Bitte, bitte, es MUSS etwas geben. Reichenberger wird ganz bestimmt wissen, was man tun kann. Er ist doch mein Arzt. Er ist ein verdammt guter Arzt. Ihm ist bisher immer etwas eingefallen.

Ich zwinge mich, auf den Computerbildschirm zu schauen. Da ist sie: eine Metastase im Gehirn. Ja, so groß wie ein Golfball. In meinem Gehirn. Ich starre sie an wie einen Alien. Irgendwie habe ich auch sofort die Assoziation, dass sich so ein Alien – wie in dem Film – in meinem Kopf eingenistet hat.

»Wir können davon ausgehen, dass die Metastase die Ursache für Ihre starken Schwindelgefühle und den Zitteranfall – einen epileptischen Anfall – ist. Die rechte Gehirnhälfte ist für die linke Körperhälfte zuständig, nicht wahr? Deshalb betraf der epileptische Anfall Ihre linke Seite. Gab es denn vorher schon einmal irgendwelche Anzeichen, Unsicherheiten, Frau Eyssen?«

Epileptischer Anfall. METASTASE! Wieder Schockzustand bei mir. Sprachlosigkeit. Aber die Frage holt mich zurück in die Wirklichkeit. »Hmm ... Na ja, ich bin in den letzten drei, vier Monaten öfter mal mit der linken Seite gegen eine Tür oder Wand gerumpelt oder habe mir den linken Fuß an einem Stuhl- oder Tischbein angestoßen. Auch an den Rollen von diesen großen Einkaufswagen. So was kommt doch bei jedem mal vor.«

»Nun, das spricht ebenfalls für das Vorhandensein einer Metastase«, sagt Professor Reichenberger. Er deutet mit dem Zeigefinger auf mein Gehirnfoto auf dem Bildschirm. »Hier und hier und hier – die Metastase ist sehr raumfordernd, so sehr, dass die Liquorräume, die eine Art Polster für das Gehirn sind, gar keinen Platz mehr haben und völlig verdrängt sind. Dadurch wird der Druck im Gehirn erhöht. Und der Tumor drückt genau auf die Areale, die für die Extremitäten auf der linken Seite zuständig sind, nicht wahr?«

Mein Mann und ich sehen uns an. Tränen steigen mir wieder in die Augen. Ich kann sie aber zurückhalten. Ich will NICHT weinen. Meine Stimme ist aber ganz zittrig und dünn, als ich frage: »Wie kann das sein? Was kann man tun?« Ich versuche, den Kloß im Hals herunterzuschlucken. »Ich meine, ich weiß ja, dass Lungenkrebs Metastasen im Gehirn, in der Leber und Niere ablegen kann. Aber ich hatte gedacht, jetzt ist mal Schluss mit dem blöden Krebs ...« Verzweiflung breitet sich in mir aus wie ein Unwetter der Stärke acht, das gerade über die Alpen heranzieht. So empfinde ich es.

Professor Reichenberger: »Die Metastase muss sehr schnell gewachsen sein. Was kann man tun? Nun ja, am besten bestrahlen. Wir machen für Sie einen Termin in der Radiologie, in der Sie auch die Lungenbestrahlungen bekommen haben, nicht wahr?«

Gehirntumor. Schon wieder Bestrahlungen ... Ich könnte heulen. Vor Angst. Wut. Und Verzweiflung. Mein Mann schaltet sich ein:

»Unter den letzten Bestrahlungen nach den Lungenoperationen – und die sind noch nicht einmal ein Jahr her – hat meine Frau sehr gelitten. Sie hat Wochen gebraucht, um wieder zu Kräften zu kommen.«

Die Frage aller Fragen für mich, die ich jetzt stelle: »Wie lange habe ich noch, wenn ich die Bestrahlungen nicht mache?«

Professor Reichenberger: »Zwei, drei Monate. Vielleicht aber auch sechs ...«

»Und wie lange, wenn ich die Bestrahlungen mache?«

»Das kann man nicht genau sagen, Frau Eyssen. Das hängt von vielen Faktoren ab. Aber bedenken Sie bitte, dass die Situation im Moment lebensgefährlich ist. Ein Gehirnschlag ...«

Schweigen. Ratlosigkeit. Erschütterung. Angst, die mir die Kehle zuschnürt. Was soll ich darauf auch sagen?

Zu Hause. Vor dem Schlafengehen nehme ich eine starke Beruhigungstablette. Am nächsten Morgen bin ich ganz ruhig. Keine Panik. Keine Tränen. Wenn ich nur noch zwei, drei oder sechs Monate zu leben habe, dann ist das eben so. Es hat ja keinen Zweck, irgendjemanden zu beschimpfen, zu klagen oder auf ein Wunder zu hoffen.

Natürlich macht mich die Aussicht, nicht mehr lange leben zu können, nicht glücklich. Aber ich erkenne: Ich kann loslassen. Ich hatte und habe ein erfülltes, spannendes Leben. Es gibt nichts, was ich noch unbedingt tun oder erleben WILL oder MUSS. Das beruhigt mich.

Mein Mann hatte schon vor Monaten gesagt: »Süße, du hast wirklich alles in dein Leben gepackt, was nur reinging. Darauf kannst du stolz sein. Und glücklich.«

Ich habe es bei meiner Mutter erlebt, als sie im Sterben lag und nicht sterben konnte. Weil sie das Leben nicht loslassen wollte. Sie trauerte so vielen Dingen hinterher, die sie an sich hatte vorbeigehen lassen. Gelegenheiten, die sie nicht ergriffen hatte. Lieben, die mit Tränen geendet hatten statt mit Umarmungen und klopfendem Herzen. Sie hatte ihrem Leben nachgetrauert. Weil es nicht das gewesen war, was sie sich vorgestellt hatte. Es war für mich ganz schrecklich gewesen, das spüren zu müssen, als ich ihre Hand hielt.

MEIN MANN REMY:

»Ich muss über das Sterben und den Tod so sachlich reden wie über ein Hybridauto.«

Nein, meine Frau hat nicht geweint, als wir hören mussten, dass sie einen golfballgroßen Tumor im Gehirn hat. Aber ich. Nachts, als sie schon schlief und ich noch allein im dunklen Wohnzimmer saß. So fühlt es sich also an, wenn der Tod plötzlich mitten in deinem Leben steht, wenn man weiß, dass man den geliebten Partner bald verlieren wird. Die Tatsache, dass ich schon einmal durch diese Hölle der Angst gegangen war, bei der ersten Diagnose, erleichterte die Situation nicht. Mit dem Tod ist es wie mit der Liebe – daran gewöhnt man sich nicht. Diese Angst, dass der geliebte Partner bald sterben wird und dass er wahrscheinlich leiden muss, Schmerzen haben wird, diese Angst ist eine überwältigende Kraft, die einem den Atem nimmt.

Es war lange nach Mitternacht, als ich endlich ins Bett ging. Ich hatte ein Beruhigungsmittel genommen. Zu mächtig waren die Gedanken über Tod und Schmerzen und zu groß die Angst. Ich hatte einen schweren Entschluss gefasst: Conny und ich mussten möglichst bald über die Dinge reden, die nun zu regeln waren.

Am nächsten Morgen zwang ich mich, dieses Gespräch auch wirklich zu führen. So sachlich wie möglich. Sonst wäre ich in Tränen ausgebrochen, wäre laut geworden und hätte das Schicksal verflucht. Die ganze Situation war eh schon schlimm genug. Da wollte ich sie nicht auch noch mit Emotionen aufheizen.

»Fühlst du dich in der Lage, ein paar wichtige Dinge zu besprechen, die wir unbedingt klären müssen?«, habe ich meine Frau gefragt.

Sie saß in einer ihrer vielen engen Jeans und mit rosafarbener Bluse im Sessel im Wohnzimmer. Die Sonne schien auf ihre Haare. Vor ihr auf dem Glastisch stand ein großer Becher mit grünem Tee. Grünem Tee. Es heißt ja, grüner Tee schütze vor Krebs. Aber das scheint offensichtlich nicht immer zu funktionieren.

Sie antwortete mit einem tapferen Lächeln: »Ja! Natürlich.«

»Dazu bräuchte ich deinen Ordner mit all den Unterlagen. Bank. Und Versicherungen. Du weißt schon ...«

»Den findest du oben rechts im Regal neben meinem Schreibtisch. Es ist der, auf den ich vorne das Foto von uns auf der Brücke von Collobrières geklebt habe.«

Ich setzte mich mit dem dicken Ordner auf die Couch. Ich brauchte ein bisschen Abstand zu meiner Frau, um meine Gefühle unter Kontrolle zu halten. »Wir sollten die Patientenverfügung noch einmal Punkt für Punkt durchgehen.«

»Gut. Fang an.«

Sachlich, Remy. Bleib sachlich, sonst stehen wir das beide nicht durch, sagte ich mir im Stillen. »Also, was ist, wenn du im künstlichen Koma liegst?«

»Nicht länger als zwei Wochen. Dann sollen die Maschinen abgestellt werden.«

»Okay. Aber es kann ja sein, dass die Ärzte dich für drei Wochen oder länger in ein künstliches Koma versetzen müssen. Aus irgendwelchen wichtigen Gründen. Dann kann ich dich doch nicht sterben lassen.«

»Du weißt doch, was ich will und was nicht. Wenn die realistische Aussicht besteht, dass ich ohne körperliche oder geistige Beeinträchtigungen aus dem Koma zurückgeholt werde, dann sind auch drei oder vier Wochen okay. Aber seien wir ehrlich: Welchen Grund sollte es geben, eine Frau mit einer halben Lunge und einem ohnehin geschädigten Gehirn so lange in ein künstliches Koma zu versetzen?«

»Ach, was weiß ich ... Und was ist in dem Fall, wenn du künstlich beatmet werden musst? Ich meine, da du ja eh nur noch eine halbe Lunge hast, kann das ja durchaus notwendig sein.«

»Nein. Kommt überhaupt nicht infrage. Ich will nicht an so einem Ding hängen! ICH WILL NICHT.«

»Schon gut, schon gut«, versuchte ich meine Frau zu beruhigen. Manche Dinge kann man einfach nicht vorher und schon gar nicht theoretisch entscheiden.

»Du kennst mich lange genug und weißt, wie ich leben und dass ich in Würde sterben will. Ich will nicht dahinsiechen. Ich vertraue dir, dass du im Fall des Falles in meinem Sinne entscheidest.«

»Das kannst du, ich verspreche es dir.« Mein Gott, nie, nie, nie hätte ich gedacht, dass ich mit meiner Frau einmal so über das Sterben und den Tod würde reden müssen. »Dann müssen wir noch über die Beerdigung sprechen.«

»Ich will verbrannt werden. Und dann ab in die Urne und ins Familiengrab der Eyssens. Das hatten wir ja schon besprochen. Nimm bloß nicht so eine teure Urne. Die sieht eh keiner, weil sie vergraben wird. Und keine große Feier. Kein großes Gedöns. Keine Tränen. Amüsiert euch.«

Dann stand ich auf und nahm meine Frau in den Arm. »Du wirst noch lange bei mir bleiben, wir werden noch viele schöne Dinge miteinander erleben. Daran glaube ich ganz fest.«

»Und noch etwas«, sagte sie und befreite sich aus meiner Umarmung, »wer mich sehen will, bevor ich sterbe, muss zu mir kommen. Ich starte keine Rundreise, um mich von allen zu verabschieden.«

»Süße, das ist doch klar. Das kann jeder verstehen. Aber du bleibst ja eh noch lange bei uns.«

MEINE STIEFTOCHTER KATHARINA:

»Wie Conny sich das Leben auf dem Friedhof vorstellt.«

Die letzten Januartage. Als mein Papi mir von der Gehirnmetastase erzählte, packte ich sofort meine kleine Ronja ein und fuhr mit dem Zug nach München. In dieser Situation wollte und konnte ich Conny und meinen Papi nicht allein lassen. Ich hatte nicht genau gewusst, was mich erwartete, aber mir war klar, dass sie NICHT im abgedunkelten Wohnzimmer sitzen, Weihrauchkerzen abbrennen, klagen und weinen würden.

Und ich hatte recht. Beide sprachen ganz sachlich und mit einem Hauch Ironie über den Tumor, die Anfälle, das MRT und die Zukunftsaussichten. Und das alles beim Nachmittagstee mit Kuchen. Natürlich war die Stimmung überschattet, das ist ja klar, aber es tat uns allen gut, klar über die Dinge zu reden. Man musste keine Angst haben, etwas Falsches zu sagen. Oder jemandem zu nahe zu treten.

Mein Vater und Conny erzählten von den Untersuchungen, den medizinischen Möglichkeiten, die noch blieben, von den Planungen für die Beerdigung. Auch über ihr »Leben auf dem Friedhof« machte Conny Scherze. »Da trifft man sich abends mit den anderen Toten und alle spazieren die Wege entlang, man erzählt sich Geschichten aus dem Leben und schließt neue Bekanntschaften. Und es gibt auch fröhliche Partys, bei denen getanzt wird, immer wenn jemand Geburtstag hat. Ich glaube, das Leben auf dem Friedhof ist viel angenehmer, als die Lebenden sich das vorstellen.« Connys Humor. Makaber. Aber sie argumentierte: »Ist es etwa besser für die Seele, sich vorzustellen, wie es in der Wirklichkeit ist? Das macht einem doch Angst. Diese Vorstellung von undurchdringlicher Schwärze voller Schweigen ...« Da hatte sie auch wieder recht.

Als ich nach dem MRT-Bild fragte, zeigte mein Vater es mir und erklärte die Details. Mir blieb die Luft weg, als ich diese große Metastase in Connys Kopf sah. So groß hatte ich sie mir nicht vorgestellt! Aber Conny rettete gleich den stummen Moment: »Auf dem bekannten ›Walk of Cancer‹ hätte ich mit DEM Tumor jetzt garantiert den größten Stern mit dem goldenen Krebs verdient. Und der würde in der ›Hall of Fame‹ genau in der Mitte auf dem größten Podest stehen.«

Am nächsten Morgen nach dem Frühstück saßen wir alle gemütlich auf dem Sofa im Wohnzimmer. Ronja lag selig bei meinem Papi im Arm. Conny kam mit einem Riesenberg von Klamotten an. Taschen, Schmuck, Cashmereschals, Pullis, Handschuhe. »Guck mal, Kathi«, sagte sie. »Das sind alles Sachen, von denen ich mir vorstellen könnte, dass sie dir passen und gefallen. Schau doch mal durch, was du haben möchtest. Ich packe dann alles in ein Paket und schicke es dir. Den Rest verkaufe ich.«

»Willst du das alles wirklich verkaufen?«

»Dir will ich es nicht verkaufen. Ich möchte es dir schenken. Es wäre schade, wenn das alles mit mir im Sarg verbrennen würde. Oder in die Kleidersammlung ginge.«

»Aber vielleicht wird ja alles noch gut«, wandte ich ein. »Und dann brauchst du die Sachen doch noch.«

»Quatsch«, winkte Conny ab. »In dem Fall kaufe ich mir eben einfach neue Sachen.«

»Jetzt warte doch erst einmal ab, was die nächsten Arzttermine ergeben«, bat Remy.

»Zwei, drei Monate haben sie gesagt, nicht wahr?«, entgegnete Conny fröhlich. »Da werden die anderen Ärzte bei den nächsten Untersuchungsterminen sicher nicht in die Hände klatschen und jubeln: ›Gar kein Problem, Frau Eyssen, mit dem Tumor können Sie hundert werden!‹, oder?«

Sie packte dann ein Riesenpaket für mich. Ich wollte die Sachen gar nicht haben. Aber hätte ich ablehnen sollen? Das hätte Conny gekränkt. Ihr lag so viel daran, dass ich die Sachen bekam. Damit ich sie nicht vergessen würde? Das werde ich sowieso nie. Egal, ob sie mir etwas schenkt oder nicht. Sie wird immer in meinem Herzen bleiben.

ANFANG FEBRUAR 2014

Wenn ich aussehe wie Ai Weiwei und singe wie Bono von U2, geht das für mich in Ordnung.

Termin in der Abteilung für Strahlentherapie der LMU* im Campus Innenstadt. Die Oberärztin, Doktor Ingrid Brammen**, kennt mich schon von den Lungenbestrahlungen vor einem Jahr. Sie schaut sich die Aufnahmen mit dem Alien in meinem Kopf, der Gehirnmetastase, auf dem Computer an.

Sie hat aber keine Chance, etwas zu sagen, denn ich frage schon ungeduldig: »Was schlagen Sie vor? Was halten Sie vom Cyberknife?« Dabei gestikuliere ich unruhig mit den Händen, als wolle ich allein durch das Gewedle eine sofortige und positive Antwort erzwingen. »Freunde haben uns davon erzählt. Es soll angeblich so erfolgreich sein bei der Behandlung von Kopftumoren.«

Doktor Brammen bewahrt die Ruhe und bleibt freundlich, obwohl mein Mann und ich – vor allem ich – den gesamten Raum mit unserer

* Ludwig-Maximilians-Universität
** Name geändert.

Ungeduld und unserer Angst – vor allem ich – fast vollständig ausfüllen. »Nun, Sie meinen bestimmt eine Radiochirurgie, also eine stereotaktische Bestrahlung. Dabei wird ein Tumor ganz gezielt mit einer hohen Strahlendosis zerstört, in der Regel in nur einer Bestrahlungssitzung. Cyberknife ist nur die Bezeichnung für eines der möglichen Geräte, mit denen man eine derartige Behandlung durchführen kann.«

»Und wo kommt danach der, na ja, der Abfall hin?«, fragt mein Mann neugierig.

»Vereinfacht gesagt werden dabei die Tumorzellen zerstört, sozusagen ausgestanzt. Die Zellbestandteile werden dann im Körper abgebaut, der Tumor verschwindet also komplett, manchmal bleibt eine Narbe zurück.«

Böse Zellen zerstört. Ausgestanzt. Nichts mehr da. Das hört sich für mich richtig gut an. Das hätte ich bitte gern. »Können Sie das bei mir machen?«

Doktor Brammen schüttelt den Kopf: »Für eine radiochirurgische Lösung ist der Tumor leider zu groß und zu zystisch. Wirklich sinnvoll ist diese Therapie nur bei kleineren Tumoren.«

Einsatz von meinem Mann: »Wie groß ist zu groß?«

»Ab einer Tumorgröße von drei bis vier Zentimetern wird es schwierig beziehungsweise muss man dann andere Behandlungsoptionen prüfen.«

Ein Golfball – mein Golfball im Gehirn – ist größer als drei oder vier Zentimeter. Eindeutig. »Was dann? Was kann man dann tun?«, frage ich verzweifelt. Ich bin kurz vor einem Heulkrampf. Es kostet mich so viel Kraft, meine Angst im Zaum zu halten.

»Es gibt die Möglichkeit einer Ganzkopfbestrahlung«, erklärt Frau Doktor Brammen. »Dadurch könnte der Tumor vielleicht verkleinert oder wenigstens am Wachsen gehindert werden.«

Aber ich WILL SO EIN DING NICHT in MEINEM Kopf haben. Weder verkleinert noch in Originalgröße von heute.

Doktor Brammen fährt fort: »Eigentlich ist die erste Frage jetzt, ob der Herd operativ entfernt werden kann. Ich denke, eine Vorstellung bei einem Neurochirurgen ist im Moment die beste Option. Da es sich um einen Tumorherd handelt und nicht um mehrere, sollte eine lokale Therapie der Ganzkopfbestrahlung vorgezogen werden. Ob ein Eingriff möglich ist, kann aber nur ein Neurochirurg entscheiden.« Sie empfiehlt Professor Jörg-Christian Tonn vom Klinikum Großhadern. »Wir machen gleich einen Termin für Sie aus.«

Unsere Freundin Elke und ihr Mann, Professor Bruno Reichart, die uns während der ganzen Zeit beigestanden haben, legen uns Professor Tonn auch ans Herz. Elke: »Wenn einer die Operation machen kann, dann er. Und wenn du jemandem in dieser Sache vertrauen kannst, dann ihm. Er hat schon erfolgreich Ai Weiwei und Bono von U2 operiert.« Na ja, wenn ich nach der OP aussehe wie Ai Weiwei und singen kann wie Bono, soll mir das recht sein.

ANFANG FEBRUAR 2014, ZWEI TAGE NACH DEM TERMIN IN DER RADIOLOGIE

Heute haben wir den Termin bei Professor Tonn.

Klinikum Großhadern, das aussieht wie ein gestrandetes Raumschiff. Hier verläuft man sich. Man soll sich eigentlich an den gelben Würfeln orientieren, die von der Decke hängen und mit Buchstaben bezeichnet sind. Wie gesagt: eigentlich. Nach dreimal Verlaufen haben wir endlich das Wartezimmer von Professor Tonn erreicht. Es ist rappelvoll. Aber wir haben eh nur mit Mühe und Not diesen »Wir schieben Sie dazwischen«-Termin bekommen, weil meine Situation lebensbedrohlich ist. Drei Stunden warten. Ich sitze völlig verspannt auf meinem Stuhl. Er muss die Operation machen! Hoffentlich kann er mich operieren. Was ist, wenn er die OP ablehnt? Das darf er nicht. Ich will doch noch leben. Diese Gedanken ziehen wie eine ewige Schleife durch meinen Kopf.

Mein Mann drückt immer mal wieder meine Hand und will mir Mut machen: »Alles wird gut. Hab keine Angst.«

Aber ich habe Angst. Angst, dass der Professor mich nicht operieren wird, weil die Metastase schon so groß ist. Wie klein muss ein Tumor sein, damit man ihn noch operieren kann? Wann ist er so groß, dass man ihn nicht mehr operieren kann?

Endlich. Wir dürfen rein zum Professor. Mein Mann hatte seiner Sekretärin gleich bei unserem Eintreffen die MRT-Bilder übergeben.

Professor Tonn sieht sich mein Gehirn mit der Alienblase auf dem Bildschirm an. »Hm ... Ja, der Tumor ist ziemlich groß.«

»Können Sie ihn operieren?« Meine Ungeduld schlägt schon wieder durch.

»Jetzt lass doch bitte erst einmal den Professor Tonn reden«, bremst mich mein Mann.

»Ja, also«, beginnt Professor Tonn, »so wie ich es sehe, gibt es zwei Möglichkeiten. Einmal eine Bestrahlung, bei der wir hoffen, so viele

Krebszellen wie möglich zu vernichten. Sie hatten ja schon Lungenbestrahlungen, Frau Eyssen?«

Ich nicke.

»Dann wissen Sie ja, wie so etwas funktioniert. Nach wissenschaftlichem Standard sind diese Bestrahlungen auch recht erfolgreich.«

Ich höre brav zu. Frage aber dann gleich nach: »Und die andere Möglichkeit?«

»Die zweite Möglichkeit ist eine Operation. In Ihrem Fall der bessere Weg, denn der Tumor ist doch sehr groß. Es ist zwar ein Eingriff am Gehirn, bei dem man nebenliegendes Gewebe beeinträchtigen kann und eventuell Folgeschäden zurückbleiben, die man jetzt nicht absehen kann. Allerdings ist das nicht wahrscheinlich, das Risiko eher gering. Es gibt nämlich auch eine gute Nachricht. Der Tumor liegt sehr gut. Im oberen rechten Frontallappen.«

»Liegt gut wofür?«, will ich wissen.

»Jetzt unterbrich ihn doch nicht dauernd«, ermahnt mich mein Mann. Und an Professor Tonn gewandt: »Entschuldigen Sie. Aber meine Frau neigt zur Ungeduld.«

Professor Tonn lächelt verständnisvoll. Er scheint sich mit Patienten wie mir auszukennen. Er ist die Ruhe in Person. Hat Lachfältchen um die Augen und ganz feine Hände. Ein Mann, dem man vertraut.

»Gut, wo war ich stehen geblieben? Der Tumor liegt frontal dorsal, also im oberen rechten Frontallappen. Das ist gut. Denn dort kommt man gut heran. An einer anderen Stelle im Gehirn würde eine Operation schwieriger werden.« Er schiebt seine Brille nach unten und schaut mich über die Gläser hinweg fragend an. »Wenn Sie denn überhaupt eine Operation wollen?« Er schiebt die Brille wieder nach oben und schaut erneut auf den Bildschirm. »Da der Tumor so groß ist, sollten Sie sich auf jeden Fall möglichst schnell für oder gegen eine Operation entscheiden. Wir wissen ja nicht, wie schnell er sich noch weiter ausbreitet ... Die momentane Situation ist auf jeden Fall als lebensbedrohlich einzustufen.«

»Ich will die Operation. Ich will den Tumor raus aus meinem Kopf und raus aus meinem Körper haben.«

»Das ist eine gute Entscheidung. Ich freue mich, dass Sie sie getroffen haben. So schnell getroffen haben. Sie können aber auch eine Bedenkzeit nehmen.«

»Nein, ich möchte bitte, dass Sie operieren. So schnell wie möglich. Und du, Schatz«, schaue ich meinen Mann an, »was meinst du? Hältst du die Operation auch für die richtige Entscheidung?«

Mein Mann drückt meine Hand. Aufmunternd. Sicherheit gebend. »Ich unterstütze dich in allem, was du tust und entscheidest, das weißt du doch.«

»Ja, ich weiß. Aber hältst du die Entscheidung auch für richtig?«

»Ja. Auf jeden Fall.«

Damit ist es beschlossene Sache. Zack, zack, innerhalb von fünfzehn Minuten erlauben wir Professor Tonn, in meinem Gehirn herumzufuhrwerken, zu schneiden, zu lasern, zu sägen und was weiß ich nicht noch alles.

Professor Tonn legt die Fingerspitzen aneinander und formt damit ein Spitzdach nach oben.* »Dann sollten wir es so schnell wie möglich machen. Wie gesagt, die Situation ist lebensbedrohlich. Was haben Sie in den nächsten Tagen vor?«

»Nichts. Nichts Wichtiges. Nichts, was nicht warten könnte.«

Nachdem der Professor mit seiner Sekretärin telefoniert hat, ist klar: Eine für Montagfrüh angesetzte Operation wird verschoben. Die Patientin mit einer Zyste im Gehirn bekommt einen neuen Termin. Einen Tag später. Am Dienstag. Ich rücke an ihre Stelle. Weil: lebensbedrohliche Situation ...

»Also, kommen Sie bitte morgen früh, am Freitag, um 7 Uhr auf die neurochirurgische Station G21. Dort werden Sie aufgenommen und tagsüber werden dann die notwendigen Tests gemacht. Meine Sekretärin wird alle Termine verabreden und Sie bekommen den genauen Ablaufplan morgen früh ausgehändigt. Um wirklich sicherzugehen, dass alles klappt, brauchen wir so viele Untersuchungsergebnisse wie möglich.«

* In der Körpersprache steht dieses Zeichen für Sicherheit und Nachdenklichkeit.

»Welche?«, frage ich.

»Vom HNO-Arzt zum Beispiel, und wir müssen wissen, wie es aktuell um ihre Schwerhörigkeit steht, wir brauchen eine neue MRT-Aufnahme, ein EKG, ein Röntgenbild und einige andere Sachen. Außerdem müssen Sie über die Risiken der Operation und der Anästhesie sowie die möglichen Konsequenzen aufgeklärt werden.«

Mir ist schon ganz schwindelig von all den Sachen. Trotzdem will ich wissen: »Muss ich dann gleich ab morgen bis zur Operation am Montag in der Klinik bleiben?«

»Nein, nein«, Professor Tonn schüttelt den Kopf und nimmt seine Brille ab, die leicht in der Hand baumelt. Wie ein Blatt im Frühlingswind. »Sie können nach den Untersuchungen wieder nach Hause gehen und kommen Sonntagnachmittag zurück zu uns auf die Station. Genießen Sie die Zeit, Frau Eyssen. Gehen sie gut essen. Machen Sie es sich gemütlich.«

»Danke, Herr Professor Tonn! Ich bin so glücklich. Danke, dass Sie mich operieren.« Ich klinge wie eine Frau, der gerade ein Diamantring geschenkt worden ist.

ANFANG FEBRUAR 2014, EINEN TAG NACH DEM TERMIN BEI PROFESSOR TONN

Freitag. Punkt 7 Uhr sind wir auf der neurochirurgischen Station. Warten. Warten. Zwei andere Patienten sind vor uns dran. Dann endlich dürfen wir in das Zimmer, das ab Sonntagnachmittag für einige Tage mein Zuhause sein wird. Ein Zwei-Bett-Zimmer. Ich gucke leicht genervt. Gehirn-OP und dann eine Bettnachbarin. Die wahrscheinlich dauernd reden will. Die sich wahrscheinlich Arztserien anschaut, die laut telefoniert und Besuch von der ganzen Familie samt Urenkeln bekommt, sodass das Zimmer rappelvoll ist. Und die nachts bei geschlossenem Fenster und zugezogenen Vorhängen schlafen will.

»Nein, bei uns gibt es leider keine Einzelzimmer«, erklärt die Schwester auf meine Nachfrage hin freundlich. Ich lächle schwach, aber ergeben.

Ist mein Verhalten arrogant? Nun, wie soll ich es erklären? Ich bin zu alt und auch zu eingefahren in meinem Leben, um mich daran zu gewöhnen, tagelang vierundzwanzig Stunden mit einem fremden Menschen in einem kleinen Zimmer zu liegen, zu reden, zu schlafen, zu dösen. Bett an Bett. Ich bin krank. Schwer krank. Ich wünsche mir Ruhe. Ich möchte nicht reden müssen, wenn ich dösen will. Natürlich könnte ich meiner Zimmermitbewohnerin sagen, dass ich keine Lust habe zu reden. Aber das finde ich einer kranken Frau gegenüber unhöflich. Denn auf diese Station kommen schließlich keine Patienten mit einer Blinddarm-OP. Ich möchte kein Fernsehgeflimmer sehen, wenn ich schlafen möchte.

Schlaf war schon immer wichtig für mich. Ich kann dabei am besten regenerieren. Auch nach den Operationen habe ich immer tief und fest und lange geschlafen. Mein Mann hat ein paar Mal gesagt: »Du schläfst dich gesund.«

Ich möchte auch keinem Menschen so nahe sein, den ich nicht eigentlich gar nicht kenne. Ich fühle mich dadurch bedrängt. Außerdem fiel mir natürlich gleich meine Nacht in der Klinik ein, in der sie die Biopsie gemacht haben. Die Frau mit der Sauerstoffflasche und den Panikattacken ...

Der Untersuchungsmarathon führt uns einmal kreuz und einmal quer durch das Raumschiff-Krankenhaus. Wäre mein Mann nicht bei mir, würde ich mich dauernd verlaufen, hätte nach spätestens einer Stunde die Nerven verloren und mich schreiend auf den Linoleumboden geworfen. »Ich will nicht mehr! Ich kann nicht mehr! Lasst mich alle in Ruhe! ICH WILL JETZT NACH HAUSE!«

Remy ist die Ruhe in Person. Er führt mich. Er hat die richtigen Zettel dabei, die sie bei der Anmeldung für die einzelnen Untersuchungen brauchen. Er fragt nach, wenn wir schon seit vierzig Minuten auf die HNO-Untersuchung warten. Er fragt die Ärzte, warum denn noch ein MRT und noch ein Röntgenbild sein müssen. Er beantwortet geduldig die Fragen der Ärzte und Schwestern. »Meine Frau hat eine Penicillin-Allergie. Ja, der Tumor im Gehirn ist eine Metastase vom Lungenkarzinom. Nein, meine Frau hatte vor Dezember keine auffälligen Schwindelanfälle. Ja, die Schwerhörigkeit ist eine Folge der Chemo. Ja, sie hat nach der Chemo auch Bestrahlungen der Lunge bekommen.« Und so weiter. Spätestens gegen 16 Uhr hat mein Mann Fusseln am Mund vom vielen Reden. Ich bin immer stiller geworden. Ich bin so kaputt. Das stresst mich alles so sehr. Und die kilometerlangen Gänge von Abteilung zu Abteilung sind unendlich anstrengend für mich. Ich japse dauernd nach Luft. Aber im Rollstuhl will ich nicht gefahren werden. Dazu bin ich zu stolz.

Später Nachmittag. Wir warten im Krankenzimmer auf die Ärzte, die die notwendigen Aufklärungsgespräche mit uns führen werden.

Zuerst der Stationsarzt. Er hat einen Einmalrasierer in der einen Hand und in der anderen grüne Kugeln. Aus seiner Kitteltasche holt er eine Rolle mit weißem Klebeband. »Was wird das jetzt?«, will ich wissen. »Spielen wir Murmeln? Wer von uns zuerst mit einer grünen Murmel den Golfball in meinem Kopf wegkickt?«

»Nein, Frau Eyssen. Diese Navigationskugeln bringen wir jetzt auf Ihrem Kopf an, weil wir dann später bei der Operation den Tumor genauer anpeilen können. Auf den Millimeter genau wissen wir dann, wo wir operieren müssen.«

»Und wofür brauchen Sie die Einmalrasierer? Meine Beine sind frisch enthaart und haben ja weniger was mit der OP zu tun.«

Der Arzt sagt mit ernster Stimme, die er für angemessen hält und mir zeigen soll, wie unangebracht er meine Bemerkung findet: »Nein, nein, nicht für die Beine. Ich muss an den Stellen, an denen die Kugeln festgeklebt werden, die Haare rasieren.«

Ich ziehe meinen schwarzen Blazer aus. Will ja nicht die ganzen Haare auf meiner Jacke haben. Blonde Haare auf einem schwarzen Blazer – wie sieht denn das aus!

Ich setze mich brav auf dem Besucherstuhl in Position. Der Arzt rasiert rund um den Kopf sieben Tranchen Haare ab und fixiert mit dem Klebeband auf jeder frei gewordenen Stelle eine grüne Kugel.

»Ob der Style jetzt die Chance zur neuen Trendfrisur hat, wage ich zu bezweifeln.«

»Darum geht es ja auch gar nicht, Frau Eyssen.«

Ich hatte es ja schon mehrmals gesagt: In Kliniken sind die meisten Mitarbeiter humorresistent. Schade. :-(

Der Nächste bitte: der Assistenzarzt. Er erklärt die Operation. Ich höre nur mit einem Ohr zu. Will alles gar nicht so genau wissen. Mein Mann ist nicht zu bremsen mit seinen »Wie wird das gemacht?«-Fragen. Ich bin aber auch froh, dass er fragt. Ich bin viel zu kaputt, nervös und auch ängstlich. Möchte all die Details eigentlich gar nicht wissen.

Arzt: »Nun, es wird zuerst ein Loch in die Schädeldecke gebohrt, das sogenannte Einstiegsloch, und dann ein zweites Loch. Mit einer speziellen Stichsäge wird vom ersten bis zum zweiten Loch ein Halbkreis gesägt, und dann vom zweiten Loch in einem Halbkreis wieder zurück zum ersten – zum Einstiegsloch. So haben wir ein kreisrundes Stück Schädeldecke ausgesägt. Durch das Einstiegsloch wird dann ein spezielles Instrument eingeführt, mit dem wir die Schädeldecke anheben können. Stellen Sie sich das in etwa so vor, wie man einen Gullydeckel anhebt.«

Mein Schädel ein Gullydeckel ...

Arzt: »Dann wird die harte Hirnhaut geöffnet und der Tumor wird operiert.«

Mein Mann: »Wie weit wird die Kopfhaut aufgetrennt?«

Arzt: »So etwa fünfzehn Zentimeter schätze ich.«

Mein Mann: »Von rechts nach links oder eher von hinten nach vorne?«

Arzt: »Ungefähr von rechts nach links.«

Mein Mann: »Ist die Kopfhaut nicht fest mit der Schädeldecke verbunden?«

Arzt: »Nein. Die wird aufgeschnitten und nach vorne und hinten geklappt.«

Mir ist schon schlecht vom Zuhören.

Mein Mann: »Wie groß wird das Stück Schädeldecke sein, das Sie heraussägen müssen?«

Arzt: »Ungefähr so groß wie eine Espresso-Untertasse. Während der Operation wird sie in einer speziellen Lösung aufbewahrt und hinterher wieder eingesetzt, nachdem die Hirnhaut vernäht worden ist.«

Mein Mann: »Wächst die Schädeldecke danach wieder normal zusammen?«

Arzt: »Ja. Aber das dauert. Deshalb wird sie mit speziellen Titannieten befestigt. Die sehen in etwa so aus wie die Nieten an Jeans, sind aber natürlich größer.«

Mein Mann: »Werden die dann irgendwann wieder entfernt?«

Arzt: »Nein, das wäre ja viel zu aufwendig. Wieder die Schädeldecke freilegen und dann die Nieten entfernen. Die Nieten bleiben drin. Ihre Frau bekommt später einen Ausweis, dass sie diese Nieten im Kopf hat. Diesen Ausweis braucht sie, denn sonst kommt sie durch keine Sicherheitskontrolle beim Flughafen. Die Dinger bringen das Gerät zum Dauerpiepsen.«

Mein Mann: »Fliegen kann meine Frau sowieso nicht mehr. Wegen ihrer Lunge. Bei ihr funktioniert der Druckausgleich nicht mehr. Wie lange wird die Operation in etwa dauern?«

Ich höre etwas von fünf Stunden.

Dann zählt der Arzt die Risiken auf. Innere Blutungen. Verletzungen von gesundem Gehirngewebe. Folgeschäden wie Sprachbehinderung oder geistige Behinderung. Gehirnschlag. Blutansammlungen, die auf das Gehirn drücken und natürlich mit einem chirurgischen Eingriff entstaut werden müssten. »Jede Operation birgt Risiken, die man nicht alle vorhersehen kann.«

Ich verlasse das Krankenzimmer mit einem Tee. Mir ist übel ...

Zwei Minuten später ruft mein Mann mich zurück ins Zimmer. Der Arzt sagt gerade: »Wie gesagt, diese Dinge müssen nicht auftreten. Können aber. Und deshalb muss ich Sie darüber aufklären.« Ich will nichts davon hören, ich unterschreibe die notwendigen Einwilligungserklärungen.

Die Nächste bitte: die Anästhesistin. Das Gespräch macht mir keine Angst. Bisher habe ich jede Narkose gut vertragen. Und es gab keinerlei Komplikationen oder Nachwirkungen. Bevor sie sich verabschiedet, frage ich noch schnell: »Bekomme ich am Abend oder am Morgen vor der Operation Beruhigungstabletten?«

Sie schüttelt den Kopf. Bei den üblicherweise verwendeten Beruhigungstabletten käme es zu einer geringen Abnahme der Atemtätigkeit. Und da ich ja durch die Lungenoperationen eh schon eingeschränkt sei, möchte sie eine zusätzliche Beeinträchtigung der Atemtätigkeit vermeiden. Außerdem könnten diese Medikamente, insbesondere bei Risikopatienten wie mir und neurochirurgischen Eingriffen nach der Operation zu Verwirrtheit führen.

Ja, ich bin ein Risikopatient. Ja, bei mir wird eine Gehirn-OP gemacht. Also: nein, keine Beruhigungstablette. Pech gehabt. Ich unterschreibe meine Einwilligung zur Narkose.

19 Uhr. Mein Mann und ich sind nach zwölf Stunden in der Klinik so geschafft, dass wir stumm nach Hause fahren, uns beim Asiaten nebenan schnell ein Nasigoreng holen, es zu Hause direkt aus dem Karton essen und hundemüde ins Bett fallen. Ich habe mir vorher eine Strickmütze von Remy über den Kopf gezogen, damit ich die leuchtend grünen Glaskugeln mit den weißen Klebestreifen über Nacht nicht verliere.

Die Mütze behalte ich auch noch den ganzen Samstag und Sonntag auf. Auch weil ich ohne die Mütze ein bisschen wie »Mork vom Ork« aussehe. Oder wie eine außergalaktische Figur in einem Stück der Augsburger Puppenkiste.

Bis Montagfrüh um 7 Uhr trage ich die Mütze, als sie mich aus meinem Krankenzimmer zur Operation holen.

In Großhadern ist doch alles etwas anders als in meiner Klinik in Gauting. Hier werde ich durch mindestens vier verschiedene Gänge und drei Stockwerke kutschiert, bis ich endlich in der OP-Schranke lande. Sieht so ein bisschen wie eine überdimensionale Durchreiche in einem Schnellrestaurant aus. Mit einer Glasscheibe in der Mitte. Die Pfleger hieven mich mit dem Laken vom Bett auf meine Seite der Durchreiche, auf der ich wie eine platte Flunder liege, sie ziehen das Betttuch mit einem Ruck weg, sodass ich auf einem sterilen dunkelblauen Baumwolltuch lande. Die Glasscheibe geht hoch und die Pfleger auf der anderen Seite ziehen die Flunder durch die Durchreiche. *Welcome to the show.*

Das Übliche: Maske ins Gesicht und ich bin weg.

MEINE SCHWIEGERMUTTER RUTH:

»Wenn man alt ist, möchte man sich nicht mehr als nötig mit dem Tod auseinandersetzen.«

Das arme Schätzchen. Eine Operation am Kopf. Ich mochte mir das gar nicht vorstellen. Genaues hat mein Sohn mir über die Operation auch nicht erzählt. Ich habe auch nicht gefragt. Manche Dinge muss man nicht bis in die letzte Kleinigkeit wissen. Blut, Skalpell, wo sie schneiden, wie der Kopf geöffnet wird – das wollte ich nicht so genau hören. Ich war so schon beunruhigt genug. Vielleicht ist das so, wenn man älter wird und seinem natürlichen Ende jeden Tag ein Stückchen näher rückt, dann möchte man sich nicht ausführlicher als unbedingt notwendig mit dem Thema Tod befassen.

Und man belastet die anderen ja auch nur, wenn man über Zipperlein oder Befindlichkeiten bis in jede Einzelheit redet. Wir haben das früher auch nicht gemacht. Ich erzähle meinen Kindern auch nicht immer, was mir gerade wehtut oder worüber ich mir Sorgen mache.

Am Morgen der Operation ging ich in meine Küche, machte mir meinen Tee und zündete eine Kerze für mein Schätzchen an. Ich hielt in Gedanken ihre Hand und redete ihr gut zu, dass alles gut gehen würde. Dass sie sich keine Sorgen machen und keine Angst haben sollte. Dass sie im Sommer zu mir kommen müsste und ich ihr ihre Lieblingsrosen zeigen würde. Das sind die gleichen, die auch mein Mann so gern mochte. Sie sind dunkelrot, duften weich, lieblich und irgendwie samtig.

Natürlich wusste ich, dass Conny mich nicht hören konnte. Ich bin zwar alt, aber nicht dumm. Aber vielleicht konnte sie ja doch spüren, dass ich an sie denke, sie ganz lieb habe und mich freue, sie ganz bald gesund in meine Arme schließen zu können. Und mehr konnte ich ja auch nicht für sie tun.

MEIN MANN REMY:

»Was, wenn meine Frau gelähmt war? Oder sie nicht mehr sprechen konnte?«

Montag, später Nachmittag. Draußen war es schon dunkel. Endlich durfte ich zu meiner Frau. Sie lag auf der Intensivstation. Professor Tonn hatte mich gleich nach der Operation angerufen. »Es ist alles gut gegangen. Sie müssen sich keine Sorgen machen.« Ich fuhr sofort nach Großhadern.

Die Intensivstation war abgedunkelt. Die einzelnen Betten mit hohen Paravents voneinander getrennt. Schwestern eilten mit Flüsterschritten umher. Prüften die Verbände der Patienten und die Blutdruckmanschetten an den Händen, schüttelten Kopfkissen auf und legten heruntergerutschte Decken zurecht. Pfleger mit Klemmbrettern in der Hand gingen von Bett zu Bett. Notierten die Geräteanzeigen und was weiß ich nicht noch alles.

Da lag sie. Meine Frau. Ganz blass im Gesicht. An mindestens zehn Schläuche angeschlossen. Um sie herum so viele Geräte, dass man sich vorkam wie in einem Flugzeugcockpit. Ihr Kopf war fest in einen dicken weißen Verband gepresst.

Ich konnte es mir gar nicht vorstellen. Man hatte meiner Frau den Schädel geöffnet, einen Teil des Schädelknochens abgenommen und dann in ihrem Kopf mit Lasern operiert. Ich nehme an, es waren Laser. Ich glaube nicht, dass sie da mit einem Skalpell herumschneiden und der Chirurg irgendwann »Bitte einen Tupfer!« sagt.

Was war, wenn sie bei der OP etwas verletzt hatten? Was, wenn meine Frau nicht mehr sprechen konnte? Wenn sie geistig verwirrt war? Wenn sie einseitig gelähmt war? Was, wenn sie morgen einen Gehirnschlag bekommen würde? Wenn sie bei der Operation nicht alles Krebsgewebe hatten entfernen können und ein neuer Tumor wachsen würde? Schluss. Aus. Ich verbot mir solche Gedanken. Meine Frau würde gesund und wir würden zusammen alt werden. Basta!

Sie trug noch die Atemmaske. An ihrem rechten Handgelenk lagen die Infusionszugänge. Ich griff ganz vorsichtig nach ihrer linken Hand, die schlaff und kraftlos auf der Decke lag. »Du hast es geschafft. Alles ist gut gegangen. Ich habe dich wieder.« Meine Frau öffnete die Augen. Aber nur halb. Die Narkose war noch zu stark.

Eine Schwester kam. »Ihre Frau braucht jetzt Ruhe. Morgen können Sie sie wieder besuchen.«

Nur langsam ließ ich die Hand meiner Frau los. Ihre Augen waren schon wieder zugefallen. Eigentlich wollte ich ihre Hand gar nicht loslassen. Sondern sie nur festhalten, damit sie wusste, ich war bei ihr, sie musste keine Angst haben.

Die Schwester ließ nicht locker. »Wenn etwas sein sollte, rufen wir Sie gleich an. Sie können sich darauf verlassen. Die Operation ist völlig komplikationslos verlaufen. Sie müssen sich also keine Sorgen machen. Ihre Frau braucht jetzt wirklich Ruhe.«

Noch einmal die blasse Wange streicheln. Dann ging ich.

Am Dienstag, einen Tag nach der Operation, fand ich meine Frau in ihrem Zimmer. Um 11 Uhr war sie von der Intensivstation zurück in ihr Zimmer gebracht worden. Sie sah noch immer mitgenommen aus. Aber sie konnte schon wieder etwas lächeln.

»Du hast alles toll überstanden, sagt der Professor.«

»Ja, er war heute Morgen schon zur Visite bei mir. Ich hätte ihn am liebsten umarmt.«

Auch wenn sie sonst so gern die coole und starke Frau spielt und ja auch wirklich durch nichts unterzukriegen ist: Wenn sie sich über etwas freut, möchte sie denjenigen gleich umarmen. Sie reagiert ungefähr so überschwenglich wie ein Welpe, der das erste Mal seine Schnauze in den Schnee steckt. Aber bei Ärzten finde ich so ein Verhalten doch etwas übertrieben. Ich glaube, das verschreckt sie. Außerdem müssen Ärzte ja auch eine gewisse Distanz zu ihren Patienten wahren, um nicht verrückt zu werden vor lauter Kummer und Sorgen. Sie können ja all die Sorgen um ihre Patienten nicht noch mit nach Hause nehmen.

»Konntest du gut schlafen heute Nacht?«, fragte ich.

»Schlafen? Jede Stunde kam ein Pfleger vorbei und hat mich gefragt, ob ich weiß, wo ich bin, warum ich hier bin, wie ich heiße, wo ich wohne und welches Datum wir haben. Und dann hat er jede Frage auf seiner Liste abgehakt. Jede verdammte Stunde. Wie soll ich da bitte schlafen?«

»Das wird bestimmt seinen Sinn haben. Sie wollen kontrollieren, ob es nach der Operation Gedächtnislücken oder Ausfälle gibt.«

»Das verstehe ich ja auch. Aber es war schrecklich. Einmal habe ich versucht, witzig zu sein. Als der Pfleger nach dem Datum fragte, habe ich zurückgefragt, ob es schon nach Mitternacht wäre, denn dann wäre nicht mehr der 6., sondern der 7. Februar. Das fand er gar nicht lustig.«

Ihr fielen immer wieder die Augen zu. Es brach mir fast das Herz, sie da so klein und verletzlich mit dem dicken Kopfverband im Bett liegen zu sehen. Ihre Sommersprossen im Gesicht hoben sich viel stärker von der fast weißen Haut ab. Wenn ich doch nur irgendetwas für sie hätte tun können. Aber mehr als in ihrer Nähe zu sein, war nicht möglich.

Am dritten Tag nach der Operation traf ich meine Frau auf dem Flur der Neurochirurgie. Im Pyjama lief sie den Gang rauf und runter.

Langsam. Hielt sich dabei an einer an den Wänden laufenden Stange fest. »Was machst du denn da? Bist du verrückt?«, fragte ich. »Los, ab ins Bett mit dir.«

»Der Arzt hat gesagt, ich soll aufstehen und rumlaufen. Mehrmals am Tag. Nur wenn mir schwindelig wird, soll ich es lassen. Das ist doch heute bei jeder OP so, dass man schon am nächsten Tag aufstehen muss.«

»Auch bei einer so schweren Gehirnoperation?«

»Ja, mein Schatz.«

Na gut, wenn das so war ...

Zusammen gingen wir in ihr Zimmer. »Ist deine Zimmernachbarin immer noch nicht da? Sie ist doch gestern früh, einen Tag nach dir operiert worden.«

»Ich glaube, sie liegt noch auf der Intensivstation. Aber ich bin ehrlich gesagt ganz froh, dass ich das Zimmer immer noch für mich allein habe.«

»Kann ich dir irgendetwas Gutes tun?«

»Ja«, antwortete meine Frau und sie klang schon wieder fast wie früher. »Das Essen hier ist gruselig. Vorne an der Ecke, bevor man zum Krankenhaus abbiegt, ist doch ein Vietnamese. Vielleicht hat der Take-away-Essen?«

»Wenn du knusprige Ente willst, die kannst du dir gleich abschminken. Nach einer so schweren Operation gibt es nur leichte Kost!«

Wir einigten uns auf gebratene Nudeln mit Gemüse.

MITTE FEBRUAR 2014

Ich bin gehirnamputiert – ich muss nicht alles wissen.

Unter meinem Hut aus festem Verbandszeug kratzt es. Seit drei Tagen ist mein Kopf jetzt darin gefangen. Ich komme mir vor, als würde er in einer knallengen Kühltasche für eine Flasche Sekt stecken.

Ich bin immer noch allein im Zimmer. Heute habe ich die Krankenschwester noch einmal nach meiner Zimmernachbarin gefragt: »Wann wird sie kommen? Ist ihr vielleicht etwas passiert? Ist etwas schiefgegangen bei der Operation?« Heimlich hoffe ich, dass ich noch allein im Zimmer bleiben kann.

Die Krankenschwester antwortet ausweichend. »Sie muss noch auf der Intensivstation bleiben. Es gab wohl kleine Komplikationen. Aber so, wie es aussieht, wird sie morgen wahrscheinlich zu Ihnen ins Zimmer kommen können.«

Dann werde ich also nicht mehr allein in meinem Zimmer sein. :-(Gleich meldet sich mein schlechtes Gewissen. Die arme Frau. Komplikationen. Wer weiß, wie schwer. Tagelang auf der Intensivstation. Schrecklich. Ich weiß ja, wie es dort zugeht. Ich fühle mich schuldig, weil es mir schon wieder so gut geht.

Der Arzt hat heute Morgen angekündigt, dass er nach der Visite vorbeikommt, um den Verband zu entfernen. Erwartungsvoll hocke ich auf der Bettkante, die Hände aufgeregt im Schoß gefaltet. Der

Arzt holt die Schere aus seiner Kitteltasche. So eine, die gebogen ist und vorne abgerundet, damit man niemanden verletzen kann. »Dann wollen wir mal, Frau Eyssen.«

In diesem Augenblick betritt mein Mann das Zimmer und erfasst mit einem Blick die Situation. Erfreut sagt er: »Da komme ich ja gerade rechtzeitig.« Er nimmt auf dem Besucherstuhl Platz und rückt ihn so zurecht, dass er einen uneingeschränkten Blick auf den Arzt, mich und vor allem meinen Kopf hat.

Schrrrrrrmmmmmpppfff. Und noch mal Schrrrrrrmmmmmpppfff. Dann liegt der erste Teil des Verbands neben mir auf dem Bett. Etwa dreißig Zentimeter lang und zehn Zentimeter breit. Dunkelrot. Voller Blut. Festgetrocknetem Blut. Und Desinfektionsmittel. Sieht ziemlich ekelhaft aus. Das ist mein Blut ... Schrrrrrrmmmmmpppfff. Und schon ist der nächste Teil des Verbands abgeschnitten, abgewickelt und landet neben mir auf der Bettdecke. Dunkelrot auf weiß! Ich kann gar nicht hinsehen.

Nach fünf Minuten sitze ich in einem Berg aus dunkelroten, festen Verbandsstreifen. Sie sehen aus wie vertrocknete Blätter von Maispflanzen, aber eben nicht grün, sondern dunkelrot und bräunlich. Mir wird ganz schwummrig. Vor meinem inneren Auge entstehen Bilder: Operationssaal ... Grellhelle Lampen ... Mein Kopf auf dem OP-Tisch ... Mein Kopf geöffnet ... Haaaalt. Nicht weiterdenken. Gedanken löschen. Augen schließen. Die Übelkeit bekämpfen. Freu dich, Conny. Der Tumor ist raus. Die OP ist gut verlaufen. Jetzt geht das Leben weiter.

Als der Verband vollständig entfernt ist, hält es meinen Mann nicht mehr auf seinem Stuhl. »Darf ich mal sehen?« Der Arzt und mein Mann stehen vor mir und starren neugierig auf meinen Kopf. Ich fühle mich ein bisschen wie auf einem Jahrmarkt. »Kommen Sie näher. Kommen Sie ran. Die Frau mit dem Frankenstein-Kopf! Das müssen Sie gesehen haben.«

Ich will nicht wissen, wie es aussieht. Auf keinen Fall. Ich will nicht einmal daran denken, wie es auf meinem Kopf aussehen mag. Der Arzt klebt ein Pflaster über die Wunde. »Das war's, Frau Eyssen.« Ich schaue in den Spiegel. Es sieht aus, als würde ich ein breites weißes Haarband tragen. Gar nicht schlecht.

Am nächsten Tag wird das Bett mit meiner Zimmernachbarin hereingeschoben. Wir stellen uns vor. An ihrem linken Hinterkopf klebt ein kleines quadratisches Gazekissen. Etwa so groß wie ein Nadelkissen.

Meine Bettnachbarin spricht viel. Und ziemlich laut. Sie scheint ein sehr munterer Charakter zu sein. Sie ist hungrig und isst alles auf, was morgens, mittags und abends serviert wird.

Da es mir inzwischen so weit ganz gut geht und ich nicht mehr beim Laufen von Schwindelanfällen geplagt werde, trage ich mein Tablett mit den Resten von Frühstück, Mittag- und Abendessen selbst raus auf den Gang, in dem der große Essenswagen mit all den Einschüben steht. Da meine Zimmermitbewohnerin von der Operation und den Tagen auf der Intensivstation verständlicherweise noch ziemlich mitgenommen ist und nur aufstehen kann, um ins Bad zu gehen, biete ich ihr an: »Wenn Sie fertig sind, trage ich gern auch Ihr Tablett nach draußen. Dann müssen Sie nicht auf die Schwester warten und haben es bequemer im Bett.« Ihre Antwort: »Nein, danke. Das soll die Schwester machen. Das ist schließlich ihr Job. Dafür wird sie bezahlt.«

Da fehlen mir die Worte. Und ich ärgere mich über so viel Arroganz. Unwissenheit kann es ja nun wirklich nicht sein.

Ich ärgere mich aber auch über mich selbst, weil ich sie nicht zurechtweise. Sie ist schließlich krank und ich will sie nicht aufregen und auch nicht mit ihr streiten.

Krankenschwester zu sein, ist ein verdammt harter Job, vor dem ich großen Respekt habe. Für ihre Arbeit, den täglichen Stress, für ihre Freundlichkeit und Empathie den Patienten gegenüber werden Krankenschwestern schlecht bezahlt und von den Kranken oft von oben herab behandelt. Abgesehen davon, dass sie personell meist unterbesetzt sind. Sie haben es mehr als verdient, dass man freundlich zu ihnen ist und ihnen wenigstens ein kleines bisschen Arbeit abnimmt, natürlich nur, wenn man gesundheitlich dazu in der Lage ist. Deshalb an dieser Stelle: von ganzem Herzen ein DANKE an »meine« Schwestern Kerstin, Kati, Melanie, Manuela, Camelya, Lumi, Daniela, Christine und all die anderen der Station A3 in Gauting!

Meine Bettnachbarin pupst nachts. Laut. Mehrmals. Gott sei Dank ist sie von Anfang an damit einverstanden, nachts das Fenster offen zu lassen – die Pupserei! – und ebenso die Vorhänge. :-)

Am Wochenende bekommt sie Besuch von ihrer Familie. Ihre Tochter mit Ehemann und zwei Kindern. Und ihr Sohn. Es ist so laut und eng im Zimmer, dass ich in die Teeküche auf dem Gang fliehe.

Ich möchte nicht im Krankenhaus besucht werden. Mit einer Ausnahme: mein Mann. Auf ihn warte und freue ich mich immer. Bei ihm fühle ich mich aufgehoben und sicher. Besuch von anderen Familienangehörigen oder Freunden macht mich nervös. Ich will nicht, dass sie an meinem Bett sitzen, ein mitleidiges Gesicht machen oder fröhliche Stimmung verbreiten wollen. Ich will ganz allein für mich sein, wenn ich krank bin. Das war schon immer so – wenn ich eine richtige Grippe oder Bronchitis hatte, habe ich mich ganz zurückgezogen, wie eine Katze. Ich wollte nicht einmal, dass mein Mann mir einen Tee bringt oder Fieber misst. Mir ist klar, dass sich die meisten Kranken freuen, wenn sie Besuch bekommen. Weil es ja ein Zeichen ist, dass man an sie denkt und Anteil nimmt. Mir reichen SMS, Mails und Blumen. Und die Grüße, die mein Mann von der Familie und den Freunden überbringt.

Montag. Ich darf nach Hause. Schon morgens habe ich alles gepackt. Die kleine Hektikerin Eyssen. Der Arzt kommt zur Abschlussvisite. Er zieht das verbliebene Pflaster ab. »Das sieht sehr gut aus, Frau Eyssen. Die nächsten drei Tage darf KEIN Wasser an die Wunde. Und danach nur vorsichtig mit einem milden Shampoo waschen.«

Abschließend drückt er mir noch ein Rezept in die Hand. »Das sind die Tabletten gegen Epilepsie, die Sie schon hier im Krankenhaus von uns bekommen haben. Die müssen Sie unbedingt nehmen. Morgens zwei und abends zwei. Nicht vergessen.« Mein Leben lang soll ich die nehmen. Denn durch den Tumor und die Operation ist die Gefahr eines neuen epileptischen Anfalls – wie Weihnachten in Berlin und zu Hause beim Einräumen des Besteckkastens – groß. Deshalb muss ich die Tabletten nehmen.

Dann fügt der Arzt noch hinzu: »Sie dürfen ab jetzt nicht mehr Auto fahren. Es besteht Fahrverbot. Wegen der Gefahr eines epileptischen Anfalls. Das wird auch in Ihrem Entlassungsbericht stehen. Und Sie müssen sich daran halten.«

Hat er erwartet, dass ich traurig bin? Oder feilsche: »Herr Doktor, bitte, bitte. Nicht mal ganz kurze Strecken? BITTE!« Nein, wirklich nicht. »Das ist okay. Damit habe ich kein Problem. Isch 'abe nämlisch gar kein Auto. Nischt mal eine Führerschein. Nie ge'abt.« Natürlich grinst der Arzt nicht. Logisch.

Sie fragen sich jetzt bestimmt, warum ich keinen Führerschein besitze? Ich meine: Wie viele Menschen gibt es wohl in Deutschland, die keinen haben? Die Statistik sagt: Aktuell gerade mal vierhunderttausend Männer und Frauen. Ich bin also in exklusiver Gesellschaft. :-) Als ich im führerscheinfähigen Alter war, hatte ich kein Geld für Fahrstunden und erst recht nicht für ein Auto. Ich war Studentin und entsprechend knapp bei Kasse. Später hat es sich einfach nicht ergeben – meine Heimatstadt Bremen ist so klein, dass man kein Auto braucht, und meine Freunde besaßen alle einen Führerschein. Ebenso die Fotografen, mit denen ich später auf Reportagereisen war, als ich erst in Hamburg und dann in München wohnte. Abgesehen davon: Um seine Ziele zu erreichen, gibt es schließlich auch Taxen, öffentliche Verkehrsmittel, Bahnen und Flugzeuge.

Ach ja, für die Verlage, für die ich gearbeitet habe, war das günstig. Denn als Mitglied der Chefredaktion steht einem ein entsprechender Dienstwagen zu. Den brauchte ich ja nicht.

Jetzt also: Tschüss, Krankenhaus. Tschüss, Knochensägen. Tschüss, MRT. Hallo, Leben! Wieder einmal dem Tod von der Schippe gesprungen. Ätsch, Mann, bätsch, Mann!

Zu Hause setze ich mich vor meinen Laptop und klicke Photo Booth an. Ich versuche, mit der kleinen Kamera oben am Laptop die

Wunde auf meinem Kopf zu fotografieren. Ich stelle den Bildschirm schräg und schaue nach unten auf die Tastatur, damit ich irgendwie ein Foto von der Narbe hinkriege. Mal ist nur der Hinterkopf zu sehen – den Kopf zu weit nach unten gehalten –, mal nur der Pony – Kopf nicht weit genug nach unten gesenkt –, mal nur ein Stück rötliche Haut mit zwei dunklen Strichen – den Kopf zu nah an die Kamera gehalten.

Nach dreizehn Versuchen endlich ein halbwegs akzeptables Bild: Die Narbe, die sich in der Mitte meines Kopfes quer vom rechten bis zum linken Ohr zieht, sieht irgendwie aus wie ein übergewichtiger, überdimensionaler Tausendfüßler mit Sonnenbrand und sehr schmutzigen Füßen. Einer, der auf einer Nackte-Haut-Allee unterwegs ist, die so breit ist wie ein Einmalrasierer und rechts und links von Haaren statt von Bäumen begrenzt wird. Es sieht GRÄSSLICH aus. Schrecklich. Da also haben sie mir die Kopfhaut aufgeschnitten und nach vorne und hinten geklappt. Die Schädeldecke aufgesägt, rausgenommen ... Nach der OP wieder eingesetzt ... Die Kopfhaut wieder nach oben geklappt und zusammengenäht. Das ist MEIN Kopf???? Mir wird ganz schlecht bei dem Anblick. Ich könnte weinen. Nicht dran denken! Conny, reiß dich zusammen. Du wolltest diese OP, du hast sie überstanden, der Krebs ist raus, guck nach vorne!

Da ich gerade am Computer sitze, gleich mal im Netz nachschauen, was es Neues in der Welt gibt. Ich stoße auf eine neue Studie. Interessant: Bei einem Tumor, der schon einmal eine Metastase gebildet hat, liegt die Wahrscheinlichkeit bei über sechzig Prozent, dass er wieder Metastasen bildet. Nicht das, was ich lesen oder wissen wollte ... Schnell wegklicken. Löschen! Verdrängen.

Wenn ich morgens unter der Dusche stehe – ohne dass die Haare nass werden, es darf ja noch kein Wasser an die Wunde –, sitzt mein Mann auf dem Badewannenrand und passt auf mich auf. Mir ist noch so oft schwindelig, dass ich Angst habe umzufallen. Ich muss alles ganz langsam machen – die Tür der Dusche öffnen, mich an der Seite festhalten und vorsichtig in die Dusche steigen, langsam abduschen, die Tür öffnen, mich an der Seite festhalten und mit der anderen die

Hand meines Mannes ergreifen, damit ich erst mit dem einen und dann mit dem anderen Fuß sicher auf der Badematte stehe. Dann reicht mein Mann mir das Handtuch. Im Zeitlupentempo einwickeln und abtrocknen, ohne dass es in meinem Kopf ein Erdbeben gibt. Jede noch so kleine schnelle Bewegung wird mit großem Schwindel bestraft, sodass ich von ganz allein vorsichtig bin.

Endlich. Heute darf ich die Haare waschen! Beziehungsweise mein Mann darf meine Haare waschen. Unter der Dusche? Geht nicht. Wenn der Wasserstrahl auf die Wunde prasselte, wäre das erstens viel zu schmerzhaft und zweitens müssen das verkrustete blutrot-braune Desinfektionsmittel und der Schorf an der Wunde extrem vorsichtig entfernt werden.

Wenn das jemand schafft, dann mein Mann. Stattfinden wird die Aktion in der Badewanne. Über dem Waschbecken – geht auch nicht. Kopfüber darüber zu hängen, ist nach der Operation undenkbar. Also Badewanne, in der ich auf dem Rücken liege und meinem Mann meinen blutrotbraunen Kopf entgegenhalte, den ich leicht am Rand abstütze. Die Aktion wird von ihm selbstverständlich bis ins Detail vorbereitet: drei Handtücher bereitlegen. Dunkelblaue. Zum Abtrocknen nach dem Haarewaschen. Ein Handtuch, das locker zusammengerollt ist. Darauf werde ich meinen Kopf betten. Shampoo bereitstellen. Und: Die Duschmatte in der Badewanne unter meinem Po platzieren. Rutschgefahr!

Wie eine zittrige alte Frau klettere ich an der Hand meines Mannes in die Wanne. Er prüft das Wasser. Ist es warm genug? Ist der Wasserstrahl des Duschkopfs sanft genug? Schon nach einer Minute sitze ich in rotbraunem Wasser. Sieht aus wie ein Blutbad. Aber ist ja das Desinfektionsmittel und nicht mein Blut. Nach zwei Minuten hat das Wasser die Farbe von Erdbeeren und nach vier Minuten läuft eine dunkelbraunrote Brühe aus meinen Haaren.

»Das bekomme ich nicht beim ersten Mal sauber, mein Schatz. Das müssen wir noch mindestens dreimal machen«, bestimmt mein persönlicher Coiffeur.

Es dauert allerdings letztendlich insgesamt fünf Badewannenaktionen in meinem wunderbaren Waschsalon, bis alles aus den Haaren raus- und von der Narbe weggewaschen ist.

Die hässliche, hellrote Narbe mit den braun-schwärzlichen Fäden auf meinem Kopf verstecke ich tagsüber zu Hause unter einem breiten Haarband, auf der Straße oder im Restaurant unter einem Hut. Unter dem verschwinden auch die abrasierten Stellen, an denen die grünen Navigationskugeln fixiert waren.

Berühren kann ich die Narbe nicht. Ich habe es ein paar Mal versucht. In mir zieht sich dann alles zusammen. Mitten auf dem Kopf diese Narbe. Gefühlt mindestens so tief wie der San-Andreas-Graben. Diese Delle mitten auf dem Kopf. In der ich fast meinen halben Zeigefingernagel verstecken kann. Das Einstiegsloch für den Bohrer, damit meine Schädeldecke dann aufgesägt und abgehoben werden konnte. Mir wird allein bei dem Gedanken ganz flau im Magen. Die wulstigen Stellen, an denen die Kopfhaut zusammengenäht wurde. Die Stellen, an denen ich die Nieten unter meiner Kopfhaut spüre, mit denen der entfernte Schädelknochen dann wieder befestigt wurde. Nein, diese Wunde und die Vorstellung sind so erschreckend, dass ich sie nicht in Worte fassen kann. Ein Gefühl wie graue, fette, schleimige Schlangen, die aus meinem Magen in mir hochkriechen und deren schwarze Augen mich unentwegt anstarren. NICHT daran denken!

Aber die Gehirn-OP hat auch neue Scherze in unser Leben gebracht. Mein Mann fragt nach dem Abendessen, bei dem wir über mögliche Urlaubsziele reden: »Süße, sag mal, wo macht die Merkel immer Urlaub? War das nicht eine Insel? Du weißt schon, irgendwas mit S oder so ...«

Ich: »Keine Ahnung, ich muss das nicht wissen. Ich bin gehirnamputiert.« Ischia heißt die Insel. :-)

Oder mir fällt ein, wie man meinen Tumor hätte nutzen können: zum Beispiel einen Zettel an die Pinnwand im Supermarkt um die Ecke kleben: »Ungebrauchter Golfball günstig abzugeben. Anfragen bitte unter ...«

Sie finden diese Scherze der Situation nicht angemessen? Schütteln verständnislos den Kopf über eine Frau, die einen Gehirntumor und vielleicht nur noch zwei bis drei Monate zu leben hat und die gerade eine gefährliche Operation überstanden hat? Ich kann Sie verstehen. Aber nur noch jammern, das Schicksal anklagen und deprimiert durchs Leben gehen – ist das die bessere Option? Die entspricht nicht meinem Charakter. Ich bin dickköpfig, temperamentvoll, höre im Badezimmer Radio und singe fröhlich mit, ich bin optimistisch bis naiv. Ich kann und will nicht an eine dunkle, vielleicht schmerzvolle Zukunft denken. Können Sie das verstehen?

Natürlich, mir ist nicht jeden Tag und nicht jede Stunde nach Scherzen zumute. Meinem Mann auch nicht. Und wir beide sind natürlich nicht mehr die Menschen, die wir noch vor drei Jahren waren. Die Krankheit hat einfach zu vieles in uns und in unserer Partnerschaft verändert. Manchmal hasse ich mich, weil ich so schwach und so abhängig von meinem Mann geworden bin. Ich weiß, dass ich ihm viel zu selten sage und zeige, wie dankbar ich ihm für seine Liebe, seine Stärke und seine Sorge um mich bin. Auch weil ich weiß, dass sehr viele Männer mit so einer Situation nicht zurechtkämen.

Bei meiner Freundin Elisa zum Beispiel war das so. Sie bekam am 23. Dezember vor drei Jahren, also einen Tag vor Heiligabend, die Diagnose Brustkrebs. Elisa ist verheiratet und hat zwei Kinder. Die ersten Tage hat sie sich gefühlt »wie in einem Wattebausch«. Ihre Ängste saßen so tief, dass sie in den folgenden Tagen nicht einmal mit ihrem Mann über die Krankheit sprechen konnte. »Weißt du, wenn man die Dinge ausspricht, werden sie Realität. Dann muss man sich damit auseinandersetzen und wird verletzlicher. Deshalb habe ich meinem Mann nichts von dem Krebs erzählt.« Sie wollte erst einmal selbst mit der Diagnose zurechtkommen.

»Nach der OP kamen die Bestrahlungen«, erzählte Elisa, »und damit die üblichen Nebenwirkungen.« Ihr war schlecht, sie war schwach, so schwach, dass sie Haushalt und Kinder nicht mehr bewältigen konnte. »Meine Krankheit und die damit verbundenen Folgen wurden zur Belastung für unsere Ehe.« Denn Elisas Mann wollte, dass alles so blieb wie vorher. Dass sie den Haushalt und die Kinder am Laufen hielt. »Es war nicht so, dass er mich nicht mehr liebte. Er konnte mit der Situation einfach nicht umgehen. Da hat er seinen Kopf in den Sand gesteckt. Mein Mann wollte, aus seiner Hilflosigkeit heraus, unbedingt Normalität. Meine Eltern dagegen wollten in dieser Zeit mir und der ganzen Familie ein Gefühl der Geborgenheit vermitteln.«

Elisa und ihr Mann haben sich zusammengerauft. »Auch wenn's manchmal schwer war«, sagt sie. Aber sie haben für sich eine neue Art der Ehe geschaffen. »Ich kann heute auch mal Nein sagen. Ich fühle mich nicht mehr dauernd für die Harmonie in unserer Ehe zuständig. Das tun Frauen ja immer. Weil es ja auch ein Ausdruck von Liebe ist. Das kostet aber Zeit und Kraft. Die habe ich heute nicht mehr in dem Ausmaß wie früher. Muss ich auch nicht haben. Und ich kann auch mal die Kontrolle abgeben.« Die ihr Mann heute gerne übernimmt. Als Selbstverständlichkeit. Ebenso wie Verantwortung für den Haushalt und den Alltag.

»Dass wir gemeinsam über die Therapie, die Bewältigung des Alltags, über unsere Ängste und Hoffnungen geredet haben, hat uns näher zusammengebracht.«

»Und eure Kinder?«, habe ich Elisa gefragt.

»Wir haben von Anfang an klare Ansagen gemacht, dass ich Krebs habe, operiert werden und eine Chemo machen muss und dass sich deshalb unser Alltag ändern wird. Sie haben wirklich toll reagiert. Und sich bereit erklärt, viele Aufgaben im Haushalt zu übernehmen.« Sie hat ihren Kindern auch erzählt, dass sie durch die Chemo ihre Haare verlieren wird. Elisa: »Da kam die einzige Bedingung meiner Kinder: Sie würden alles mitmachen, aber ich musste ihnen versprechen, dass ich sie NIE mit Glatze von der Schule abholen würde.«

MEIN MANN REMY:

»Gesund oder krank – wer entscheidet das eigentlich?«

Die Narbe auf Connys Kopf sah wirklich gruselig aus. Aber natürlich habe ich ihr gegenüber alles abgeschwächt. »Das ist gar nicht so schlimm, wie du dir das vorstellst. Die Narbe fängt schon an zu verheilen.« Ich wollte ihr ja keine zusätzliche Angst machen. Als Angehöriger ist es am besten, verständnisvoll, aber auch sachlich zu reagieren. Wenn Conny zum Beispiel schwindelig war, habe ich gesagt: »Leg dich kurz hin, Süße, dann wird alles gleich besser. Und ich hole den Pulsmesser.«

Den hatte ich gleich nach Connys erster Lungenoperation bestellt. Finger in das kleine Messgerät stecken und gucken, was der Puls und die Sauerstoffsättigung anzeigen. In vielen Fällen waren die Anzeigen im normalen Bereich. Das hat nicht nur mich beruhigt, sondern auch meine Frau. So ein Gerät nimmt die Panik, die in einem aufsteigt, wenn man glaubt, zu wenig Luft zu bekommen oder dass das Herzrasen immer stärker wird.

So ein Gerät funktioniert allerdings nur, wenn man KEINEN Nagellack benutzt. Meine Frau malt sich ihre Nägel leider gern an. Und oft. Gott sei Dank in eher unauffälligen Farben wie Rosa oder so was in der Art. Na, wie soll ich Puls und Sauerstoffversorgung messen, wenn sie Lack auf den Nägeln hat????? Fragen Sie mich nicht, wie oft ich sie gebeten habe: »Kannst du nicht wenigstens einen Finger auslassen und nicht anmalen?«

Sie: »Nein.«

Ich: »Warum nicht?«

Sie: »Weil das blöd aussieht.«

Ich: »Dann lass den Lack doch ganz weg.«

Sie: »Das sieht nicht gut aus. Außerdem funktionieren die Pulsmesser im Krankenhaus auch dann, wenn ich Nagellack drauf habe.«

Ich: »Aber unserer nicht.«

Sie: »Vielleicht sollten wir in Gauting mal fragen, von welcher Firma ihr Pulsmesser ist?«

Pause. Dazu sage ich NICHTS.

Sich in den kranken Partner einfühlen zu können und trotzdem schwierige Situationen von außen zu beurteilen – ich glaube, das ist ganz wichtig. Das war auch so, als es darum ging, ob meine Frau nach der Operation Ganzkopfbestrahlungen oder nur Punktbestrahlungen machen lassen sollte. Bestrahlungen mussten auf jeden Fall sein. Das stand für Conny auch gar nicht zur Diskussion.

Schon ganz am Anfang ihrer Krankheit hatte sie voll und ganz auf die Ratschläge der Ärzte gehört. Sie hatte sich entschieden, sich hundertprozentig der Schulmedizin anzuvertrauen. Dabei ist sie geblieben. Und das war in ihrem Fall ja auch die richtige Entscheidung. Und meine Frau hatte von Anfang an klargemacht, dass sie so gut wie alles tun würde, um gesund zu werden.

Okay, sie wird nie wieder ganz gesund werden. Die Atemnot wird bleiben, sich im Laufe der Zeit eher noch verschlimmern. Normale Tätigkeiten wie einen Koffer zu packen oder eine längere Strecke zu gehen, werden für sie immer eine große Anstrengung bedeuten. Überraschender Besuch oder ein Termin, bei dem sie pünktlich sein muss, werden bei ihr immer Stress und Atemnot auslösen. Ein Wetterumschwung, sinkender Luftdruck oder was auch immer werden bei ihr weiterhin Kraftlosigkeit, Herzrasen, Übelkeit und Schwindel verursachen. Jede Erkältung oder gar Grippe wird immer eine große Gefahr für sie bedeuten. Eine sehr große. Eine daraus entstehende Lungenentzündung könnte ihr Todesurteil sein.

Verstehen Sie mich nicht falsch, ich klage nicht. Genauso wenig wie meine Frau das tun würde. Aber was bedeutet es eigentlich, »gesund« sein? Wie definieren wir Gesundheit? Ist Gesundheit nur die Abwesenheit von Krankheit? Sind wir schon krank, wenn uns ein Zahn fehlt, wir kurzsichtig sind oder uns ein Bein gebrochen haben? Und bleiben wir ein Leben lang krank, weil der Zahn ja nicht nachwächst, die Kurzsichtigkeit mit einer Brille korrigiert wird und der Bruch auch später noch auf jedem Röntgenbild zu sehen sein wird? Gibt es eine Grenze, ab der bestimmt wird, ob man gesund oder krank ist? Und wer darf diese Grenze ziehen?

Ich glaube, wenn man einen gesunden Menschen gründlich genug untersucht, wird man bei jedem irgendetwas finden. Wir alle tragen doch Erreger in uns. Bei manchen Menschen verstecken die sich ein Leben lang und schlafen ruhig vor sich hin. Und bei anderen Menschen werden sie wütend und brechen aus.

Natürlich ist mir die Gefahr bewusst, dass bei meiner Frau neue Metastasen entstehen können. Aber damit beschäftigen wir uns, wenn es so weit ist. Meine Frau sagt an Tagen, an denen es ihr gut geht – und das sind nach ihrer eigenen Aussage immerhin über siebzig Prozent: »Was willst du denn? Ich bin gesund!« Und dabei schaut sie mich herausfordernd an. Soll ich in so einem Augenblick anfangen, mit ihr zu argumentieren? SIE FÜHLT SICH GESUND. Das ist das Einzige, was zählt. Egal, was in all den Arztbefunden steht. Egal, wie viele Narben man auf ihrem Körper findet.

Bevor Conny aus Großhadern entlassen wurde, gab es ein Gespräch mit dem leitenden Strahlentherapeuten der Klinik. Über die notwendigen Bestrahlungen. Er empfahl Ganzkopfbestrahlungen, »um auf der sicheren Seite zu sein«. Doch meine Frau wollte sich in dieser Sache ausnahmsweise nicht entscheiden, ohne eine zweite

Meinung eingeholt zu haben. Sie hatte Angst vor möglichen Nebenwirkungen. Welche genau, konnte sie nicht sagen. »Auch wenn die Ärzte hier in der Klinik betonen, dass es so gut wie keine Nebenwirkungen gibt, habe ich ein ungutes Bauchgefühl«, hatte sie mir erklärt. Wir fragten dann Thomas Kaliebe, unseren langjährigen Hautarzt, der meine Frau damals zum Ultraschall und zur CT-Untersuchung geschickt hatte und dem wir blind vertrauen. Ihm verdanken wir auch unsere wunderbare Hausärztin Doktor Anja Meurer. Da weder meine Frau noch ich in den vergangenen Jahren ernsthaft krank gewesen waren, hatten wir bis zu Connys Krebserkrankung auch keinen Hausarzt gebraucht. Jetzt waren wir heilfroh, eine so kompetente und einfühlsame Ärztin zu haben, die ihre Praxis auch noch gleich bei uns um die Ecke hat, sodass Conny zur Not auch allein dorthin gehen kann.

Bei der Frage in Sachen Kopfbestrahlungen empfahl Thomas Kaliebe uns Doktor Axel Siefert von der Gemeinschaftspraxis der Radiologie im Schwabinger Krankenhaus.

Was uns sofort für Doktor Siefert eingenommen hat: Er entwickelt für jeden seiner Patienten einen ganz speziellen Plan. Nicht die Statistik entscheidet bei ihm, sondern das individuelle Patientenschicksal. Zumindest habe ich das von Anfang an so empfunden.

»Natürlich sind Sie mit Ganzkopfbestrahlungen weitgehend auf der sicheren Seite«, hatte er gleich bei unserem ersten Termin gesagt.

»Wie es heißt, gibt es dabei auch so gut wie keine Spätfolgen. Aber ich habe irgendwie kein gutes Gefühl«, sagte meine Frau.

»Nun ja, nach der Statistik sind die Nebenwirkungen gering. Aber ich habe Patienten, deren Persönlichkeit sich nach Ganzkopfbestrahlungen verändert hat. Sie sind beispielsweise aggressiver geworden. Oder sie können sich nur noch schwer konzentrieren. Eine Patientin, eine Münchnerin, die findet sich beispielsweise nur noch mit einem Stadtplan in ihrer eigenen Stadt zurecht.«

Irgendwie erschien uns das logisch. Wenn so ein Linearbeschleuniger das Gehirn beschießt, wie kann das ohne Folgen bleiben? Ich meine, diese Dinger sind in der Lage, Krebszellen zu verbrennen. Wie schnell sind auch ein paar wichtige Synapsen mit verschmort?

»Ich denke, in Ihrem Fall wäre erst einmal eine Punktbestrahlung die bessere Lösung. Im Fall des Falles können wir später immer noch Ganzkopfbestrahlungen machen. Diese Therapiemöglichkeit bleibt ja bestehen.«

»Welche Nebenwirkungen wird es denn geben?«, fragte meine Frau und rückte ihren Strohhut mit dem schwarzen Band zurecht, der die Narbe auf ihrem Kopf kaschierte.

»Die Nebenwirkungen sind längst nicht so schlimm wie bei Lungenbestrahlungen, keine Angst. Die Haut ist gerötet, vielleicht Müdigkeit. Und Haarausfall. Darauf müssen Sie sich einstellen.«

»Hm ... Haarausfall ... Wachsen die Haare wieder nach?«, fragte sie. Ein bisschen bedröppelt sah sie schon aus.

»Das kann man nicht garantiert vorhersagen. Die Haarwurzeln werden durch die Bestrahlungen so geschädigt, dass sie möglicherweise ganz absterben. Und wenn sie wieder wachsen sollten, können die nachwachsenden Haare sehr schütter sein.«

»Na gut. Lieber keine Haare, aber dafür auf der sicheren Seite und keine Krebszellen mehr im Kopf.«

Das hörte sich kämpferisch und sehr vernünftig an. Typisch meine Frau, recht hatte sie. Haare sind nun wirklich nicht so wichtig. Ich hab ja auch kaum noch welche.

ENDE FEBRUAR 2014

Achtung! Hier kommt die Frau mit der Maske!

Nach dem Gespräch mit Doktor Siefert geht es sofort los: Es gibt zufällig einen freien Termin, sodass gleich die Maske für die Kopfbestrahlungen angefertigt werden kann. Statt Buntstift-Landkarte also diesmal eine Maske. Was für eine Maske? Und warum? Keine Ahnung. Werde ich schon sehen.

Ich muss mich auf eine schmale Liege legen, meinen Strohhut mit dem schwarzen Band abnehmen. Ich habe ein bisschen Angst, dass die Schwester und Doktor Siefert sich vor meiner Narbe ekeln. Aber das ist für sie offenbar ganz normal. Na klar: Krankenhaus = Kranke, Narben, Blut. Ekel ist da garantiert ein Fremdwort?!

Die beiden legen mich in Position. Hier ein bisschen nach rechts, noch ein Stück nach oben, den Kopf doch mehr in die Mitte. »Gut so. Und jetzt nicht mehr bewegen!«

Die Schwester wuselt hinter mir mit Wasser herum. Es plätschert, als würde sie ein Handtuch auswringen. »Schön still liegen bleiben, Frau Eyssen. Nicht bewegen. Das ist wichtig.«

»Ich bewege nicht mal den kleinen Finger!«

Und dann steht die Schwester seitlich an der Liege. In der Hand ein großes, nasses Etwas – etwas kleiner als ein Kopfkissen und aus einem krankenhausgrünen, feinen Netzstoff, der an zwei Seiten in Plastikleisten gespannt ist. Kennen Sie diese Obstnetze, in denen Papayas oder Mangos angeboten werden? So etwas in der Art. Aber eben aus viel feinerem Netzwerk. Und an den Seiten mit etwa dreißig Zentimeter langen Plastikleisten. Die Schwester stülpt mir in einer fließenden Bewegung das nasse Netz etwas über den Kopf. Sie presst es auf Gesicht und Kopf. »Still halten!«

»Hmmmmpf ...«

Sie presst das Ding immer fester auf Gesicht und Kopf, sie zwingt die Plastikleisten rechts und links nach unten. Ratsch! Rastet das Ding links von mir in einer Schiene an der Liege ein. Ratsch! Rastet es rechts von mir in der Schiene an der Liege ein. Ich kriege keine Luft! Ich bin eingesperrt!

Doktor Siefert ist schon da. »Keine Angst. Ich schneide jetzt vorsichtig zwei kleine Löcher genau an Ihren Nasenlöchern aus. Dann können Sie ganz normal atmen.«

»Hmmmmpf ....«

»Noch zu wenig Luft, Frau Eyssen? Alles gut, ich mache die Löcher etwas größer. Und jetzt bitte ganz still liegen bleiben. Die Maske muss komplett austrocknen. Sonst müssen wir die ganze Prozedur noch einmal von vorne beginnen.«

NEIN. Also liege ich ganz still. Mein Kopf ist eingezwängt wie ein vakuumierter Fisch. Wann nehmen die das Ding endlich wieder ab? Ich bin nervös und ängstlich. Ich will wissen, wie lange ich noch so liegen muss. Kann aber ja nicht fragen, weil ich vakuumiert und damit zum Stummsein verurteilt bin. Warum haben sie mir nicht vorher gesagt, wie lange das dauert? Warum habe ich blöde Kuh vorher nicht nachgefragt?

Und meine Frage jetzt ist nur ein fast unhörbares: »Hmmmppffff ...«

»Gleich, Frau Eyssen, gleich ist es vorbei.« Die Schwester klopft an meinem rechten Ohr vorsichtig mit einem Finger an das blass-grünliche Netzwerk. Ein leises, trockenes Geräusch. Ich sehe mit diesem komischen Helm bestimmt aus wie eine Fechterin. Aber ich fühle mich überhaupt nicht kampfbereit. »Noch eine Minute, Frau Eyssen, dann haben Sie es geschafft. Die Maske ist schon fast trocken.«

ICH ERSTICKE. ICH HABE PANIK.

»So, Frau Eyssen, jetzt nehmen wir die Maske runter. Bitte ganz still liegen bleiben.«

Die eingerasteten Seiten der Maske werden gelöst. Erst »ratsch!« links. Dann »ratsch!« rechts. Sie hebt die Maske vorsichtig von meinem Gesicht.

BEFREIT. Endlich befreit. Ich muss mich aufsetzen. Atmen. Nur weg von diesem Folterding!

»Diese Maske ist wichtig, damit Sie bei den Bestrahlungen wirklich millimetergenau in der richtigen Position liegen. Eine winzig kleine Bewegung – und schon werden Regionen im Gehirn bestrahlt und geschädigt, die gesund sind. Das müssen wir ausschließen«, erklärt Doktor Siefert.

Mir wäre eine zweite Filzstiftaktion in Schwarz-Rot-Grün wie bei den Lungenbestrahlungen lieber gewesen. Aber man kann nicht alles haben.

Drei Wochen lang liege ich jeden Tag – außer Samstag und Sonntag – unter der Strahlenkanone. Bei den Lungenbestrahlungen vor einem Jahr in der Strahlentherapie der LMU (Mein Gott! Das ist erst ein Jahr her!) habe ich im Wartezimmer fast jedesmal mindestens eine ebenfalls an Krebs erkrankte Kollegin getroffen, sodass wir quatschen konnten, bevor wir an der Reihe waren.

Na ja, wir, diese Kolleginnen und ich, sind eben in dem Alter, in dem es einen erwischen kann. Brustkrebs. Unterleibskrebs. Lungenkrebs.

Zum Beispiel habe ich eine ehemalige Chefredakteurin (Brustkrebs) getroffen, eine Ressortleiterin Food (Brustkrebs), eine Beautyredakteurin (Unterleibskrebs), eine Stylistin (Brustkrebs). Wir haben über die Arbeit gesprochen, über Auflagenzahlen, über die Politik der Verlage (»Jetzt haben sie sogar die Schlussredakteure eingespart!«) und die Termine, zu denen wir wegen der Krankheit nicht gehen konnten. Die Situation war irgendwie heimelig. Man kannte sich, hatte eine ähnliche Vergangenheit und wusste, worüber man sprach. Man musste nichts groß erklären. Worüber wir aber nie sprachen: über den Krebs und die Nebenwirkungen. Beim erstmaligen Treffen im Wartezimmer gab es jedesmal ein erstauntes »Du hier?!«, dann eine herzliche Begrüßungsumarmung – und damit war das Thema Krankheit zwischen uns abgehakt.

Bei einem meiner letzten Lungenbestrahlungstermine saß keine Kollegin im Wartezimmer und es war nur noch ein Stuhl frei. Zwischen einer älteren Dame rechts von mir und einer jungen Frau mit Haaren links von mir. Sie war wohl zu einem Besprechungstermin hier. Sie hatte noch ihre Haare. Die ältere Dame rechts neben mir verwickelte mich sofort in ein Gespräch. Sie war sehr dünn und blass, sah einsam und verzweifelt aus. »Haben Sie auch Brustkrebs?«, fragte sie mich gleich.

»Nein. Lungenkrebs.«

»Ich hatte Brustkrebs. Sechs Jahre ist das her. Jetzt habe ich Metastasen im Darm.«

»Das tut mir wirklich sehr leid«, sagte ich und meinte es auch so.

»Muss denn dieser verdammte Krebs zurückkommen?«

Ich versuche, sie zu beruhigen: »Aber mit den Bestrahlungen wird bestimmt alles gut werden. Ganz bestimmt.«

Dann begann meine Nachbarin, mir in allen Einzelheiten die Auswirkungen und Nebenwirkungen ihrer Darmkrebserkrankung zu schildern. Alle. Und ich meine WIRKLICH alle. So sehr sie mir auch leid tat, diese Details wollte ich nicht hören. Aber ich konnte mir ja nicht die Ohren zuhalten.

Im Wartezimmer der Strahlentherapie im Klinikum Schwabing treffe ich nicht ein einziges Mal eine Kollegin oder eine Bekannte. Schade. Wir sitzen alle stumm auf den grün gepolsterten Bänken, blättern in Magazinen und schauen jedesmal von den Heften auf, wenn eine weitere Patientin das Wartezimmer betritt. Stumme Fragen gehen einem dann durch den Kopf: Trägt die Frau eine Perücke? Hat sie die Bestrahlungen schon überstanden und ist sie nur zur Kontrolle hier, weil ihre Haare schon wieder gewachsen sind? Oder hat sie ihre Haare noch, weil sie zum Besprechungstermin gekommen ist und die Behandlungen noch vor sich hat? Was sagt ihr Gesichtsausdruck? Ist sie kaputt und müde und schwach von den schweren Belastungen der Krankheit und den Bestrahlungen? Ist sie entschlossen zu kämpfen?

Und wir sind froh, wenn die Warterei vorbei ist und wir aufgerufen werden. »Frau Eyssen, bitte in Kabine drei.«

Im Bestrahlungsraum liege ich auf der schmalen Liege – den Kopf eingeklemmt in der festen Maske. Wenn die beiden Plastikstäbe rechts und links mit einem »Ratsch!« in die eingebauten Leisten an der Liege einrasten, steigt jedesmal Panik in mir auf. Anders als bei den Lungenbestrahlungen, als das Gerät standhaft über meinem Oberkörper verharrte, dreht sich jetzt der Linearbeschleuniger um mich wie die Sonne um die Erde. Verweilt kurz an drei Stellen, um seine Strahlen in meinen Kopf zu schießen. Ich bin froh, dass diese strahlenden Treatments immer nur kurz sind. Jeweils knapp zwei Minuten. Trotzdem – genau wie bei den Lungenbestrahlungen – macht es mir auch dieses Mal Angst, da allein mit der Strahlenkanone im Raum zu liegen. Alle anderen draußen. In Sicherheit. Im Umkehrschluss bedeutet das ja: Ich bin der Gefahr hilflos ausgesetzt und die anderen befinden sich in Sicherheit. Das kann einem doch nicht gefallen?!

ANFANG MÄRZ 2014

Die Nebenwirkungen der Bestrahlungen? Ab und zu mal Kopfschmerzen. Nicht weiter schlimm. Viel mehr macht mir mein Seelenleben zu schaffen. Eine fette, wintergraue Wolke hängt über meiner Seele. Drückt mir mehr und mehr aufs Gemüt. Manchmal sitze ich irgendwo, zum Beispiel in der Straßenbahn, starre ins Nichts und mir laufen die Tränen über das Gesicht. Die dunklen Gedanken überfallen mich, wann immer sie wollen. Im Badezimmer nach dem Duschen: Gott, dieser hässliche Körper! Diese Narben! Da wird einem ja allein vom Anschauen schlecht! Morgens beim Anziehen: Bestimmt hab ich heute eh den ganzen Tag Kopfschmerzen und mir wird so übel sein, dass ich mich übergeben muss. Oder nachmittags beim Lesen auf der Couch: Das ist doch kein Leben. Ich bin zu gar nichts mehr fähig, falle allen anderen nur noch zur Last. Oder auch nachts beim Einschlafen: Ich werde doch sowieso bald sterben. Machen wir uns nichts vor. Jetzt also auch noch Depressionen. Und das mir, der ewigen Optimistin. Na, bravo ...

»An den Bestrahlungen kann es nicht liegen, Frau Eyssen«, erklärt Doktor Siefert, mein Radioonkologe.

»Na, an der Politik, am Wetter oder an der Ernährung auch nicht«, entgegne ich patzig.

Ein nachsichtiges Lächeln erscheint auf seinem Gesicht. Wahrscheinlich denkt er: »Immer diese Klugscheißerpatienten.« So etwas in der Richtung. Er sagt freundlich: »Ich würde Ihnen raten, sich mit Professor Tonn kurzzuschließen. Sie sollten mit ihm über die Medikation der Epilepsietabletten sprechen.«

Professor Tonn empfiehlt und verschreibt andere Tabletten. Und die fette, graue Wolke auf der Seele verdünnisiert sich langsam.

Schneller als meine Depressionen verdünnisiert sich mein Haar. Es fällt büschelweise aus. Natürlich hatte mein Radioonkologe mich vorgewarnt, dass genau das passieren würde. Und ich hatte so tapfer reagiert. Ich weiß, ich weiß. Daran erinnert mein Mann mich auch gern. Aber wenn es dann wirklich geschieht, wenn in der Dusche allmorgendlich Haarbüschel einen spontanen Flashmob veranstalten und der Badezimmerboden nach dem Föhnen aussieht, als würde ein Echthaarflokati darauf liegen, dann fühlt sich das ganz anders an. Kläglich. Beschämend. Erniedrigend. Manchmal weine ich, so verzweifelt bin ich. Und diese Tränen haben NICHTS mit einer Depression wegen der falschen Epilepsietabletten zu tun!

»Das sind doch nur Haare, die wachsen wieder.« Das denken und sagen mein Mann, meine Familie, Freunde und Bekannte. Ich würde gern antworten: »Dann lass dir eine Glatze rasieren und wir reden weiter.« Aber so mutig bin ich nicht. Außerdem ist das auch unfair, ich weiß. Deshalb sage ich: »Ja, ich weiß. Trotzdem ...« Denn es fühlt sich demütigend an, wenn der Kopf so nackt ist wie bei Bruce Willis. Der Unterschied: Bei einem Mann ist ein Kahlkopf sexy, eine Frau sieht damit einfach nur bemitleidenswert aus. Finde ich.

Nicht ganz so schlimm, aber auch nicht gerade angenehm sind die kleinen Alltags-Begleiterscheinungen. Duschen zum Beispiel. Denn wenn einem das Wasser direkt auf die nackte Kopfhaut prasselt, spürt man jeden einzelnen verdammten Wasserstrahl.

Nun habe ich also eine Glatze. Nur ein paar Haare vom Pony (beim Zählen käme ich auf ungefähr dreiundvierzig – hochgerechnet), rechts und links hinter den Ohren jeweils ungefähr siebenundachtzig Haare und hinten etwa hundert sind mir geblieben. Die Glatze unter einem Kopftuch verstecken? Nein, damit sehe ich schrecklich aus und meistens erkennt jede andere Frau sofort: »Aha, die hat Krebs und einen kahlen Kopf.« Das stigmatisiert eine ohnehin schwer kranke Frau zu einer Außenseiterin der Gesellschaft. Finde ich.

Ich will eine Perücke, das habe ich schon beschlossen, als ich die ersten Büschel auf dem Badezimmerboden fand. In der Radiologie meines Krankenhauses hängen überall Zettel an Pinnwänden: »Blonde Perücke, mittellanges Haar, zu verkaufen. Eins-a-Zustand! Telefon: ...« Oder: »Biete kaum gebrauchte Zweithaarfrisur in Kastanienbraun zum super Preis. Garantiert aus echtem Haar! Mail an: ...« Aber ein Secondhand-Haarersatz kommt für mich nicht infrage.

Ich lande nach mehreren Telefonaten mit ebenfalls an Krebs erkrankten Kolleginnen und Freundinnen, die jemanden kennen, der jemanden kennt, der Krebs und eine Glatze hat, schließlich bei Gaby Geyh-Knopf, einer gelernten Perückenmacherin mit Meisterbrief und allem Drum und Dran. Ich will nicht in ein Zweithaarstudio gehen mit einer Angestellten, die vorher im Nageldesignsalon oder in einem Imbiss gearbeitet hat. Nichts gegen diese Berufe, nein. Aber gelernt ist gelernt, nicht wahr? Die eine kann Nägel kunstvoll gestalten, die andere brät die beste Currywurst der Stadt und die Dritte macht eben Perücken.

Gaby Geyh-Knopf knüpft und verkauft mit großem Sachverstand und Feingefühl Perücken an Frauen wie mich. Ihre erste Frage ist: »Wollen Sie Ihre Frisur behalten oder Ihren Typ verändern? Lange Haare? Rote vielleicht?«

»Nein. Dann sehe ich im Spiegel immer eine andere Frau und nicht mich.« Ich will bei meinem Style bleiben. Der begleitet mich seit fast dreißig Jahren und so soll es auch bleiben. Na ja, weitere dreißig Jahre werden es nicht mehr werden ...

Ich jammere über meine Glatze. »Ich fühle mich schrecklich! Das wird über ein Jahr dauern, bis ich meine alte Frisur wieder habe.« Ich streiche bewundernd über Echthaarperücken mit seidigen Haaren, die bis über die Schultern fallen. Das sind Kunstwerke, die Frau Geyh-Knopf extra für einzelne Kundinnen geknüpft hat. Natürlich sehr teuer. So eine Echthaarperücke, die hätte ich auch gern. Gaby Geyh-Knopf schüttelt den Kopf. »Nein, die hätten Sie bestimmt nicht gern. Denn die sind für Frauen, die durch einen Unfall ihre ganzen Haare verloren und schreckliche Narben auf dem Kopf haben.« Weil sie zum

Beispiel mit ihren Haaren in einer Maschine stecken geblieben und dabei halb skalpiert worden sind. Und bei denen die Haare nicht wieder nachwachsen.

Ich bin stumm. Habe ein schlechtes Gewissen. Schäme mich. Warum jammere ich hier rum? Ich habe immerhin die Chance, dass meine Haare nachwachsen. Und ich hatte keinen schrecklichen Unfall mit sicher schrecklichen Schmerzen.

Frau Geyh-Knopf bestellt nach meinen Fotos aus der Zeit vor der Glatze mehrere Perückenmodelle, die für mich infrage kommen. Nummer eins passt gleich perfekt – ich habe ja gesagt, die Frau besitzt großen Sachverstand und Feingefühl. Glücklich gehe ich mit meinem Kunsthaar-»Hut« nach Hause.

Das Hochgefühl wandelt sich allerdings bei der ersten Anprobe zu Hause ohne die Hilfe des Profis in schiere Verzweiflung. Das Ding will einfach nicht, wie ich will. Die ersten Tage verbringe ich unglückliche Stunden vor dem Badezimmerspiegel. Mal sitzt die Perücke zu hoch, mal zu tief, die rechte Seite zu nah am Ohr, dann die linke, und dauernd wuseln sich die Kunsthaare dahin, wo sie nicht hin sollen. Meg-Ryan-Style? Nein, eher Pottschnitt à la Mireille Mathieu.

Nach zwei Wochen habe ich endlich den Dreh raus. Erleichterung. Aber der Pottschnitt ist mir viel zu spießig. Weil Friseure die Angewohnheit haben, jede Frisur exakt zu schneiden, schneide ich seit über zehn Jahren meine Haare selbst. Ich will einen Undone-Style. Dann werde ich jetzt wohl auch einer verdammten Perücke einen Conny-Schnitt verpassen können. Sie kann sich ja nicht bewegen, die Perücke, sodass ein Schnitt mit der Schere danebengehen könnte. Allerdings: Was ab ist, ist ab. Diese Haare wachsen nicht nach ...

So einen Perückenkopf aus Styropor habe ich nicht, auf dem die meisten Frauen ihre Perücke nachts aufbewahren. Bei mir hängt sie an der Badewannenarmatur. Und wenn ich meine Perücke wasche, lasse ich sie über einer umgestülpten Glasvase trocknen.

Glasvase! Das ist die Idee, um die Zweitfrisur in Form zu schneiden. Ich nehme also die entsprechend große Blumenvase, stelle sie kopfüber auf den Tisch und setze die Perücke drauf. Sie rutscht. Nach vorne, nach hinten, zur Seite. Ich lege ein dreifach gefaltetes Küchenhandtuch über den Glasboden, setze die Perücke darüber und fixiere sie mit zwei Wäscheklammern. Der erste Schnitt. Der nächste und der übernächste. Mit jedem Schnippschnapp werde ich mutiger. Zum Schluss bin ich ganz zufrieden. Sieht schon viel besser aus.

PS: Wie gut, dass ich meinen Friseursalon auf der Terrasse eröffnet habe. Die Kunsthärchen sind nämlich so fein, dass sie sich im Wohnzimmer mit Freude und unbemerkt in Sofaritzen und Kissenhüllen eingenistet hätten.

Die Frisur sitzt jetzt. Ohne »Drei Wetter Taft«. Doch der Alltag gestaltet sich trotzdem immer noch schwierig. Ich habe Angst, dass mir ein heftiger Windstoß die Perücke vom Kopf wehen könnte, Freunde mich zu heftig umarmen und abbusseln könnten. Hilfe! Mein Zweithaarkunstwerk verrutscht und alle sehen meinen weißen Schädel. Und dann dauernd diese innere Stimme, die mir zuflüstert: »Du hast jetzt eine Stunde lang nicht in den Spiegel geschaut und den Sitz der Perücke überprüft. Gut möglich, dass man vorne an der Stirn dieses hässliche matschfarbene Netz sieht, in das die Haare geknüpft sind.«

Ach ja, und Shopping mit Anprobe in der Kabine fällt flach: Wenn ich einen Pulli oder ein Kleid über den Kopf ziehen will, rutscht das dumme Ding zur Seite, nach hinten oder gleich bis zur Nase übers Gesicht. Ich kaufe also nur noch online, weil ich die Sachen dann zu Hause in Ruhe und mit nacktem Kopf auf Passform und »Steht mir«, »Geht so. Noch mal drüber nachdenken« oder »Steht mir gar nicht« prüfen kann.

Überhaupt das Thema Anziehen. Das funktioniert nur in der Reihenfolge: Schon beim Duschen überlegen, was ich anziehen will oder muss – welche Termine habe ich heute? Sind wir abends eingeladen? Dann erst schminken – ich will nicht, dass Pony und Seitenhaare der Perücke mit Make-up verschmiert sind oder Mascara an den Ponyhaaren klebt. Anschließend anziehen und dann die Haare aufsetzen.

Im Sommer schwitze ich unter der Perücke und im Winter kann ich garantiert keine Mütze aufsetzen, weil beim Ablegen derselben das haarige Kunstwerk im schlimmsten Fall mit auf dem Garderobenständer landet. Und dann stehe ich mit Glatze da und werde von allen erschrocken oder mitleidig angestarrt.

Seitdem ich die Perücke trage, ducke ich mich unbewusst, mache mich klein, will eigentlich unsichtbar sein. Weil ich mich mit dem Ding auf dem Kopf so unsicher fühle. Aus der Unsicherheit wird jeden Morgen und jeden Abend Scham. Ja, ich weiß, dass mein Mann mich liebt. Aber mit der Glatze komme ich mir so klein und hässlich vor, als hätte ich die Zuneigung meines Mannes nicht verdient.

Abgesehen davon, dass die Narbe von der Gehirn-OP meinen Kopf nicht gerade verschönert. Leider sitzt die Narbe zu hoch am Kopf, sodass ich im Spiegel nicht sehen kann, wie weit sie inzwischen verheilt ist oder nicht. Mein Mann meint: »Man sieht kaum noch etwas, wirklich nicht.« Aber er will mich natürlich nur beruhigen.

Meistens gehe ich vor ihm ins Bett, damit es im Schlafzimmer ganz dunkel ist, wenn er kommt. Morgens verstecke ich mich so gut wie möglich unter der Bettdecke oder stehe vor ihm auf. Ich fühle mich schrecklich, wenn er mir einen Kuss auf den mondblassen Schädel haucht und sagt: »Ich liebe dich auch mit Glatze.« Ja, ja. Aber ich – ICH! – mag mich mit kahlem Kopf gar nicht. Überhaupt nicht! Und das beeinflusst mein Selbstwertgefühl erheblich. So viel zum Thema: »Das sind doch nur Haare, die wachsen wieder.«

Ich sehe immer wieder Fotos von Frauen, die nach der Chemotherapie oder den Bestrahlungen souverän ihren Kopf ohne Haare herzeigen. Ich bewundere sie, sehr sogar, denn ich kann das nicht. Man gewöhnt sich an alles, heißt es. Ja, an meine halbe Lunge, die OP-Narbe, die vom rechten Ohr quer rüber zum linken reicht, damit kann ich leben, was nicht heißt, dass ich sie auch noch mögen muss. Bleibt mir ja eh nichts anderes übrig. Aber dass ich auch noch mit einer Glatze leben soll. Daran kann – will – ich mich nicht gewöhnen.

Seit Tagen schaue ich morgens hoffnungsvoll in den Spiegel. Inspiziere jedes Haar. Hmmm ... Mit viel gutem Willen sind einzelne Haare knapp einen Zentimeter lang. Nein, nicht lang, sondern kurz. Kann ich es schon wagen, die Perücke in die Ecke zu werfen? Ich HASSE dieses Ding. Auf der anderen Seite: Meine spärlich nachgewachsenen Haare haben die Farbe von Spülwasser. Meine Naturhaarfarbe. Die ich noch nie leiden konnte und sie deshalb seit über dreißig Jahren unter blonden Strähnchen verstecke.

Heute haben sich die Klammern der Perücke so fies in meinen kurzen dünnen Haaren verfranst, dass ich das Ding entnervt in den Papierkorb schmeiße. Ich rufe eine Freundin an, die zwei Straßen weiter einen Friseursalon besitzt. »Gisela, hast du heute einen Termin frei? Es ist DRINGEND!«

Ja, sie hat.

»Ich brauche blonde Strähnen. Wann kann ich kommen?«

»Das klappt nur, wenn du jetzt sofort kommst.«

Schuhe an, Hut auf. Jetzt noch Schlüssel und Handy einstecken.* Fünf Minuten später sitze ich auf einem der dunkelroten Lederstühle im Salon von Gisela. Hut ab. Sie zupft an meinen Haaren herum. »Hmmm. Die sind echt noch ziemlich kurz. Strähnen gehen da nicht. Aber ich kann die Spitzen blondieren. Das wäre ein Kompromiss.«

»Mach! Bitte!«

»Ich muss aber eine Pflanzenfarbe nehmen«, sagt sie. »Chemische Farbmittel sind mir zu gefährlich. Deine Haare sind ja gerade erst nachgewachsen und empfindlich. Und dann die Narbe. Da will ich keine Chemie benutzen.«

* Mein Mann besteht darauf, dass ich immer, wirklich immer mein Handy dabei habe. Beim Einkaufen, beim Treffen mit einer Freundin, wenn ich unten in der Apotheke bei Frau Klotz oder Frau Großmann etwas hole oder bei unserer Nachbarin Roselyne einen Tee trinken gehe. Ohne Handy darf ich die Wohnung nicht allein verlassen.

»Musst du ja auch nicht. Hauptsache, sie sind wieder blond.«

»Kann aber sein, dass die Haare durch die Pflanzenfarbe gelb werden. Ich sag's nur. Aber ich glaube eher nicht.«

Gelbe Haare? Nö, danke. Ich bin aber tapfer und sage: »Ich vertraue dir. Du machst das schon richtig.«

Gisela mischt die Farbe an, zieht Gummihandschuhe an, tunkt ihre Finger in die Farbe und verteilt sie mit Zupfbewegungen in meinen Haarspitzen.

Etwa dreißig Minuten später. Meine Haare sind gewaschen und trocken gerubbelt. Und nicht blond, sondern an den meisten Stellen ganz schön gelb. Ich bin knapp halb zufrieden. Drei Viertel zufrieden wäre besser gewesen, hundert Prozent zufrieden wäre top gewesen. Aber ich kann mit dem Ergebnis leben.

Zu Hause krame ich die Perücke aus dem Papierkorb. Sie tut mir irgendwie leid. Immerhin hat sie mich ein gutes Stück des Weges begleitet. Einfach in den Restmüll – das hat sie nicht verdient. Aber wie kann ich ihr ein neues Heim bieten? Da! In unserem Wohnzimmer steht eine etwa ein Meter hohe Holzfigur aus Mali. Eindeutig eine Frau, auch wenn die Konturen insgesamt eher grob und nur angedeutet sind. Wir nennen sie liebevoll »Elfriede«. Was im Französischen – Amtssprache in Mali – und im Deutschen ungefähr gleich klingt. Perücke auf den Holzkopf von Elfriede – perfekt. Sieht richtig gut aus. Meine Perücke ist zum unübersehbaren Teil eines Kunstwerks geworden. So machen Kunsthaare Karriere.

ANFANG DEZEMBER 2014

Es geht mir gut. Ich wache morgens auf und denke: Ich bin gesund. Ich schaue in den Spiegel und freue mich: Die Haare wachsen! Ich stelle mich auf die Waage und sehe: 50 Kilo! Fast perfekt! Ich nehme gerne meine Tabletten, weil ich daran glaube, dass sie gut für mich sind, mir dabei helfen, gesund zu bleiben. Morgens sind es drei und abends fünf.

Seit einiger Zeit muss ich auch Herztabletten schlucken, weil mein Herz durch die Operationen und Bestrahlungen und überhaupt die ganzen Belastungen der vergangenen drei Jahre viel älter ist als ich und leicht aus dem Takt kommt, schneller schlägt, als es soll, und stark belastet wird. Mein Mann hat mir extra eine beschriftete Tablettenbox gekauft, die ich einmal die Woche ordentlich mit den entsprechenden Pillen befülle. So habe ich immer die Kontrolle.

Früher war ich mir oft nicht sicher: Habe ich gestern Abend meine Medikamente genommen? Oder habe ich sie vergessen? Besonders bei den Epilepsiepillen wirkt sich das schnell und leider übel aus: Zitteranfälle und Zuckungen, die ich nicht kontrollieren kann. Und dummerweise darf man am nächsten Tag nicht einfach die doppelte Dosis nehmen.

Memo an mich: Remy für die Tablettenbox danken!

Advent! Ich dekoriere die Wohnung mit Zweigen und Schleifen, Glitzerkugeln und Engeln, mit Weihnachtsmännern und Teelichtern. Und mein Mann sagt: »Findest du nicht, dass du etwas übertreibst?« Nein. Und wenn? Macht nichts. Ich find's schön.

Wir stapfen durch den Schnee zum Weihnachtsmarkt, wir schreiben Weihnachtskarten und besuchen unsere Freunde Barbara und Felix, die uns zum Adventsnachmittag mit Glühwein und selbst gebackenen Keksen eingeladen haben.

Ich bin zu drei Weihnachtsessen in feinen Restaurants von PR- und Beautyfirmen eingeladen. Ich freue mich, hübsche Kleider statt Jeans und T-Shirt anzuziehen und liebe Kolleginnen wiederzusehen. Einen fröhlichen und unbeschwerten Abend zu verbringen. So wie früher, als ich noch stellvertretende Chefredakteurin war. Damals allerdings kam ich von einem anstrengenden Tag in der Redaktion zu diesen Einladungen. Heute bin ich entspannt statt gestresst. Und statt meiner Beauty-Bag mit Puder, Concealer, Lippenstift und Rouge habe ich heute eine Tasche mit meinen Notfall-Medikamenten dabei – Kortison, Tabletten gegen epileptische Anfälle, SOS-Antibiotika, starke Beruhigungstabletten, Pillen gegen Übelkeit, gegen Schwindel, Tropfen gegen Reizhusten und meine Herztabletten. Aber Gott sei Dank muss ich diese Pillen und Tropfen nur ab und zu einsetzen.

Wir wollen Weihnachten mit Kathi, Ronja, Robert und dem Rest der Familie in Berlin feiern. Weihnachtsbaum mit richtigen Kerzen. Alle singen »Stille Nacht, heilige Nacht ...«. Dann die Bescherung. Wenn die kleine Ronja im Bett ist, essen wir am festlich gedeckten Tisch. Robert wird kochen. Ein Abend voller Harmonie, Lachen und Unbeschwertheit. Die Weihnachtsgeschenke habe ich schon alle eingepackt. In rotes Geschenkpapier, das mit silbernen Rentieren und Eissternen bedruckt ist. Verziert mit rotem Geschenkband. An jedem hängt ein Schildchen in Form eines Tannenbaums, auf dem steht, für wen es bestimmt ist.

Dieses Mal werden wir mit dem Auto fahren. Wegen der Geschenke. Und weil es für mich bequemer ist als mit der Bahn. Remy hat schon ein Hotel gebucht. Ich freue mich so. Bin schrecklich aufgeregt.

Morgen habe ich einen Termin in der Klinik. CT Thorax und MRT Schädel. Das übliche Suchprogramm nach Metastasen ...

SOMMER 2016

Hochsommer in München. Gestern habe ich bis nach Mitternacht auf der Terrasse gesessen. Mein Mann schlief schon. Ich allein mit Kerzenlicht und Sternenhimmel. Statt Blut fließt Glück durch die Adern. Auf dem Tisch lag mein Handy. Ich klickte auf iTunes und hörte mir meine Lieblingstitel an, die mich früher beim Joggen mit nur einem Takt mitgerissen haben. »Some Guys Have All The Luck« von Rod Stewart. »Come Undone« von Robbie Williams. Und so weiter. Die Musik löste damals einen wunderbaren Kick in mir aus: »Los, noch eine Runde, Conny!!! Jetzt einen Schritt schneller. Ja!!«

Das Laufen hatte mir so viel bedeutet – das beste Anti-Stress-Mittel, ganz bei sich selbst sein, sich spüren, Kraft tanken. Als ich das letzte Mal nachts auf der Terrasse diese Musik gehört hatte, habe ich schrecklich geweint. Weil ich nicht mehr joggen kann.

Gestern habe ich nicht geweint. Es war, als ob mich mein Körper verlassen hätte und im Park joggte. Genau wie früher. Und nur meine Hülle saß auf der Bank auf der Terrasse. Es war ein schönes, warmes Gefühl.

Ich glaube, das ist ein gutes Zeichen.

Heute Morgen habe ich lauter kleine Blüten an unserem Olivenbaum entdeckt. Ich stellte mir vor, wie daraus Früchte werden und wir irgendwann unsere eigenen Oliven essen werden.

Ich glaube: Das ist ein gutes Zeichen.

Auf meiner Mailbox fand ich eine Nachricht von Professor Reichenberger. Nachdem alle Untersuchungsergebnisse der Lunge so positiv gewesen seien, würde es reichen, nun – vier Jahre nach den Lungen-OPs – nur noch alle sechs Monate ein Thorax-CT zu machen. Bisher waren es immer drei Monate gewesen.

Ich glaube, das ist ein gutes Zeichen.

Heute Mittag gehe ich auf einen PR-Termin. Die Münchner Designerin Antonia Zander stellt ihre neue Cashmerekollektion vor.

Sie gehört zu den wenigen, die mich nicht aussortiert haben, weil ich nicht mehr in den Chefetagen der Hochglanzmagazine sitze. Ich fühle mich fit – fit? Ach was: gesund! Und ich freue mich, Antonia und ihre Schwester Ala zu treffen.

Ich glaube, das ist ein gutes Zeichen.

Hinterher habe ich einen Termin bei meinem Lieblingsfriseur Fabien Krins. Ich brauche dringend neue Strähnchen. Mein Mann meint, das sei doch wirklich nicht so wichtig. Ich finde schon. Ich bin zwar fast 64 und habe Krebs, aber trotzdem möchte ich so gut wie möglich aussehen.

Ich finde, das ist ein gutes Zeichen.

Heute Abend ist Remy mit einem Freund verabredet. Ich werde zu Hause bleiben und an seinem Geburtstagsgeschenk arbeiten. Er wird ein ganz persönliches Jahrbuch bekommen. Die Idee hatte ich ganz am Anfang unserer Beziehung: Ich sammle im Laufe des Jahres lauter kleine Sachen, die meinen Mann oder uns beide betreffen. Zum Beispiel eine Kinokarte, die er weggeworfen hat. Die Visitenkarte eines Restaurants, in dem wir sehr gut oder sehr schlecht gegessen haben, und dazu schreibe ich die Gerichte, die wir gegessen haben. Getrocknete Rosenblätter von einem Blumenstrauß, den er mir geschenkt hat. Ein Selfie von uns bei einem Wochenendausflug oder eine Tankquittung von einer Reise nach Südfrankreich. Lauter solche Kleinigkeiten. Die klebe ich mit Datumsangabe und einem kleinen Kommentar in ein dickes Fotoalbum. Natürlich gibt es nicht jeden Tag einen Eintrag, sondern jeweils nur, wenn es sich anbietet. Manchmal sind es nur kleine Posts, manchmal aber auch welche über eine oder zwei Seiten.

Irgendwann fehlte mir einfach die Zeit für ein Jahrbuch. Bei meinem Job mit zwölf oder vierzehn Stunden täglich blieb einfach keine Zeit mehr. Das Thema hat sich ja nun erledigt.

Mein Mann hat im März nächsten Jahres Geburtstag – ich muss also noch einige Monate fleißig Kleinigkeiten, sammeln, Theaterkarten, Kaffeehausquittungen, Fotos, Grußkarten oder Bonbonhülen einkleben und meine Anmerkungen dazu schreiben. Ich werde das

Buch in besonders schönes Geschenkpapier wickeln, mit einer Schleife verzieren und es ihm an seinem Geburtstag überreichen.*

Ich finde, das ist ein gutes Zeichen.

Ich plane ein neues Buch und habe schon eine spannende Idee.

Ich finde, das ist ein gutes Zeichen.

Ja, ich habe eine Zukunft. Das weiß ich. Daran glaube ich felsenfest. Denn das Leben ist viel zu schön, um zu sterben.

PS: Alle sagen immer, ich sei so mutig. Das bin ich gar nicht. Ich will nur leben. Das ist alles.

* Natürlich erst, wenn ich »Happy Birthday« gesungen habe. :-)

Vittorio Giudici

Die Geschichte des 20. Jahrhunderts

Aus dem Italienischen von Hildegard Schulte-Umberg

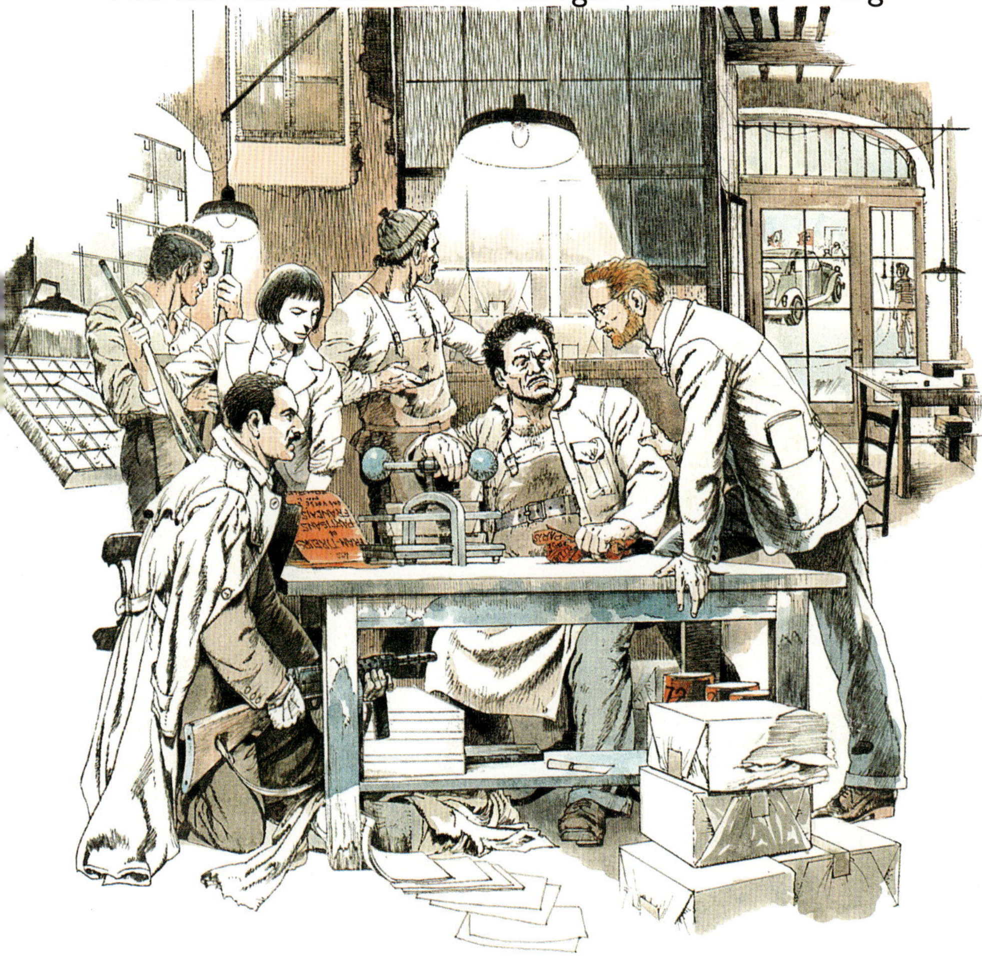

Illustrationen von Sergio

OMNIBUS

DoGi

Der Taschenbuchverlag
für Kinder und Jugendliche
von Bertelsmann

Band 20744

OMNIBUS

Umwelthinweis:
Dieses Buch wurde auf chlorfrei gebleichtem Papier gedruckt.

Erstmals als OMNIBUS-Taschenbuch
August 2000

Titel der Originalausgabe:
»Il XX Secolo«

Übersetzung aus dem Italienischen:
Hildegard Schulte-Umberg, München
Redaktion:
Christina Freiberg, München
Historisches Lektorat:
Dr. Markus Schreiber, München
Satz/Umbruch:
Veit Rost, DTP & Typographie, Ingolstadt
Gesamtkoordination der deutschen Ausgabe:
InterConcept Medienagentur, München
Umschlagkonzeption: Klaus Renner
Umschlaggestaltung:
Atelier Langenfass, Ismaning
ISBN 3-570-20744-7
Printed in Italy

10 9 8 7 6 5 4 3 2 1

Bildnachweis

Die Illustrationen in diesem Band wurden vom Verlag DoGi S.p.a., Florenz in Auftrag gegeben, der auch die Rechte daran hält.

Illustrationen:
Alle Illustrationen sind von Sergio.

Reproduktionen und Dokumente:
DoGi spa hat sich bemüht, eventuelle Rechte Dritter ausfindig zu machen. Im Falle von Auslassungen oder Fehlern entschuldigt sich DoGi spa und erklärt sich bereit, eventuelle Änderungen in weiteren Auflagen einzufügen.

ACE S.p.A., Rom 21 orl; Agentur Contrasto/Bruno Barbey/Magnum 97 u; Agentur Contrasto/Saba-REA/Davies 114; Alinari/Giraudon 53; Archiv Gerstenberg 53; Archives Gallimard Jeunesse 95 u; Archives Photo 9 M; Associated Press 120 ol, Mr; B. Barbey/Magnum 105 u; Bavaria Verlag 36 u; Beckett/Nolan 103; Berger, Paris 99; The Bettmann Archives 18; Bildarchiv Preußischer Kulturbesitz, Berlin 47 ol; Bison Picture Library 62 ul, 68 ur; Bompiani-Archiv Mailand, 1975 45 or; British Film Institute 58 ol; Robert Capa 65; Carnegie Institution of Washington 56 u; CEI, Mailand 105 o; J.-L. Charmet 55; Collection Cahiers du Cinéma 47 ur; Collection Viollet, Paris 25; DoGi-Archiv, Florenz; Giunti Archiv, Florenz 9 M, 13 or, 20, 34 ur, 43 o, 63 or, 74 ur, 86 o, 98 or, 108; Dokumentationszentrum Mondadori 33 o, u, 34 M, 41, 51, 63 ur, 68 o; Edition d'Art, 1950 7;

Equinox Picture Archiv, Oxford 28; Griffith-Jones/Alan Hutchinson Picture Library, London 101; Historisches Archiv Ansaldo, Genua 14; L'Humanité 54 ol;

Robert Harding Associates 79; Alan Hutchinson 83; Imperial War Museum, London 29 ol, 31 or, ol, 61 ol, 62 ol, 63 Ml, 67 ol; L'illustration/Sygma 22, 23, 38; Keystone 39; Könemann 48;

Kyodo News Service, Tokyo 19 u; Librairie Larousse; Paris 34 o; The Mansell Collection 9u;

March od Dimes Birth Defects Foundation 85; Moana, Rom 98 ol; Stanislaw Mucha 64;

Nasa 86 u; Grazia Neri, Mailand 109 ol; O'Donnell; Olympia/Publifoto 72 o; Olympia/Gamma 113; Olympia/Gamma, G. Saussier 123 ol; Liberto Perugi 9 o; Roger Pic 49 l; Publifoto 56 o, 58 ul, 88, 93; Robert Hunt Library, London 29 or, 30 o, u, 31 ol, 33 M, 36 o;

Rusconi-Archiv 58 r; SIE/Ron Lowery; Sipa-Press, Paris 123 or; Süddeutscher Verlag 60; Süddeutscher Verlag, Bilderdienst, München 67 or; Swapan Parekh 119 o; TPS/Keystone 68 ul; Tsuchida Hiromi Hiroshima Collection NJK Publishing, Hiroshima-Nagasaki 1945 72 u;

Ullstein Bilderdienst, Berlin 32; U.S. Army 74 ul; VG Bildkunst, Bonn 71; Wayne State University Press S. Olson, Detroit 13 ol; Xinhua New Agency, Peking 49 r; Yamahata, Yosuke 73.

Computer-Bearbeitung
Sebastiano Ranchetti 24, 37.

Inhalt

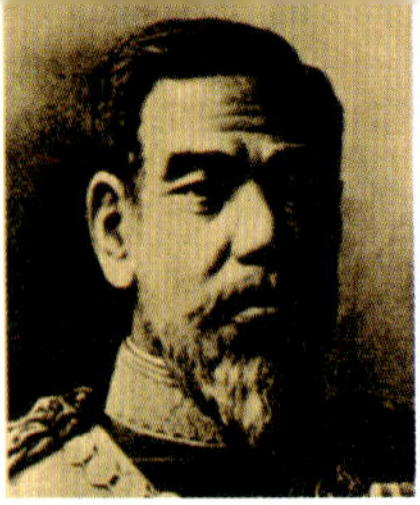

Weltreiche und Revolutionen: 1900–1914

Wissenschaftler und Erfinder prägen den Beginn des 20. Jahrhunderts. Das überlieferte europäische Staatensystem mit seinen jahrhundertealte Reichen gerät ins Wanken und geht schließlich in den Wirren von Krieg und Revolution unter.

Das Jahrhundert der Wissenschaften

Das 20. Jahrhundert wird allgemein als Jahrhundert der Wissenschaften bezeichnet. Im Laufe der Jahrzehnte wird die Forschung gründlicher, neue Erkenntnisse und Errungenschaften verbreiten sich rasch und haben oft einschneidende Auswirkungen. Die seit dem 17. Jahrhundert gültige Auffassung von der Unfehlbarkeit wissenschaftlicher Erkenntnisse wird im 19. und 20. Jahrhundert aufgehoben. Die überlieferte Vorstellung vom Universum und von der Materie sowie auch von sich selbst wird in Frage gestellt. Mathematiker, Physiker und Ärzte betrachten die Welt nun mit anderen Augen. Im Jahre 1905 werden die Schriften eines jungen Deutschen jüdischer Abstammung namens Albert Einstein veröffentlicht. Seine Ideen sind so ungewöhnlich, dass sie nur zögernd von den Wissenschaftlern ernst genommen werden. Über viele Jahre wurden neue Erkenntnisse nur

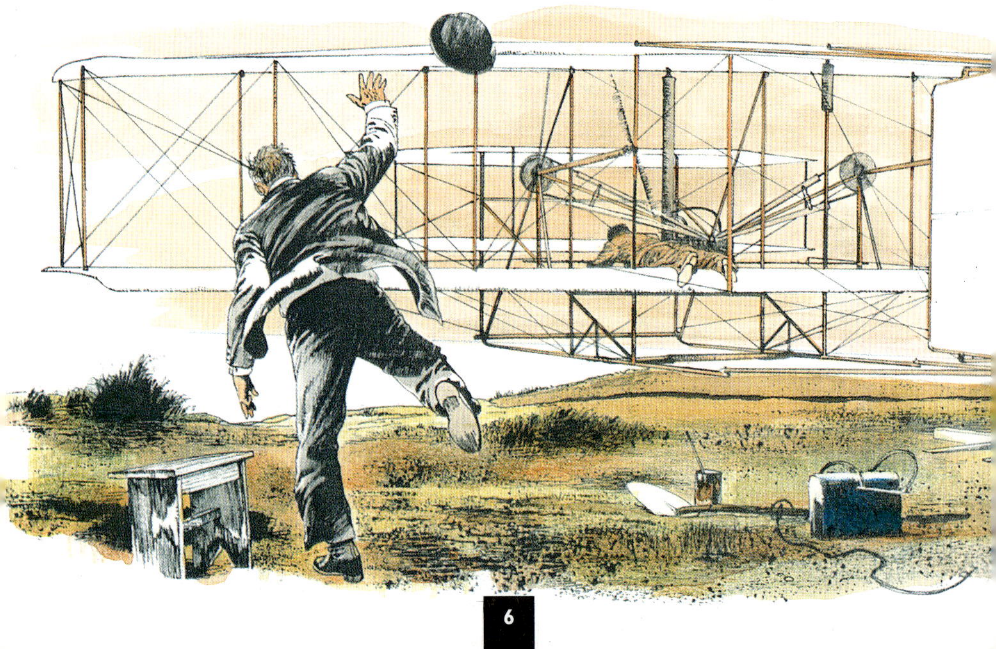

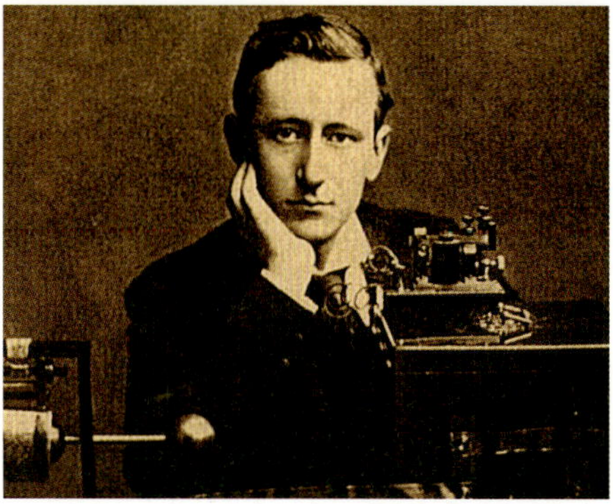

Telefon und Radio
Guglielmo Marconi und andere Wissenschaftler machten Versuche zur Übertragung von Tönen und Stimmen über große Entfernungen. 1901 gelang die erste drahtlose Überseeverbindung zwischen Cornwall in Großbritannien und Neufundland in Kanada.

ERSTER MOTORFLUG
Die Brüdern Orville und Wilbur Wright entwarfen einen Benzinmotor für ihr Flugzeug. Der erste Flug fand am 17. Dezember 1903 in Kitty Hawk an der nordamerikanischen Ostküste statt.

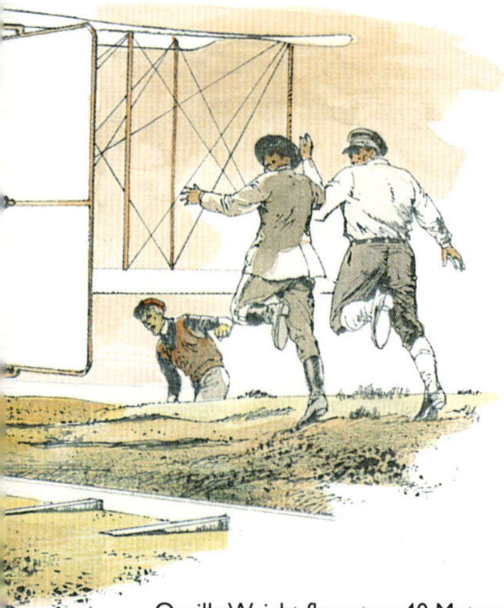

Der *Wright Flyer*
Orville Wright flog etwa 40 Meter weit. Mit einem Querruder konnte er das Flugzeug steuern.

in Mathematik und Geometrie erbracht, nun beginnt eine Zeit bahnbrechender Forschung in der Physik. Von 1896 bis 1915 ändern sich die Kenntnisse über Energieströme und die Beschaffenheit der Materie grundlegend. Der kleinste Baustein der Materie, das Atom, gilt nicht mehr als unteilbares, unveränderliches Ganzes, sondern als spaltbare Einheit. Die Franzosen Pierre und Marie Curie, Antoine Becquerel, die Engländer Joseph John Thomson und Ernest Rutherford sowie der Däne Niels Bohr entdecken die Radioaktivität, den Aufbau des Atoms, die Messbarkeit von Energie und dass es keinen Unterschied zwischen Energie und Materie gibt. Auch sensationelle technische Neuerungen wie die drahtlose Tonübertragung mittels Radio von Guglielmo Marconi oder der erste Flug mit einem Motorflugzeug von Orville Wright lösen Begeisterung aus.

Einstein und Freud

Auf dem Weg zur neuen Physik, den der deutsche Wissenschaftler Max Planck einschlägt, sind die genialen Ideen Albert Einsteins von zentraler Bedeutung. Er beeinflusst die Wissenschaft und Kultur des 20. Jahrhunderts wie kein anderer. Im Gegensatz zu seinen Kollegen führt Einstein keine Versuchsreihen durch, sondern begründet seine Ideen nur auf Überlegungen. Er gilt als Begründer der theoretischen Physik, der man die spezielle Relativitätstheorie (1905) und allgemeine Relativitätstheorie (1915) verdankt. Aus diesem Ansatz wurden weitere technische Vorrichtungen und Verfahren entwickelt, zum Beispiel die Fotozelle, der Laserstrahl oder auch Strom erzeugende Hochspannungsgeneratoren .
Die neue Sichtweise bringt die Fundamente der Wissenschaft ins Wanken, sie befasst

Traumdeutung
Ängste und Wünsche sind uns laut Freud nicht bewusst, wenn wir wach sind. Sie kommen in Träumen zum Ausdruck. Der Anlass zu dieser Erkenntnis war ein Traum, in dem Freud sich mit anderen Ärzten über seine Patientin Irma beriet.

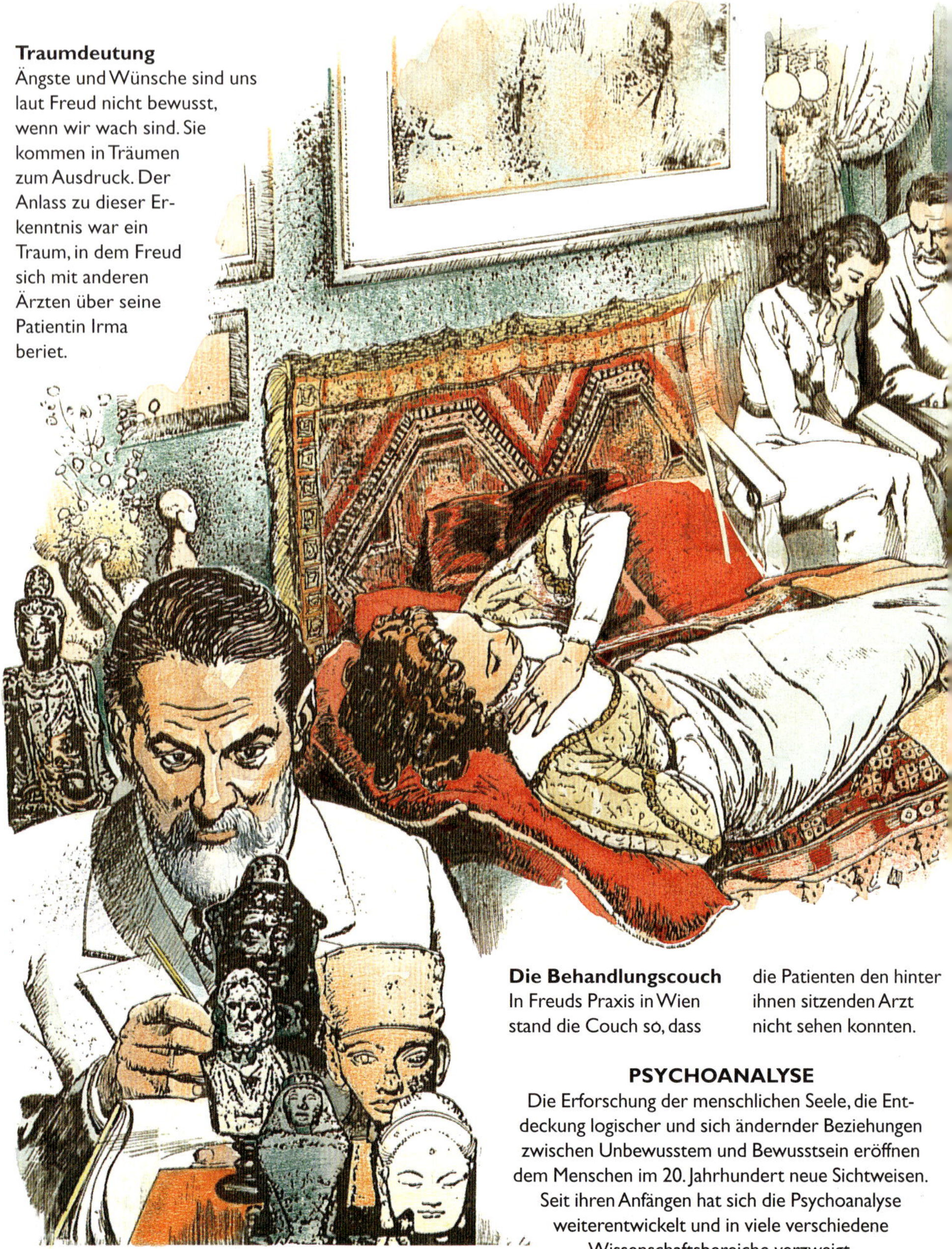

Die Behandlungscouch
In Freuds Praxis in Wien stand die Couch so, dass die Patienten den hinter ihnen sitzenden Arzt nicht sehen konnten.

PSYCHOANALYSE

Die Erforschung der menschlichen Seele, die Entdeckung logischer und sich ändernder Beziehungen zwischen Unbewusstem und Bewusstsein eröffnen dem Menschen im 20. Jahrhundert neue Sichtweisen. Seit ihren Anfängen hat sich die Psychoanalyse weiterentwickelt und in viele verschiedene Wissenschaftsbereiche verzweigt.

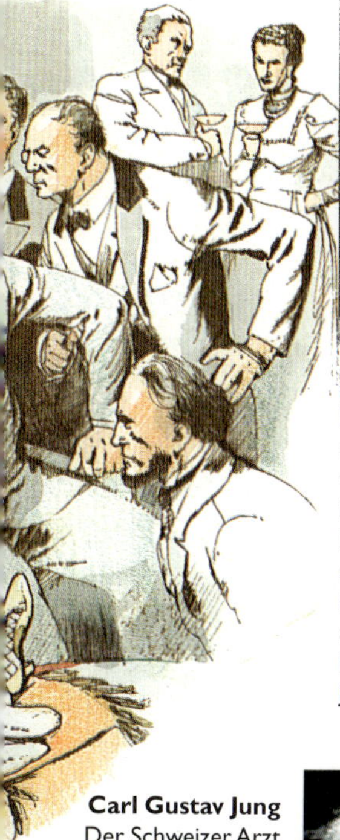

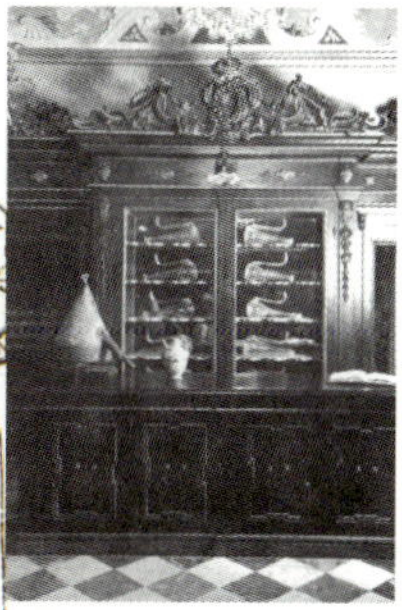

Aspirin
Das Medikament wurde schon 1897 entwickelt und ist seit 1899 in Deutschland im Handel. In Europa fand Aspirin ab 1900 Verbreitung. Im Bild eine alte Apotheke in Florenz am Anfang des Jahrhunderts.

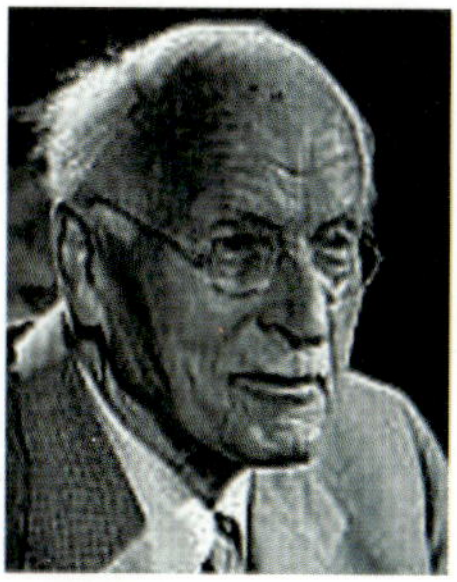

Carl Gustav Jung
Der Schweizer Arzt verbreitete die Psycho-analyse, entfernte sich aber gedanklich von Freud. Sein Ansatz dient nicht nur der Behandlung, sondern ist zugleich eine Art Sinnforschung (Analyse) seelischer Abläufe.

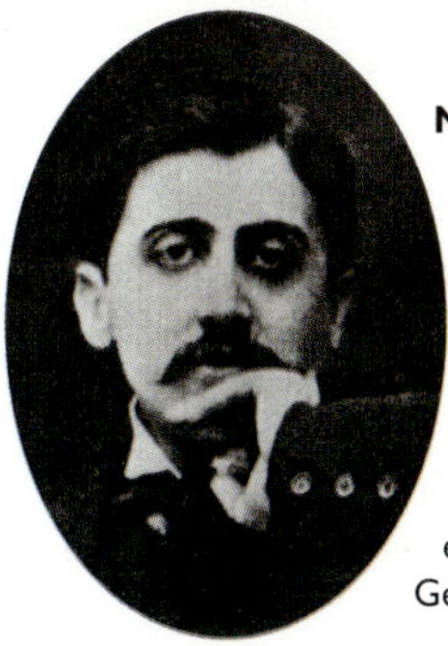

Marcel Proust
Der französische Schriftsteller des frühen 20. Jahrhunderts war einer der größten Erzähler seiner Zeit. In seinem Romanzyklus *Auf der Suche nach der verlorenen Zeit* erzählt er die Geschichte dreier Generationen.

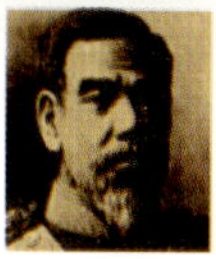

sich sowohl mit der Unendlichkeit des Kosmos als auch mit unvorstellbar kleinen Elementarteilchen – den Atomen. Zur selben Zeit gibt es neue Erkenntnisse in der Erforschung der Seele und des menschlichen Daseins. Sigmund Freud, österreichischer Arzt jüdischer Abstammung, begründet nach seiner Betrachtungsweise der Psyche des Menschen eine neue Disziplin – die Psychoanalyse. Am 4. November 1899 veröffentlicht er in Wien den Band *Die Traumdeutung*. Nach seiner Auffassung ist der Zugang zum Innersten eines Menschen nur möglich, wenn man die vielen Erlebnisse kennt, die die Seele jedes Menschen im Laufe seines Lebens prägen und wenn man seine Fantasien und Vorstellungen ergründet, die sich unbewusst in den Träumen widerspiegeln.

Die Weltbevölkerung

Mit dem Beginn umwälzender Änderungen in Forschung und Wissenschaft nimmt die Weltbevölkerung zur gleichen Zeit stark zu. Von 1850 bis 1900 steigt die Zahl der Menschen von 1,2 auf 1,65 Milliarden, was einer Wachstumsrate von 0,6 % entspricht, der höchsten in der Geschichte. Das ist jedoch nichts im Vergleich zur Entwicklung im 20. Jahrhundert. Die Tatsache, dass Ende des Jahres 1999 die Zahl von 6 Milliarden Menschen überschritten wurde, macht das explosionsartige Bevölkerungswachstum in diesem Jahrhundert deutlich.

Demografen nennt man Wissenschaftler, die Bevölkerungszahlen vergleichen. Ihren Ermittlungen zufolge beginnt das Wachstum im 17. Jahrhundert, ausgelöst durch Fortschritte in der Landwirtschaft. Im 18. und 19. Jahrhundert folgen die ersten Auswirkungen der industriellen Revolution. Sie zeigen sich zum Beispiel im Rückgang der

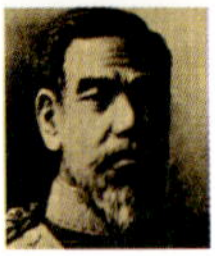

Sterblichkeitsrate, während die der Geburten stabil bleibt. In dieser Phase wächst die Bevölkerung Westeuropas besonders stark. Auch die zu erwartende Lebensdauer steigt. Bei einem Säugling in Europa zu Beginn des 20. Jahrhunderts beträgt sie 50 Jahre, bei einem kleinen Inder dagegen nur 26,8 Jahre. Die höhere Lebenserwartung der Europäer im 19. Jahrhundert ist auf besseres Einkommen, gesunde Ernährung und ärztliche Betreuung zurückzuführen.

Im ersten Jahrzehnt des 20. Jahrhunderts ändern sich die Bevölkerungszahlen weltweit. In Europa verzeichnet man einen Rückgang sowohl bei den Sterbefällen als auch bei den Geburten. In der zweiten Hälfte des 19. Jahrhunderts beginnt die europäische Bevölkerung sich immer mehr in den Städten anzusiedeln. Durch Industrialisierung, Erziehung und andere Lebensgestaltung werden immer weniger Kinder geboren. Der Bevölkerungsrückgang ist aber auch auf Abwanderungen großer Teile der europäischen Landbevölkerung zurückzuführen. Zahlreiche Menschen wandern in der Hoffnung auf bessere Lebensbedingungen nach Amerika aus. Die Wachstumsrate anderer Länder ist 1910 höher als in Europa. Diese Entwicklung nimmt im Laufe des Jahrhunderts weiter zu.

Die neue Industrie

Diese Welle der Auswanderung über den Atlantik übertrifft in der Größe alle anderen Völkerwanderungen der Geschichte. Die europäischen Auswanderer werden in den USA freundlich aufgenommen. Dieser junge Staat ist bereits eine große Industriemacht und spielt in der internationalen Wirtschaft eine ernst zu nehmende Rolle. Durch den verstärkten Einsatz von land-

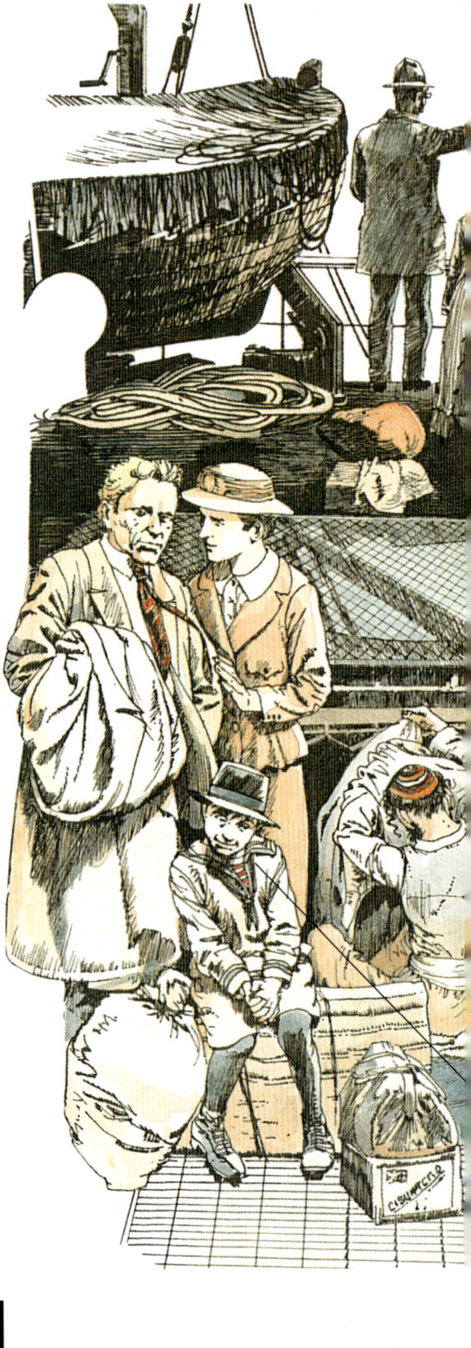

Die Britischen Inseln
Mehr als 18 Millionen. Menschen wanderten im 19. und 20. Jahrhundert aus.

New York
war das Ziel europäischer Auswanderer. Chinesen, Japaner und Philippiner ließen sich in an der Westküste Nordamerikas in den Hafenstädten am Pazifik nieder.

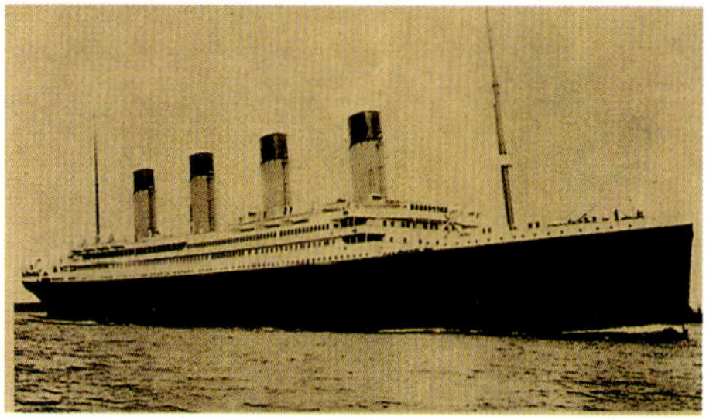

Titanic
Der größte Überseedampfer der Welt wurde 1911 in Belfast vom Stapel gelassen. Er galt als unsinkbar, kollidierte mit einem Eisberg und sank auf seiner Jungfernfahrt nach New York. 1500 Menschen verloren dabei ihr Leben.

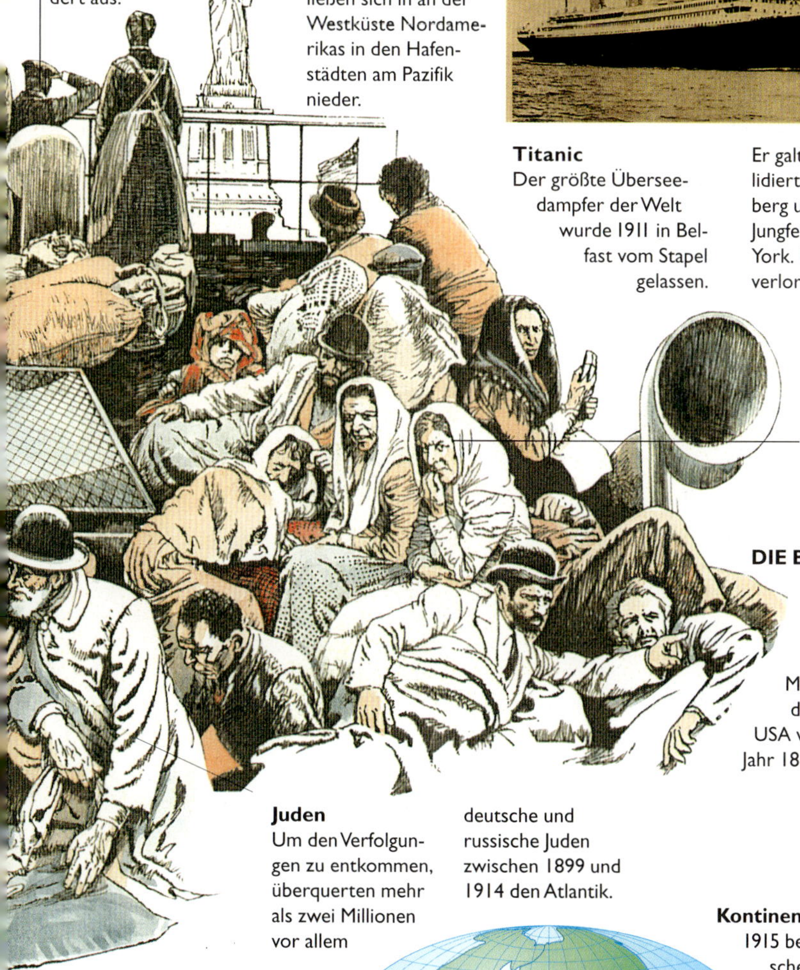

Slawen
Nach 1880 kamen aus Polen und Russland fast fünf Millionen Menschen.

DIE BEVÖLKERUNG DER USA
Durch die Einwanderer aus Europa, Asien und Mittelamerika wuchs die Bevölkerung der USA von 31 Millionen im Jahr 1860 auf 92 Millionen im Jahr 1910.

Juden
Um den Verfolgungen zu entkommen, überquerten mehr als zwei Millionen vor allem deutsche und russische Juden zwischen 1899 und 1914 den Atlantik.

Kontinentalverschiebung
1915 behauptete der deutsche Wissenschaftler Alfred Wegener, dass sich die Kontinente bewegen. Der wissenschaftliche Nachweis für die Kontinentalverschiebung gelang erst in den 1950er Jahren.

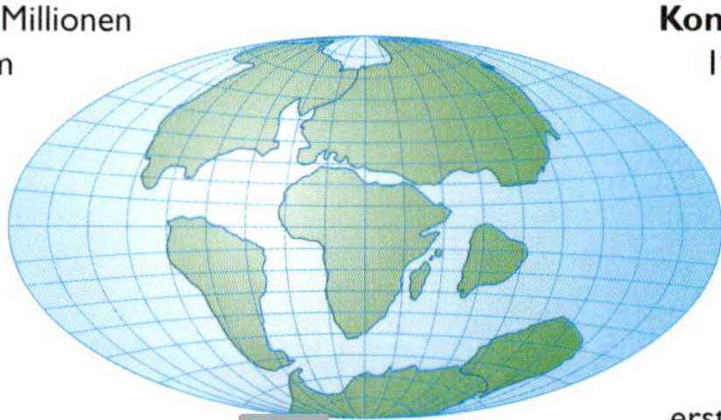

Südeuropa
Über elf Millionen Italiener und sechseinhalb Millionen Spanier und Portugiesen wanderten nach Amerika aus.

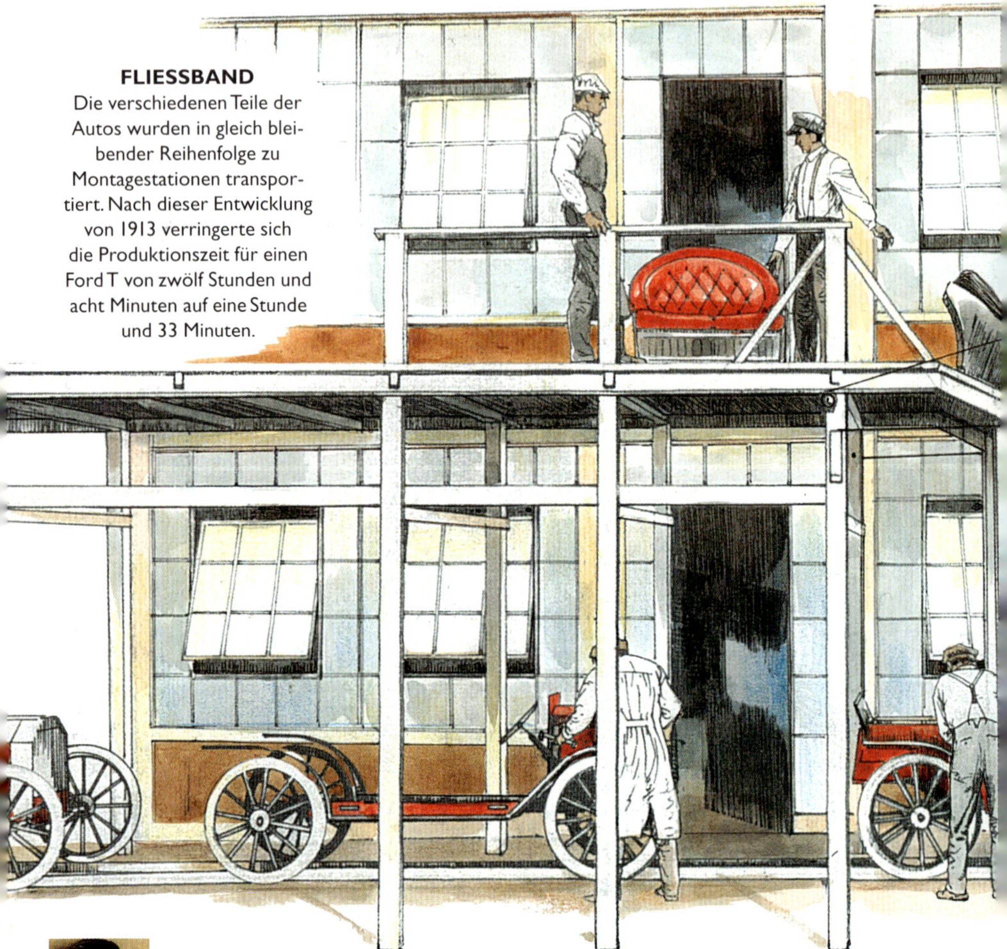

FLIESSBAND
Die verschiedenen Teile der Autos wurden in gleich bleibender Reihenfolge zu Montagestationen transportiert. Nach dieser Entwicklung von 1913 verringerte sich die Produktionszeit für einen Ford T von zwölf Stunden und acht Minuten auf eine Stunde und 33 Minuten.

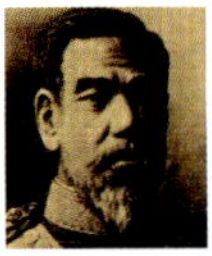

wirtschaftlichen Geräten und Maschinen sind die Vereinigten Staaten von Amerika zu einem der führenden Staaten bei der Herstellung von Nahrungsmitteln geworden. In einer Zeit, in der die europäischen Staaten ihre Macht durch immer mehr Landbesitz außerhalb Europas stärken wollen, betreiben die USA lieber den Ausbau ihres Handels- und Finanzwesens und schaffen eine Vielzahl von Arbeitsplätzen. Bis 1915 erreicht der Einwanderungsstrom die Größe von durchschnittlich einer Million Menschen pro Jahr. Mehr noch als in Europa konzentriert sich die Industrie vor allem in so genannten Ballungsräumen und setzt auf eine neue, zweckmäßige Form der Arbeitsorganisation. Damit sichern sich die Unternehmen Gewinne, werden konkurrenzfähig und können dem Preisverfall

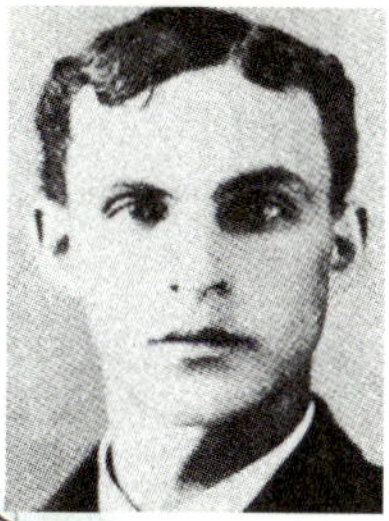

Henry Ford
Bei der Entwicklung des Fließbands orientierte sich Ford an Hebeanlagen wie sie in den Schlachthöfen von Chicago verwendet wurden. Durch seinen Erfolg gelang es ihm, die Löhne zu erhöhen und den Arbeitstag von zehn auf acht Stunden zu reduzieren.

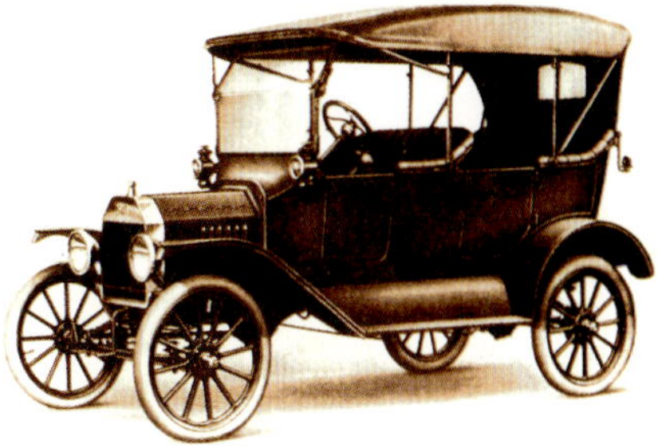

Modell T
Der Preis sank von 850 Dollar auf 360 Dollar, weil das Auto so gut verkauft wurde. Zu Beginn des Jahrhunderts war die Personenbeförderung auf Straßen in den USA bereits bedeutender als die Eisenbahn.

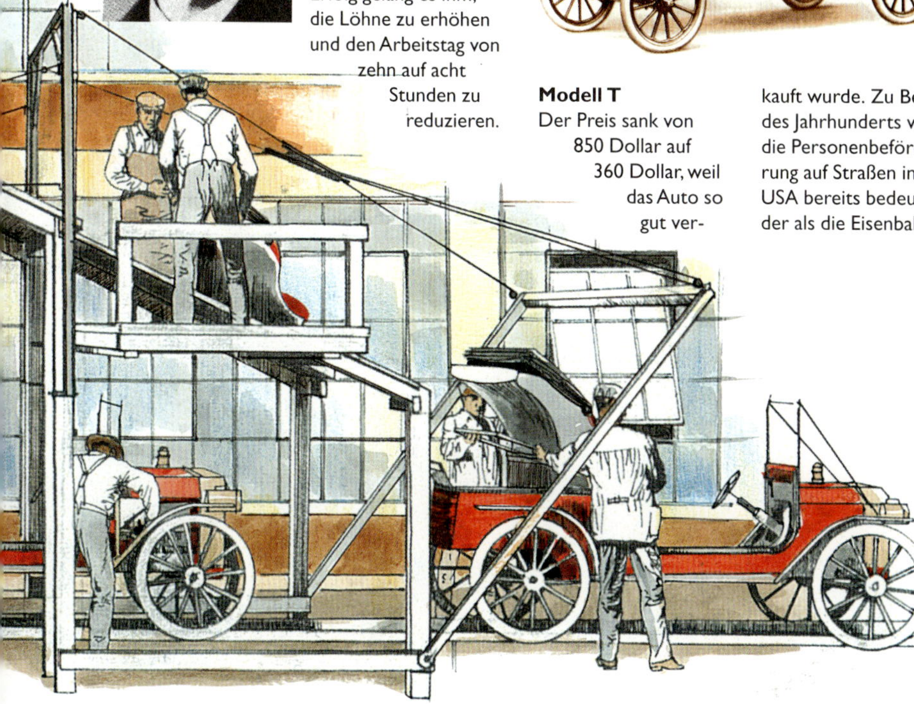

Einhalt gebieten. Das Fließband im Ford-Werk im Bundesstaat Michigan ist das berühmteste Beispiel für die Umsetzung der Theorien von Frederick W. Tyler zur wissenschaftlichen Organisation der Arbeit.

Die Belle Époque

Gegen Ende des 19. Jahrhunderts kommt es zu einer Art zweiter industrieller Revolution, weil Wirtschaft und Wissenschaft immer enger zusammenarbeiten und weil die Rüstungsindustrie durch die Aufträge vieler Staaten enorm wächst. Die westliche Gesellschaft bekommt neuen Auftrieb, ihr Lebensstil passt sich dem Gefühl des Aufschwungs an. Die große Begeisterung, die sich nach Ende der Wirtschaftskrise zur Jahrhundertwende ausbreitet, gibt vielen Anlass, die Jahre bis 1915 als Belle Époque (glückliches Zeitalter) zu bezeichnen. Die-

Arbeiterparteien und Gewerkschaften
Im 19. und 20. Jahrhundert organisierte sich in Europa zunehmend die Arbeiterklasse im Kampf gegen das gewinnorientierte Denken einzelner Unternehmer. Die Gewerkschaften setzten sich für bessere Arbeitsverhältnisse und höhere Löhne ein.

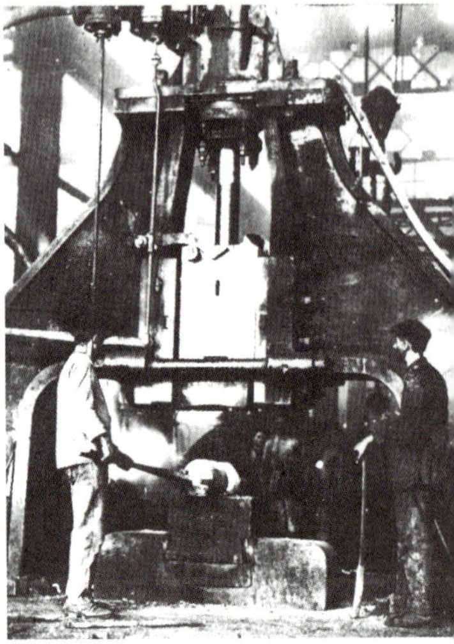

Politische Anführer
Die wachsende Arbeiterklasse brachte neue Anführer hervor: frühere Handwerker, die gebildeter und selbstbewusster waren als die Arbeiter aus der Landwirtschaft.

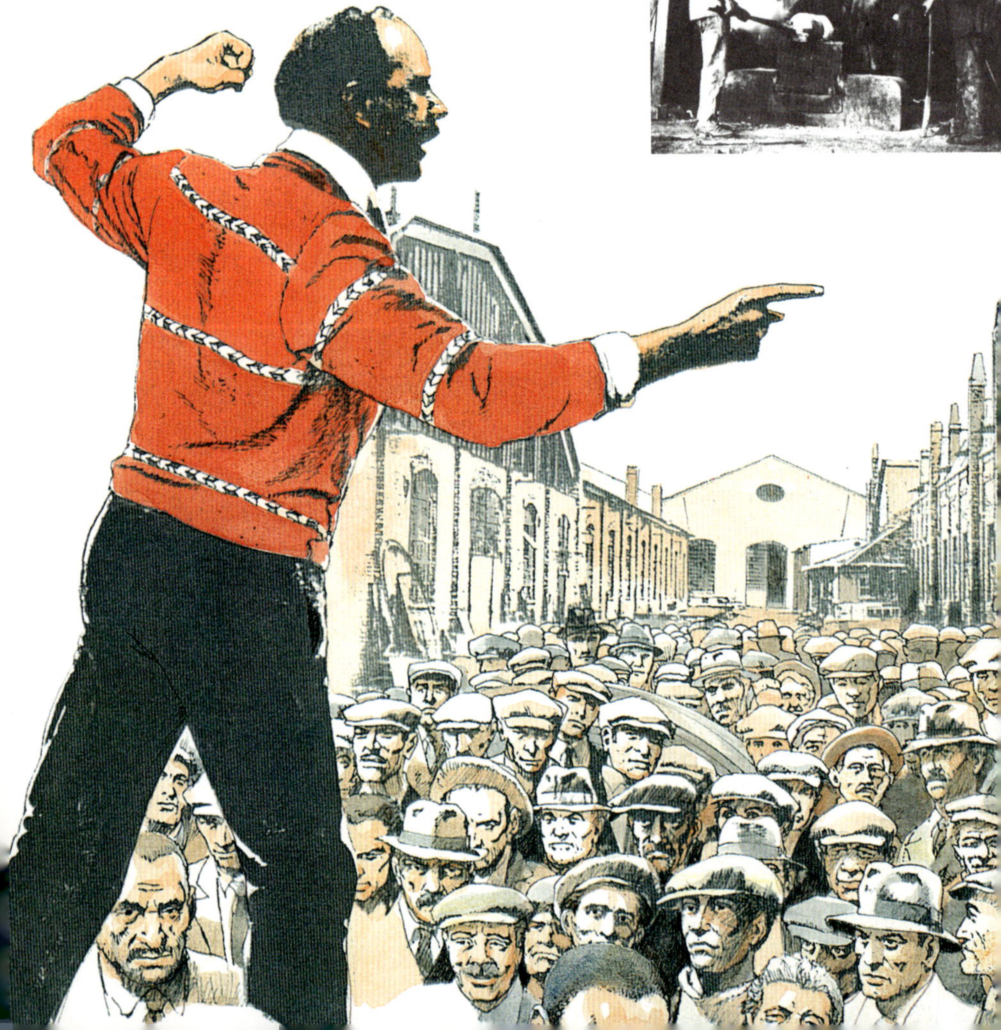

FABRIKEN

Kleine Werkstätten mit weniger als zehn Arbeitern werden immer seltener. In den ersten Jahren des 20. Jahrhunderts arbeiteten zwei Drittel der Beschäftigten der europäischen Städte mit über 100 000 Einwohnern in industriellen Betrieben.

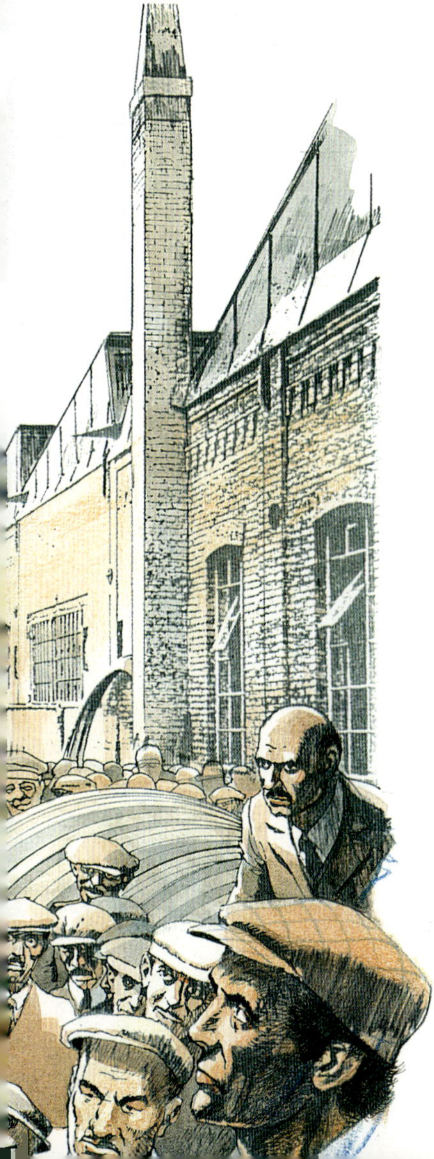

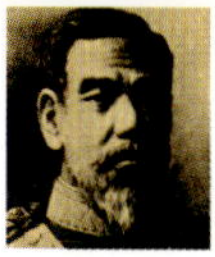

ser Begriff steht für zunehmenden Reichtum der ohnehin Reichen, für Wohlstand in der Mittelklasse, für die Verbesserung der Lebensverhältnisse der Arbeiterklasse und für den Rückgang der Arbeitslosigkeit. In dieser Zeit gibt es allerdings auch Armut und soziale Unterschiede. Es entsteht eine neue Gesellschaftsklasse der Angestellten, Techniker und Händler. Die Arbeiterklasse entwickelt sich weiter. Sie wird fähig, sich politisch zu organisieren, und gründet Interessengemeinschaften, die man als Gewerkschaften bezeichnet. Ihre Führer sind allerdings uneinig darüber, ob sich die erklärten Ziele gerechter Bezahlung, verbesserter Arbeitsbedingungen, gesellschaftlicher Anerkennung und Mitspracherecht gewaltsam oder durch gemäßigte Reformen durchsetzen lassen. Dies bewirkt in den westlichen Ländern die Erweiterung politischer Rechte. In vielen Staaten wird das allgemeine Wahlrecht für Männer eingeführt, also die Möglichkeit, durch Stimmabgabe bei Wahlen am politischen Leben mitzuwirken.

Die Frauen erobern das Wahlrecht

Im Gegensatz zu den Männern erobern die Frauen das allgemeine Wahlrecht fast überall erst nach dem Ersten Weltkrieg. Die Arbeit der Frauen in den industrialisierten Ländern, zum Beispiel in Deutschland, Großbritannien, Frankreich, den USA und in Skandinavien, gewinnt seit dem letzten Jahrzehnt des 19. Jahrhunderts immer mehr an Bedeutung. Die Eroberung der politischen Rechte erfolgt im Widerspruch dazu sehr langsam mit Unterstützung von gebildeten und aufgeklärten Vertreterinnen der Mittelschicht (Bürgertum). Sie erhalten eine bessere Schulbildung und nutzen die neu gewonne Freiheit, um verstärkt ihre

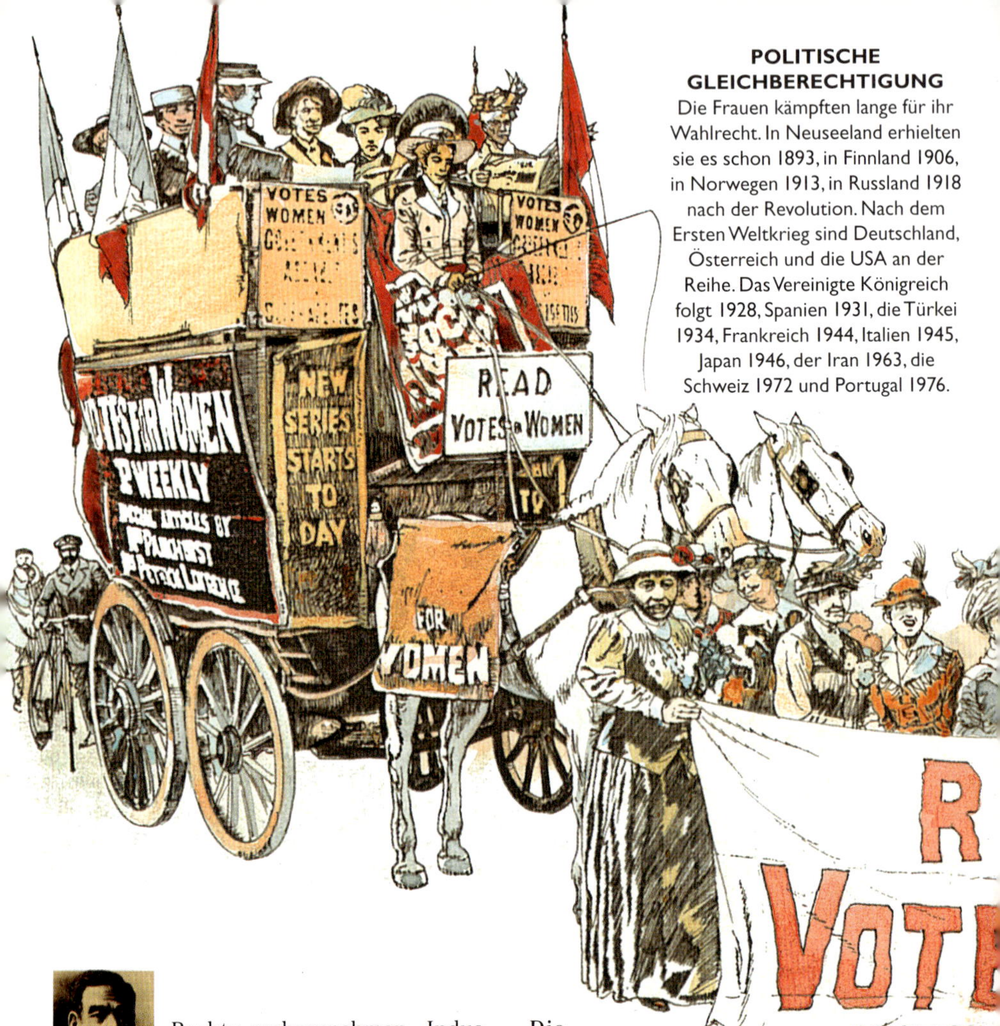

POLITISCHE GLEICHBERECHTIGUNG

Die Frauen kämpften lange für ihr Wahlrecht. In Neuseeland erhielten sie es schon 1893, in Finnland 1906, in Norwegen 1913, in Russland 1918 nach der Revolution. Nach dem Ersten Weltkrieg sind Deutschland, Österreich und die USA an der Reihe. Das Vereinigte Königreich folgt 1928, Spanien 1931, die Türkei 1934, Frankreich 1944, Italien 1945, Japan 1946, der Iran 1963, die Schweiz 1972 und Portugal 1976.

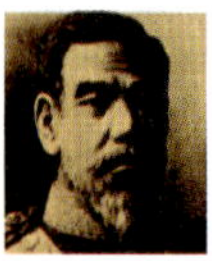

Rechte wahrzunehmen. Industrie und Werbung nehmen wahr, dass Frauen zunehmend Einfluss haben. All das verändert das Bild der Frau und ihrer Position in der Gesellschaft. Doch erst die Umwälzung durch den Ersten Weltkrieg ab 1914 bringt auch für die Frauen einschneidende Veränderungen und die Eroberung des allgemeinen Wahlrechts.

Die Weltpolitik

Die ersten 14 Jahre des 20. Jahrhunderts sind weltpolitisch gesehen die Endphase einer Zeit, die in der zweiten Hälfte des 19. Jahrhunderts beginnt und als Epoche der Weltmächte bezeichnet wird.

Ein Blick in die Vergangenheit zeigt, dass Europa – abgesehen von einigen kurzen Konflikten auf lokaler Ebene – ein Jahrhundert lang von 1815 bis 1914 so gut wie keinen Krieg erlebt hat. Seit 1874 hat keine europäische Großmacht ihre Waffen gegen eine andere europäische Großmacht gerichtet. Man sucht seine Opfer unter den Schwachen außerhalb Europas.

Die Länder Europas beherrschen die Welt, ihr Ansehen steigt mit der Zahl ihrer Kolonien im Ausland. Die westeuropäische Zivilisation kennzeichnen eine kapitalistische, also gewinnorientierte Wirtschaft, die freiheitliche Ausrichtung von Recht und Politik, die Vorrangstellung des Bürgertums, eine zuversichtliche und zukunftsgerichtete Einstellung gegenüber Wissenschaft und Fortschritt. Sich ihrer Überlegenheit bewusst, bemühen sich die europäischen Großmächte – vor allem das Vereinigte Königreich – darum, ein Wirtschaftssystem, das ihren Vorstellungen von Handelsbeziehungen und wirtschaftlicher Entwicklung entspricht, überall auf der Welt einzuführen (Kolonialismus). Unter der Vormacht Europas entsteht ein weltweites System, das von gegenseitiger Abhängigkeit geprägt ist. Daraus ergeben sich in den ersten Jahren des 20. Jahrhunderts Krisen mit gesellschaftlichen und politischen Spannungen in vielen Ländern der Erde, die zwar nicht immer der europäischen Kolonial-

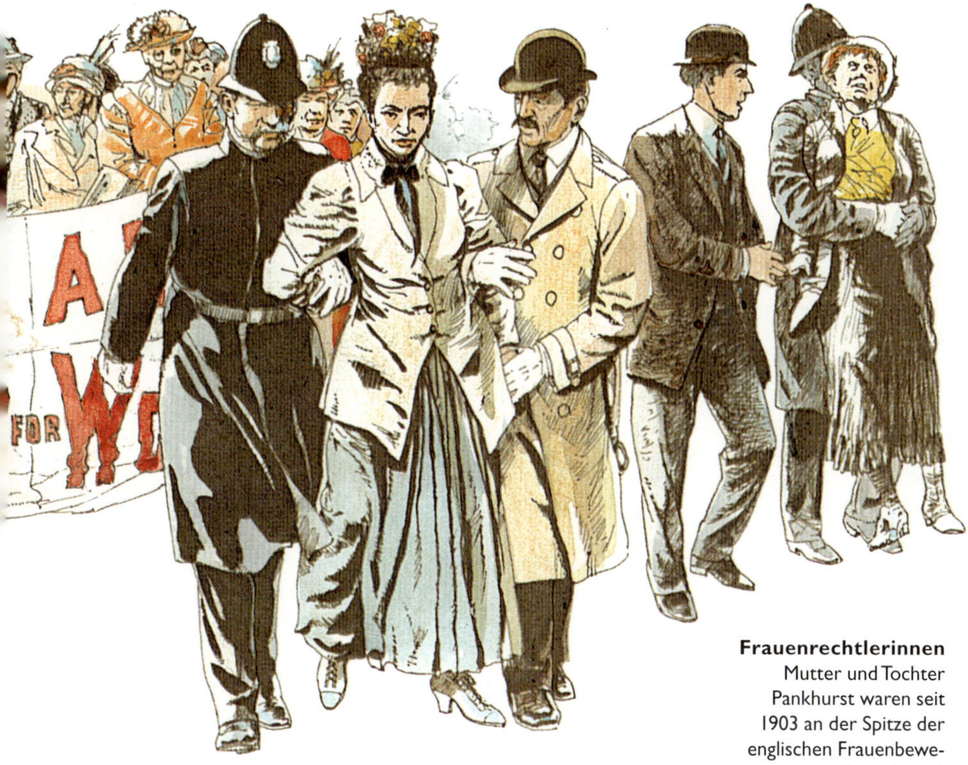

Frauenrechtlerinnen
Mutter und Tochter Pankhurst waren seit 1903 an der Spitze der englischen Frauenbewegung und wurden oft verhaftet.

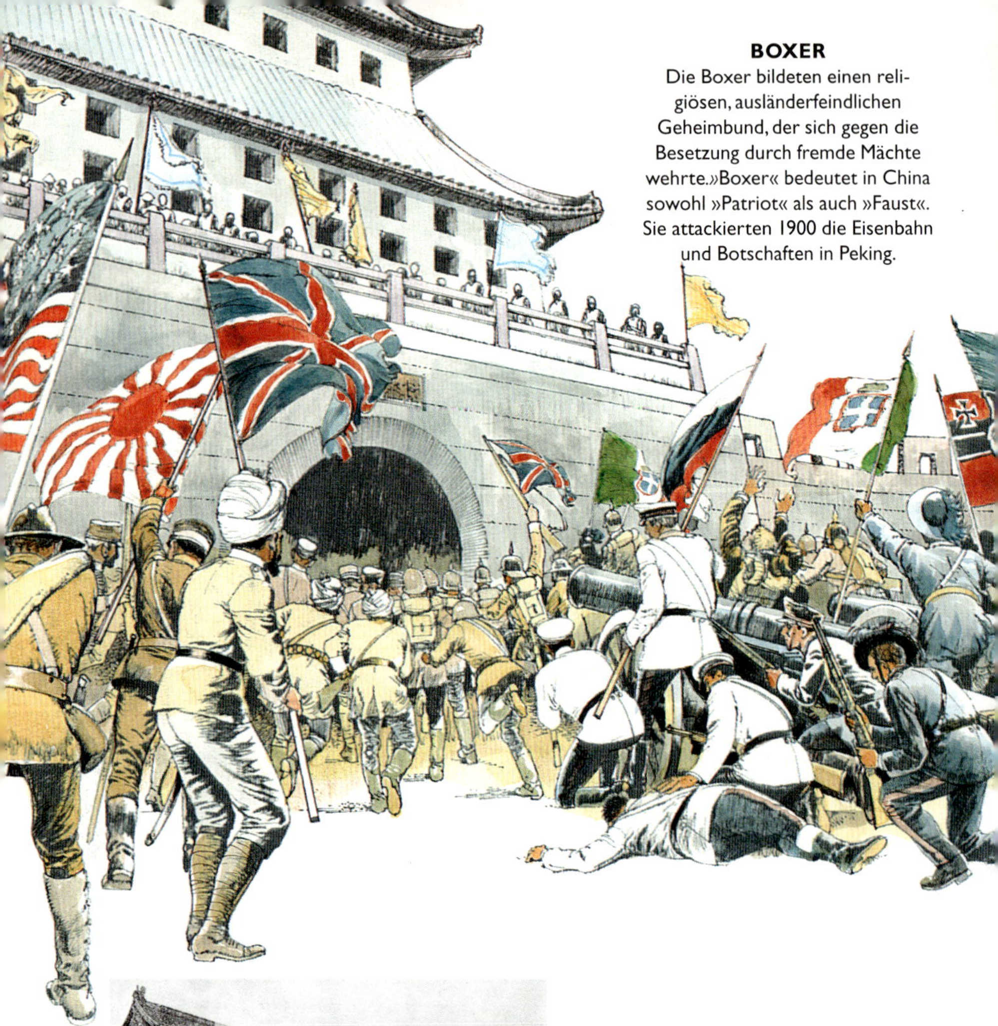

BOXER

Die Boxer bildeten einen religiösen, ausländerfeindlichen Geheimbund, der sich gegen die Besetzung durch fremde Mächte wehrte. »Boxer« bedeutet in China sowohl »Patriot« als auch »Faust«. Sie attackierten 1900 die Eisenbahn und Botschaften in Peking.

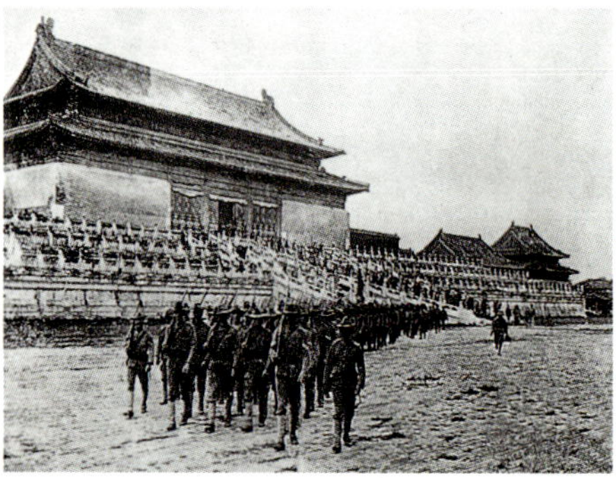

Politik der *offenen Tür*

Diese Losung gaben die Amerikaner bei der Besetzung Chinas aus. China sollte unabhängig bleiben und alle Länder sollten das Recht haben, mit China Handelsbeziehungen zu unterhalten.

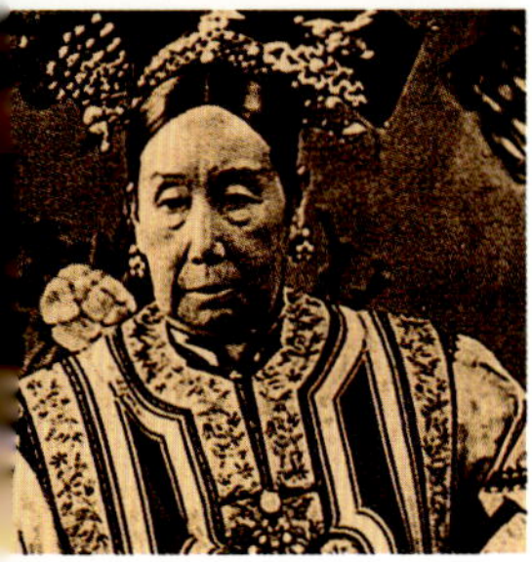

Die Kaiserinwitwe
Tru-shi wurde 1835 geboren. Sie regierte das chinesische Reich bis zu ihrem Tod 1908 auf grausame und intrigante Weise. Geschickt manövrierte sie zwischen Konservativen und Reformisten.

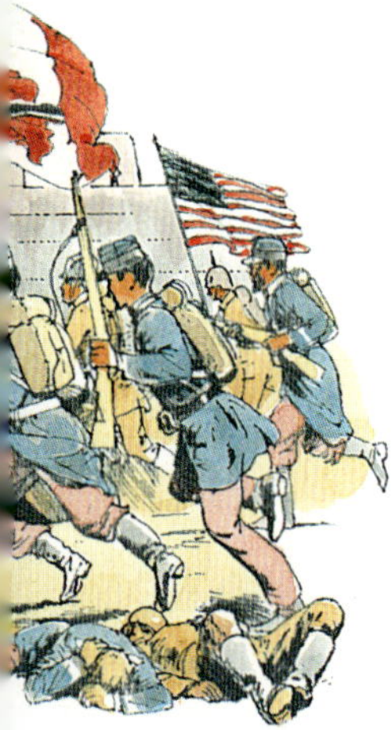

Die Gegenmacht
Amerikanische, britische, deutsche, französische, italienische, russische und japanische Truppen reagierten auf den Boxeraufstand und belagerten in Peking die Verbotene Stadt, das heißt den alten Kern der Stadt, die Residenz der Kaiser.

Der japanische Kaiser
1889 gewährte Mutsuhito eine Verfassung zum Schutz von Minderheiten. In den ersten Jahren des 20. Jahrhundert floss die Hälfte des Staatshaushalts in den Aufbau einer nach westlichem Vorbild gestalteten Armee.

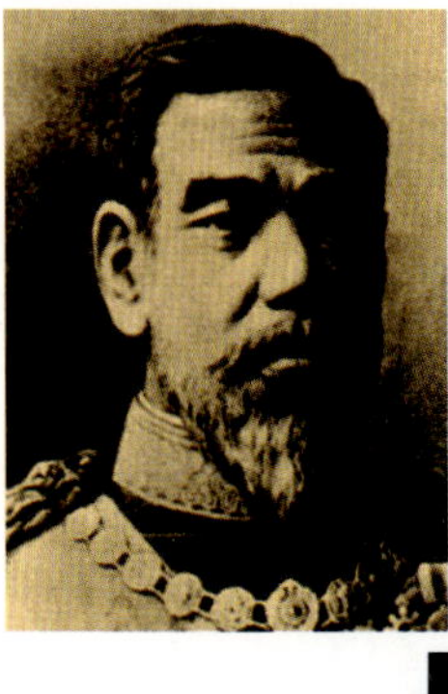

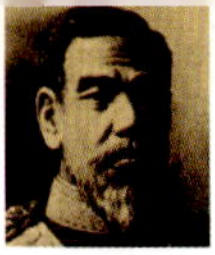

herrschaft unterliegen, dennoch aber von Interessen der westlichen Gesellschaft beeinflusst werden. Die Kolonialmächte Europas haben die vorherigen gesellschaftlichen, politischen und wirtschaftlichen Strukturen in denen von ihnen beeinflussten Staaten unterdrückt und einschneidend verändert. Dieser Teil der Welt wird somit zweitrangig und politisch unbedeutend, auch wenn es sich zum Teil um jahrtausendealte Reiche, wie zum Beispiel China und Persien handelt. In den ersten 15 Jahren des 20. Jahrhunderts stellt sich folgendes Bild dar: Europa und seine reichen Bürger leben in der goldenen Belle Époque mit gut funktionierenden Institutionen, aber mit wachsender Angst vor einem möglichen Krieg, die zum Rüstungswettlauf führt. An den Rändern Westeuropas und der Vereinigten Staaten von Amerika, in den weiten Gebieten alter und neuer Reiche, sind hingegen Krisen und Umwälzungen an der Tagesordnung.

China und die Expansionspolitik Japans

Das chinesische Reich ist eines der ältesten politischen Gebilde der Geschichte. Nach 2000 Jahren geht es 1912 unter, als die erste chinesische Republik gegründet wird. Die Krise des alten Reiches hat tiefe Wurzeln in der Vergangenheit, die noch in die Zeit vor der Einmischung durch die Europäer, die Amerikaner und die Japaner im 19. Jahrhundert zurückreichen. Eine wichtige Rolle bei der Störung des politischen Gleichgewichts bis hin zum Verfall des Reiches spielen sicherlich auch die ausbeuterischen Interessen der Großmächte. Das zeigt sich in ihrem Eingreifen beim Boxeraufstand von 1900 bis 1901. Nach dem Ende des Kaiserreiches enden die Versuche der chinesischen Eliten, ihren Staat umfassend zu

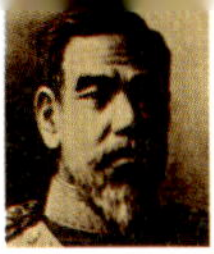

modernisieren, erfolglos. Ohne nationale Führung bleibt China schwach bis zur Machtergreifung durch die chinesische kommunistische Partei 1949. Anders als in China beginnt in Japan im 19. und frühen 20. Jahrhundert eine neue Ära. Der Lehnsstaat (Landbesitz war den adeligen Grundbesitzern leihweise zur Verfügung gestellt worden) wird abgeschafft, für Steuerpolitik, Armee und Bildungswesen gelten neue Maßstäbe, das Militär setzt seine angriffsbetonte Außenpolitik vor allem gegen China und Russland durch. Von 1904 bis 1905 führt das Reich der Aufgehenden Sonne mit Erfolg einen Krieg gegen Russland. Als einziges Land der alten Reiche zieht Japan aus dem Beispiel Europas eine Lehre – es wird ebenfalls zum modernen Wolf unter Wölfen.

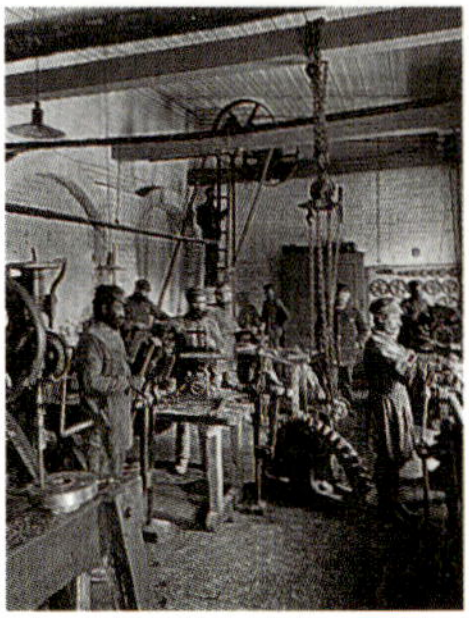

Streiks
In Russland wurden am Anfang des Jahrhunderts die Forderungen nach höheren Löhnen und Verkürzung des Arbeitstages auf acht Stunden immer stärker. In der Maschinenindustrie waren die Arbeitsbedingungen sehr schlecht.

Das Zarenreich

Der Friede von Portsmouth (5. September 1905) zwischen Japan und Russland besiegelt den ersten überraschenden Sieg einer außereuropäischen Nation über ein großes europäisches Land. Russland ist jedoch eines der europäischen Reiche, die sich in einer Krise befinden. Es ist rückständig und fortschrittlich zugleich – ebenso wie die österreichische Donaumonarchie. Die große Ausdehnung des Landes und die hohe Bevölkerungszahl können dem Zarenreich einen Rang als Weltmacht nicht mehr garantieren. Im späten 19. und frühen 20. Jahrhundert ist Russlands Situation schwierig. Millionen Bauern sind in einer verzweifelten Lage, die verstärkte Industrialisierung führt dazu, dass immer mehr Menschen auf der Suche nach Arbeit in die Städte drängen, und in den Grenzgebieten des Reiches, zum Beispiel in Polen oder der Ukraine, regt sich eine nationalistische Gesinnung.

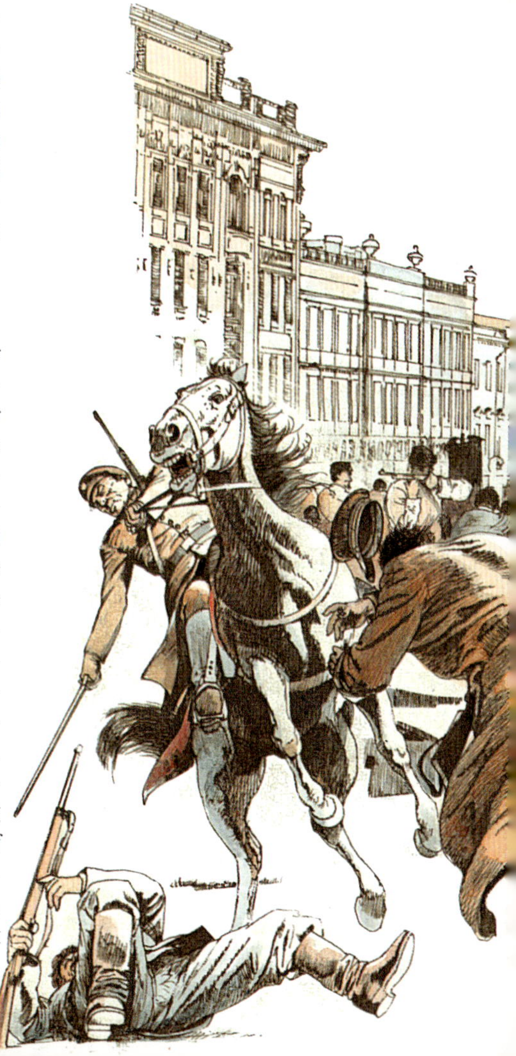

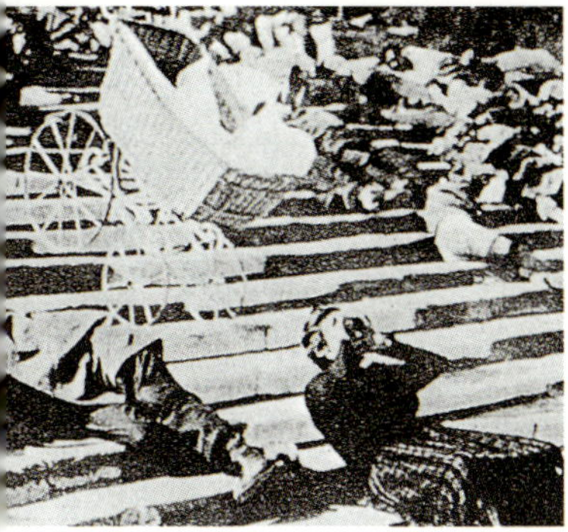

Panzerkreuzer Potemkin
Einer der berühmtesten Filme der Filmgeschichte wurde 1926 von Sergej Eisenstein gedreht, um an den Aufstand von 1905 zu erinnern. Es ist die Geschichte einer Meuterei im Hafen von Odessa, die von den Soldaten des Zaren grausam unterdrückt wurde.

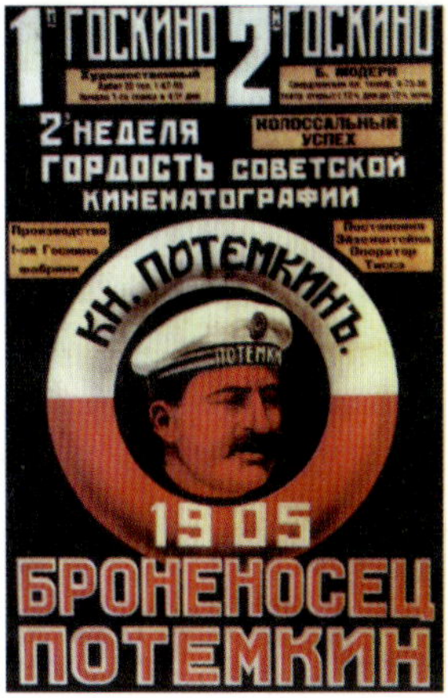

SANKT PETERSBURG
Der 29. Januar 1905 ging als »Blutsonntag« in die Geschichte ein. Die Armee schoss in eine Menge von 140 000 Menschen, die zum Winterpalast gezogen waren, um eine Bittschrift an den Zaren zu richten.

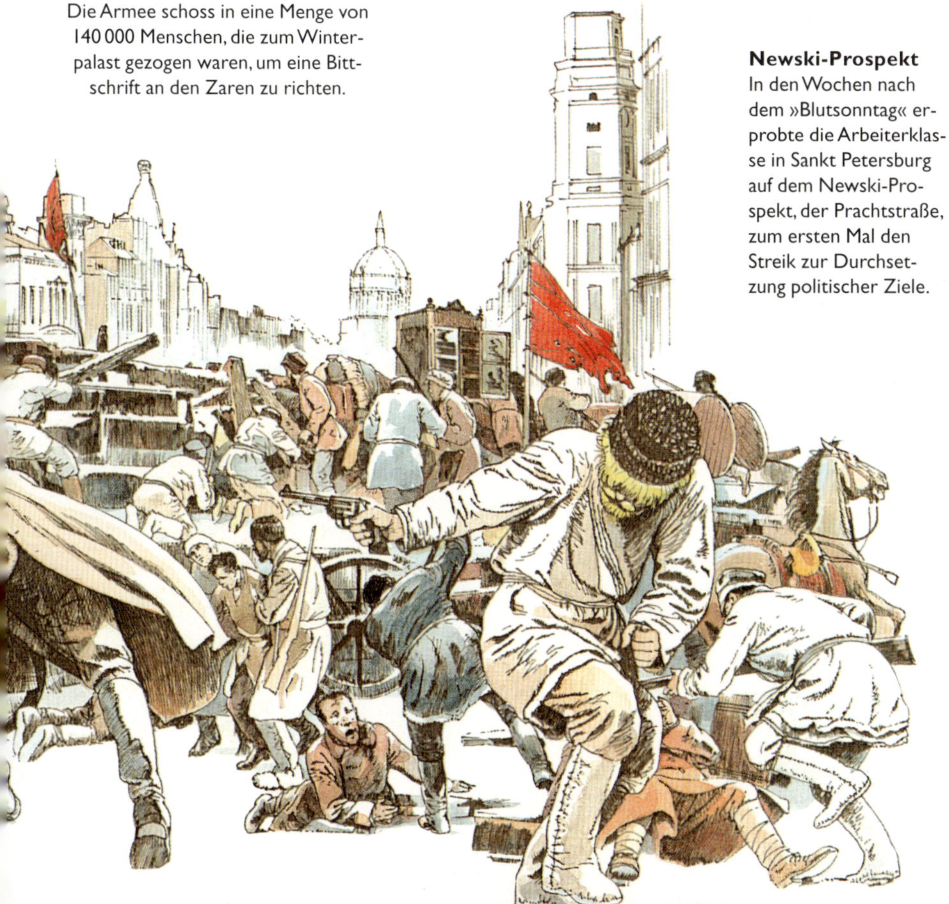

Newski-Prospekt
In den Wochen nach dem »Blutsonntag« erprobte die Arbeiterklasse in Sankt Petersburg auf dem Newski-Prospekt, der Prachtstraße, zum ersten Mal den Streik zur Durchsetzung politischer Ziele.

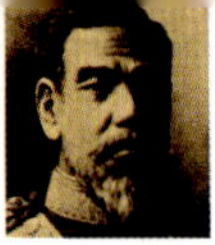

Die riskante und waghalsige Außenpolitik, die ihren Höhepunkt im verlorenen Krieg gegen Japan findet, führt schließlich zum Protest des freiheitsbewussten Kleinbürgertums. Im Januar 1905 kommt es zu einem Aufstand mit dem Ziel, eine parlamentarische Demokratie ins Leben zu rufen und eine Reihe von Reformen einzuleiten. Diese Ziele bleiben jedoch unerreicht und die Spannungen in Gesellschaft und Politik ziehen sich hin bis zum Ausbruch des Ersten Weltkriegs 1914.

Der Untergang von Persien und Marokko

Die Besitzansprüche der Weltmächte machen auch vor weiteren sehr alten Reichen wie Persien und dem »westlichsten« unter den islamischen Reichen – Marokko – nicht Halt. Stark westlich orientierte intellektuelle Vordenker, mächtige Basarhändler und

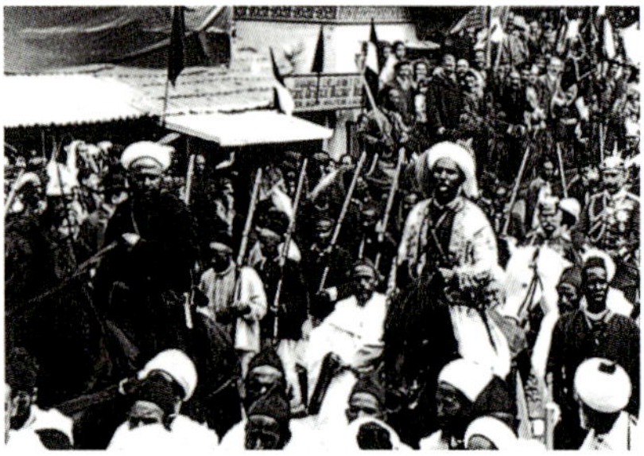

Marokko
Das zu Beginn des Jahrhunderts unabhängige Land wurde Opfer geheimer Vereinbarungen der Kolonialmächte. Sie teilten Marokko untereinander als eines der wenigen noch nicht eroberten afrikanischen Gebiete auf.

DIE ISLAMISCHE WELT
1905 waren das Osmanische Reich, Persien, Marokko und Afghanistan unabhängige Staaten. Hier lebten insgesamt 41 Millionen Moslems gegenüber 160 Millionen Moslems in der unter Kolonialherrschaft stehenden übrigen islamischen Welt.

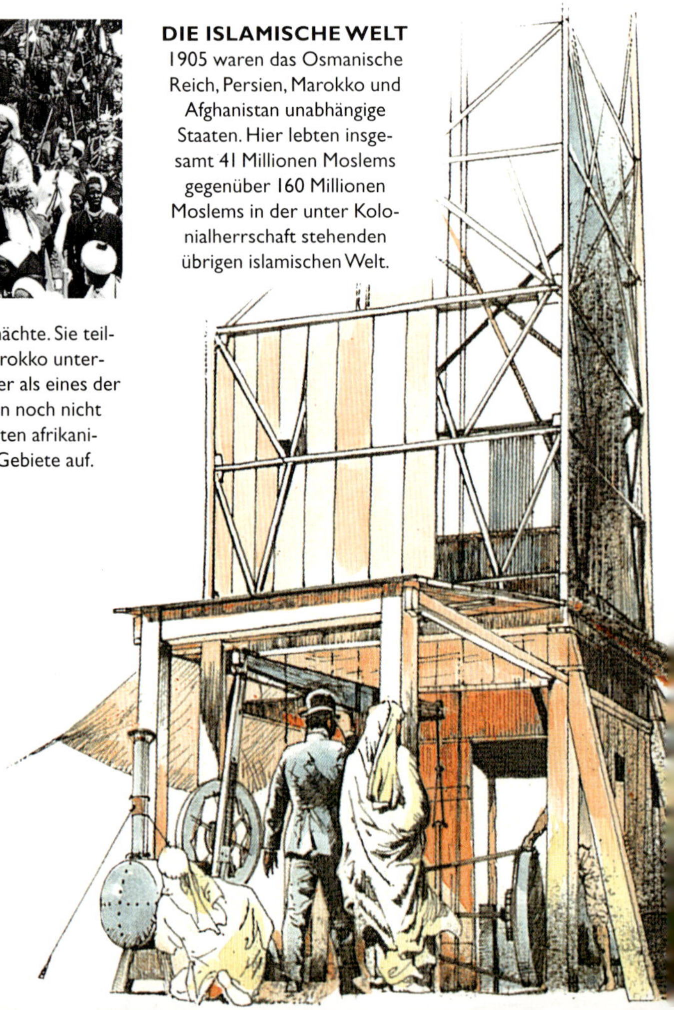

Persien
Die Bewegung der Reformer erreichte 1906 die Verkündung einer Verfassung. Doch fehlte eine Vereinbarung zwischen gesellschaftlichen, kulturellen und religiösen Kräften. Das Interesse am Erdöl lieferte Großbritannien den Anlass, die politische Lage zu kontrollieren.

führende Geistliche des moslemischen Glaubens nehmen einflussreiche Positionen in der persischen Gesellschaft ein. Ihre Standpunkte liegen weit auseinander, aber dennoch sind sie verbündet gegen die Interessen des Auslandes an der wirtschaftlichen Ausbeute des Landes: Tabak und Erdöl. Der dauernde Widerstreit zwischen den Befürwortern moderner Wirtschaftsmethoden und den Verfechtern althergebrachter Traditionen führt zu einer Absprache zwischen

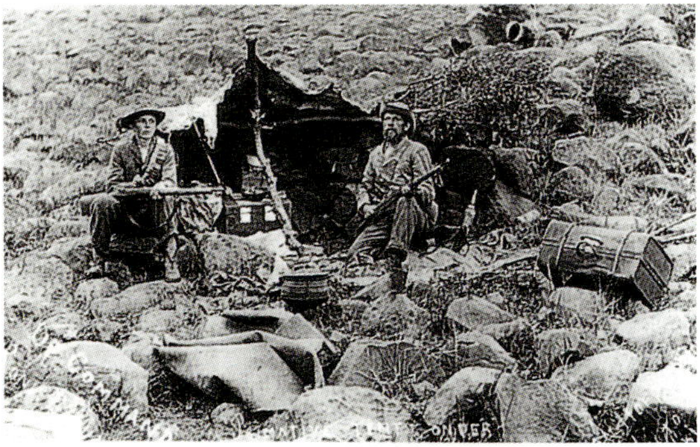

Buren
Gegen Ende des 19. Jahrhunderts hatten holländische Siedler die südafrikanischen Staaten Oranje und Transvaal gegründet. Zwischen 1899 und 1902 kämpften und verloren die Buren genannten Siedler gegen die Engländer. Diese gründeten die Südafrikanische Union, die spätere Republik Südafrika.

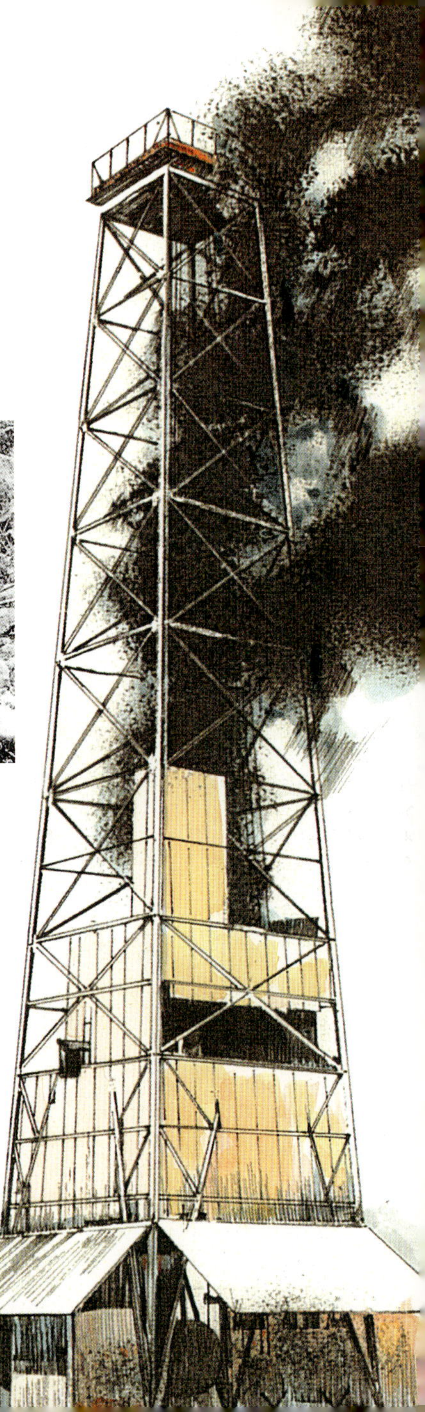

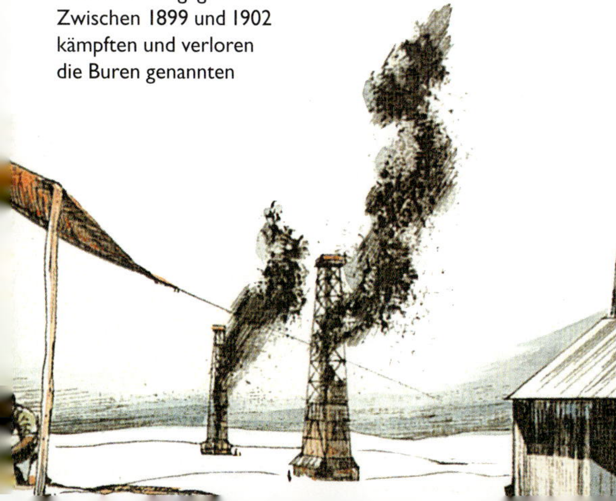

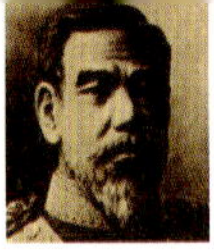

Russland und England und zu einer Schutzherrschaft Großbritanniens über Persien, das also nur formal unabhängig bleibt.

Der König von Marokko hingegen schafft es nicht, die Unabhängigkeit des Landes zu bewahren. Marokko wird unter Frankreich und Spanien aufgeteilt, auch gegen den starken Widerstand der verschiedenen Berberstämme im Land.

Die Krise des Osmanischen Reiches

Im Gegensatz zu Persien und China haben in der Türkei, dem Herzen des Osmanischen Reiches, die Bewegungen für Neuerungen und Modernisierung Erfolg. Die dortige Gesellschaft erfährt eine Wandlung nach westlichem Vorbild. Der Staat erhält zwar eine freiheitlich-liberale Verfassung, diese nimmt aber dann diktatorische und militaristische Züge an. Trotz des Einsatzes der Jungtürken als Modernisierungsbefür-

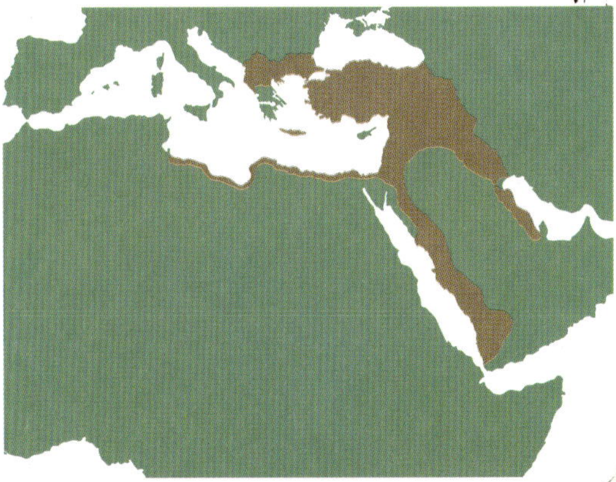

Das Osmanische Reich
1900 umfasste der Vielvölkerstaat Albaner, Araber, Armenier, Bosnier, Bulgaren, Tscherkessen, Kurden, Juden, Griechen, Makedonier, Roma, Serben und verschiedene türkische Völker.

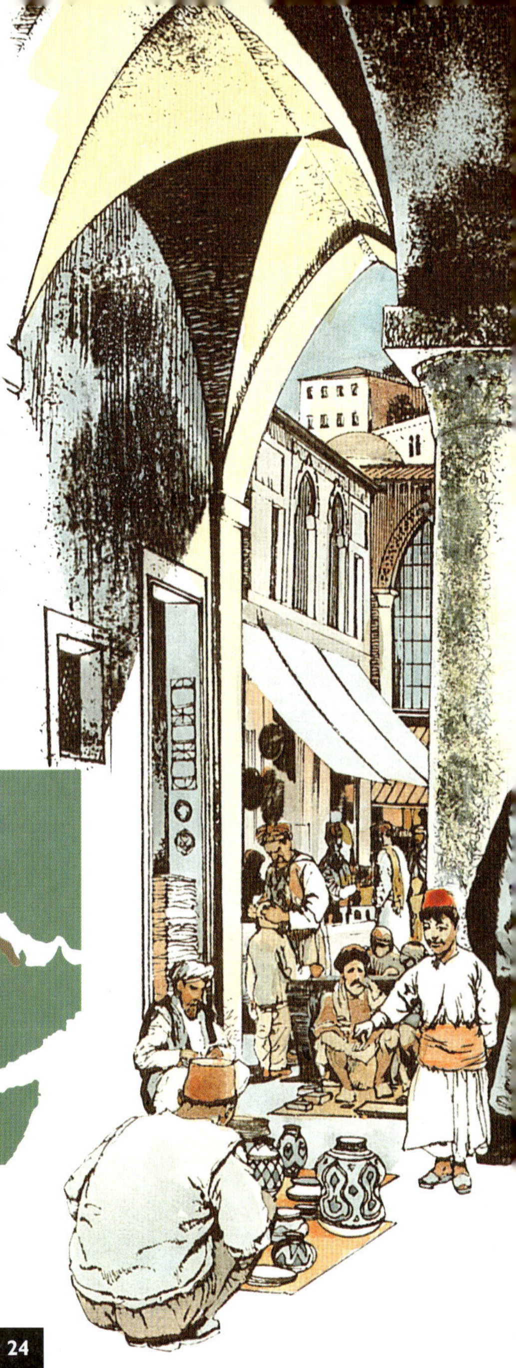

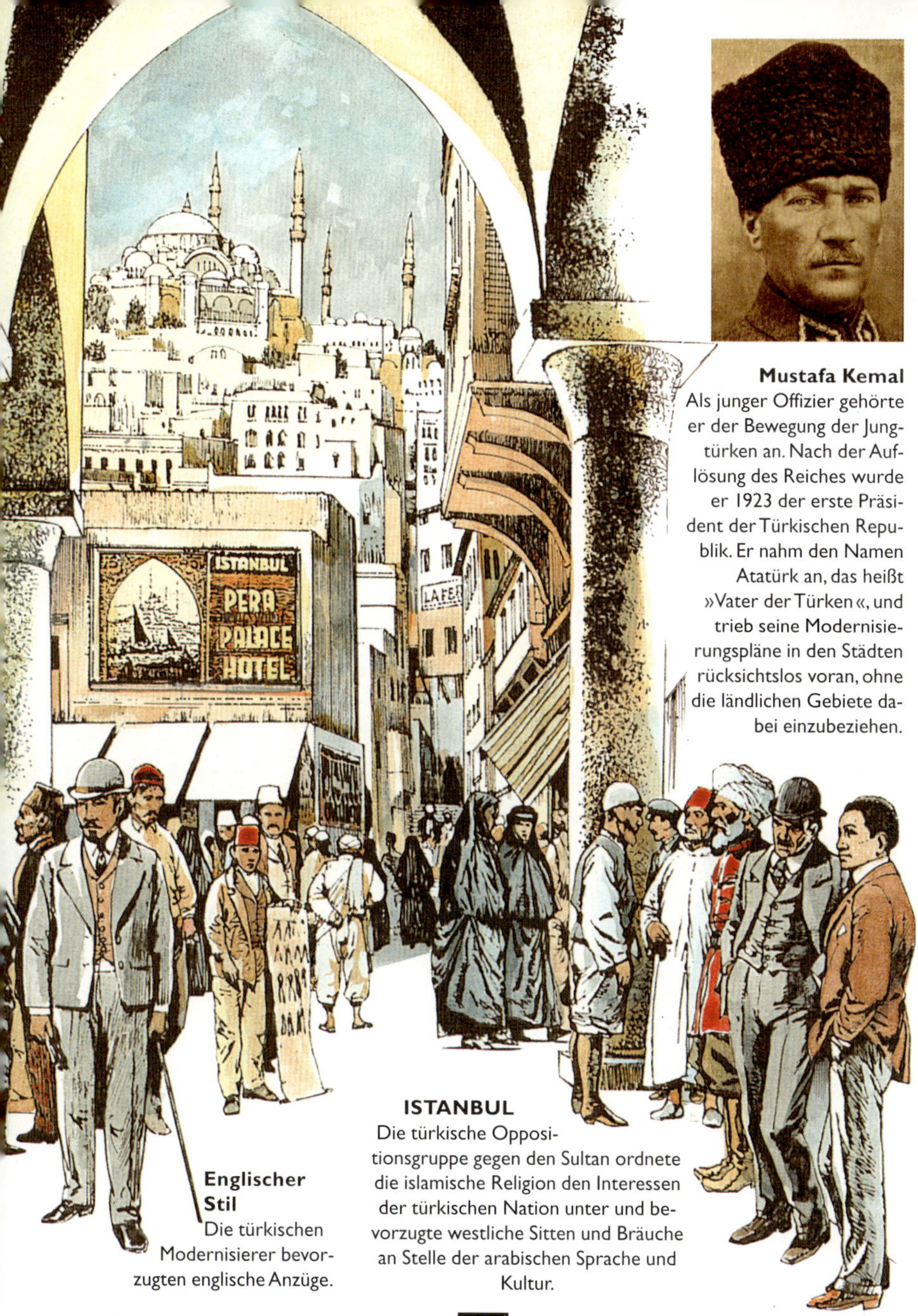

Mustafa Kemal
Als junger Offizier gehörte er der Bewegung der Jungtürken an. Nach der Auflösung des Reiches wurde er 1923 der erste Präsident der Türkischen Republik. Er nahm den Namen Atatürk an, das heißt »Vater der Türken«, und trieb seine Modernisierungspläne in den Städten rücksichtslos voran, ohne die ländlichen Gebiete dabei einzubeziehen.

ISTANBUL
Die türkische Oppositionsgruppe gegen den Sultan ordnete die islamische Religion den Interessen der türkischen Nation unter und bevorzugte westliche Sitten und Bräuche an Stelle der arabischen Sprache und Kultur.

Englischer Stil
Die türkischen Modernisierer bevorzugten englische Anzüge.

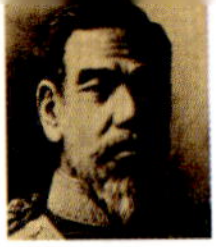

worter setzt der Verfall des Osmanischen Reiches auf drei Kontinenten ein.
Die militärischen Konflikte auf dem Balkan von 1911 bis 1913 nehmen dem Osmanischen Reich fast allen Besitz in Europa. Es bleiben ihm Anatolien, die asiatischen Regionen im Nahen Osten, Arabien, der Jemen und die nordafrikanischen Provinzen. Davon gehen Tripolitanien und die Cyrenaika nach einem späten Kolonialkrieg 1911 an Italien über.

Die Revolution in Mexiko

Verglichen mit der Auflösung alter Reiche unter dem Druck westlicher Kolonialmächte und Japans scheint die mexikanische Revolution ein ganz anderer Vorgang zu sein, dennoch kann man ihn mit der neuen Abhängigkeit der Staaten voneinander erklären.
Mexiko ist zwar eigenständig, aber politisch und wirtschaftlich abhängig von seinem großen Nachbarn, den USA. Eine der großen Umwälzungen des 20. Jahrhunderts

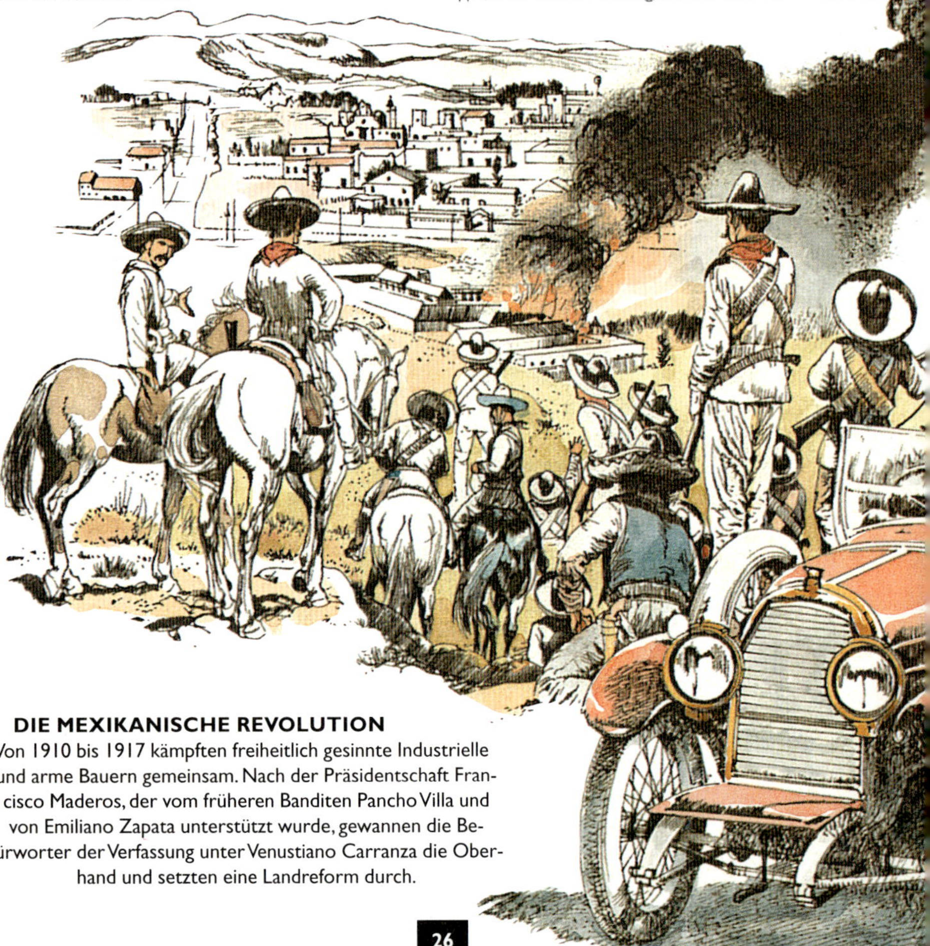

DIE MEXIKANISCHE REVOLUTION

Von 1910 bis 1917 kämpften freiheitlich gesinnte Industrielle und arme Bauern gemeinsam. Nach der Präsidentschaft Francisco Maderos, der vom früheren Banditen Pancho Villa und von Emiliano Zapata unterstützt wurde, gewannen die Befürworter der Verfassung unter Venustiano Carranza die Oberhand und setzten eine Landreform durch.

beginnt in Mexiko. Zum ersten Mal siegt das Volk über das Militär und die traditionellen Mächte. In der langen Regierungszeit von General Porfirio Díaz werden die Großgrundbesitzer begünstigt. Ihnen wird Land zugeteilt, das eigentlich den Bauern aus den Dörfern zur Verfügung stehen sollte. Zudem soll amerikanisches und europäisches Geld eingeführt werden. Der Bauernaufstand beginnt 1910 mit der Niederlage von Díaz und endet schließlich mit der Einführung einer moderneren Verfassung.

Ohne die Unterstützung der Vereinigten Staaten, die auf Grund der wirtschaftlichen Einflussnahme Englands beunruhigt waren, hätten sich die mexikanischen Widerstandskämpfer nicht organisieren können. Auch die politische Revolution in Mexiko hätte sich ohne den dauerhaften Einsatz der USA nicht entwickelt. Damit wird ein Merkmal des Jahrhunderts vorweggenommen. Die Konflikte in einem schwachen Staat werden von der Großmacht beeinflusst, die Interesse an ihm zeigt.

Anführer der Revolution
Francisco Madero, der Industrielle aus dem Norden, war Befürworter der Modernisierung. Zapata hingegen führte die Bauern aus dem Süden an.

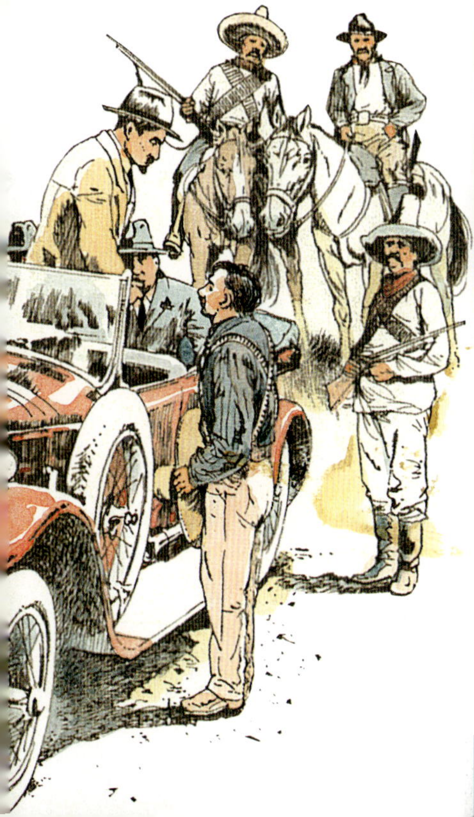

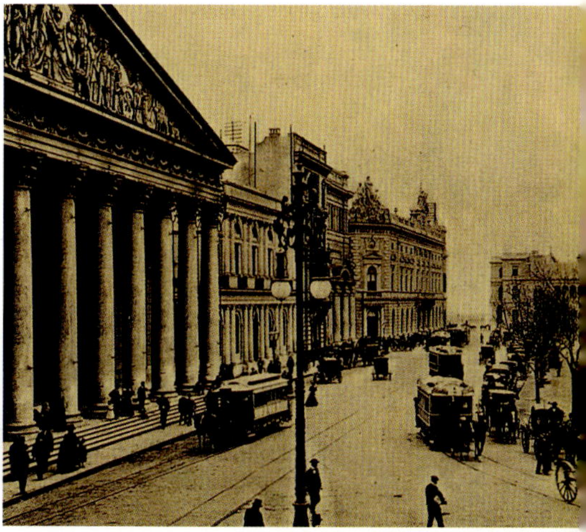

Lateinamerika
Seit der zweiten Hälfte des 19. Jahrhundert wurden trotz der wirtschaftlichen Abhängigkeit von Großbritannien und den USA in Lateinamerika Bestrebungen zur Modernisierung der Landwirtschaft und der Versorgung der Bevölkerung mit Gütern des täglichen Bedarfs eingeleit. Großgrundbesitzer hatten auch im 20. Jahrhundert weiterhin die Vorherrschaft und die Bergwerkbesitzer waren auf britisches Geld angewiesen. Autortiäre Regierungen blieben an der Macht, Staatsstreiche und Militärputsche wiederholten sich. Die Einwanderungswelle aus Europa änderte das Bild der Städte: 1914 hatte Buenos Aires eineinhalb Millionen Einwohner.

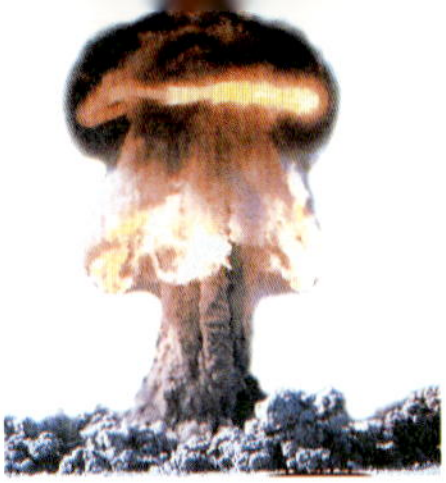

Das Zeitalter der Katastrophen: 1914–1945

30 Jahre Unheil – zwei Weltkriege, Vertreibung und schreckliche Völkermorde, eine Wirtschaftskrise ohne Ausweg. Zahlreiche Aufstände, eine Revolution, neue Wirtschaftskrisen und der Kampf gegen Naziherrschaft und Faschismus erschüttern die Welt.

Der Völkermord an den Armeniern

Nach dem Sturz Napoleons gibt es in Europa im 19. Jahrhundert keinen Krieg mehr. Die wenigen regionalen Konflikte dauern nur einige Monate. Genauso ist es auch in den ersten 15 Jahren des 20. Jahrhunderts. Doch im Sommer 1914 wird alles anders. Der Krieg beginnt. Er dauert viereinhalb Jahre, tobt zuerst in Europa und wird zum Weltkrieg, als Japan und die USA eingreifen. Der eigentliche Auftakt zum Zeitalter der Katastrophen ist ein Vorfall, der sich zwar am Rand des Geschehens abspielt, der aber den übrigen an Grausamkeit in nichts nachsteht. Es handelt sich um die gnadenlose Verschleppung und Vernichtung von fast zwei Millionen Armeniern. Das ist der erste Völkermord in diesem Jahrhundert und leider nicht der letzte.

Schauplatz dieser Tragödie ist das Osmanische Reich. Seine Rolle als Vielvölkerstaat ist geschwächt und die traditionelle Duldung anderer Völker aufgegeben. Der türkische Nationalismus breitet sich aus. Alle Völker türkischer Abstammung sollen vereint werden. Die kurdische und die armenische Minderheit aber werden ausgegrenzt und gegeneinander aufgehetzt. Direkt nach dem Ausbruch des Ersten Weltkriegs artet das Vorgehen der Türken in die Vernichtung eines ganzen Volkes aus, ohne dass andere Staaten sie ernsthaft daran zu hindern versuchen.

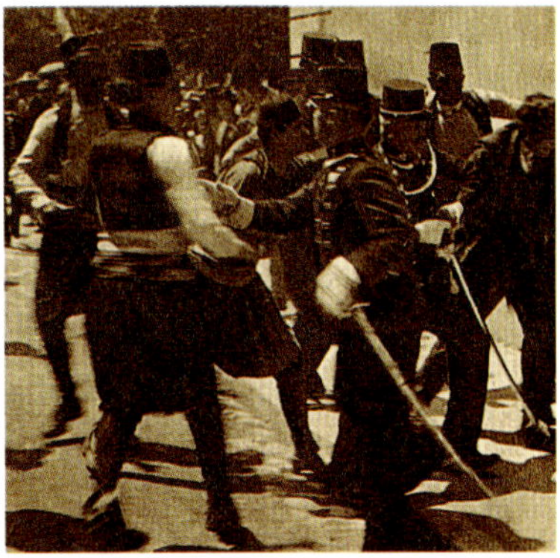

Auslöser des Krieges
Am 28. Juli 1914 wurde Erzherzog Franz Ferdinand, der Thronfolger der Donaumonarchie, in Sarajevo von Gavrilo Princip ermordet, der gleich nach der Tat festgenommen wurde.

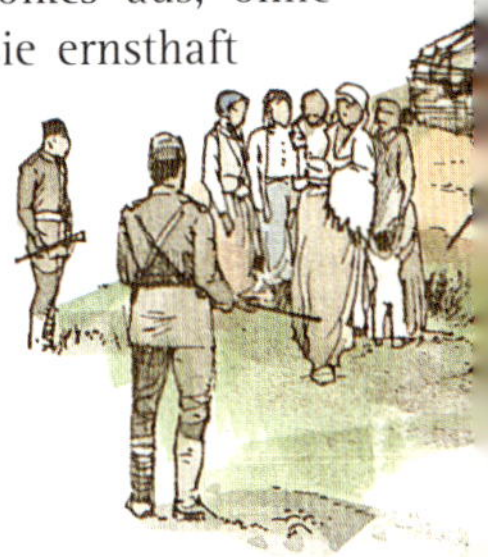

DIE ARMENIER
Das christliche Volk im Osmanischen Reich wurde von 1894 bis 1922 fast komplett vernichtet.

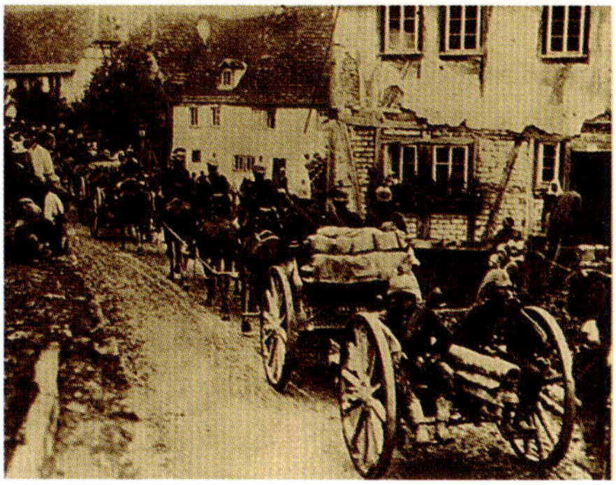

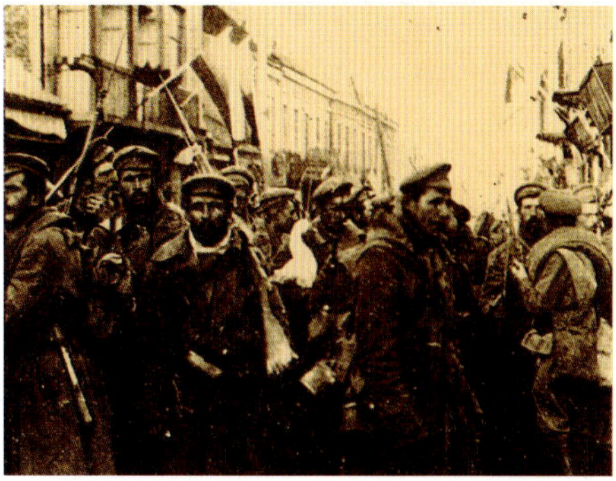

Einmarsch in Belgien
Der Plan der Deutschen sah einen Angriff gegen Frankreich über das unbeteiligte Belgien vor. Am 4. August 1914 begann man, so die starke französische Verteidigungslinie zu umgehen.

Die Front im Osten
In der Nähe der Masurischen Seen wehrten die Deutschen im September 1914 den Angriff der russischen Armee gegen Preußen ab. Im Bild sieht man einige russische Soldaten auf der Rast in einer polnischen Stadt.

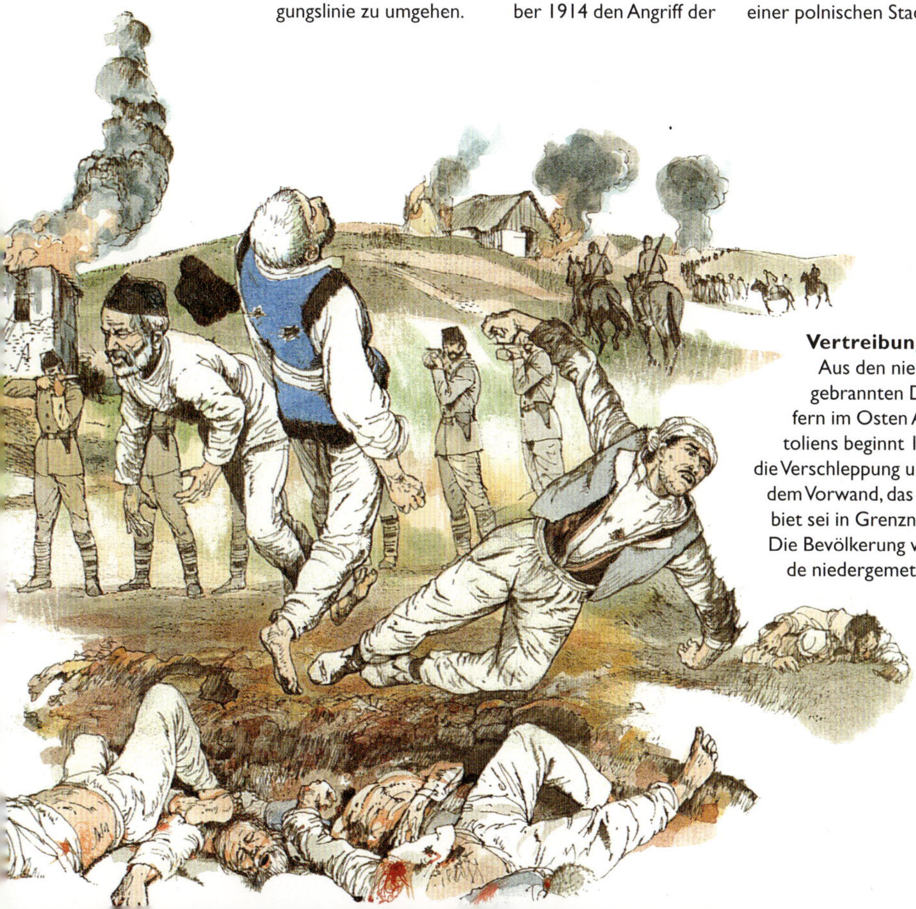

Vertreibungen
Aus den niedergebrannten Dörfern im Osten Anatoliens beginnt 1915 die Verschleppung unter dem Vorwand, das Gebiet sei in Grenznähe. Die Bevölkerung wurde niedergemetzelt.

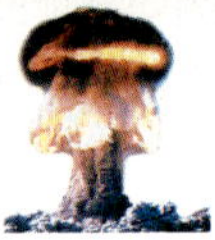

Der Erste Weltkrieg

Das traurige Schicksal des armenischen Volkes ist Ausdruck des nationalen Wir-Gefühls, das schließlich zum Ausbruch des Ersten Weltkriegs führt. Gründe und schließlich Auslöser für den Konflikt sind einige Vorfälle in Zusammenhang mit den nationalistischen Bestrebungen jener Balkanstaaten, die mit dem Zerfall des Osmanischen Reiches entstanden sind. Am 28. Juni 1914 ermordet ein serbischer Nationalist, Gavrilo Princip, in Sarajevo den Thronfolger der Donaumonarchie. Erzherzog Franz Ferdinand war zu Besuch in der Hauptstadt von Bosnien-Herzegowina, das damals noch zu Österreich-Ungarn gehört, aber von den Serben beansprucht wird. Die Herrschaft auf dem Balkan ist für die europäischen Großmächte ein wichtiger Schritt zur Festigung ihrer Macht. Deutschland hat in 50 Jahren ein starkes Heer und eine große Flotte aufgebaut und inzwischen eine bedeutende Machtstellung erlangt, die es ständig ausbaut. Mit Großbritannien tritt es in einen Wettstreit um die Herrschaft über die Welt. Der Konflikt beginnt mit der Kriegserklärung von Österreich und Deutschland an Serbien. Auf der Seite der Serben treten die Mächte der Tripelentente in den Kampf: das Vereinigte Königreich, Frankreich und Russland. Japan, Montenegro, Italien, Portugal und Rumänien schließen sich an und 1917 auch die USA. Auf die Seite Deutschlands und Österreichs schlagen sich das Osmanische Reich und ab 1915 Bulgarien. Zwei Machtblöcke kämpfen also gegeneinander. Sie sind Sinnbild eines lange schwelenden Konfliktes in Europa, vor allem der gegensätzlichen Interessen in Bezug auf die wichtigsten Macht- und Kolonialbereiche der Welt – Afrika, Asien und den Balkan.

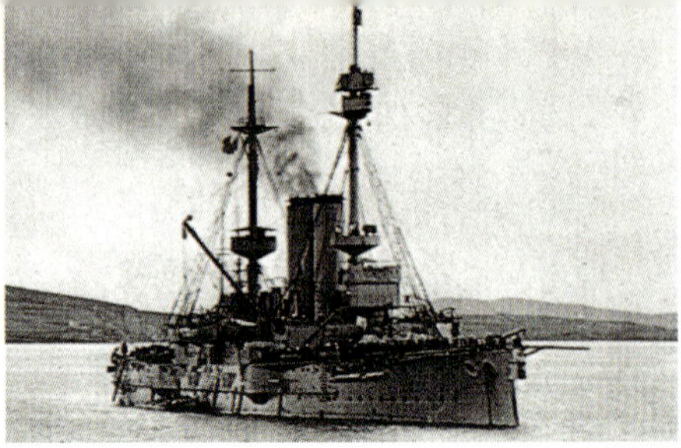

Der Balkan
In der Meerenge der Dardanellen versuchte der Dreierbund zwischen 1914 und 1916 vergeblich, das Osmanische Reich durch gezielte Attacken zu besiegen.

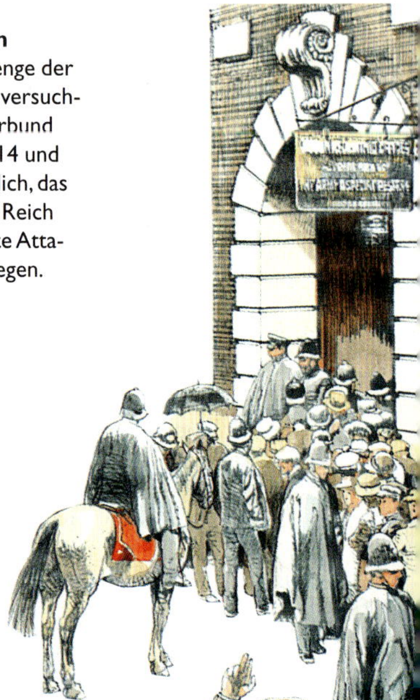

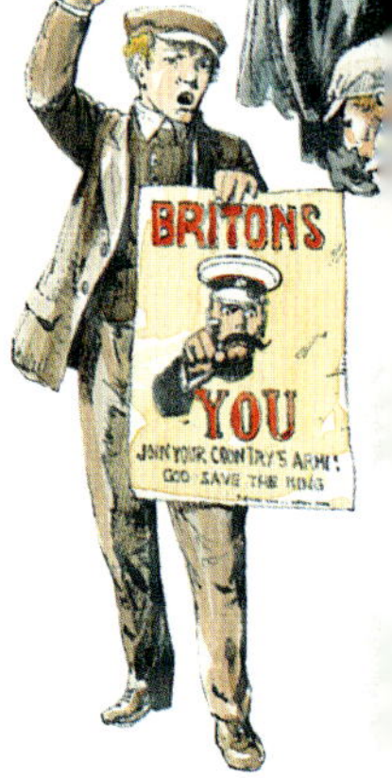

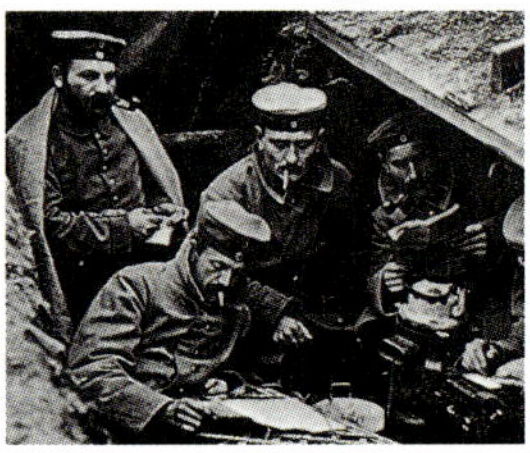

Stellungskrieg
An der Marne wehrten Franzosen und Briten im September 1914 den Vorstoß der Deutschen in Frankreich ab.

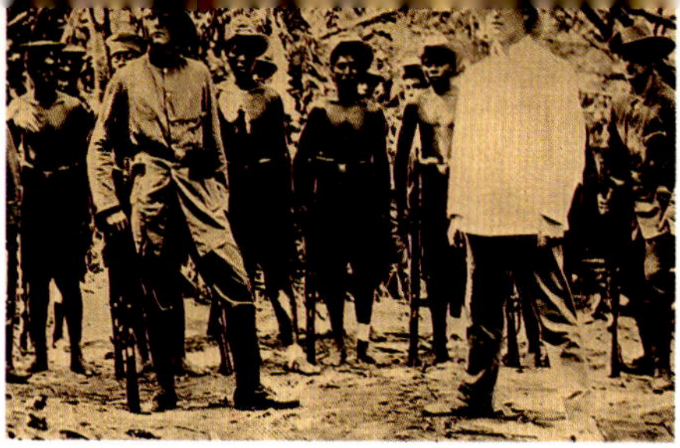

Krieg in Afrika
Die Briten eroberten, wenn auch mit schweren Verlusten, die deutschen Kolonien durch militärische Aktionen.

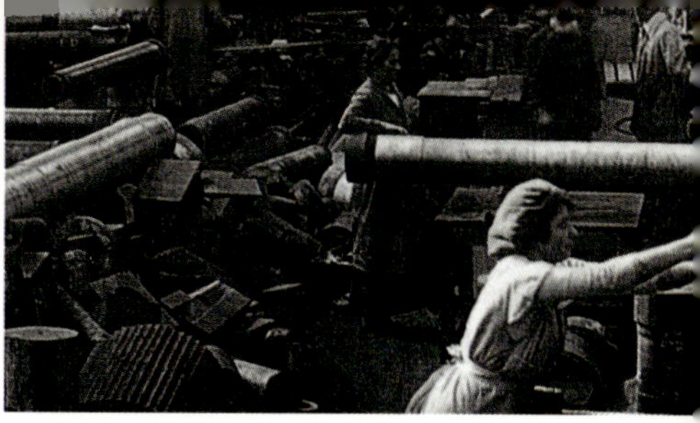

Front im Inland
Infolge der Unterstützung des Krieges durch viele Arbeiterparteien schienen sich die pazifistischen Grundsätze ihrer grenzüberschreitenden Organisation, der Sozialistischen Internationale, aufzulösen.

Massenkrieg
In Europa wurden Millionen Menschen zu den Waffen gerufen. Es meldeten sich auch erstaunlich viele Freiwillge. In Großbritannien wurde ein Freiwilligenheer organisiert, in London bildeten sich lange Schlangen vor den Musterungsstellen.

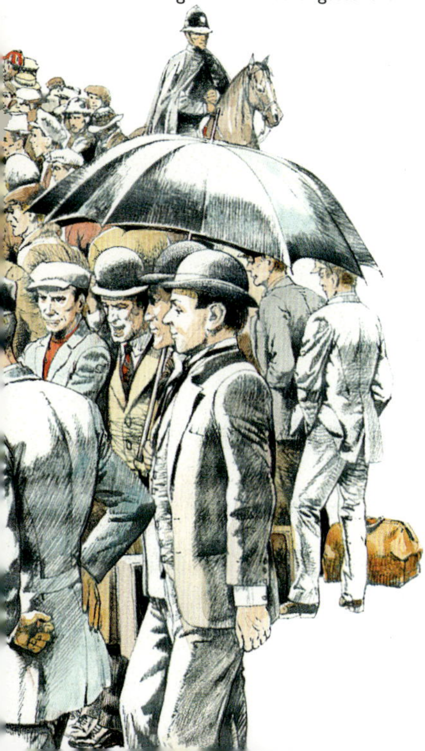

Vor allem hier wollen Russen und Österreicher, trotz des vor Ort erwachenden Nationalbewusstseins, die Stelle des untergehenden Osmanischen Reiches einnehmen.

Ein neuartiger Krieg

Zu Beginn sind alle Beteiligten überzeugt, dass dieser Krieg ebenso wie die vorherigen nur von kurzer Dauer sein wird. Auf den schnellen und erfolgreichen deutschen Angriff in Frankreich folgt ein Gegenangriff der Franzosen. Es entsteht eine neue, nie da gewesene Situation. Die feindlichen Soldaten stehen sich in einem Stellungskrieg gegenüber. Sie bleiben im Schlamm der Schützengräben stecken, die an einer sich viele Kilometer hinziehenden Front im Boden ausgehoben wurden. Zum ersten Mal in der Geschichte bezieht der Krieg alle mit ein, Arm und Reich, Soldaten und Zivilbevölkerung. Neuartige Waffen kommen zum Einsatz, Ergebnis fortschrittlicher Technologie im Jahrhundert der Wissenschaften. Der Krieg zieht sich über Jahre hin. Es ist ein Blutvergießen, ein Massaker ohnegleichen, dem zehn Millionen Menschen zum Opfer fallen. Die Arbeit von Frauen ge-

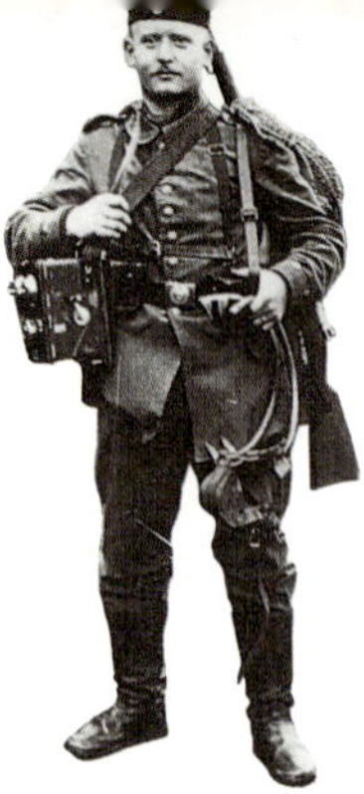

Infanteristen
Sie waren mit dem Repetiergewehr, das 15 Schüsse pro Minute abfeuern konnte, oder dem etwas kürzeren Karabiner ausgestattet.

SCHÜTZENGRÄBEN

Mit Schaufeln hoben die Soldaten Gräben aus und verbrachten darin die langen Jahre des Stellungskrieges. Gegen diese starre Kriegsführung entwickelte der englische Offizier Ernest Swinton 1915 den modernen Panzer.

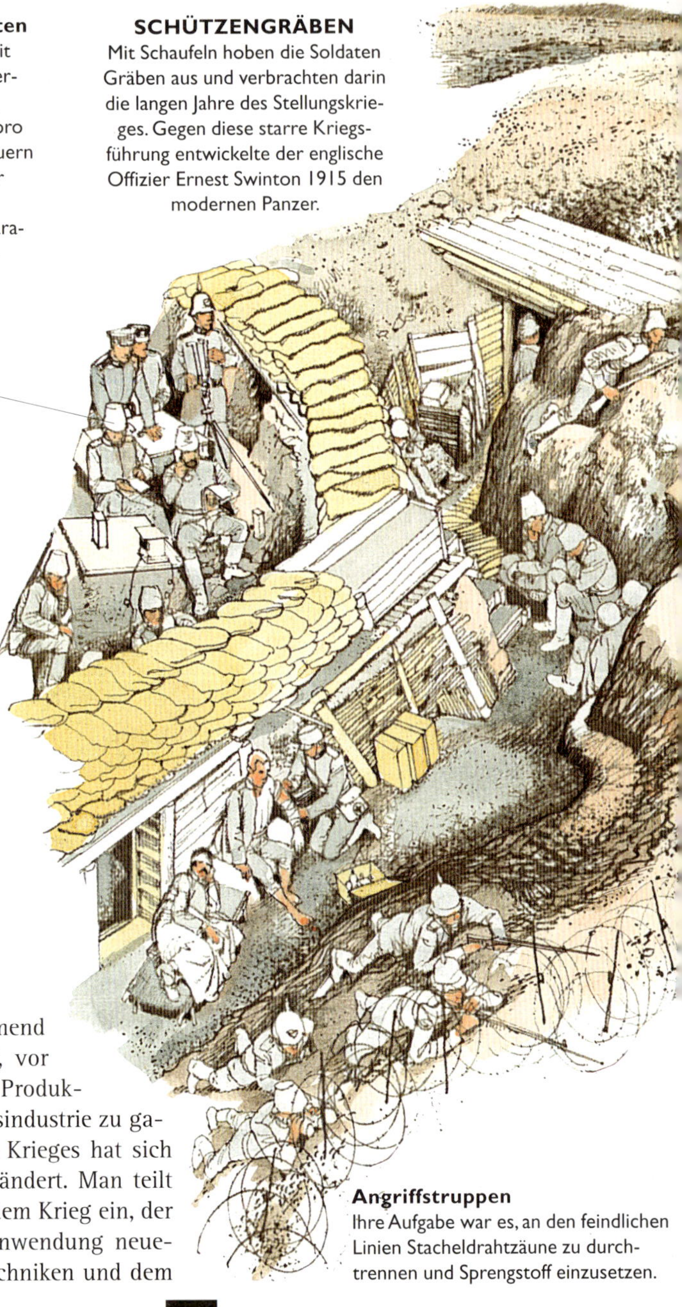

Funkverbindung
Die drahtlose Kommunikation wurde in den Jahren vor dem Krieg verbessert, sodass eine bessere Zusammenarbeit der Truppen auf dem Schlachtfeld möglich wurde.

Die erste Frontlinie
Einige Monate nach Kriegsbeginn bildeten Schützengräben die erste Frontlinie. Um den massiven Bombardierungen, die vor den Angriffen durchgeführt wurden, Widerstand zu leisten, wurden unter der Oberfläche drei bis neun Meter tiefe Schutzgräben gebaut, in denen die Soldaten ausharren konnten.

Angriffstruppen
Ihre Aufgabe war es, an den feindlichen Linien Stacheldrahtzäune zu durchtrennen und Sprengstoff einzusetzen.

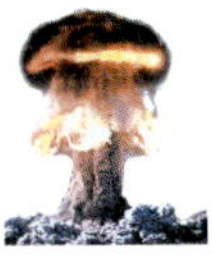

winnt zunehmend an Bedeutung, vor allem um die Produktionsleistung der Rüstungsindustrie zu garantieren. Nach Ende des Krieges hat sich die Welt vollkommen verändert. Man teilt die Zeit in vor und nach dem Krieg ein, der sich in Kriegsführung, Anwendung neuester wissenschaftlicher Techniken und dem

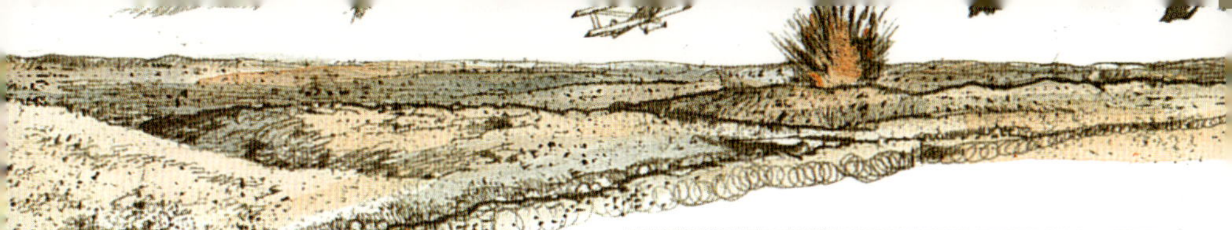

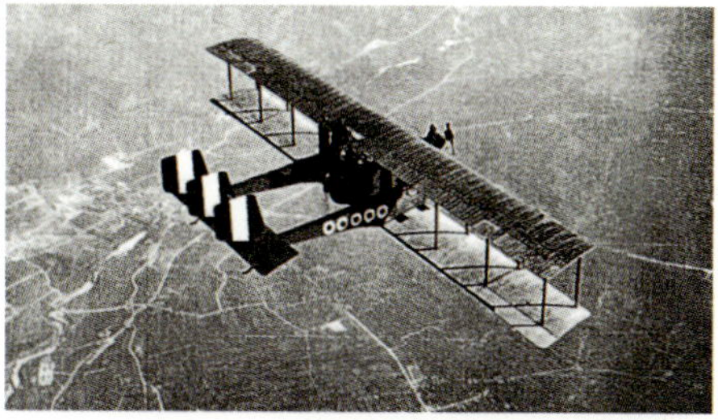

Das Flugzeug
1914 war das Flugzeug als Waffe noch neu, doch seine Einsatzmöglichkeiten wurden im Laufe des Krieges perfektioniert.

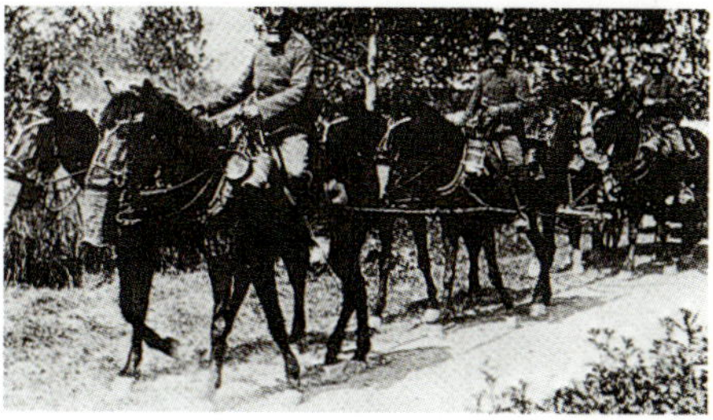

Kampfgase
In Ypern verwendeten die Deutschen zum ersten Mal 1915 Giftgas gegen die Franzosen. Wie auch die anderen größeren Schlachten dauerte diese einige Wochen, ohne dass sich eine Ende abzeichnete.

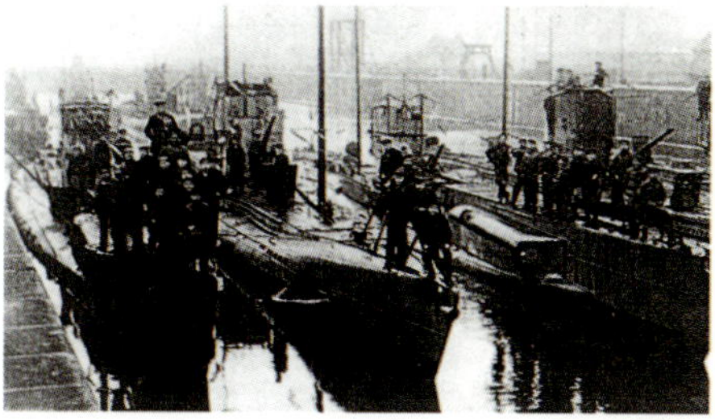

U-Boote
Vor allem Kriegs- und Handelsschiffe wurden von U-Booten angegriffen. 1915 wurde der amerikanische Überseedampfer Lusitania torpediert.

millionenfachen Einsatz von Männern und Frauen von allem Bisherigen unterschied. Das Wesen dieses Krieges wird den weiteren Verlauf des 20. Jahrhunderts nachhaltig beeinflussen.

Russland und die USA

In den Jahren 1916 und 1917 sind Deutsche, Engländer und Franzosen im Westen in Angriffe und Schlachten verwickelt, die einige Monate dauern, wie zum Beispiel in Verdun oder am Fluss Somme.
Im Osten gibt die russische Armee nach einigem Hin und Her Stellungen in Polen und Litauen auf. Im Inneren Russlands macht sich Unzufriedenheit in Form von Aufständen bemerkbar. Flucht und Fahnenflucht mehren sich an allen Fronten. Der Krieg

Die großen Schlachten
In Verdun kam es ab Februar 1916 zehn Monate lang zu einem Blutbad zwischen Deutschen und Franzosen. Von Juli bis September gewannen die Alliierten an der Somme acht Kilometer zurück.

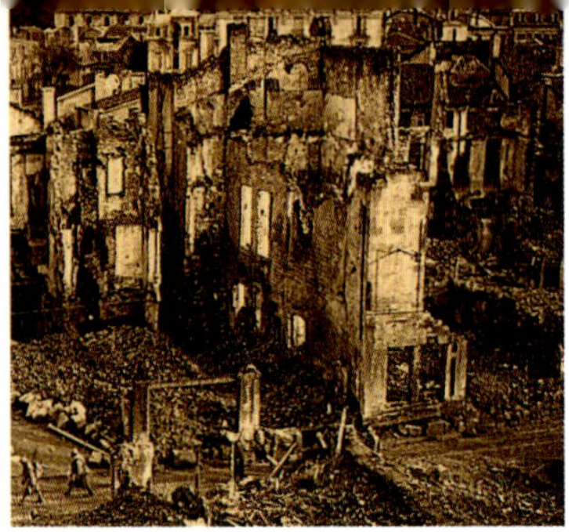

Seeblockade
Engländer und Deutsche hinderten sich gegenseitig an der Versorgung auf dem Seeweg, indem sie feindliche Handelsschiffe versenkten. Eine große Seeschlacht fand Ende Mai/Anfang Juni 1916 in der Nordsee vor dem Skagerrak statt.

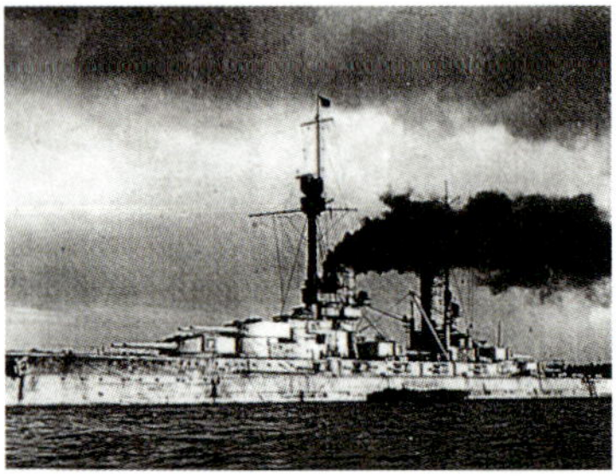

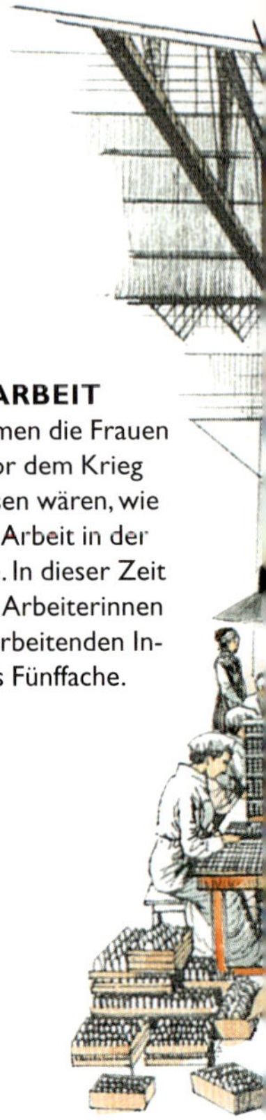

FRAUENARBEIT
Im Krieg übernahmen die Frauen Aufgaben, die vor dem Krieg undenkbar gewesen wären, wie zum Beispiel die Arbeit in der Rüstungsindustrie. In dieser Zeit stieg die Zahl der Arbeiterinnen in der Metall verarbeitenden Industrie um das Fünffache.

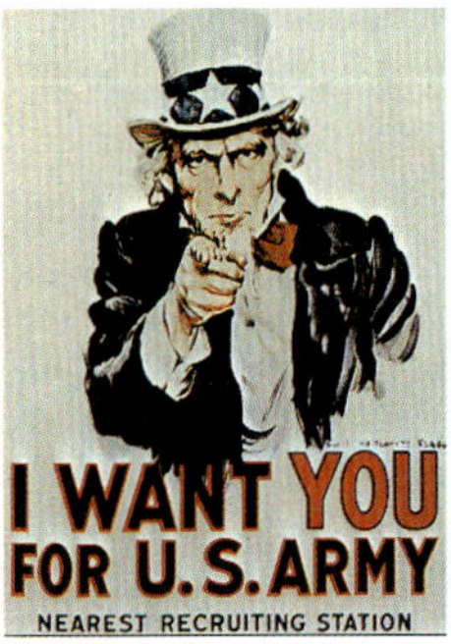
I WANT YOU
FOR U.S. ARMY
NEAREST RECRUITING STATION

Die Intervention der Amerikaner
Im April 1917 griffen die Amerikaner auf Grund des wachsenden öffentlichen Drucks und als Antwort auf die Angriffe der deutschen Schiffsflotte auf Schiffsverbände, die auf dem Weg nach Großbritannien waren, in das Kriegsgeschehen ein.

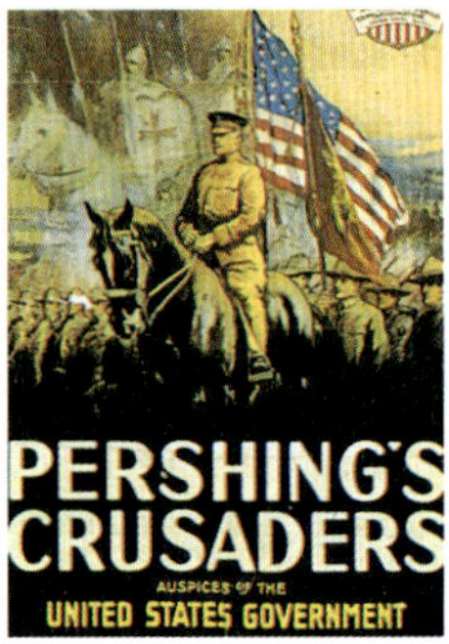
PERSHING'S
CRUSADERS
AUSPICES OF THE
UNITED STATES GOVERNMENT

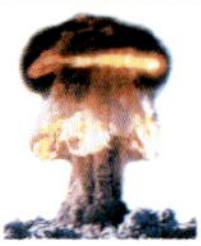

zermürbt die Soldaten körperlich und seelisch. Die Hinrichtungen Aufsässiger werden immer zahlreicher. Müdigkeit und Leid sind 1917 an allen Fronten gegenwärtig, so zum Beispiel in Italien, wo der Rückzug in Caporetto 31 000 Tote und Verletzte und 300 000 Gefangene fordert. Spannungen sind auch in den Nachschubgebieten hinter der Front zu spüren, im Herzen der Gesellschaft der Krieg führenden Staaten.

Zwei neue Ereignisse stellen ein Ende der Tragödie in Aussicht – der Kriegseintritt der USA und die Russische Revolution, die den Rückzug dieses Landes aus dem Krieg vorbereitet. Am 2. April 1917 erklären die USA Deutschland den Krieg. Mehr oder weniger symbolisch folgen Panama, Kuba, Grie-

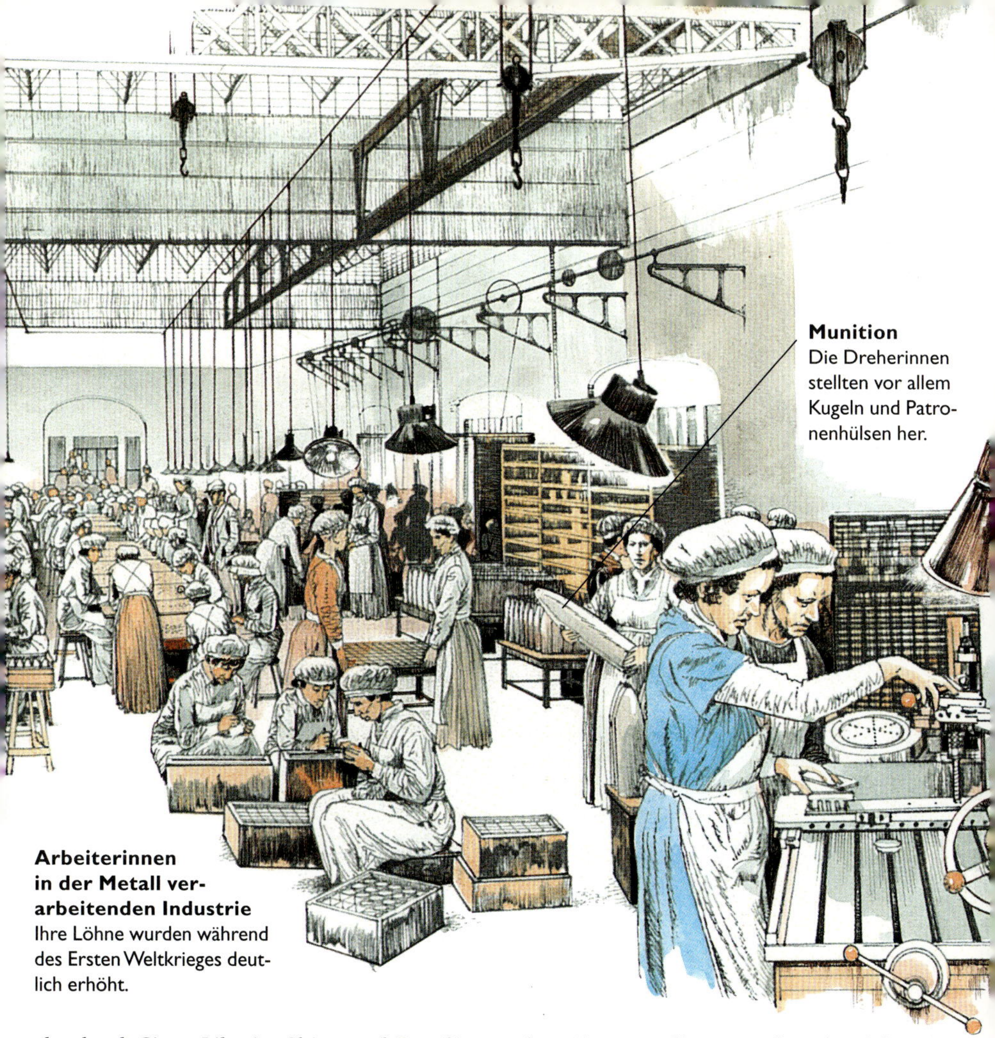

Munition
Die Dreherinnen stellten vor allem Kugeln und Patronenhülsen her.

Arbeiterinnen in der Metall verarbeitenden Industrie
Ihre Löhne wurden während des Ersten Weltkrieges deutlich erhöht.

chenland, Siam, Liberia, China und Brasilien dem Beispiel. Fast alle Kontinente sind in diesem Krieg vertreten, auch das ist neu im 20. Jahrhundert

Nach Abdankung des Zaren infolge der Revolution unterzeichnet die junge kommunistische Regierung Russlands im Dezember 1917 einen Waffenstillstand mit Deutschland und ermöglicht so den deutschen Truppen die verstärkte Ausrichtung nach Frankreich. Im März 1918 starten die Deutschen einen Angriff, der im Juli in der zweiten Marneschlacht abgewehrt wird. Mit einem Gegenangriff leitet der Oberbefehlshaber der alliierten Truppen, Ferdinand Foch, wieder den Bewegungskrieg ein. Am Ende ergeben sich die österreichische und die deutsche Armee an allen

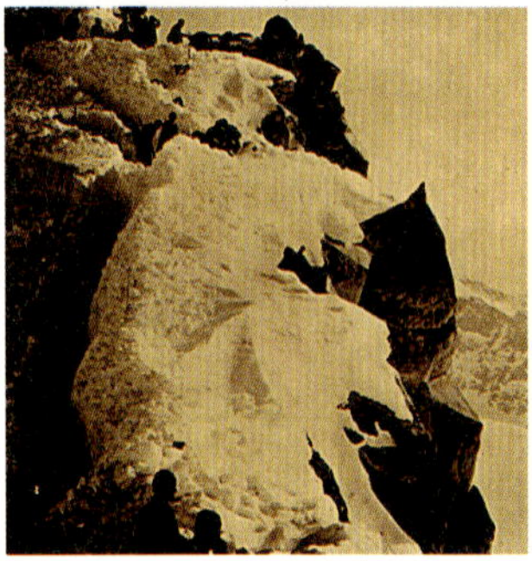

Die italienische Front
Das Kriegsgeschehen spielte sich auch in Berggebieten ab, die als unzugänglich galten. Italiener und Österreicher trafen im östlichen Teil der Alpen aufeinander, auf 1200 bis 3000 Metern Höhe.

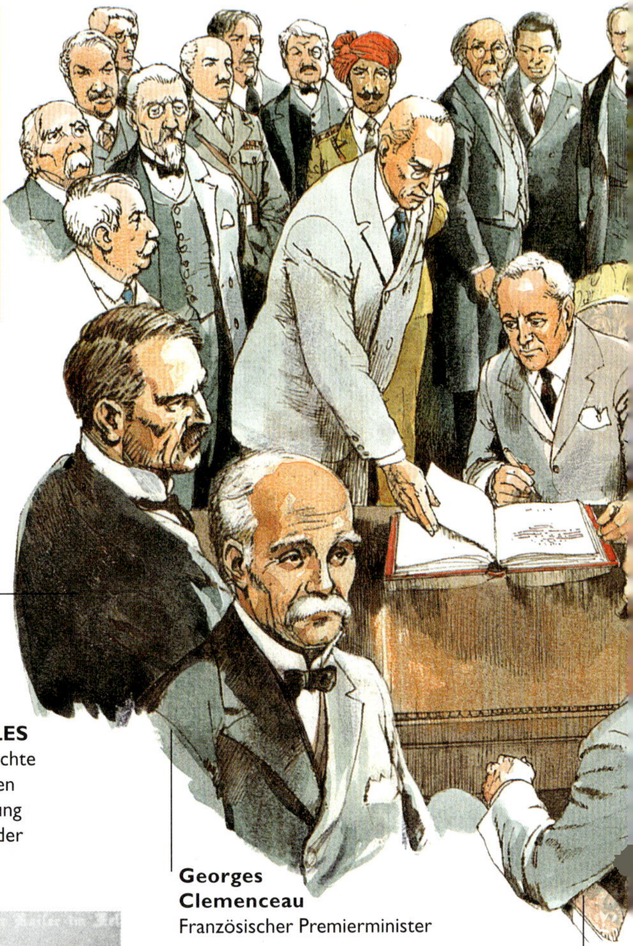

David Lloyd George
Englischer Premierminister

Georges Clemenceau
Französischer Premierminister

DER FRIEDEN VON VERSAILLES
Die Friedenskonferenz der Siegermächte begann am 18. Januar 1919. Es waren 32 Staaten beteiligt, doch die Führung lag in den Händen von Frankreich, der USA und Großbritannien.

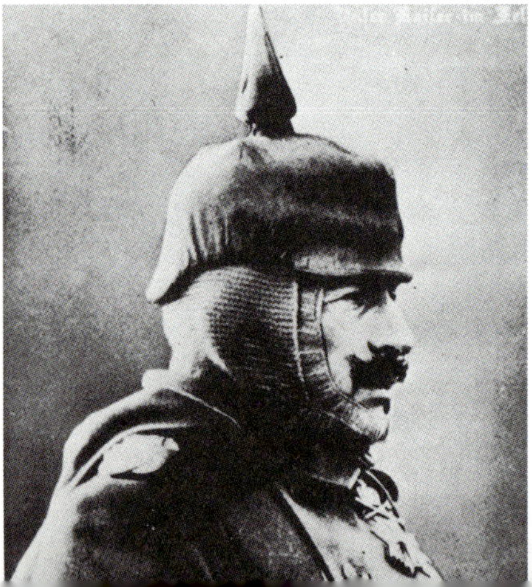

Die Kapitulation der Achsenmächte
Im Sommer 1918 kehrte sich die Situation um. Nach dem Zusammenbruch Österreichs dankte der deutsche Kaiser ab. Am 11. November 1918 wurde der Waffenstillstand in einem Eisenbahnwaggon unterzeichnet.

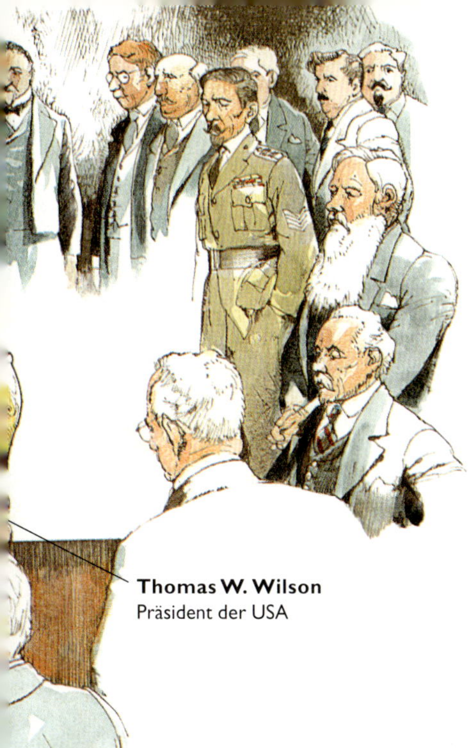

Thomas W. Wilson
Präsident der USA

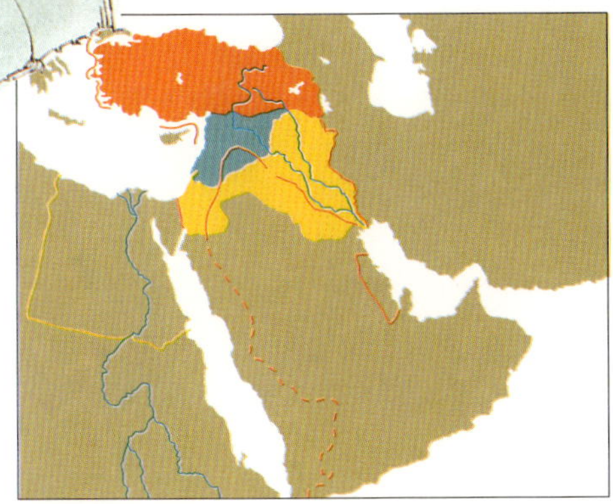

Der Völkerbund
Auf Vorschlag des amerikanischen Präsidenten Wilson wurde die internationale Organisation gegründet. In ihrem Auftrag verwalteten Frankreich (blau) und England (gelb) die ehemaligen Gebiete des osmanischen Reiches (rot) im Vorderen Orient und in Nordafrika. Nur für Ägypten endete die Schutzherrschaft 1922.

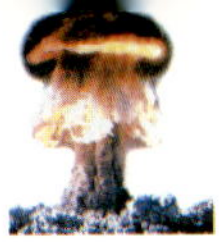

Fronten im Herbst des Jahres 1918, in jeder Hinsicht entmutigt und entwürdigt.

Der Friedensvertrag

Alle vom Krieg betroffenen Völker sehnen sich schon lange nach Frieden. Für einige Großmächte ist der Konflikt eine entscheidende Übergangsphase, die das Ende der alten Welt einleitet. Die Kaiserreiche in Russland, Deutschland und in Österreich-Ungarn lösen sich auf. Nach dem Krieg kommt es in den besiegten Staaten und in einigen siegreichen Ländern, wie zum Beispiel in Italien, zu schweren gesellschaftlichen Auseinandersetzungen. Während in den Krieg selbst Millionen von Menschen verwickelt waren, werden die Friedensbedingungen von wenigen Regierungsmitgliedern der Siegermächte, vor allem der USA, Frankreichs und Englands, festgelegt. Das Osmanische Reich wird aufgelöst, die Friedensbedingungen für Deutschland sind äußerst hart. Es verliert durch den Versailler Vertrag zahlreiche Gebiete, muss erhebliche Reparationszahlungen leisten und auf seine Kolonien verzichten. Die ehemaligen deutschen und osmanischen Besitzungen werden unter Frankreich, Großbritannien, Belgien, Japan, Australien, Neuseeland und der Südafrikanischen Union aufgeteilt.

Die Russische Revolution von 1917

Nach den Unruhen im Jahre 1905 befindet sich Russland im Umbruch. Im alten Zarenreich keimen zaghafte Ansätze zu einer freiheitlich orientierten Politik. Die Bauern bereiten den Aufstand vor, die Armee ist kaum noch kontrollierbar, die wachsende industrielle Entwicklung stärkt die Arbeiterklasse in den Städten. Der Krieg bringt die ohnehin angespannte Lage vollkommen

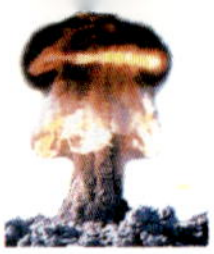

ins Wanken. Die Abhängigkeit der russischen Wirtschaft vom Westen wird deutlich. Die russischen Dienstleistungen und Transportmittel als Grundlage von Wirtschaft und Handel sind unzureichend. Militärische Niederlagen entmutigen das Volk, das stockende Wirtschaftsleben und Hungersnöte schüren den Aufstand. In Sankt Petersburg, der Hauptstadt des Reiches, bricht im Februar 1917 spontan eine Revolution aus. Streiks und Demonstrationen werden Tag für Tag intensiver und enden in einem Generalstreik. Die Armee unterdrückt die Unruhen nicht, sondern stellt sich auf die Seite der Aufständischen. Im Sowjet (Rat) der Stadt wählen Arbeiter und Soldaten ihre Abgeordneten. Eine Abordnung von Berufsrevolutionären kontrolliert diese Versammlung, in der lebhaft diskutiert wird. Zar Nikolaus II. wird von der russisch-orthodoxen Kirche im Stich gelassen und dankt im Zuge der Februarrevolution ab. Eine Übergangsregierung soll vorläufig die Umgestaltung Russlands in eine parlamentarische Demokratie nach westlichem Vorbild vorbereiten. In der Zwischenzeit geht der Krieg weiter, doch Meuterei ist an der Tagesordnung. Die Bauern erheben sich überall und besetzen aus Protest Ländereien.

Eine kleine, extrem links orientierte Gruppe, die Bolschewistische Partei, angeführt von Wladimir Iljitsch Uljanow, genannt Lenin, spielt ab Juli 1917 eine entscheidende Rolle. Das Programm, das Lenin nach seiner Rückkehr aus der Verbannung vorstellt, hat das Ziel, dem Krieg ein Ende zu setzen, die Ländereien zu verstaatlichen und die Macht der Sowjets einzuführen (die sich mittlerweile auch in anderen Städten des Reiches gebildet haben). Am 25. Oktober (der 7. November für den im Westen geltenden Ka-

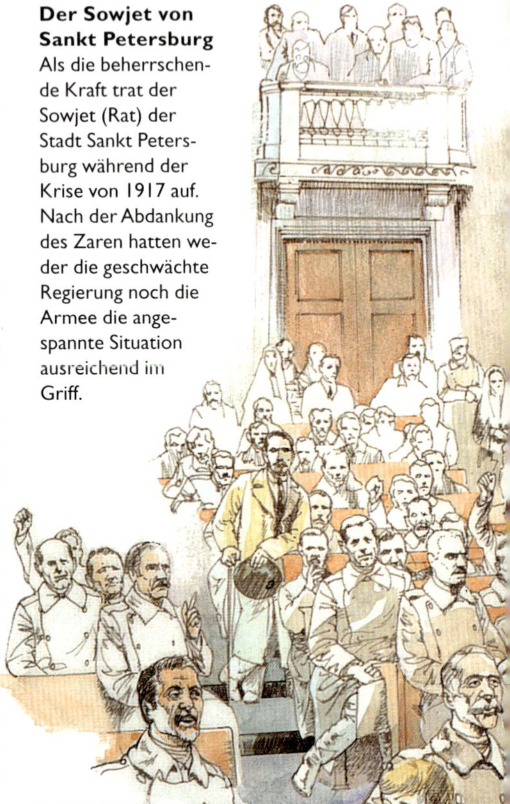

Der Sowjet von Sankt Petersburg
Als die beherrschende Kraft trat der Sowjet (Rat) der Stadt Sankt Petersburg während der Krise von 1917 auf. Nach der Abdankung des Zaren hatten weder die geschwächte Regierung noch die Armee die angespannte Situation ausreichend im Griff.

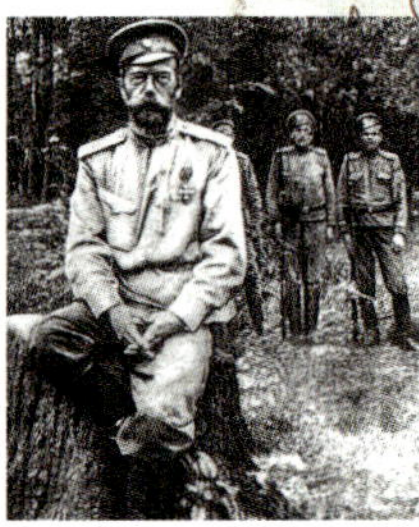

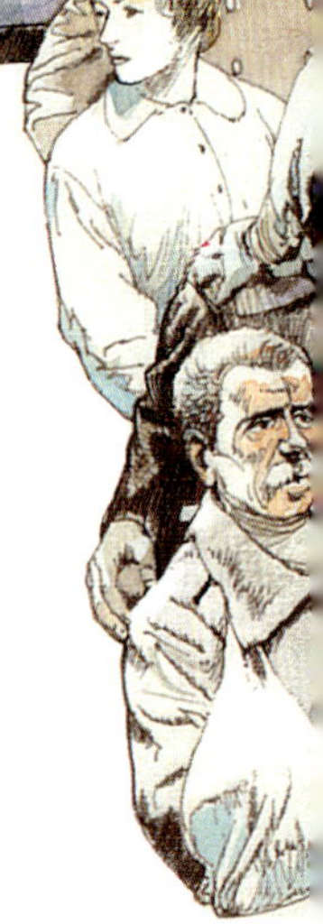

Der Zar
Nikolaus II. Romanow wurde von den Bolschewiken als blutrünstig bezeichnet, weil er für den »Blutsonntag« 1905 verantwortlich war. Er wurde mit seiner Familie 1918 ermordet.

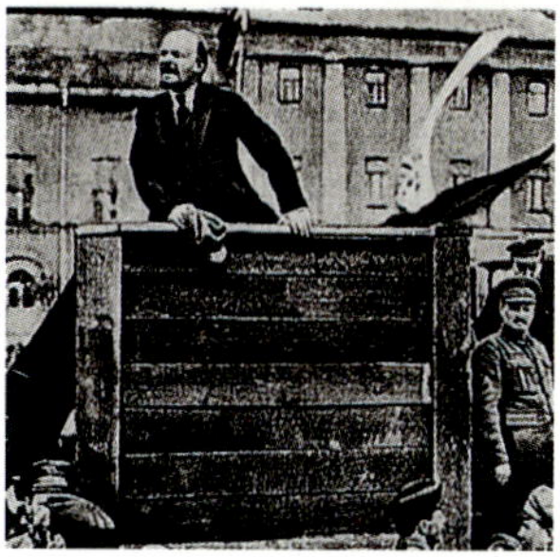

Lenin bereitete geschickt die Oktoberrevolution vor und setzte die Herrschaft der Arbeiterklasse in Form der Bolschewistischen Partei gegen die Regierung durch.

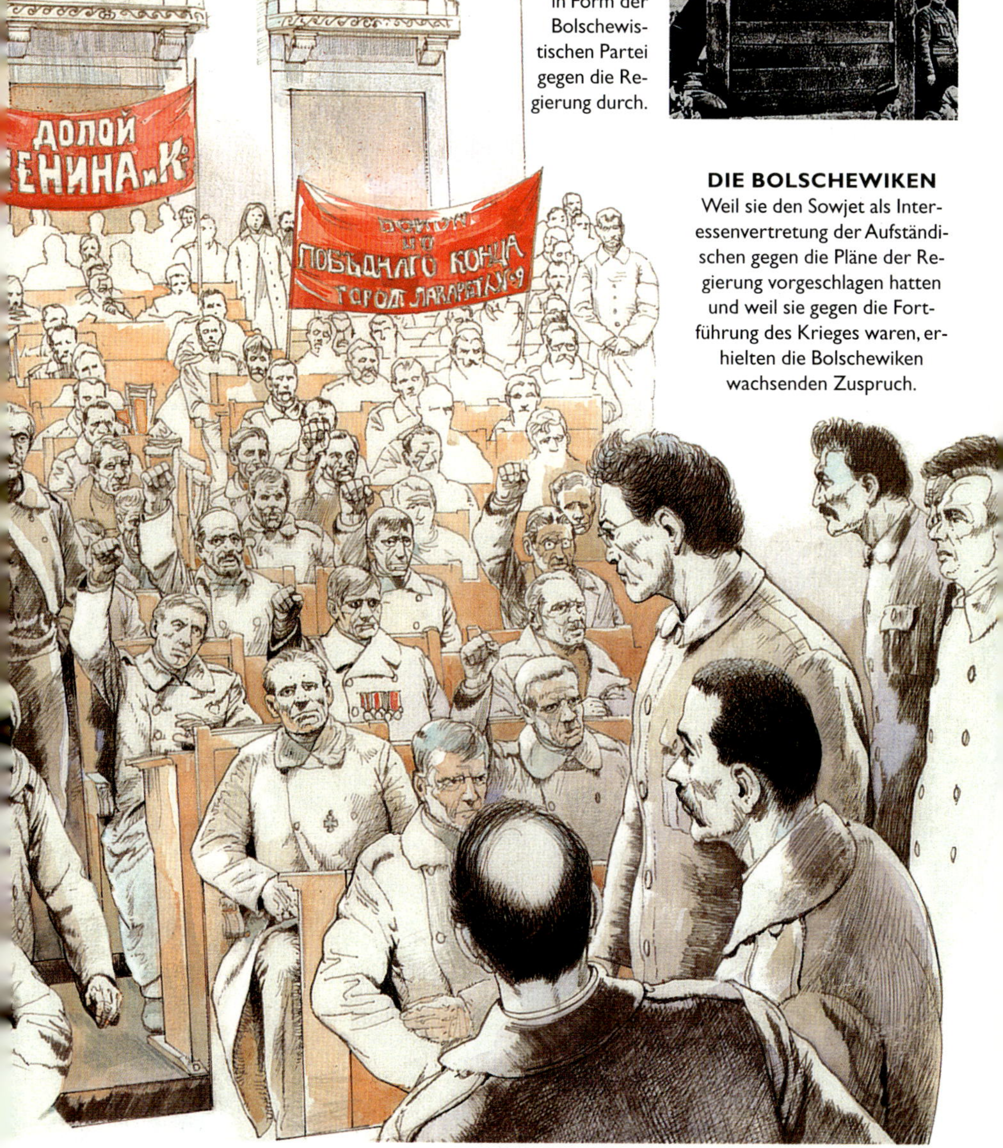

DIE BOLSCHEWIKEN

Weil sie den Sowjet als Interessenvertretung der Aufständischen gegen die Pläne der Regierung vorgeschlagen hatten und weil sie gegen die Fortführung des Krieges waren, erhielten die Bolschewiken wachsenden Zuspruch.

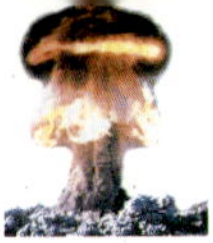

lender) bricht der vom Zentalrat der Bolschewiken ausgerufene Aufstand aus. Der Winterpalast, Sitz der vorläufigen Übergangsregierung, wird ohne große Mühe erobert. Am Tag darauf erklärt Lenin die Machtübernahme durch das so genannte Proletariat – die Arbeiterklasse.

Es ist die erste sozialistische Revolution im 20. Jahrhundert und in der Geschichte. Allerdings findet sie nicht in einem industrialisierten Land statt, wie es im 19. Jahrhundert der Gründer des wissenschaftlichen Sozialismus, der jüdisch-deutsche Philosoph Karl Marx, behauptet hatte. Nach der marxistischen Vorstellung erschweren in einem Industriestaat die in Privatbesitz befindlichen Produktionsmittel die Entwicklung und das Wachstum von Wohlstand, somit sei es erforderlich, Produktionsmittel in das Eigentum des Staates zu überführen. Russland aber ist ein rückständiges Land. Nach dem Frieden mit Deutschland von 1918 und dem Kriegsende in Europa ist es zudem politisch isoliert. Es wird von den liberalen Regierungen der Welt mit Miss-

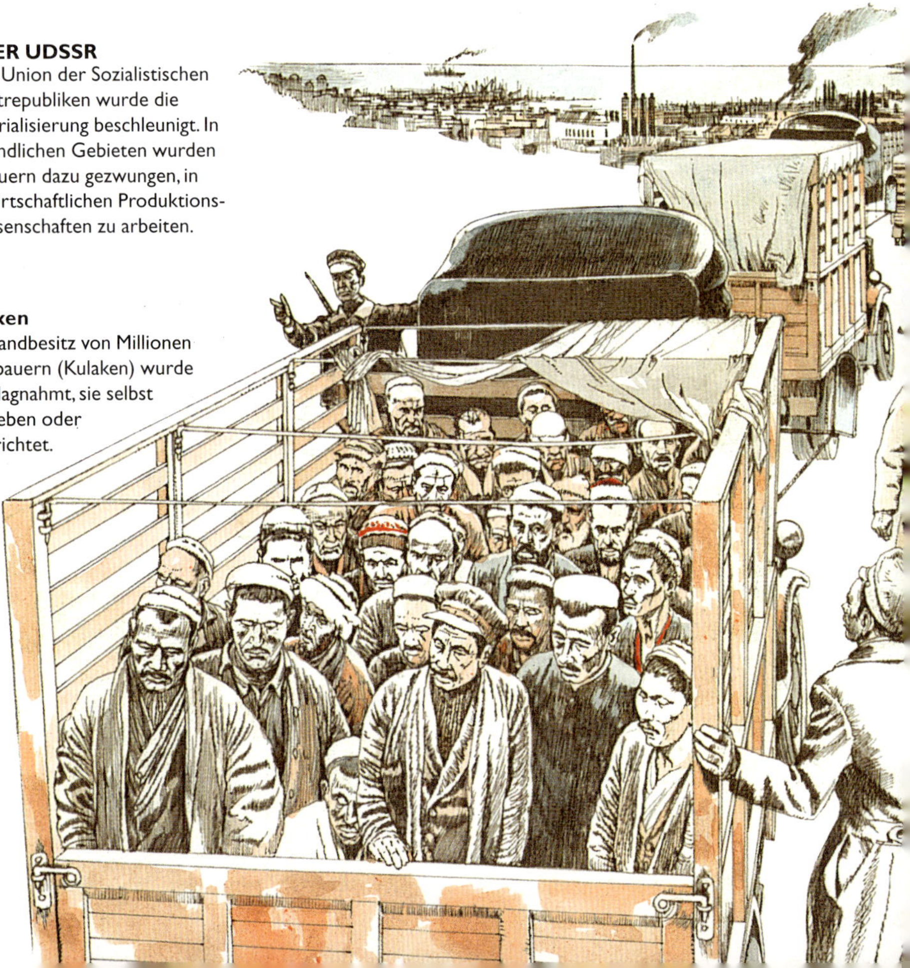

IN DER UDSSR
In der Union der Sozialistischen Sowjetrepubliken wurde die Industrialisierung beschleunigt. In den ländlichen Gebieten wurden die Bauern dazu gezwungen, in landwirtschaftlichen Produktionsgenossenschaften zu arbeiten.

Kulaken
Der Landbesitz von Millionen Großbauern (Kulaken) wurde beschlagnahmt, sie selbst vertrieben oder hingerichtet.

trauen und Feindseligkeit betrachtet. Obwohl die sozialistischen Parteien Europas nach dem Krieg einen Aufschwung erleben, inbesondere in Deutschland, kann sich die Idee von der Herrschaft des Proletariats nirgendwo sonst durchsetzen. Das Zarenreich wird von den Bolschewiken in eine Republik, die UdSSR, umgewandelt. Diese Union ist nun ein großer Vielvölkerstaat, der ein Sechstel der Erdoberfläche umfasst.

Der neue Staat unternimmt ungeheure Anstrengungen für eine Industrialisierung, die große Opfer und erschreckende Probleme für Land und Bauern mit sich bringt. Nach Lenins Tod 1924 setzt der neue Parteivorsitzende Josef Stalin strenge Entwicklungsprogramme für die Schwerindustrie (Waffen und Maschinen) durch sowie Pläne für die Zwangsenteignung von privatem Landbesitz. Er unterdrückt mit Gewalt politische Gegner und lässt viele Führungskräfte in der Wirtschaft und im Militär festnehmen. Von 1936 bis 1939 verfolgt Stalin mit brutalem Terror die Durchsetzung sozialistischer Ziele. Um die Massen einzuschüchtern, werden Todesurteile verhängt.

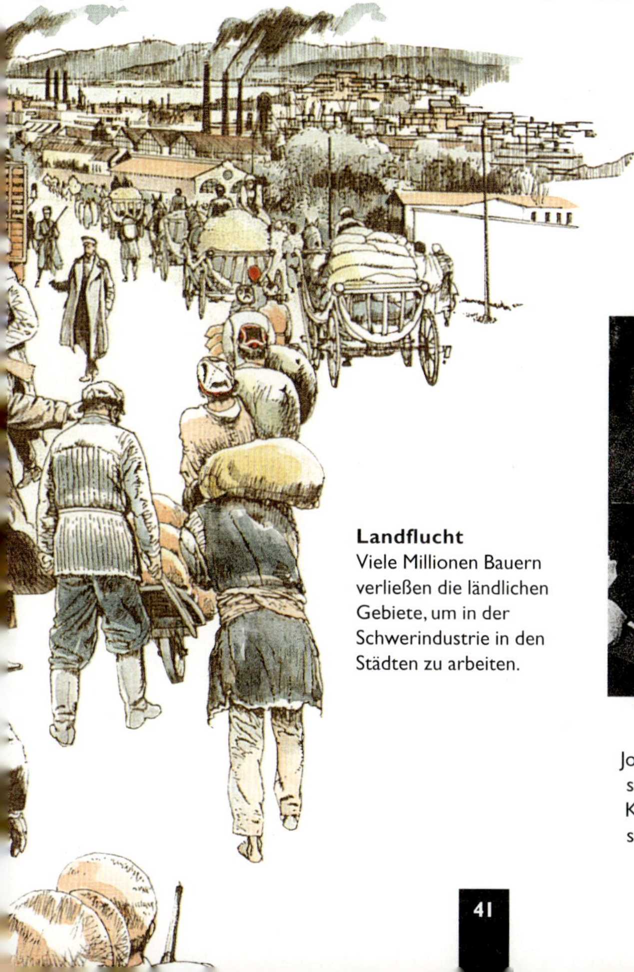

Odessa
Im Hafen dieser aufstrebenden Industriestadt wurde das Getreide auf Schiffe verladen. Es war das einzige Zahlungs- und Tauschmittel für den Einkauf von Maschinen und Lizenzen aus dem Westen, die notwendig waren für die Entwicklung der sowjetischen Industrie.

Landflucht
Viele Millionen Bauern verließen die ländlichen Gebiete, um in der Schwerindustrie in den Städten zu arbeiten.

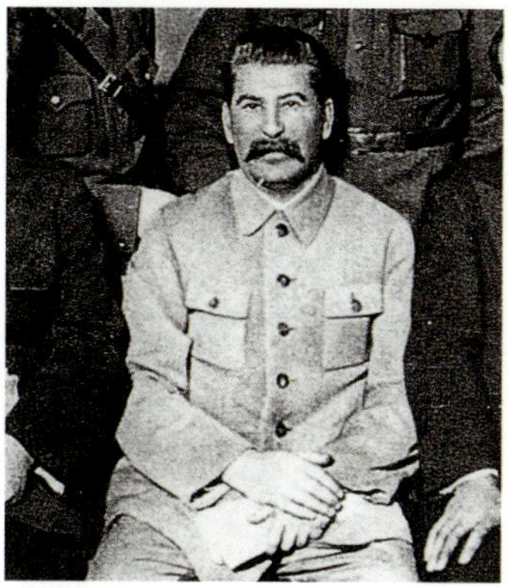

Stalin
Josef Wissarionowitsch, genannt Stalin, schaltete rücksichtslos alle politischen Konkurrenten aus und betrieb gewaltsam und auf Kosten von Millionen von Menschenleben die Umwandlung der UdSSR in ein Industrieland.

DIE WELTWIRTSCHAFTSKRISE

Eine Ursache für die Große Wirtschaftskrise von 1929 war die Überproduktion von Waren im Vergleich zur Kaufkraft. Länder, die Nahrungsmittel produzierten, konnten sie nicht mehr gegen Wirtschaftsgüter aus den Industriestaaten tauschen. Es sammelte sich eine riesige Menge an Überschussware an.

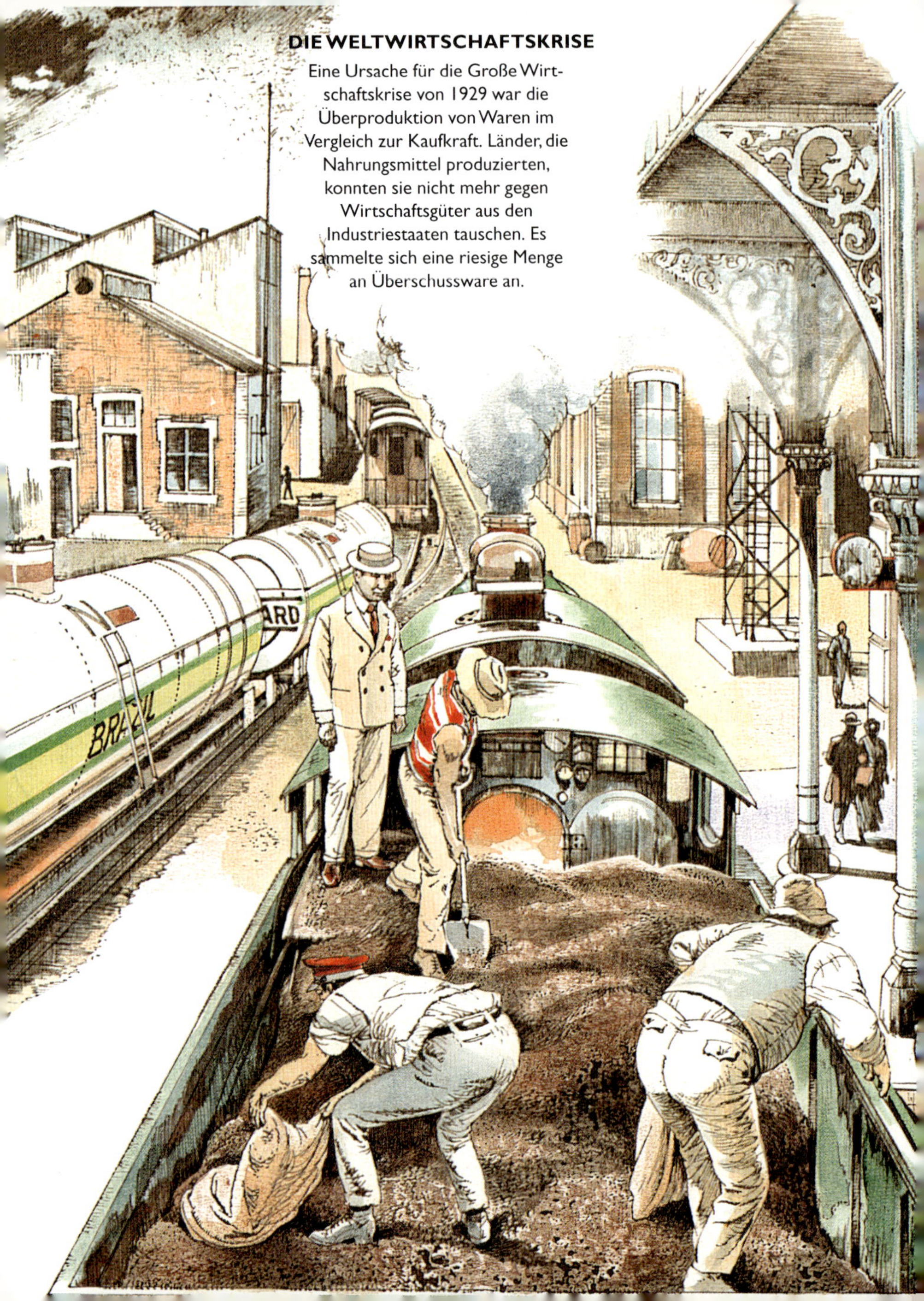

Rückgang des internationalen Handels
Zwischen 1929 und 1931 ging der Welthandel um ein Drittel zurück. Viele Länder verzichteten auf die Möglichkeit, ihre Währungen in Gold umzutauschen.

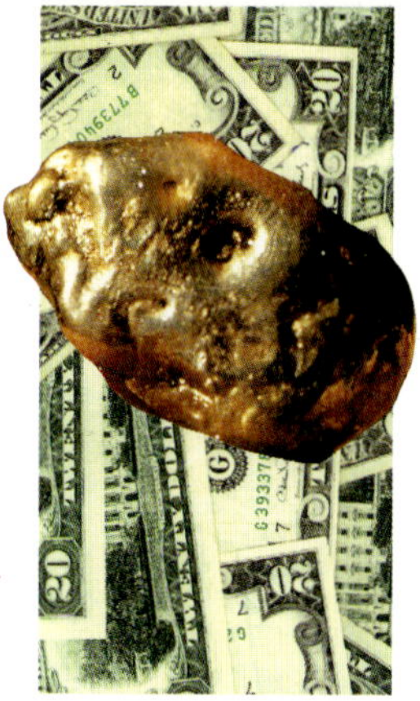

Empire State Building
Mit 381 Metern war es einige Jahrzehnte das höchste Gebäude der Welt. Es wurde in New York in den Jahren der Wirtschaftskrise erbaut, war jedoch ein Symbol für die üppigen 1920er Jahre in den Vereinigten Staaten von Amerika.

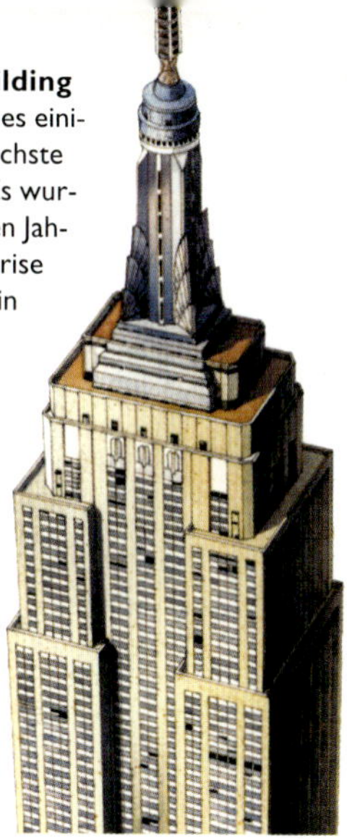

Krise in Europa
In England und Deutschland kam es zu schweren gesellschaftlichen Unruhen. In ganz Europa breiteten sich Hunger und Armut aus. Am meisten schien Deutschland betroffen zu sein, wo die Krise schließlich zur Machtergreifung der Nationalsozialisten führte.

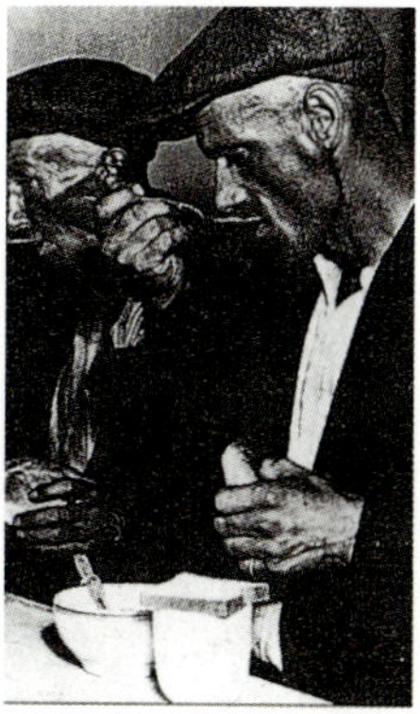

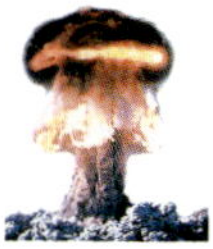

Kaffee
Das wichtigste Erzeugnis der brasilianischen Wirtschaft wurde zu unverkaufter Überschussware. An Stelle von Kohle verwendete man Kaffee, um die Lokomotiven zu betreiben.

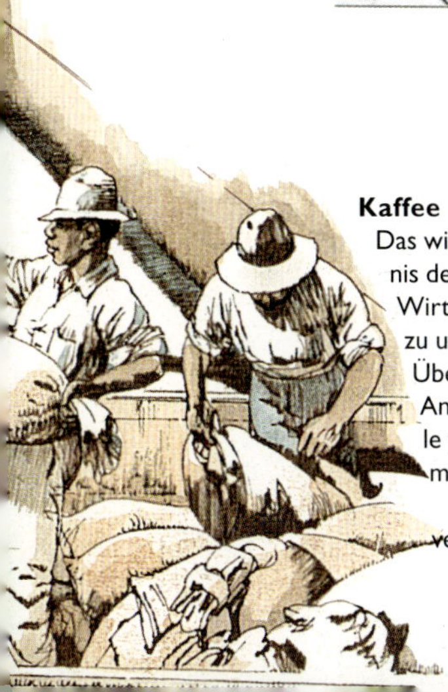

Die Weltwirtschaftskrise

Die Zwangsenteignung russischer Bauern brachte nicht den gewünschten Erfolg, doch die Anstrengungen für die Industrialisierung und der starke Einsatz für mehr Bildung ermöglichen der UdSSR zwischen 1929 und 1940 eine enorme Steigerung ihrer Produktion. Der Tyrann Stalin will gewaltsam den Rückstand aufholen, der dem Zarenreich ewige Niederlagen eingebracht hatte.
Gleichzeitig erlebt die Wirtschaft im industrialisierten Westen aus dem Wohlstand der 1920er Jahre ein böses Erwachen. Die Ursachen dafür liegen in den immer stärker miteinander verflochtenen Handelsbeziehungen der Länder. Ereignisse in einem wichtigen Bereich der Weltwirtschaft haben Auswirkung auf alle anderen Bereiche. Die amerikanische Wirtschaft hat seit dem Ende des Ersten Weltkriegs eine Vorrangstellung und zwar nicht nur wegen der starken Steigerung ihrer Produktion und

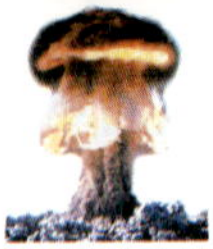

wegen des dadurch erreichten Wohlstands der amerikanischen Gesellschaft, sondern auch weil die USA zum Geldgeber für die ganze Welt geworden sind. Amerikanisches Kapital ist überall in Europa vertreten. Frankreich zum Beispiel ist bei den Vereinigten Staaten von Amerika verschuldet. Sie wollen ihre Schulden durch Einnahmen aus den hohen Reparationszahlungen decken, die der Friedensvertrag Deutschland auferlegt hat. Inzwischen wird die deutsche Wirtschaft aber auch durch amerikanische Finanzmittel unterstützt. In den 1920er Jahren erleben die USA eine Blütezeit, die Roaring Twenties (turbulente Zwanziger). Handel und Produktion sind erfolgreich. Es zeichnet sich eine zunehmende Verflechtung von Wirtschaftsbeziehungen ab.

Ausgerechnet an der großen Produktionsleistung aber liegt es, dass die Bevölkerung nicht all das kaufen kann, was in der Industrie hergestellt wird. Zwei Probleme tun sich auf: zum einen übersteigt die Produktion von Waren die Nachfrage der Käufer, zum anderen wird zunehmend Geld in riskanten Geschäften angelegt.

Von der Entwicklung an den Aktienbörsen machen die Anleger ihr Schicksal abhängig. Sie riskieren Geld, indem sie Wertpapiere von Industrie- und Handelsgesellschaften kaufen und auf deren Wertsteigerung hoffen. Die Börse an der Wall Street in New York ist die wichtigste der Welt. Dort kommt es am 29. Oktober 1929 zu einem gewaltigen Sturz der Aktienkurse. Von den sich daraus entwickelnden Problemen der amerikanischen Industriebetriebe bis zur

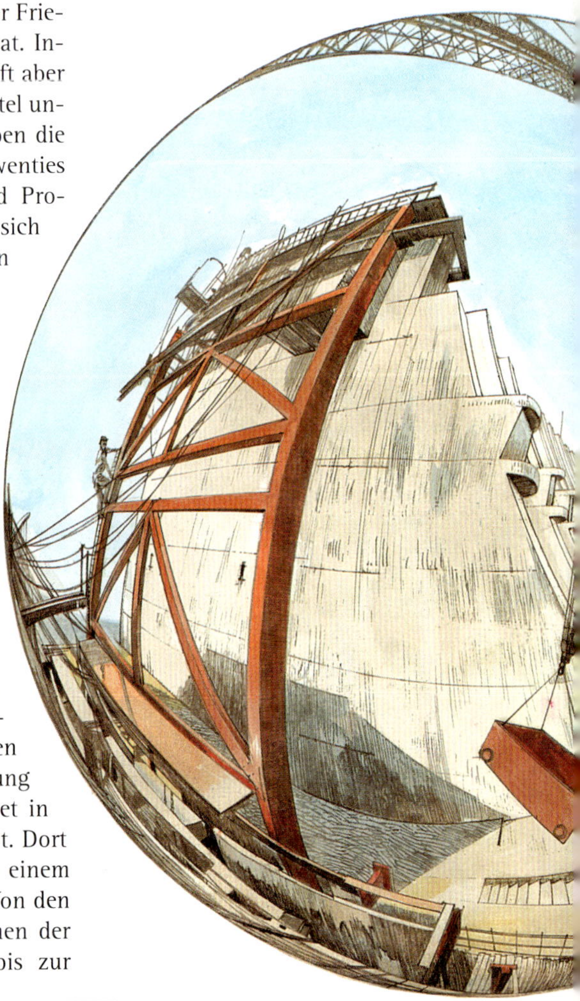

GEGEN DIE WIRTSCHAFTSKRISE
Im März 1933 wurde der Demokrat Franklin Delano Roosevelt Präsident der USA. Er führte den *New Deal* (den neuen Kurs) gegen Arbeitslosigkeit und wirtschaftlichen Stillstand ein.

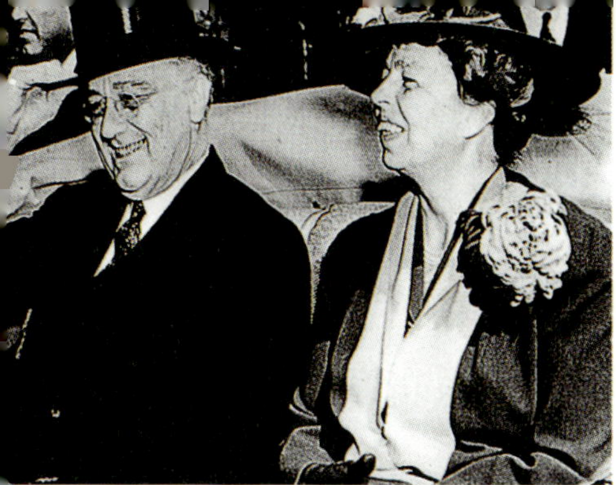

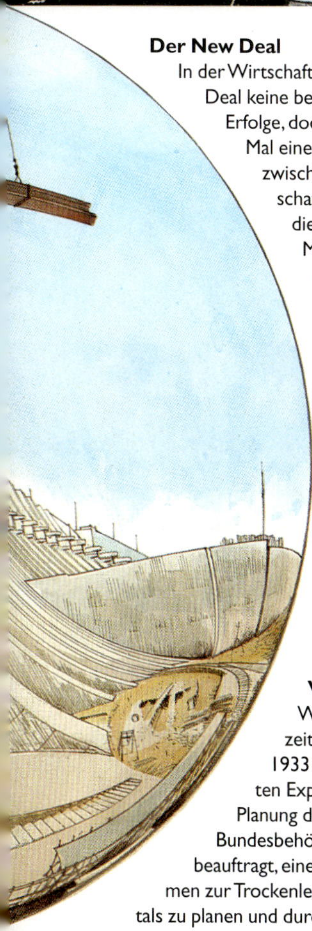

Der New Deal
In der Wirtschaft hatte der New Deal keine besonders großen Erfolge, doch fand zum ersten Mal eine Zusammenarbeit zwischen Staat und Gesellschaft statt. Das Ziel war die Regulierung des Marktes und die Förderung der Entwicklung. Roosevelt gründete neue öffentliche Einrichtungen.

Die Tennessee Valley Authority
Während der Amtszeit Roosevelts wurde 1933 eines der wichtigsten Experimente sozialer Planung durchgeführt. Eine Bundesbehörde wurde damit beauftragt, eine Reihe von Maßnahmen zur Trockenlegung des Tennesseetals zu planen und durchzuführen.

Krise des Wirtschafts- und Gesellschaftssystems und weiter bis zur Weltwirtschaftskrise ist es nun nur noch ein kleiner Schritt. Das amerikanische Kapital in Europa strömt zurück in die USA. Der internationale Handel gerät in eine Krise, die Preise der wichtigsten Artikel des täglichen Bedarfs, die der Nahrungsmittel, mit denen ein großer Teil der Welt, zum Beispiel Argentinien, Brasilien, Indien und Niederländisch-Indien andere Länder beliefert, stürzen ins Bodenlose und die enormen Vorräte werden nicht mehr verkauft. Banken werden zahlungsunfähig, Fabriken schließen, es kommt zu Geldabwertung und vor allem zum Anstieg der Arbeitslosigkeit. Der Zusammenbruch scheint unaufhaltsam und endgültig, tritt aber gücklicherweise nicht ein. Die Talsohle ist 1933 durchschritten, doch die Auswirkungen werden noch im weiteren Verlauf des 20. Jahrhunderts spürbar sein.

Roosevelt und der New Deal

Die erste Folge der Krise von 1929 ist eine Neuerung in der amerikanischen Politik, die der neue Präsident Franklin D. Roosevelt eingeleitet hat. Der Staat soll nun die Rolle eines aktiven Vormunds übernehmen, er soll die Wirtschafts- und Finanzwelt überwachen, Lohnverhandlungen garantieren, Maßnahmen zur Begrenzung der Arbeitslosigkeit und eine Sozialversicherung zum Schutz der amerikanischen Arbeiter fördern. Ein weiteres Ziel des so genannten New Deal ist der Schutz der Verbraucher und die Schaffung von Kaufanreizen durch Beschäftigung. Ein Wirtschaftssystem kann nur dann bestehen, wenn man auch die richtigen Bedingungen für den Verkauf der hergestellten Waren

OLYMPISCHE SPIELE IN BERLIN 1936

Unter den verächtlichen Blicken von Hitler und Funktionären seiner Partei gewann der Afroamerikaner Jesse Owens vier Goldmedaillen und widerlegte somit das nationalsozialistische Trugbild von der Überlegenheit der so genannten arischen Rasse.

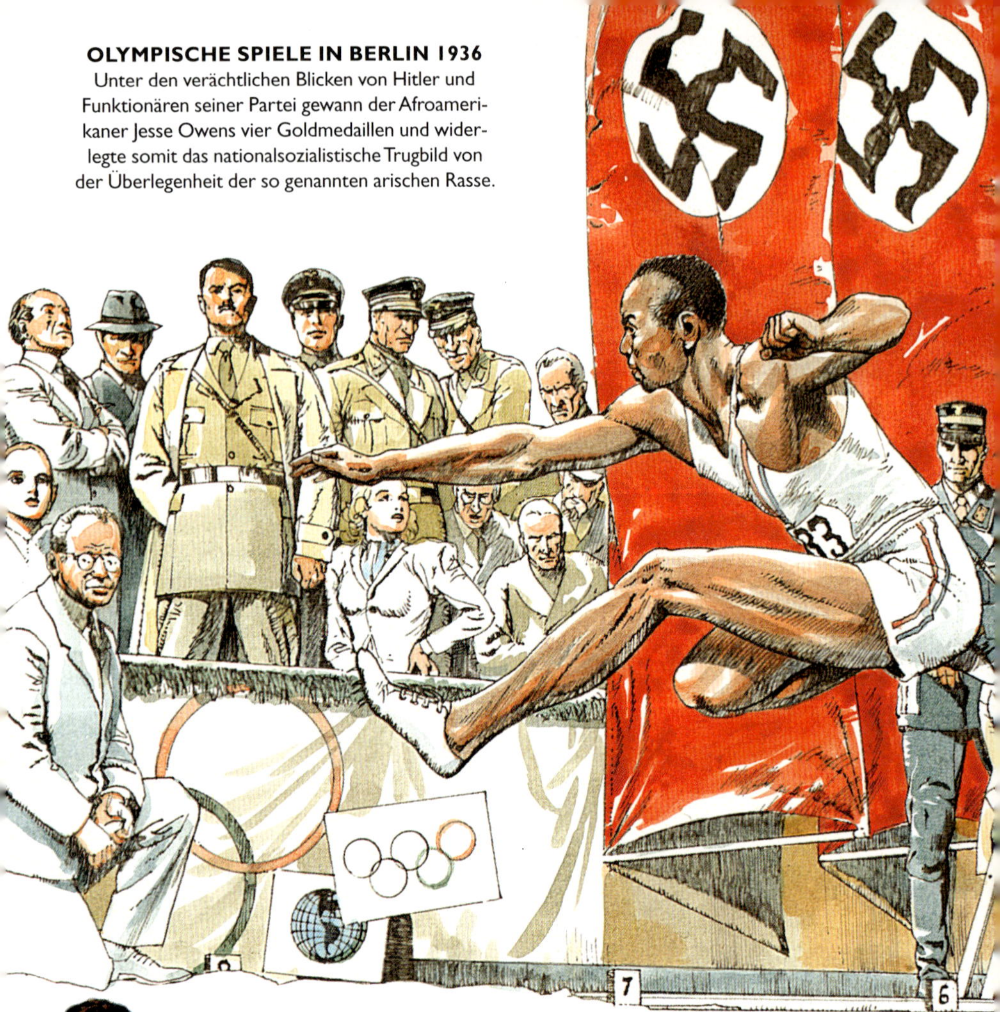

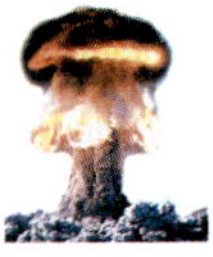

schafft. Aber erst der große Bedarf des Staates an Waffen für die Wiederaufrüstung ab 1939 verhilft der Industrie zum Aufschwung und so zur ersehnten Krisenbewältigung.

Hitler und der Nationalsozialismus

Die äußerst negativen Auswirkungen der Wirtschaftskrise von 1929 auf Deutschland begünstigen die Ausbreitung des Nationalsozialismus. Sein Anführer, Adolf Hitler, hatte eine Bewegung gegründet, die das deutsche Volk als »arische Rasse« zur Einheit ermahnt, und zwar auf den Grundlagen einer völlig wirren biologischen Auffassung von Rasse, einer extremen Judenfeindlichkeit und einer gegen Juden und Slawen gerichteten Politik. Im Laufe der

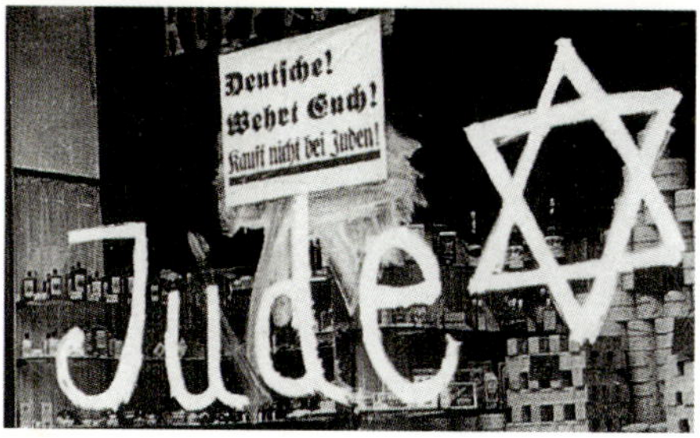
Deutsche!
Wehrt Euch!
Kauft nicht bei Juden!
Jude

Die Judenverfolgung
Das Regime Hitlers beschuldigte die Juden, sich gegen den Staat zu verschwören. Zuerst wurden ihre Geschäfte gemieden, dann wurde ihnen ihre Staatsbürgerschaft genommen. Viele wurden so gezwungen, ihr eigenes Land zu verlassen.

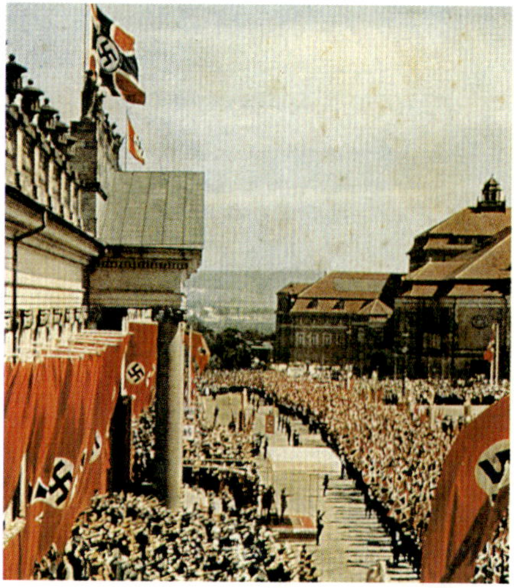

Die Aufmärsche der Nationalsozialisten
Die Wiederaufrüstungspolitik Deutschlands unter Hitler schuf Arbeitsplätze. Das Regime gewann an Zustimmung. Große und spektakuläre Aufmärsche unterstrichen seine Macht und verhalfen ihm zu großer Popularität.

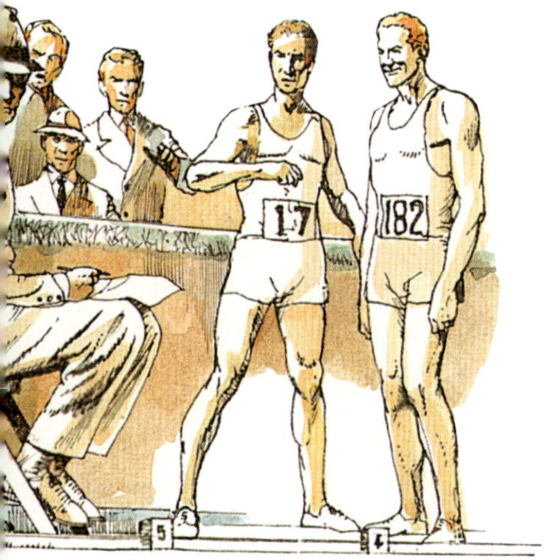
17
182

1920er Jahre bekommt der Nationalsozialismus großen Zulauf, vor allem weil er aus Volk und Führer eine »mystische« Einheit machen will. Die wachsende Arbeitslosigkeit trägt zur Verbreitung der Ideen Hitlers nach 1930 bei und findet besonders viel Zustimmung unter den Arbeitern, die keine Stelle haben. Geschickt sucht und erreicht Adolf Hitler eine Einigung mit der deut-

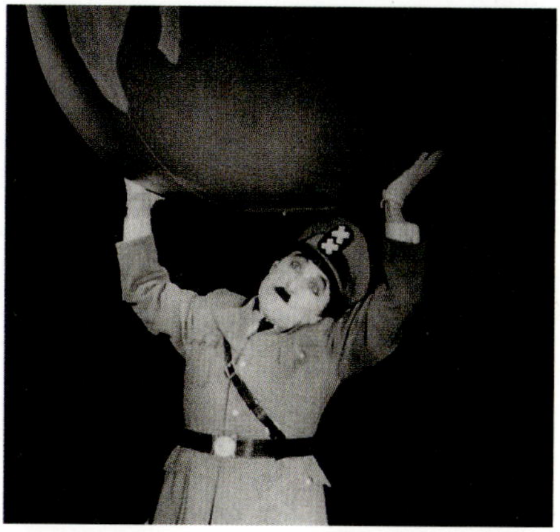

Charlie Chaplins Sarkasmus
Als einer der bedeutendsten Darsteller der Filmgeschichte drehte Charlie Chaplin 1940 den Film *Der große Diktator*, eine bissige Karikatur über Hitlers Größenwahn.

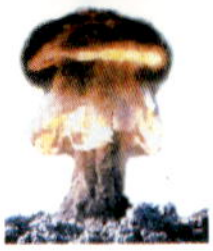

schen Armee und ebnet so endgültig den Weg für die Bildung des nationalsozialistischen, totalitären (sich alles unterwerfenden) Staates unter seiner Gewaltherrschaft (1933).

Die Freiheitsbewegungen

Ab der zweiten Hälfte des 19. Jahrhunderts hat die wirtschaftliche Entwicklung der westlichen Länder Auswirkungen auf fast alle Teile der Erde. Auch die Weltwirtschaftskrise von 1929 bis 1933 beeinflusst das politische Leben, die Unabhängigkeitsbestrebungen und das Aufbegehren gegen die Großmächte in vielen Regionen der Welt. Nach der weltweit gültigen Rollenverteilung wirtschaftlicher Abhängigkeit dieser Jahre liefern die Kolonien Rohstoffe

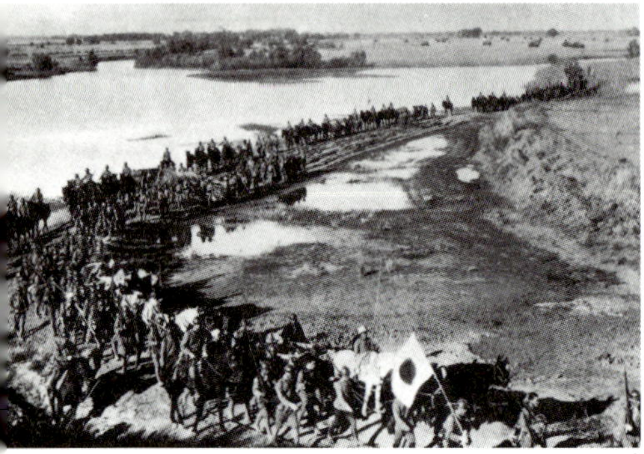

Japan
Unter dem Druck der Weltwirtschaftskrise reagierten die Militärs, indem sie ihre politische Macht ausbauten. 1931 griffen sie China an und besetzten die Mandschurei.

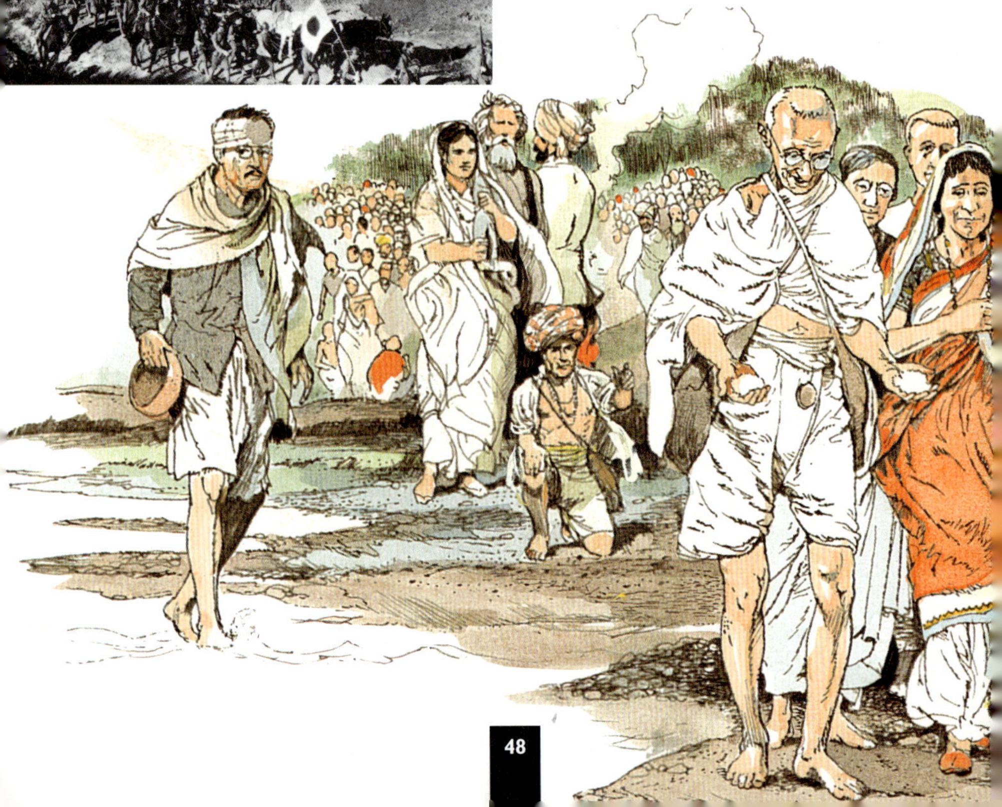

für die Industrie und für die Energieproduktion der Kolonialherren. Das gilt ebenso für die Erzeugnisse der Landwirtschaft und die Viehzucht. Um die Erträge in den Kolonien noch weiter zu steigern, investieren die tonangebenden Länder Geldmittel in Form von Anleihen und bauen Verkehrswege und Dienstleistungen aus. In den 1930er Jahren hat der Westen die eindeutige Vorrangstellung in der Industrie. Die einzige Ausnahme bildet Japan. Das Land der aufgehenden Sonne befindet sich nicht nur auf dem Weg zu einer führenden Industrienation, sondern verbreitet seine industriellen Produktionsverfahren auch in Korea, in der Mandschurei und in Taiwan – in den Kolonien also, die seiner wachsenden Macht unterliegen.

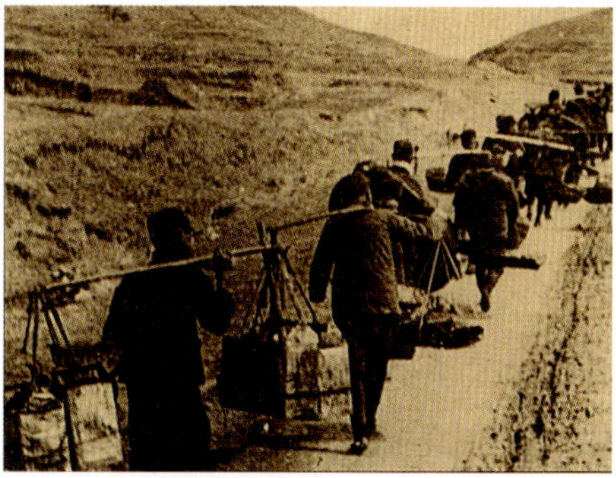

Mao Zedong
Um der Unterdrückung durch die Nationalisten von Tschiang Kaischek zu entkommen, unternahm Mao (rechts) 1934 und 1935 den Langen Marsch mit 100 000 Kommunisten über 9 000 Kilometer. Dann trat er dem Eindringling Japan entgegen.

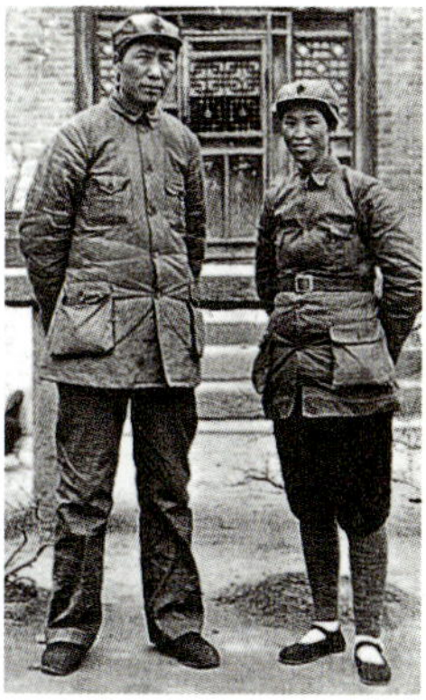

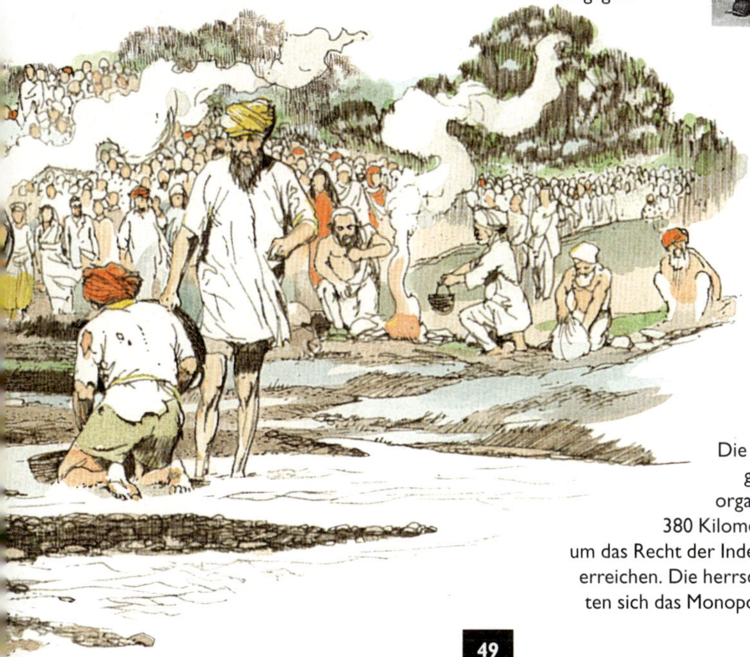

Gandhi
Die Inder verehrten diesen großartigen Mann. 1930 organisierte er den großen, 380 Kilometer langen Salzmarsch, um das Recht der Inder auf Salzgewinnung zu erreichen. Die herrschenden Engländer hatten sich das Monopol selbst zugeschrieben.

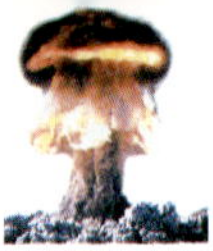

Das Aufbegehren gegen die Großmächte geht in den Ländern unter kolonialer Herrschaft von einer Minderheit in der Bevölkerung aus, die der westlichen Kultur nahe steht. Sie versucht zwei Ziele in Einklang zu bringen: das Land zu modernisieren und die große Masse treu Untergebener, ihre Landsleute also, gegen die Kolonialherren aufzuwiegeln. Doch das Bündnis gelingt nicht, weil die Mehrheit der asiatischen und afrikanischen Bevölkerung gegen die Modernisierung ist. Nur in Indien ist die Situa-

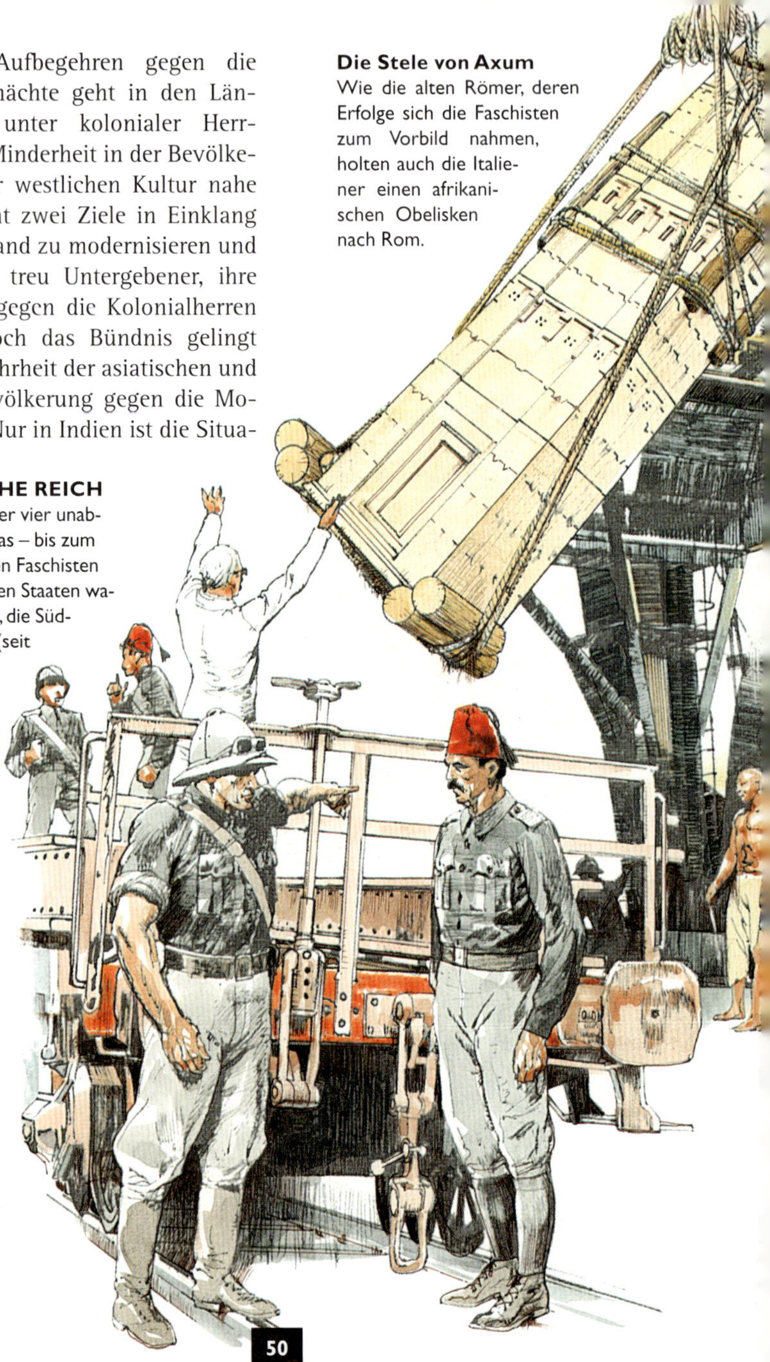

Die Stele von Axum
Wie die alten Römer, deren Erfolge sich die Faschisten zum Vorbild nahmen, holten auch die Italiener einen afrikanischen Obelisken nach Rom.

DAS ÄTHIOPISCHE REICH
Äthiopien war einer der vier unabhängigen Staaten Afrikas – bis zum Angriff der italienischen Faschisten 1935. Die übrigen freien Staaten waren Liberia (seit 1847), die Südafrikanische Republik (seit 1910) und Ägypten (seit 1922).

Der italienische Faschismus
In Äthiopien zeigte sich das Bestreben der Faschisten zur Beherrschung fremder Gebiete. Nach der Einverleibung Äthiopiens und trotz der Kritik des Völkerbunds näherte sich Italien Deutschland an und übernahm auch dessen judenfeindliche Politik.

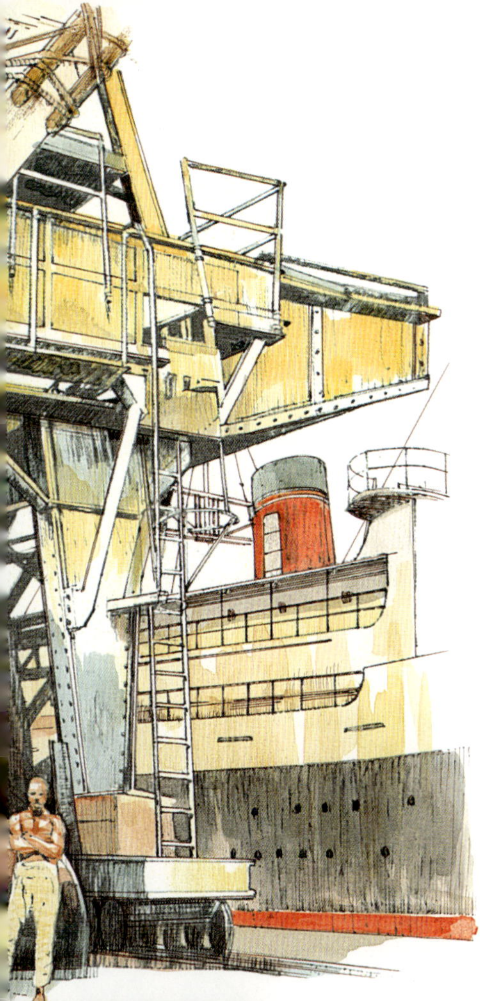

tion anders. Dort kämpft ein Mann für die Freiheit seines Volkes, indem er versucht, die Werte moslemischer und hinduistischer Kultur zu vereinen, ohne dabei die Modernisierung als Ziel aus dem Auge zu verlieren. Es handelt sich um den Inder Mohandas Karamchand Gandhi. Er ist ein absoluter Ausnahmefall, eine große geistige Persönlichkeit, ein Politiker, der wie ein Heiliger erscheint und ein sehr originelles Mittel anwendet – den gewaltfreien Kampf.

Der Kampf in Europa

Die Beteiligung einer Million Inder am Ersten Weltkrieg scheint zunächst keine bedeutenden politischen Auswirkungen zu haben. Die Mitwirkung großer Massen von Bauern, Arbeitern und bürgerlichen Gesellschaftsschichten bei den geschichtlichen Ereignissen des Ersten Weltkriegs hat hingegen in Europa schwer wiegende Folgen in Gesellschaft und Politik. In Italien ist man über die Ergebnisse der Friedensverhandlungen enttäuscht. Liberales Gedankengut gibt es kaum, die Industrie liegt am Boden. So entsteht eine kleinbürgerliche nationalistische Bewegung, die den Namen »Faschistische Partei« annimmt. Gemeinsame Interessen der Großindustriellen im Norden und der Landbesitzer in Mittel- und Süditalien bringen den Faschismus schon im Jahre 1922 an die Macht. Ein totalitärer Staat wird gegründet, der sich auf rechtskonservative Werte wie Autorität und extremen Nationalismus beruft. Der Ehrgeiz Benito Mussolinis, des Anführers der Faschisten, sehr bald von Hitler zum Vorbild genommen, spornt Italien dazu an, 1935 eine Kolonie zu erobern. Es unterwirft das eigenständige Äthiopien, das letzte afrikanische Reich mit einer jahrtausendealten Geschichte. Dies vollzieht sich unge-

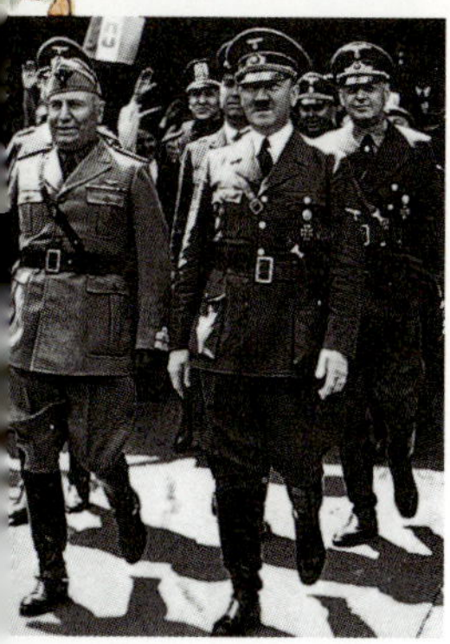

Der Faschismus
Nach Mussolinis und Hitlers Vorbild verbreiteten sich in den 1930er Jahren rechtsorientierte Gewaltherrschaften auf dem Balkan, in Portugal, Spanien, Österreich, Rumänien, Ungarn und Polen, in den baltischen Staaten, in Griechenland und der Türkei.

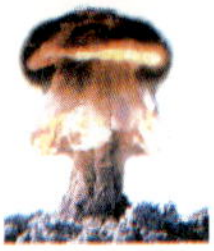

achtet aller Proteste der übrigen europäischen Kolonialstaaten, im Besonderen Großbritannien. Äthiopien ist Mitglied im Völkerbund. Die Machtlosigkeit dieser Einrichtung, auf der die Hoffnungen von Präsident Wilson ruhte, wird deutlich, als die Rechte von Äthiopien als Mitglied nicht mehr garantiert werden können. In diesem Zusammenhang ist erwähnenswert, dass im Jahr 1934, als die UdSSR dem Völkerbund beitritt, Deutschland und Japan schon zuvor ausgetreten waren.

Die Welt ist einer internationalen Organisation beraubt worden, deren Streben es sein sollte, dauerhaften Frieden zu wahren. Europa und die Welt teilen sich an diesem Punkt in zwei Lager, anders formuliert – es bildet sich eine einzige breite Front gegen den Nationalsozialismus.

Italiener und Deutsche
Die Deutschen schickten ihre Luftwaffe nach Spanien. Die italienischen Faschisten unterstützten Franco, während die Antifaschisten auf der Seite der gewählten republikanischen Regierung waren.

Francisco Franco
Am 17. Juli 1936 erhob er sich mit seiner Garnison gegen die Regierung der demokratischen Parteien in der jungen spanischen Republik.

Die sowjetischen Berater
Mit großer Aufmerksamkeit verfolgten sie die für Westeuropa neue Regierungsbeteiligung der Kommunisten.

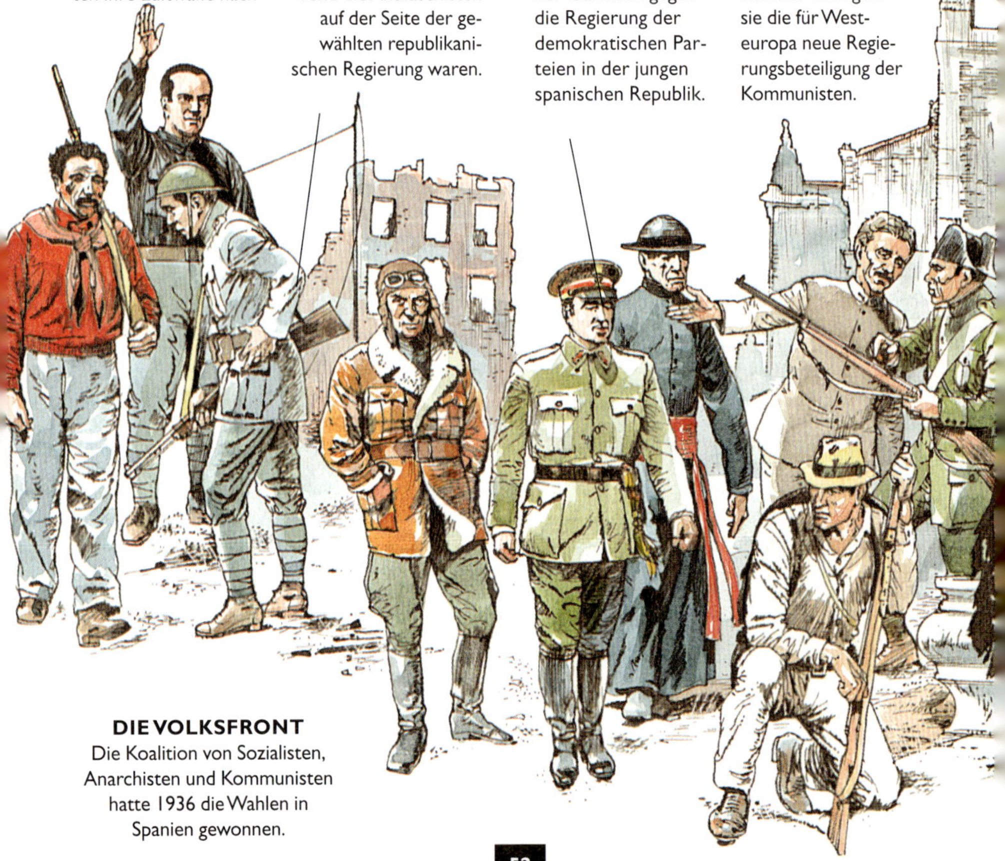

DIE VOLKSFRONT
Die Koalition von Sozialisten, Anarchisten und Kommunisten hatte 1936 die Wahlen in Spanien gewonnen.

Der Krieg in Spanien

Der Aufstand des rechts orientierten spanischen Generals Francisco Franco gegen die rechtmäßig gewählte Regierung der Volksfront, die 1936 die Wahlen gewonnen hat, zieht die junge spanische Republik, die im Ersten Weltkrieg unparteiisch geblieben war, in einen blutigen Bürgerkrieg. Dieser endet mit dem Sieg der aufständischen rechten Nationalisten unter Franco. Das ist

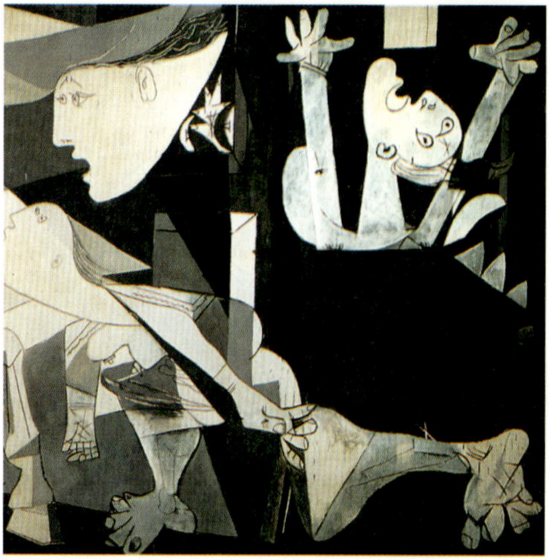

Kunst und Krieg
Guernica ist der Name eines spanischen Dorfes, das von der deutschen Luftwaffe zerbombt wurde, um Franco zu Hilfe zu kommen. Der große Maler Pablo Picasso widmete 1937 dieser Tragödie ein berühmtes Bild.

Die Internationalen Brigaden
Brigaden sind Armee-Einheiten, die in diesem Fall aus italienischen Antifaschisten, Franzosen, Belgiern, Engländern und Deutschen zusammengesetzt waren und die gewählte Regierung unterstützten.

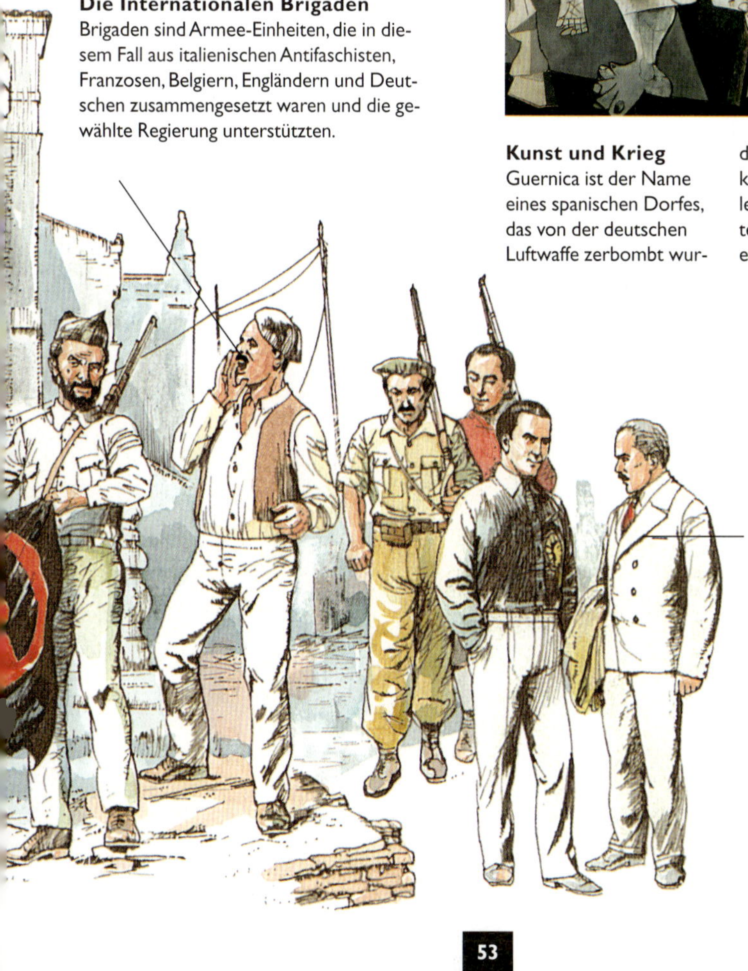

Die großen Intellektuellen
Der amerikanische Schriftsteller Ernest Hemingway beteiligte sich am Kampf gegen den Faschismus. Diesem Kampf widmete er seinen Roman *Wem die Stunde schlägt*. 1936 wurde der spanische Dichter García Lorca von den Faschisten in Granada ermordet.

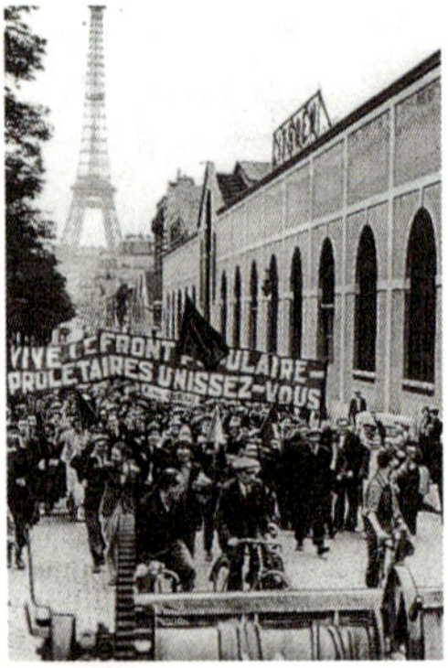

In Frankreich
1936 gewannen die Linken die Wahlen nach harten Auseinandersetzungen mit den Rechten. Es entstand die Regierung der Volksfront von Léon Blum. Es begann eine Phase sozialer und politischer Reformen. 1938 stürzte diese Regierung auf Grund der Gegensätze zwischen Sozialisten und Kommunisten.

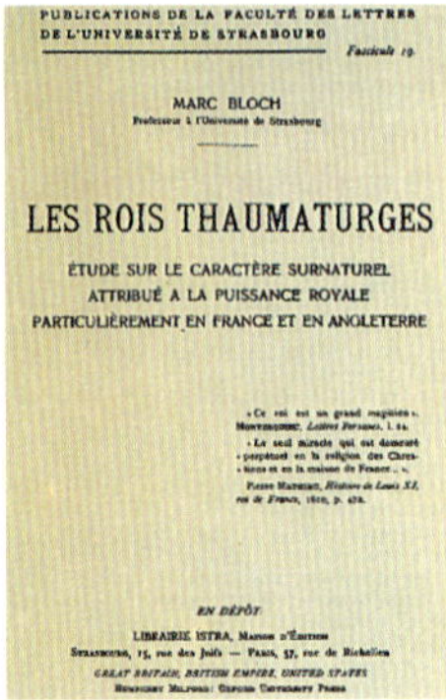
PUBLICATIONS DE LA FACULTÉ DES LETTRES
DE L'UNIVERSITÉ DE STRASBOURG

MARC BLOCH

LES ROIS THAUMATURGES

ÉTUDE SUR LE CARACTÈRE SURNATUREL
ATTRIBUÉ A LA PUISSANCE ROYALE
PARTICULIÈREMENT EN FRANCE ET EN ANGLETERRE

EN DÉPÔT
LIBRAIRIE ISTRA

Marc Bloch
Der französische Historiker trug in den 1930er Jahren dazu bei, die Geschichtsforschung durch eine Zusammenarbeit mit Sozialwissenschaften zu erneuern. Als Mitglied des antifaschistischen Widerstands wurde er von den Deutschen erschossen.

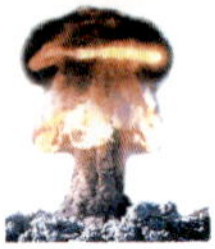

der Anfang für ein neues totalitäres Regime in Europa. Am Spanischen Bürgerkrieg sind auch Männer aus anderen Ländern beteiligt. Damit kommt es zum ersten Mal auf internationaler Ebene zu einer bewaffneten Auseinandersetzung zwischen Faschisten und Antifaschisten. Der Spanische Bürgerkrieg ist also die Generalprobe für den bevorstehenden Zweiten Weltkrieg.

Unterschiedliche Kulturen der Menschheit
Die Wissenschaften widmeten anderen Kulturen zunehmend ihre Aufmerksamkeit. Margaret Mead vermittelte den Amerikanern in den 1930er Jahren die Ansicht, dass jeder Lebensstil seine eigene Berechtigung hat.

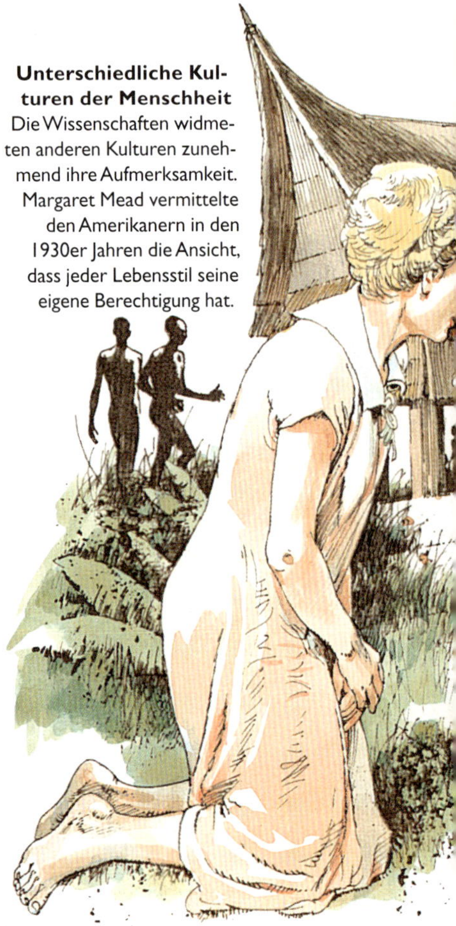

Einige große Neuerungen

Noch vor dem Zusammenbruch der Direktherrschaft über den Teil der Welt, den der Westen zu seinen Kolonien gemacht hatte, erkennt die westliche Kultur die Daseinsberechtigung anderer Kulturen auf der Welt und ihre Gleichberechtigung an. Das bedeutet den Verzicht Europas, Vorstellungen und Werte zu verkörpern, die für alle Völker gelten sollen. In diesem Zusammenhang sind die Arbeiten der amerikanischen Forscherin Margaret Mead zwischen 1925 und 1939 in Polynesien und Neuguinea ein Beispiel für die Bestrebung der westlichen Kultur des 20. Jahrhunderts, überholte Vorstellungen zu überwinden. Durch völkerkundliche Studien werden Vorurteile kri-

KULTURELLE ERNEUERUNG
Weltweite Kriege und Revolutionen hatten die Welt erschüttert. Es wurde immer schwieriger, die Zusammenhänge zu verstehen. Freud hatte das Unbewusste des Menschen erforscht, die Geistes- und Sozialwissenschaften begannen, die Eigenarten der verschiedenen Gesellschaftsformen zu untersuchen. Besonders die Völkerkunde befasste sich mit der Kultur der so genannten Wilden.

Max Weber
Der deutsche Gelehrte lebte im 19. und 20. Jahrhundert Er erforschte die sozialen und religiösen Ursprünge des Kapitalismus. Sein Werk ist beispielhaft für das wachsende Interesse an den Sozialwissenschaften im 20. Jahrhundert

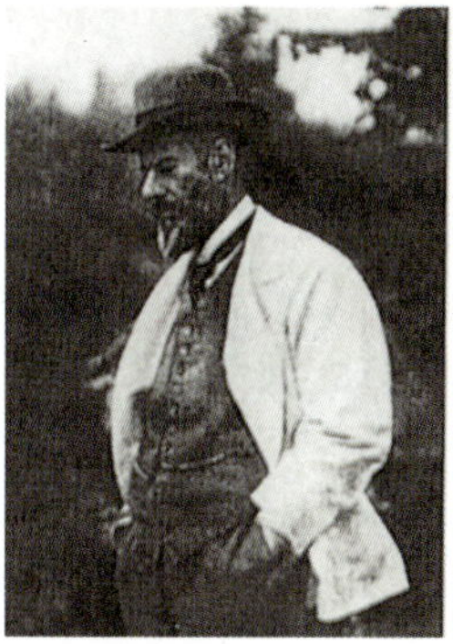

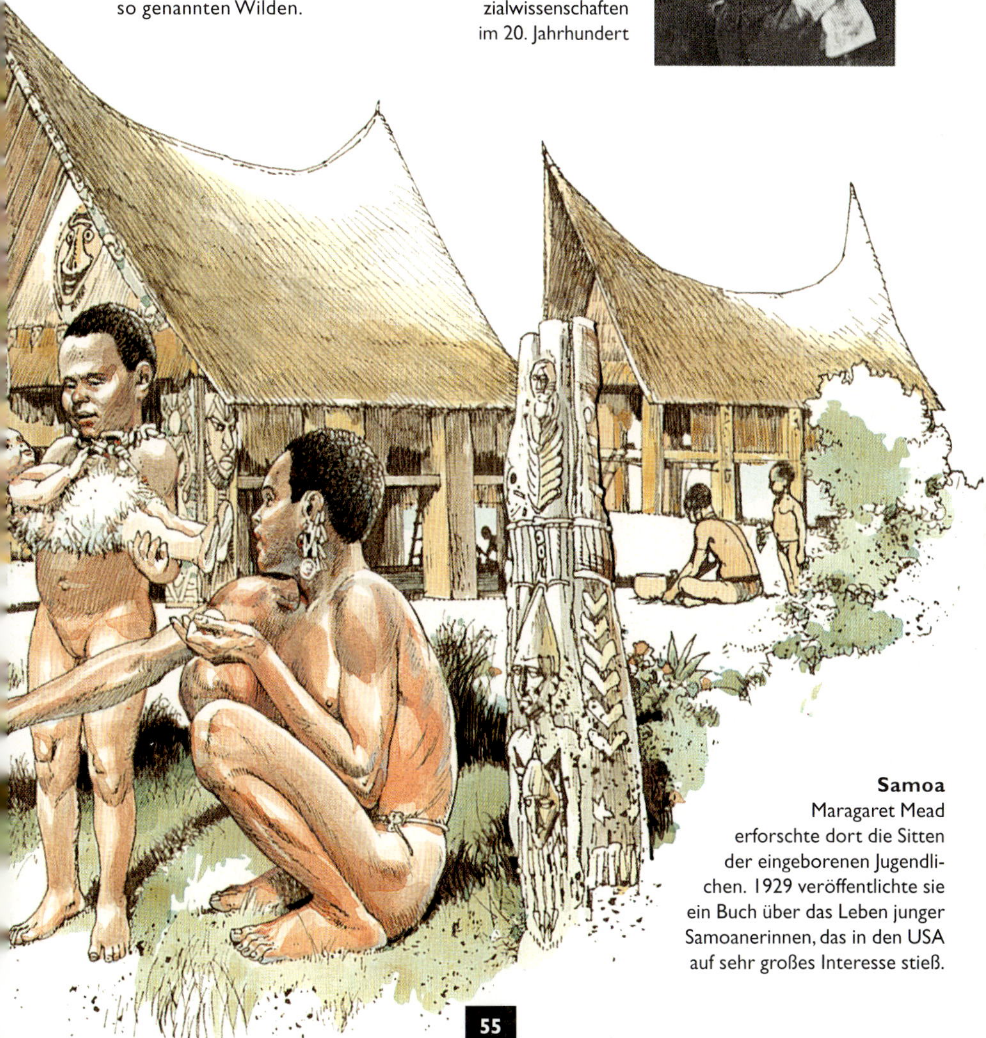

Samoa
Maragaret Mead erforschte dort die Sitten der eingeborenen Jugendlichen. 1929 veröffentlichte sie ein Buch über das Leben junger Samoanerinnen, das in den USA auf sehr großes Interesse stieß.

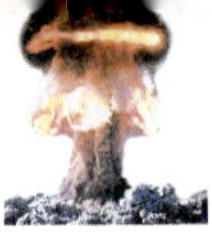

tisiert und Ausdrucksformen anderer Kulturen als der westlichen verständlich gemacht. Die Entwicklungen im Bereich der Physik und Astrophysik öffnen den Menschen im 20. Jahrhundert ein völlig neuen Blick auf das Universum, das sich anders darstellt als in den vorangegangenen Jahrhunderten.

Der amerikanische Astronom Edwin Hubble entdeckt Ende der 1920er Jahre, dass sich die anderen Sternsysteme von unserem entfernen. Durch das Messen der Abstände zwischen den Galaxien stellt er außerdem fest, dass sich diese umso schneller bewegen, je weiter sie entfernt sind. Der Hubble-Effekt lässt also den Schluss einer rasanten Ausdehnung des gesamten Universums in alle Richtungen zu.

Diese Entdeckungen setzen neue Vermutungen über den Ursprung des Universums in Gang, aber es gibt auch viele Skeptiker, die der Idee eines sich ausdehnenden Universums nicht viel abgewinnen können. Seitdem gibt es die Anhänger der Urknall-Theorie, des Big Bang, und diejenigen, die von einem fest stehenden, statischen Welt-

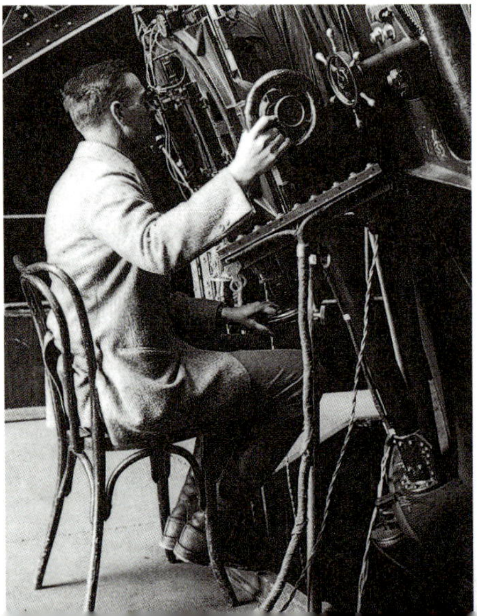

DER URKNALL

Nach der vorherrschenden Auffassung entstand das Universum, der Raum und die Zeit, vor 15 Milliarden Jahren durch eine gewaltige Explosion.

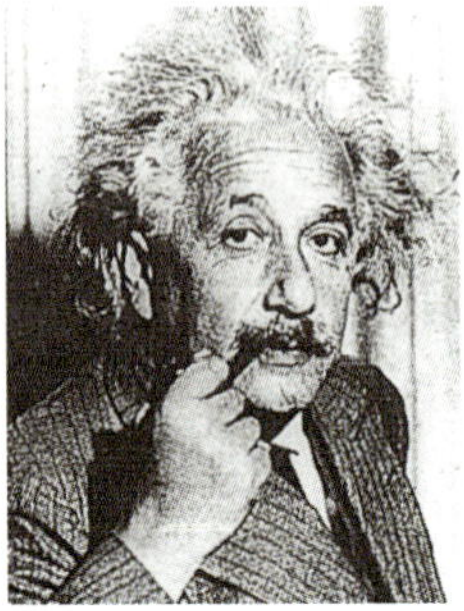

Albert Einstein

Auf Grund seiner jüdischen Abstammung war der deutsche Wissenschaftler gezwungen, in die USA auszuwandern. Zunächst arbeitete er am amerikanischen Atomprogramm mit. Später bezog er Stellung gegen die gefährlichen Atomwaffen.

Edwin Hubble

Der amerikanische Astronom wird als der größte Astronom des 20. Jahrhunderts betrachtet. Von der Erkenntnis über die Ausdehnung des Weltalls wurde die Vermutung abgeleitet, dass das gesamte Universum einmal sehr klein war.

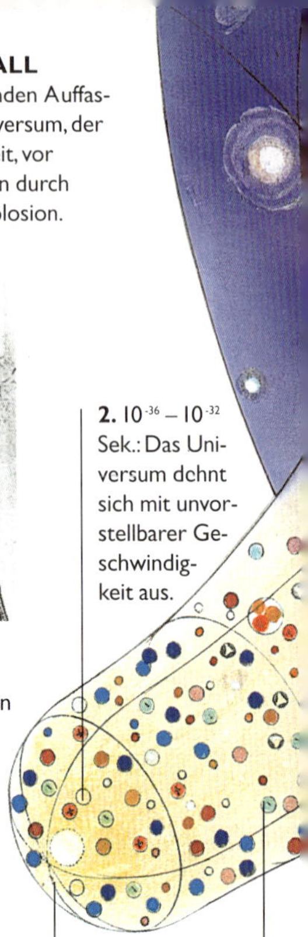

2. $10^{-36} – 10^{-32}$ Sek.: Das Universum dehnt sich mit unvorstellbarer Geschwindigkeit aus.

3. 10^{-32} Sek:. Die ersten Elementarteilchen (Quarks) entstehen.

1. $10^{-43} – 10^{-36}$ Sek.: Die vier wichtigsten Kräfte entstehen: Schwerkraft, starke und schwache Kernkraft und die elektromagnetische Wechselwirkung.

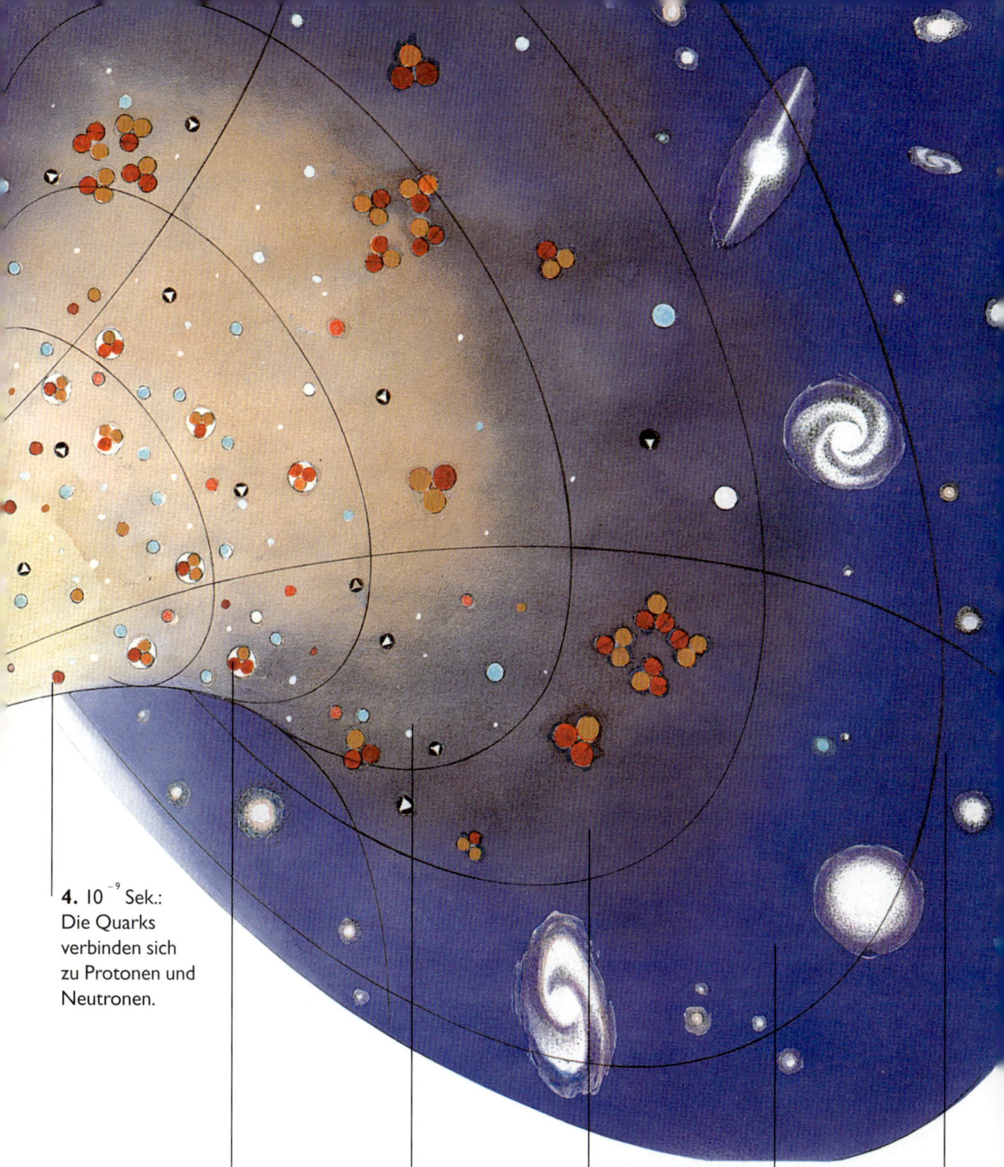

4. 10^{-9} Sek.: Die Quarks verbinden sich zu Protonen und Neutronen.

5. 1 Sek. nach dem Urknall: Es bilden sich Helium- und Wasserstoffatomkerne.

6. 1 Sek. bis 3000 Jahre später. Die Energie hat eine größere Dichte als die Materie.

7. 3000 – 300 000 Jahre später: Die Materie gewinnt die Oberhand. Das Licht entsteht.

8. Nach mehreren Millionen Jahren: Es haben sich Atome gebildet. Das Weltall ist weit und kalt.

9. 200 Millionen Jahre später: Sterne und Galaxien entstehen.

KINO

Die Geschichte des Films begann 1895. Etwa ab 1910 bis in die 1960er Jahre war das Kino das beliebteste und einflussreichste Unterhaltungsmedium und Massenkommunikationsmittel. In den Jahren zwischen den Weltkriegen erlebte der Film eine frühe Blütezeit.

SURREALISMUS

Als künstlerische Bewegung strebte der Surrealismus die innere Befreiung des Individuums an. Am 17. Januar 1938 wurde in Paris die Internationale Surrealismus-Ausstellung eröffnet. Das Publikum fühlte sich von den Werken Dalís und anderer Künstler angezogen, die mit der Vebindung im Grunde gegensätzlicher, unmöglicher Dinge und ungewöhnlicher Darbietungen Aufsehen erregten.

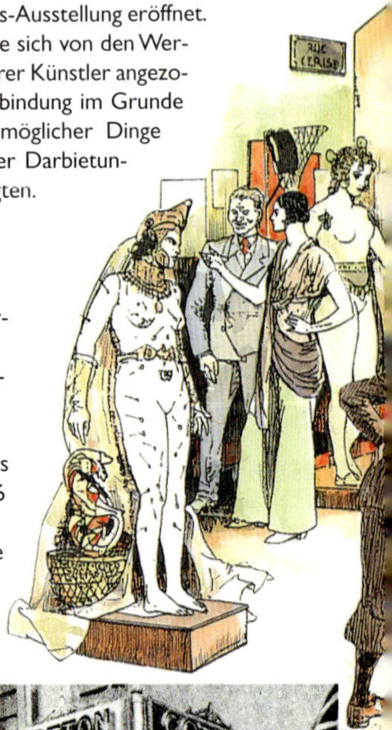

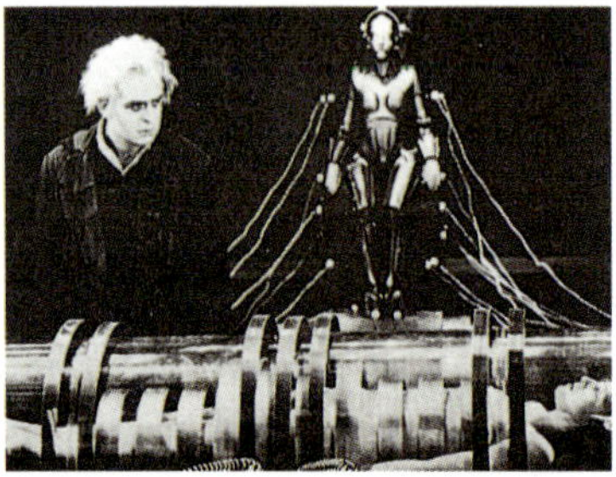

Metropolis

In einer Großstadt im 21. Jahrhundert entladen sich die Konflikte zwischen einem Gewaltherrscher und den ihm untergebenen Arbeitern. Der Film des deutschen Regisseurs Fritz Lang aus dem Jahre 1926 wurde wegen seiner beeindruckenden optischen Effekte berühmt.

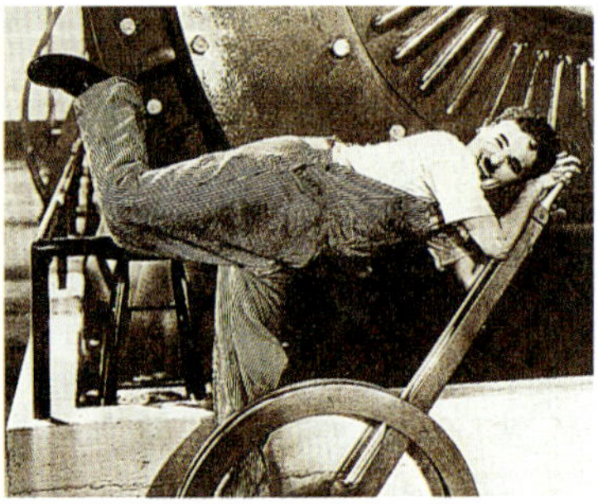

Moderne Zeiten

Der Hauptdarsteller eines modernen Märchens aus dem Jahre 1936 ist Charlot (Charlie Chaplin). Das rasante Tempo und der eintönige Arbeitsrhythmus in einer Fabrik bringen ihn aus der Fassung.

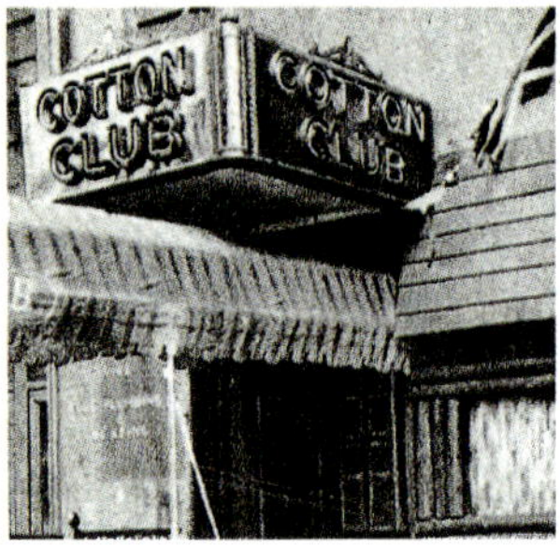

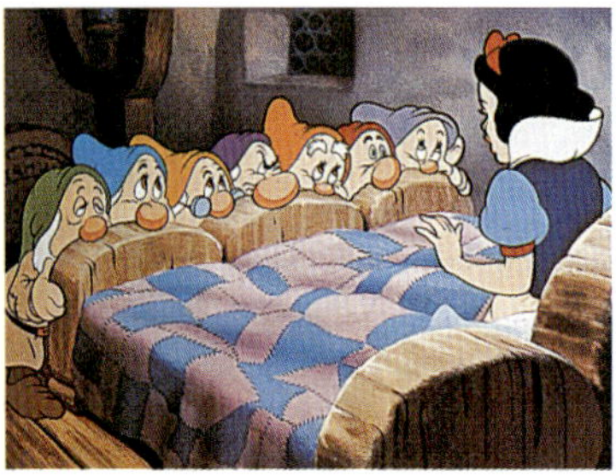

Walt Disney

Walt Disneys *Schneewittchen und die sieben Zwerge* von 1938 ist ein Klassiker der Filmgeschichte. Im Kino ist der auf dem Märchen basierende Trickfilm unglaublich erfolgreich.

JAZZ

In den 1920er Jahren wurde der New Yorker Stadtteil Harlem zur kulturellen Hauptstadt der Afroamerikaner. Im berühmten »Cotton Club« trat unter anderen Duke Ellington auf, ein großer Interpret des Jazz, eines von den Afroamerikanern im 20. Jahrhundert entwickelten Musikstils.

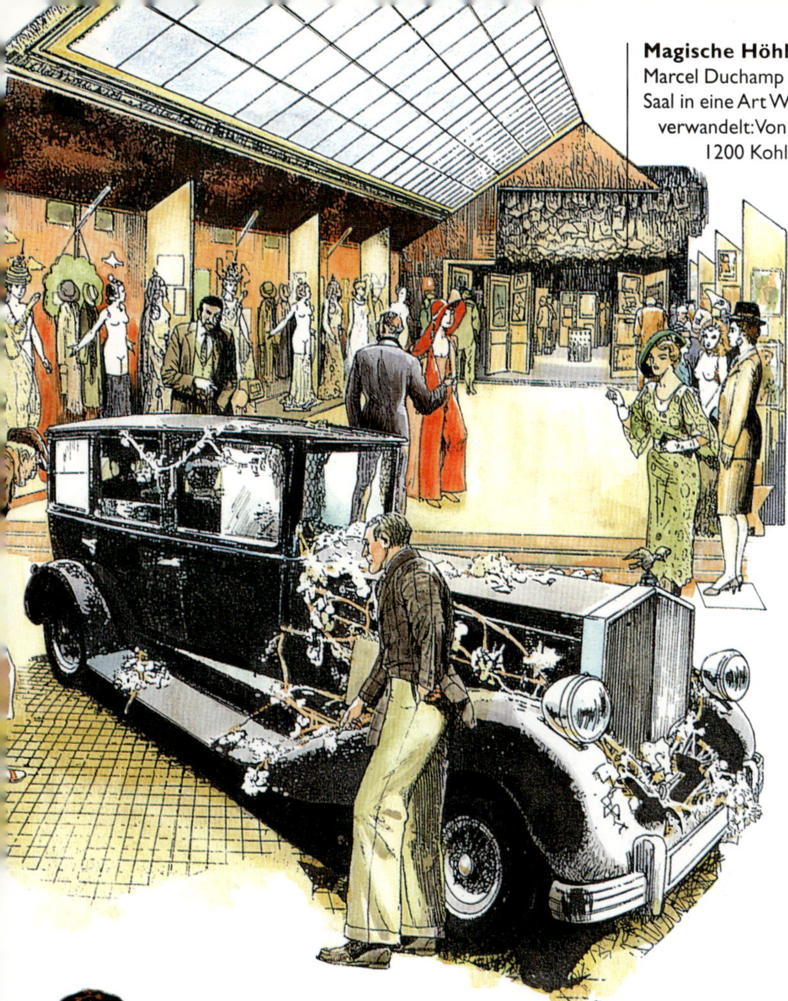

Magische Höhle
Marcel Duchamp hatte den mittleren Saal in eine Art Wundergrotte verwandelt: Von der Decke hingen 1200 Kohlesäcke herab.

Salvador Dalí
Dalí hatte am Eingang der Ausstellung das *Regentaxi* aufgestellt, in dem zwei Puppen im Dauerregen saßen.

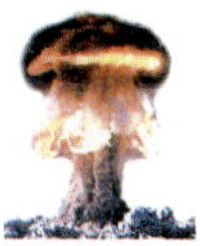

all ausgehen. Die Richtigkeit der einen oder anderen Theorie lässt sich jedoch in unseren Tagen noch nicht wissenschaftlich nachweisen.

Etwas bescheidener muten indes die Auswirkungen des technischen Fortschritts an, die sich unmittelbar auf die Lebensqualität der Menschen auswirken. In den 1920er Jahren beginnt sich vor allem eine neue Bild- und Tonkultur durchzusetzen, und zwar durch das Kino und das Radio. Es entstehen neue Musikformen wie der Jazz. In verstärktem Maß wird für Artikel des täglichen Bedarfs in den neuen Medien um Kunden geworben; auch in den beliebten Tageszeitungen und Illustrierten macht sich die Werbung breit.

In Literatur, Kunst und Architektur beherrscht die Moderne das Bild. Während der Kriegsjahre herrschte eine lange Zeit des

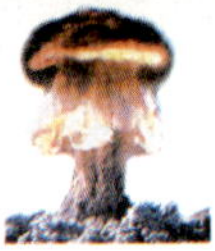

Stillstands im Bereich der Kunst – zumindest verglichen mit den Anfängen des Jahrhunderts, in denen die Kunstszene wegweisende Strömungen hervorbrachte. Die surrealistische (übernatürliche) und die abstrakte (gegenstandslose) Kunst sind die originellsten Ausdrucksformen der 1930er Jahre.

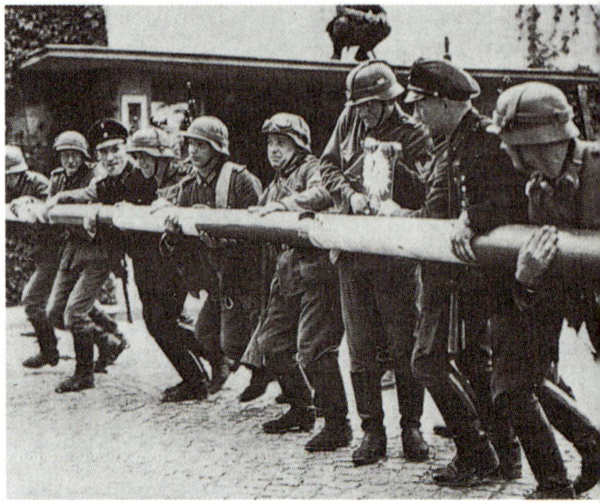

Kriegsausbruch
Am 1. September 1939 fielen fünf deutsche Divisionen in Polen ein, während die Flugzeuge der Luftwaffe Warschau bombardierten.

Der Zweite Weltkrieg

Einer Umfrage nach ist gegen Ende der 1930er Jahre die große Mehrheit der amerikanischen Bevölkerung dafür, dass im Falle eines Krieges lieber das kommunistische Sowjetrussland als Deutschland unter Hitler siegen sollte.

Im Zweiten Weltkrieg herrscht vor allem Einigkeit darüber, dass sich die Mehrheit der Regierungen und Völker, auch wenn sie sehr verschieden sind, gegen einen gemeinsamen Feind stellt – den Nationalsozialismus, eine zerstörerische Macht, die zur Erlangung der Weltherrschaft auch vor Verbrechen gegen die Menschlichkeit nicht zurückschreckt. Nach zahlreichen diplomatischen Bemühungen und Verhandlungen bricht schließlich der Krieg aus. Das nationalsozialistische Deutschland, das faschistische Italien und später Japan fordern die Westmächte und die UdSSR heraus.

1940 entwickelt der von Deutschland aufgebaute, mörderische Militärapparat die Taktik des Blitzkrieges. In zwei Monaten sind Dänemark, Norwegen, Holland und Belgien überwältigt. Das besetzte Frankreich fordert den Waffenstillstand und erlebt, dass französische Faschisten nun an die Macht kommen und mit den Deutschen gemeinsame Sache machen. In England können Kampfflugzeuge den deutschen Angriff aus der Luft abwehren. Trotz seiner

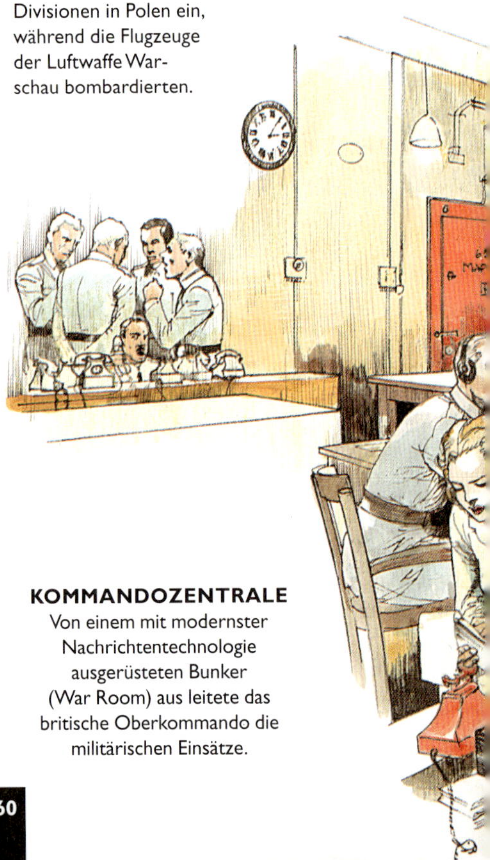

KOMMANDOZENTRALE
Von einem mit modernster Nachrichtentechnologie ausgerüsteten Bunker (War Room) aus leitete das britische Oberkommando die militärischen Einsätze.

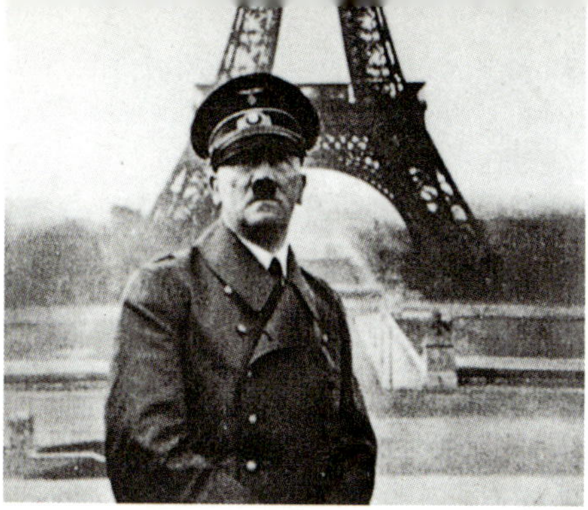

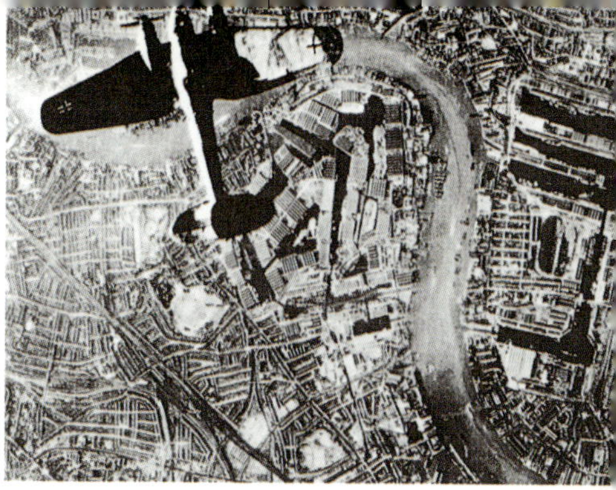

Der deutsche Vormarsch
Im Juni 1940 war Hitler bereits nach Paris vorgedrungen. Nur Großbritannien konnte zu diesem Zeitpunkt Widerstand leisten.

Luftkrieg
Bei der Bombardierung von London kamen tausende ums Leben. Der Wille der britischen Bevölkerung zum Durchhalten blieb aber ungebrochen.

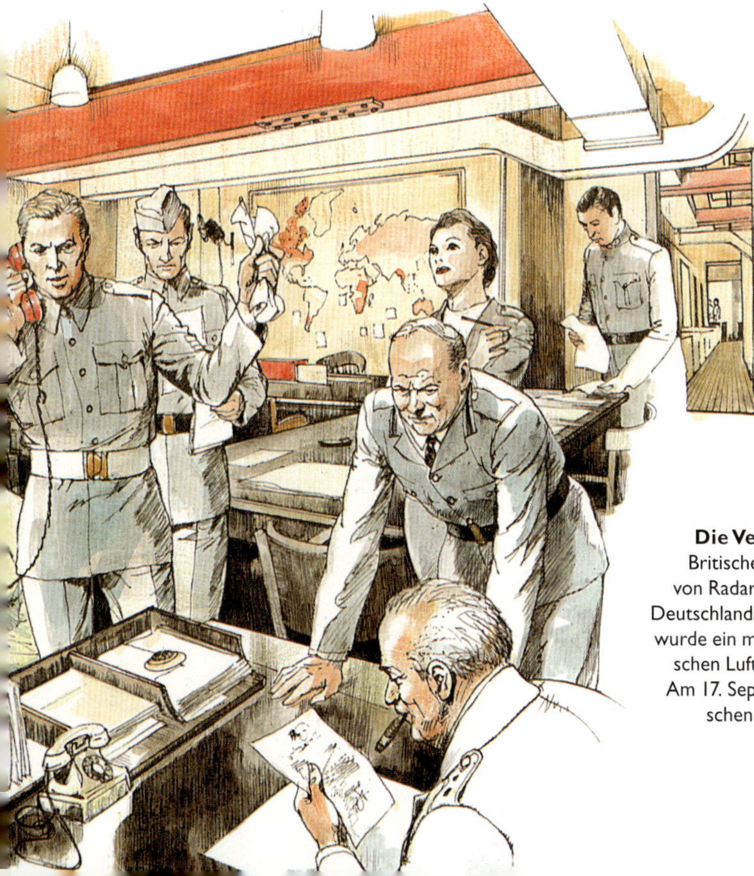

Die Verteidigung Englands
Britische Piloten und der Einsatz von Radar verhindern einen Erfolg Deutschlands. Am 7. September 1940 wurde ein massiver Angriff der deutschen Luftwaffe zurückgeschlagen. Am 17. September gaben die Deutschen den Plan »Seelöwe« zur Invasion Englands auf.

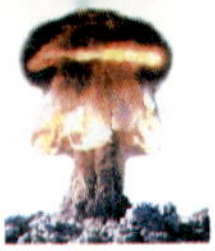

ungünstigen Insellage kann Großbritannien die Italiener in Nordafrika besiegen und den Alliierten erste Erfolge einbringen. Im Sommer 1941 fällt Hitler mit drei Millionen Soldaten in die UdSSR ein. Erst im Winter wird dieser Vormarsch gestoppt. In Afrika bringt ein Gegenangriff General Rommels den Deutschen und Italienern wieder Gebietsvorteile.

Am Jahresende 1941 greift Japan die Vereinigtren Staaten von Amerika am Marinestützpunkt Pearl Harbor auf Hawaii an. In wenigen Monaten erobern die Japaner große Gebiete, von Malaysia bis zu den Philippinen, von Birma bis Neuguinea.

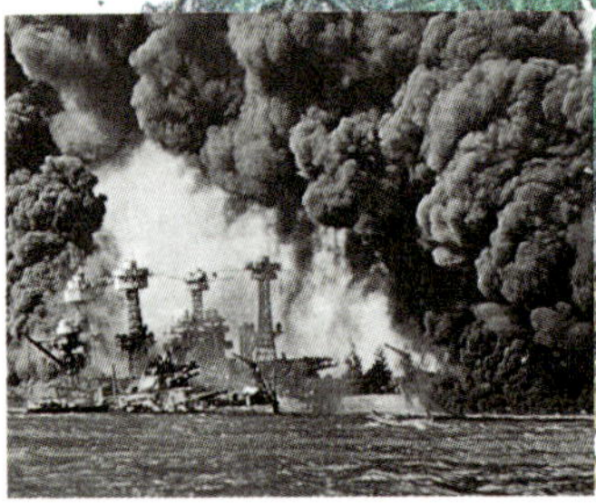

Der amerikanische Kriegseintritt
Am 7. Dezember 1941 griffen zahlreiche japanische Bomber den US-Marinestützpunkt Pearl Harbor auf Hawaii an.

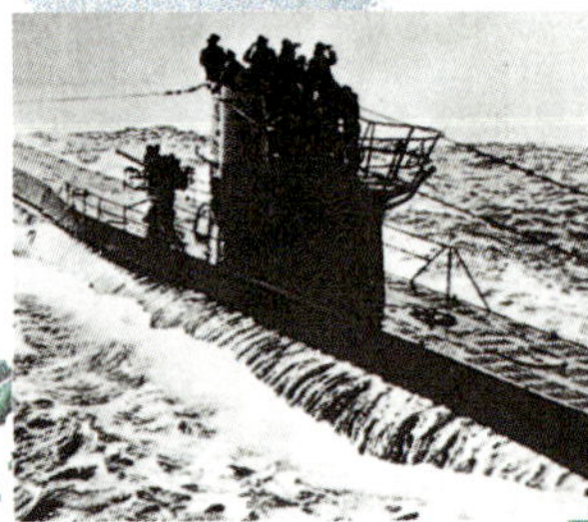

U-Boot-Krieg
Die Furcht erregenden deutschen U-Boote zu orten, war Voraussetzung für die Landung der Amerikaner in Europa.

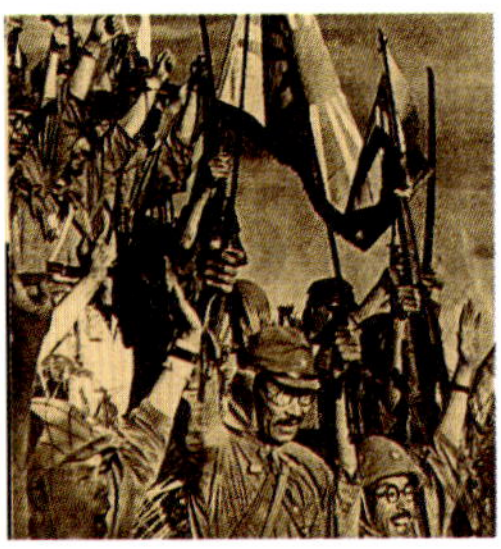

Der japanische Vorstoß
Nach der Besetzung Malaysias nahmen die Japaner 1942 Birma und die Philippinen ein.

DER 2. WELTKRIEG
Von 1939 bis 1945 entbrannten in allen Ländern der Erde die Konfliktherde eines Krieges, der in seinem Ausmaß in der Geschichte der Menschheit bisher beispiellos war.

Erst 1942 beginnt sich der Krieg zu Gunsten der Alliierten zu wenden: In Afrika, in El Alamein, schlagen die Engländer Rommels Angriff in Richtung Suezkanal zurück. Die französischen Truppen in Afrika folgen nicht ihrer Regierung, die den Nationalsozialisten freundlich gesinnt ist. Sie verbünden sich mit den Alliierten.

Nachdem die deutschen Nazis im Februar 1943 eine entscheidende Schlacht im russischen Stalingrad verloren haben, wird ihre Situation an der Ostfront aussichtslos. Im Juli des dritten Kriegsjahres landen amerikanisch-englische Kampfverbände in Sizilien. Die faschistische Regierung Mussolinis wird vom König abgesetzt. Die Italiener

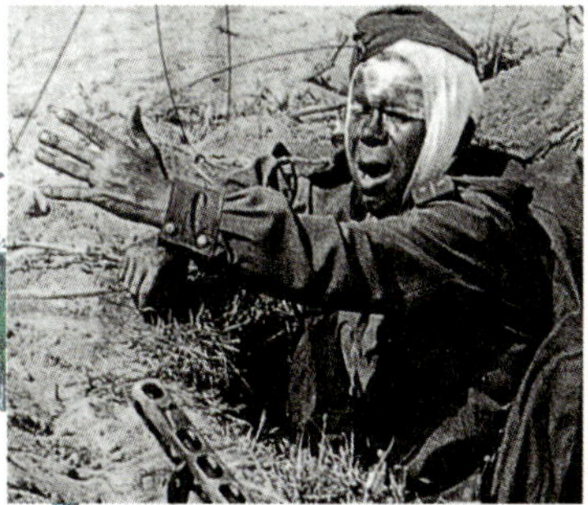

Die Invasion der UdSSR
Am 22. Juni 1941 gingen die Deutschen zum Überraschungsangriff auf die UdSSR über und überwältigten deren Abwehr.

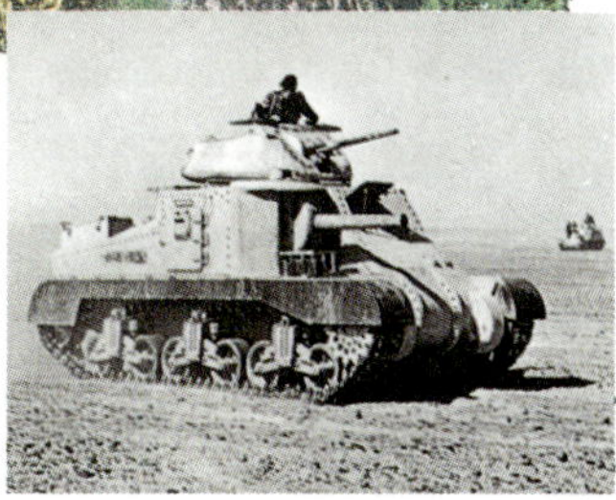

Krieg in der Wüste
Schlüsselfigur war der deutsche General Rommel, genannt der »Wüstenfuchs«. Er war von Hitler nach Afrika geschickt worden, um die Niederlagen auszugleichen, die Italien durch Großbritannien erlitten hatte.

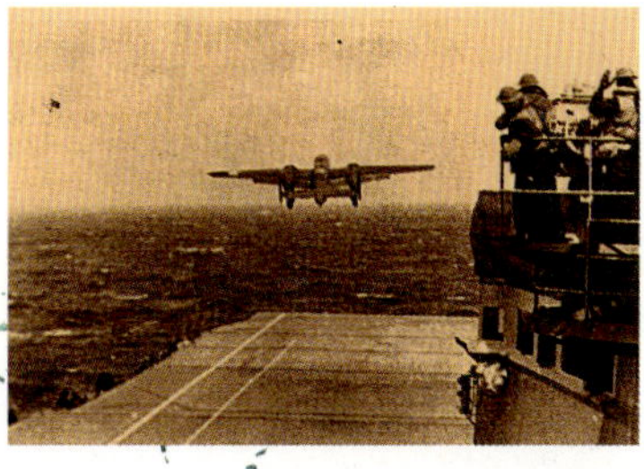

Im Pazifik
Im Mai 1942 besiegten die Amerikaner die japanische Luftwaffe in einer großen Luftschlacht.

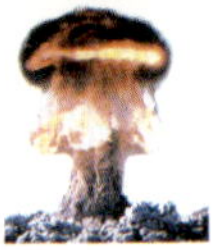

ziehen sich aus dem Krieg zurück. Deutschland zieht Soldaten aus der Verteidigungslinie entlang der Küste Frankreichs ab, um Italien zu besetzen. In der Zwischenzeit sind die Amerikaner in Südostasien zum Gegenangriff auf die Japaner übergegangen.
Am 6. Juni 1944 landen die Alliierten in der Normandie. Kriegsschauplatz ist erneut Frankreich, auch Freiwillige der französischen Widerstandsbewegung nehmen am Krieg teil.
In Ostasien hat inzwischen die Rückeroberung Birmas begonnen und die Amerikaner rücken von Insel zu Insel weiter vor. Im Winter 1944 beginnt die endgültige Niederlage der Nazis. An der Westfront werden die Deutschen zum Rhein zurückgedrängt. Im April 1945 dringen englisch-amerikanische Truppen nach Mailand vor, das bereits durch einen Volksaufstand befreit worden war. Dank der erfolgreichen Widerstandsbewegung in Italien gegen die Nationalsozialisten befreit sich das Land von der ursprünglichen Beteiligung am Krieg auf der Seite Hitlers.
An der Ostfront rückt die Rote Armee Stalins unaufhaltsam in Ost- und Mitteleuropa und auf dem Balkan vor, entschlossen

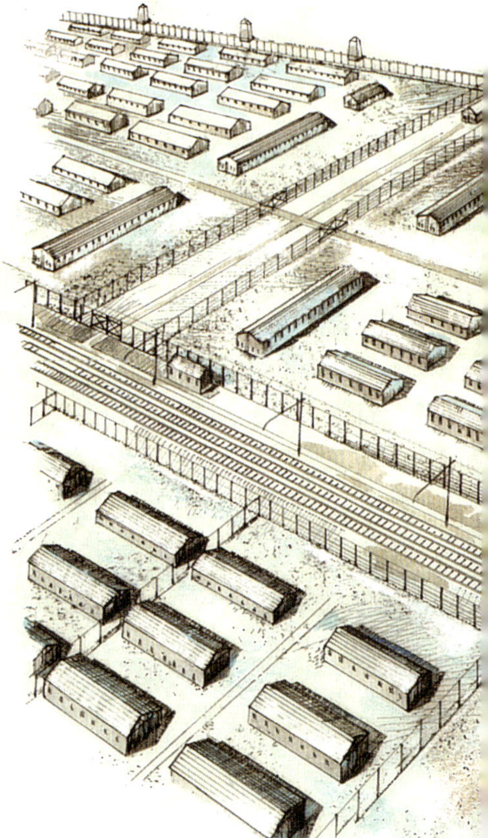

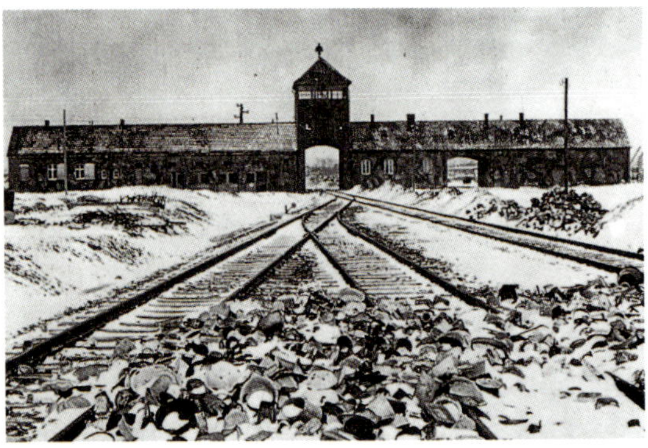

Endlösung
Im Juli 1941 gab Reichsmarschall Göring die Befehle zur »Endlösung der Judenfrage«. Alle Juden in den besetzten Gebieten sollten in Konzentrationslager verlegt und umgebracht werden.

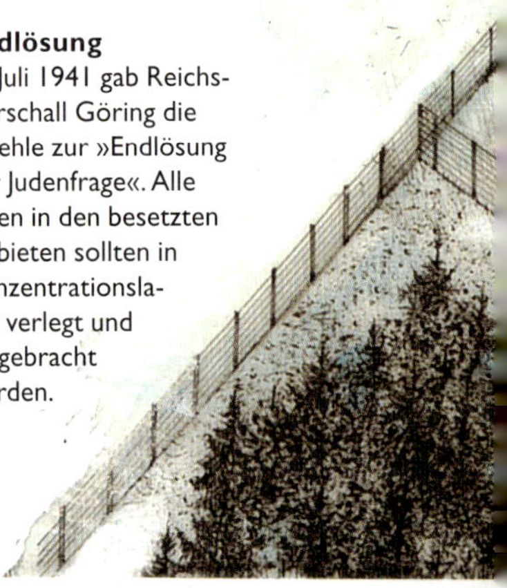

Baracken
25 Prozent der Häftlinge kamen in Baracken. Die anderen wurden umgehend in Gaskammern gebracht.

AUSCHWITZ
Mit dem nahe gelegenen Lager Birkenau wurde Auschwitz 1942 zum Zentrum für die Vernichtung der Juden aus ganz Europa. Eine Million Juden waren hier umgebracht worden, als der Reichsführer der SS Heinrich Himmler im November 1944 den Befehl zur Vernichtung aller Beweise für die »Endlösung« gab.

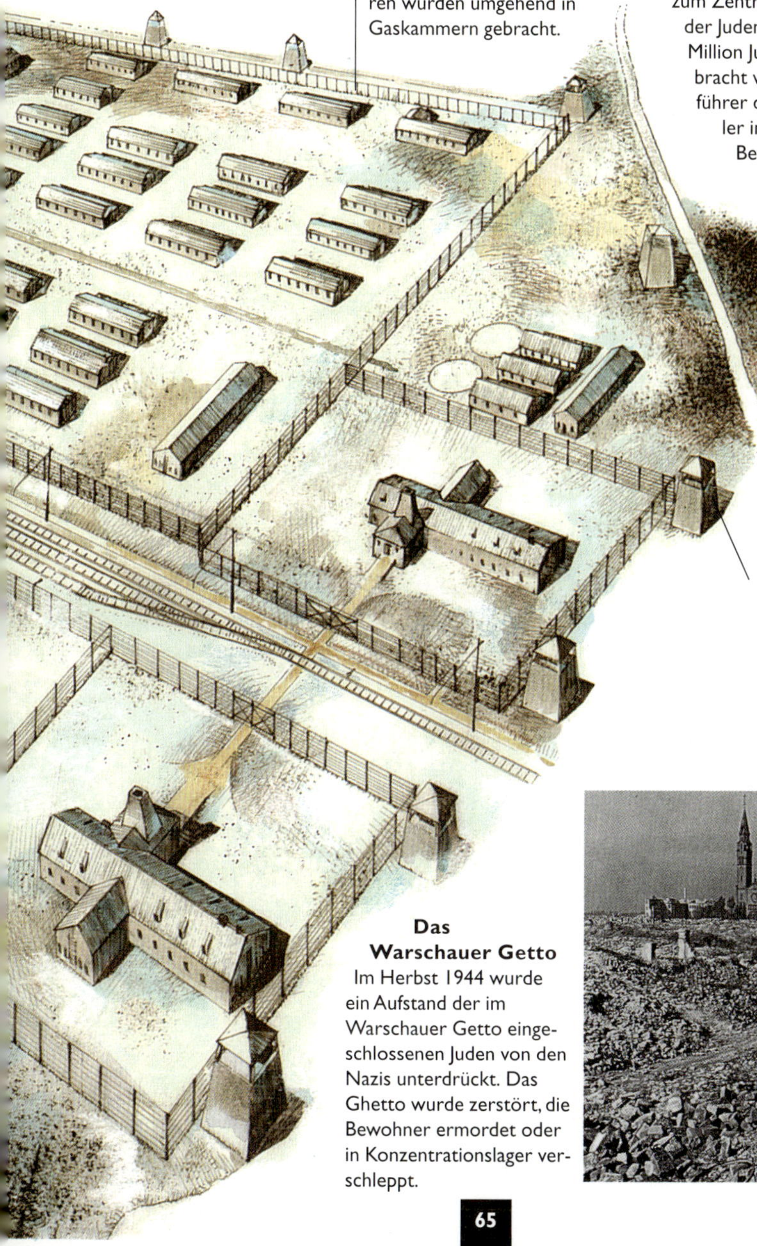

Wachtürme
Das an einer wichtigen polnischen Eisenbahnlinie gelegene Lager wurde streng bewacht.

Das Warschauer Getto
Im Herbst 1944 wurde ein Aufstand der im Warschauer Getto eingeschlossenen Juden von den Nazis unterdrückt. Das Ghetto wurde zerstört, die Bewohner ermordet oder in Konzentrationslager verschleppt.

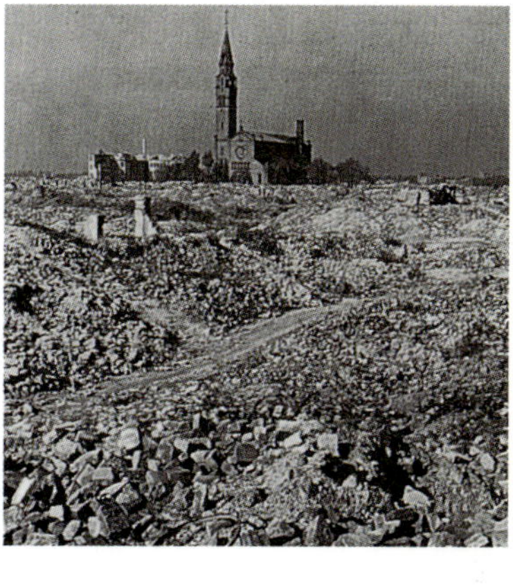

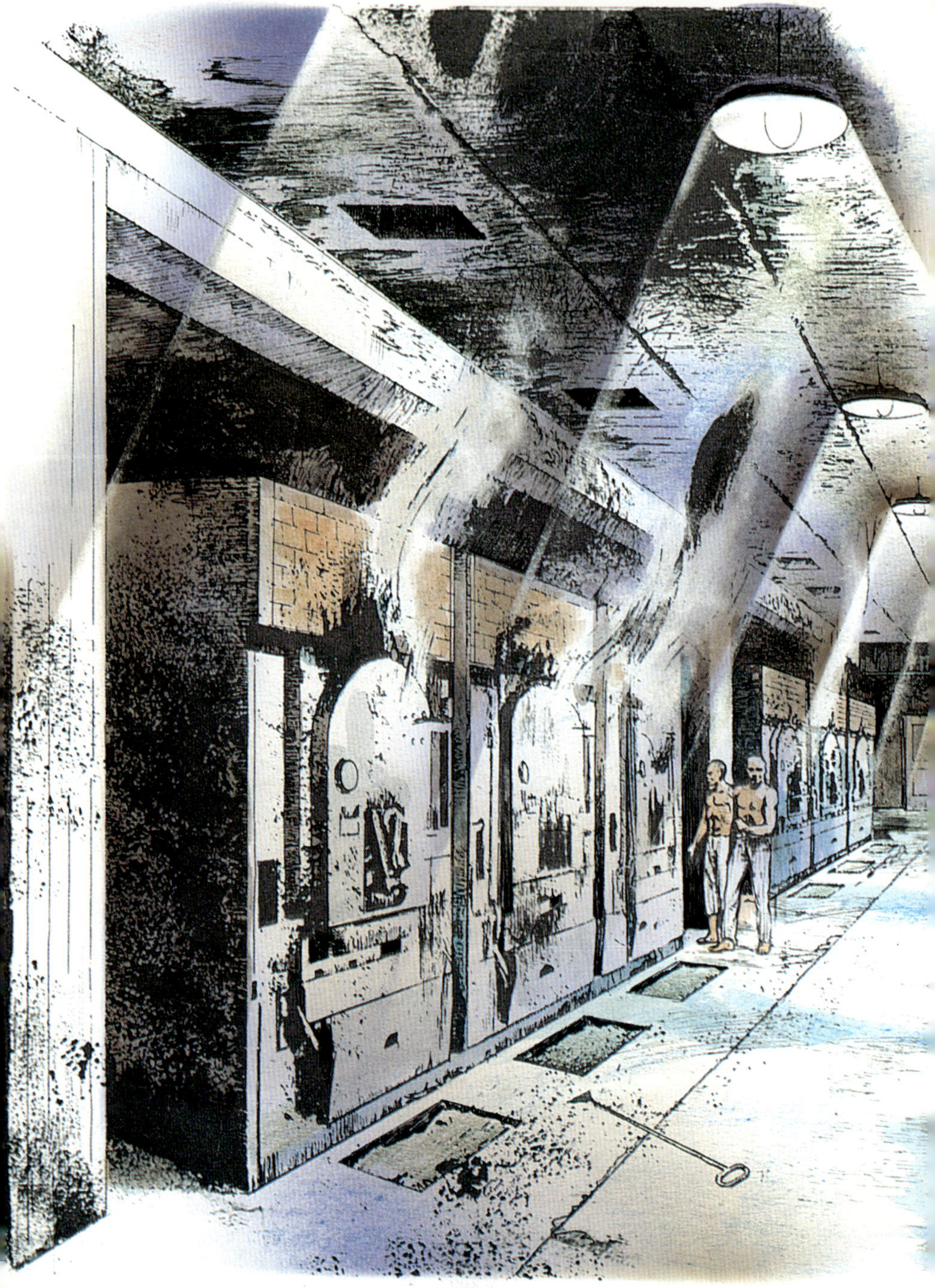

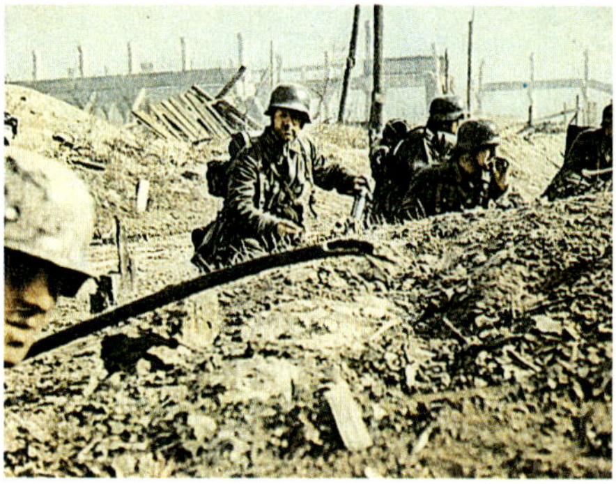

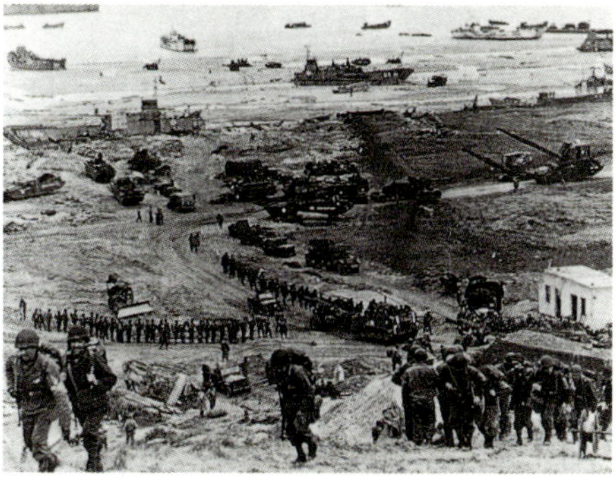

Die Wende des Krieges
Der deutsche Vormarsch wurde am 2. Februar 1943 in Stalingrad gestoppt. Feldmarschall Paulus ergab sich der Roten Armee mit 90 000 deutschen Soldaten. Die Sowjets gingen nun zum Gegenangriff über.

Die Landung in der Normandie
Am 6. Juni 1944 tauchte eine gewaltige Flotte – über 5 000 Schiffe, beladen mit Truppen und Amphibienfahrzeugen – vor der Küste der Normandie auf. Für die Deutschen bedeutete das, neben der Ostfront an einer weiteren Front kämpfen zu müssen.

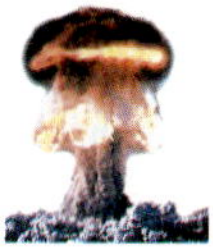

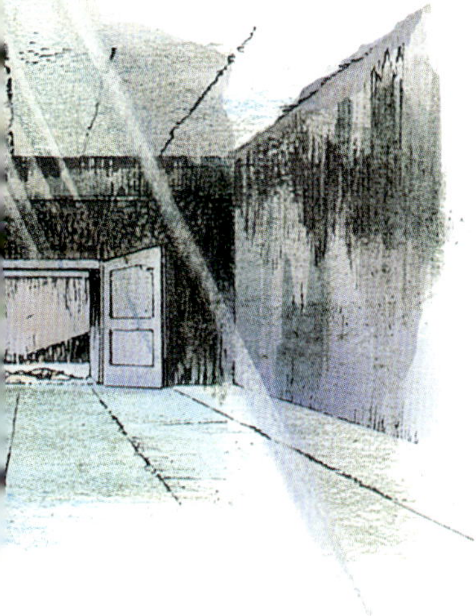

nach Berlin vorzudringen. Auf dem Balkan wird die wichtige Aktivität der aus der Bevölkerung kommenden Widerstandsbewegung von Marschall Tito geleitet.

Im Februar 1945 haben sich inzwischen der britische Premierminister Churchill, Stalin, Roosevelt und der französische General de Gaulle in Jalta auf der Halbinsel Krim versammelt, um die zukünftige Weltordnung zu bestimmen. Nach dem unvermeidlichen Zusammenbruch Berlins und des Nationalsozialismus sowie dem Tod Hitlers wird Ende 1945 in Nürnberg ein internationales Gericht einberufen, das unter Anteilnahme der Weltöffentlichkeit einige der noch lebenden führenden nationalsozialistischen Kriegsverbrecher zur Rechenschaft zieht.

Die Zahl der Kriegsopfer beträgt annähernden Berechnungen zufolge zwanzig Millionen Russen, zehn Millionen Chinesen, fünf Millionen Deutsche (ohne die Juden) und zwei Millionen Japaner. Unzählbar sind die

DIE LETZTE LÜGE
Den Juden wurde gesagt, sie würden zu den Duschen geführt. Es erwarteten sie jedoch Gaskammern und gleich danach die Verbrennungsöfen. Der rauchende Schornstein ist eines der traurigsten Symbole des Holocaust.

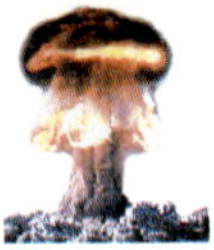

Polen, die bei dem Massenmord von Nazis und Russen ums Leben kamen. In den übrigen europäischen Ländern sind mehr als fünf Millionen Tote und 300 000 gefallene amerikanische Soldaten zu beklagen.

Der Holocaust

Geschichtswissenschaftler schätzen die Zahl der Juden, die dem Völkermord durch die Deutschen zum Opfer fallen, auf 6 Millionen. Der Holocaust – auch Shoah genannt –, als Höhepunkt des judenfeindlichen Wütens der Nazis, ist eines der furchtbarsten Kapitel in der Geschichte des 20. Jahrhunderts.

Der Antisemitismus ist eine »böse Macht«, die seit dem frühen 20. Jahrhundert immer wiederkehrt. Mit unterschiedlicher Heftigkeit breitet er sich von Russland bis Frankreich aus. Er entsteht aus Opportunismus, falschen Überzeugungen und Vor-

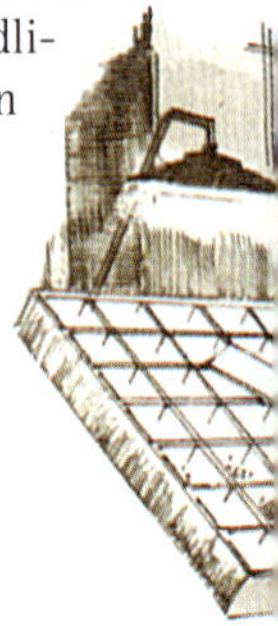

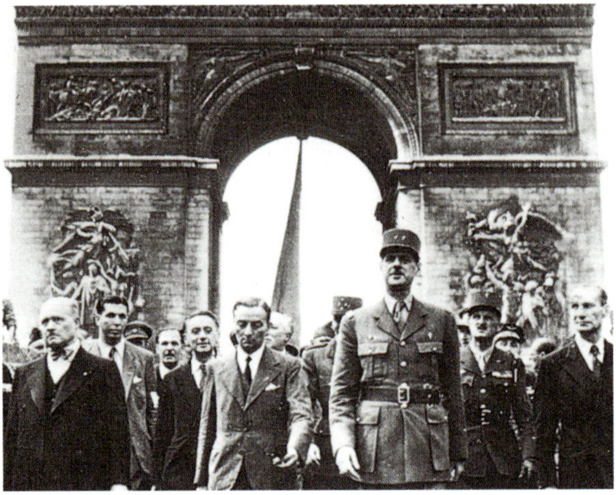

Die Befreiung von Paris
Am 26. August 1944 wurde Paris nach vier Jahren deutscher Besatzung befreit und Charles de Gaulle als Chef der legitimen französischen Regierung anerkannt.

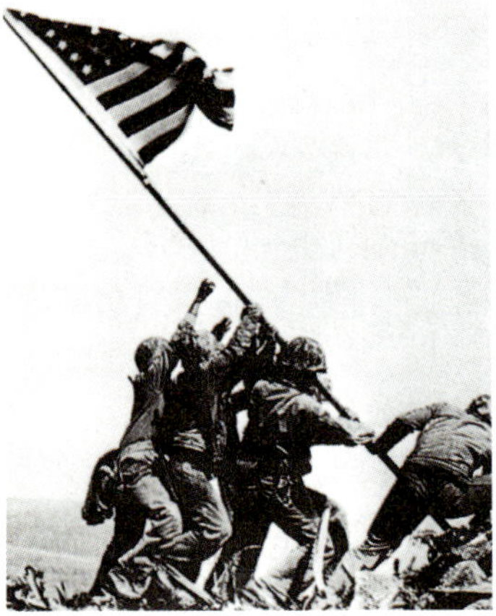

Iwo Jima
Am 19. Februar 1945 besetzen die Amerikaner die kleine Insel. 6 000 Marinesoldaten bezahlten dafür mit dem Leben. Es war die erste amerikanische Landung auf japanischem Gebiet.

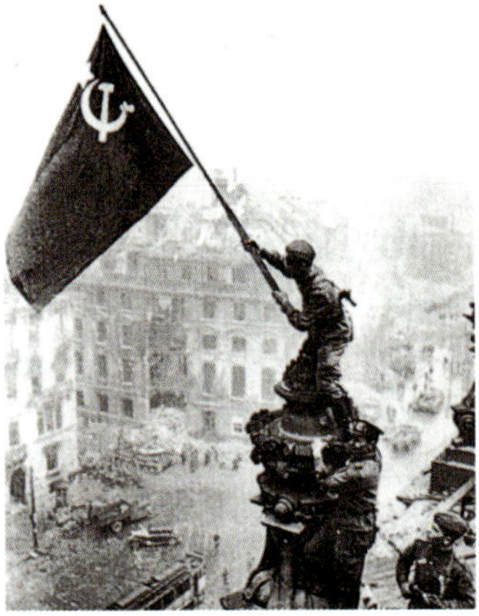

Sturm auf Berlin
Im April 1945 besetzte die Rote Armee die Hauptstadt des Reichs. Am 8. Mai kapitulierte Deutschland.

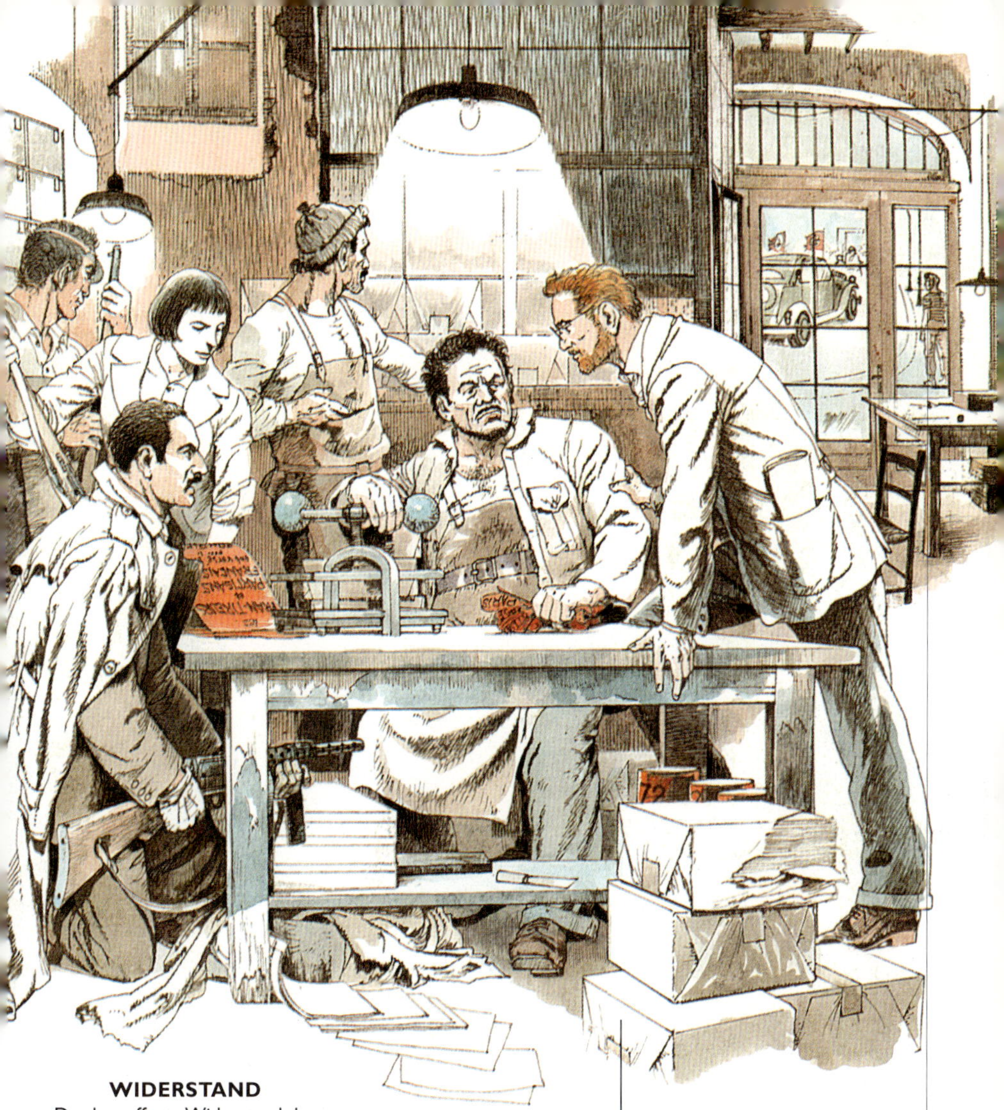

WIDERSTAND
Der bewaffnete Widerstand der Frauen und Männer in den von den Nazis besetzten Ländern war eines der ruhmreichsten Kapitel im Zweiten Weltkrieg. Besondere Bedeutung bekam die Widerstandsbewegung der Italiener gegen die deutsche Besatzung nach dem Ende des Faschismus in Italien.

Propaganda
Eines der wichtigsten Ziele der Widerstandsbewegung war die Aufklärung. Flugblätter mit dem Aufruf zum Widerstand wurden im Untergrund gedruckt und an den Arbeitsplätzen verteilt.

Der Untergrund
Die Widerstandsbewegung arbeitete auch in den Stadtzentren – trotz strenger Kontrollen der Nazis. Überraschungsaktionen und die Unterstützung der Bevölkerung machten die Bewegung stark.

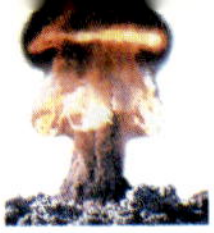

urteilen. Der Holocaust ist dabei der Höhepunkt einer irrsinnigen und kriminellen Wahnvorstellung, die Juden für nicht lebenswürdig hält.

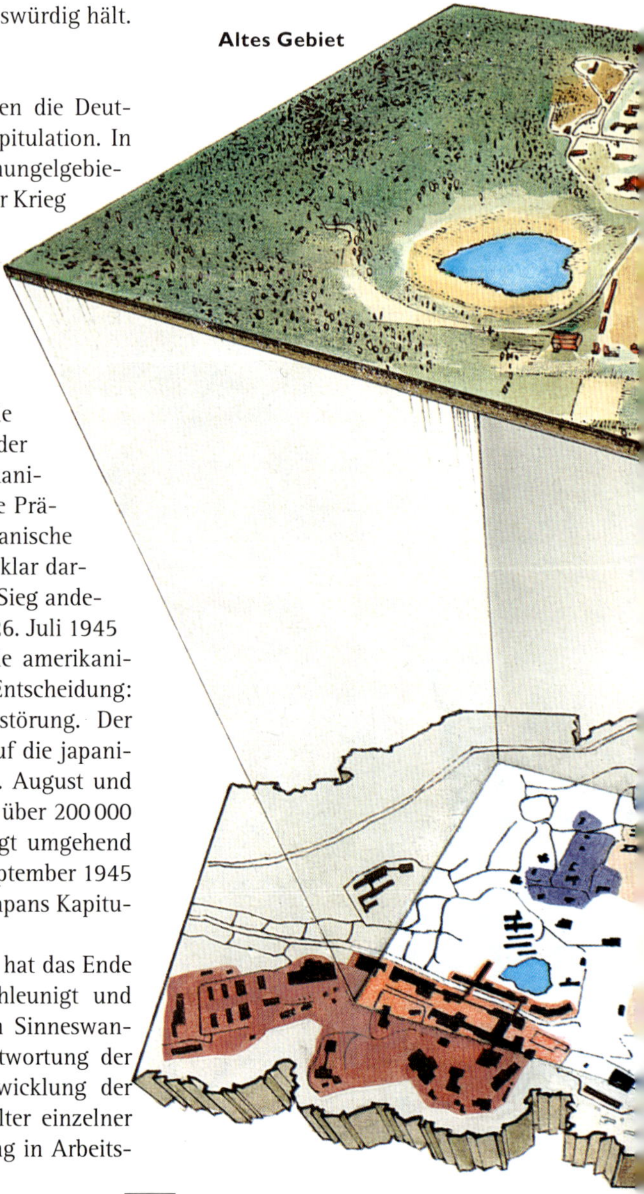

Das Atomzeitalter

Am 8. Mai 1945 unterzeichnen die Deutschen ihre bedingungslose Kapitulation. In den undurchdringlichen Dschungelgebieten Ostasiens hingegen geht der Krieg weiter.

Die Amerikaner können ihre Streitkräfte gegen die unermüdliche Kampfbereitschaft der Japaner konzentrieren. Am 1. April landen die Amerikaner in der Stadt Okinawa, die erst am 12. Juni kapituliert. In der Schlacht sterben 12 500 amerikanische Marinesoldaten. Der neue Präsident Truman und der amerikanische Oberbefehlshaber werden sich klar darüber, dass für einen schnellen Sieg andere Mittel notwendig sind. Am 26. Juli 1945 stellen die chinesische und die amerikanische Regierung Japan vor die Entscheidung: Kapitulation oder totale Zerstörung. Der Abwurf zweier Atombomen auf die japanischen Städte Hiroshima am 6. August und Nagasaki am 8. August kostet über 200 000 Menschen das Leben – es folgt umgehend der Waffenstillstand. Am 2. September 1945 schließlich nehmen die USA Japans Kapitulation an.

Der Einsatz von Atombomben hat das Ende des Zweiten Weltkriegs beschleunigt und bewirkt nun einen gewaltigen Sinneswandel im Wissen um die Verantwortung der Wissenschaften. Mit der Entwicklung der Atombombe weicht das Zeitalter einzelner genialer Erfinder der Forschung in Arbeits-

Jalta
Der Engländer Churchill, der Amerikaner Roosevelt und der Sowjetführer Stalin treffen sich in Jalta, um die Weltordnung nach dem Krieg festzulegen. Jeder wird Einfluss in den von den jeweiligen Militärs eroberten Gebieten ausüben.

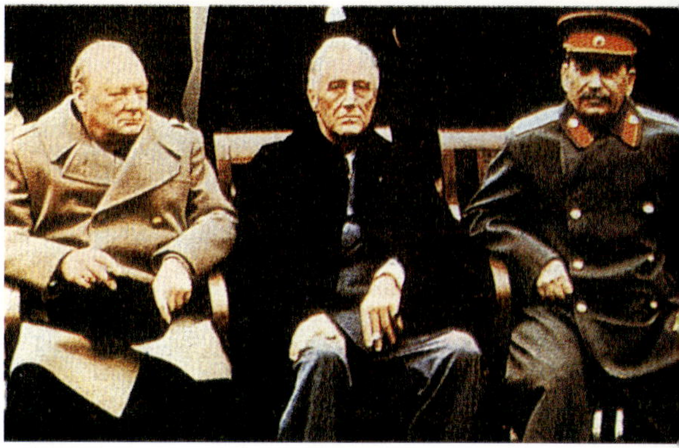

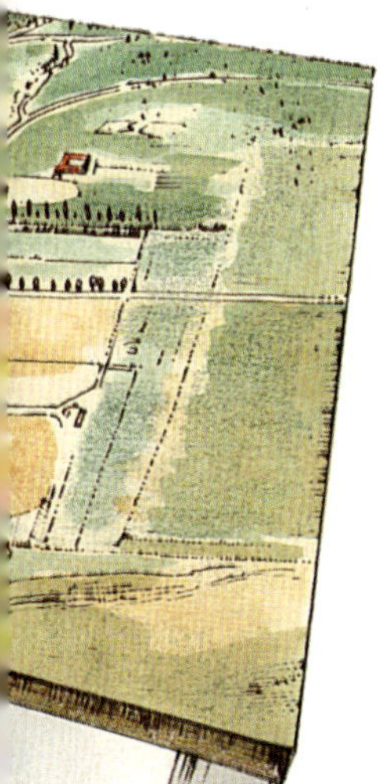

LOS ALAMOS

1943 kamen die ersten Wissenschaftler mit dem Auftrag zum Bau einer Atombombe in die Wüste New Mexicos. Im Juli 1943 hatte Los Alamos 1900 Einwohner. Ende 1944 waren es 6 000. Die Zahl der Labors stieg weiter an, bis Los Alamos eine regelrechte Stadt der Wissenschaftler, Techniker und Militärs war.

Legende

- Altes Gebiet
- Technische Zone
- Bewohnte Zone
- Militärzone

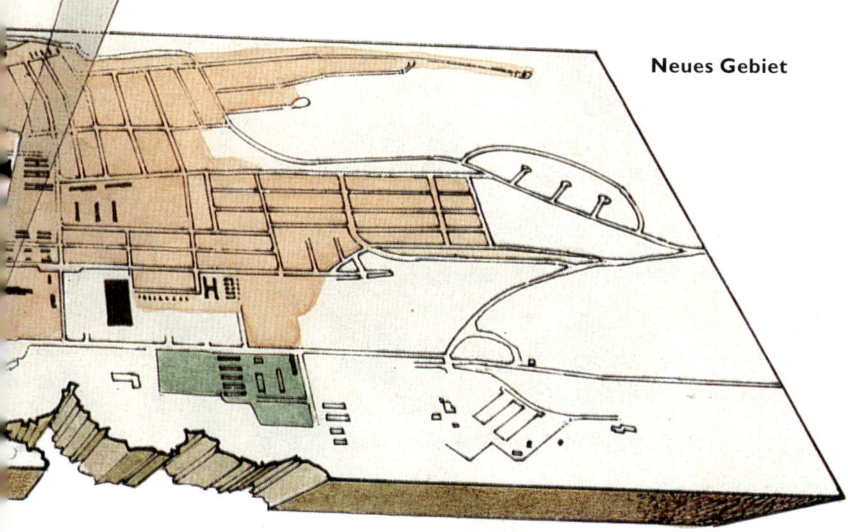

Neues Gebiet

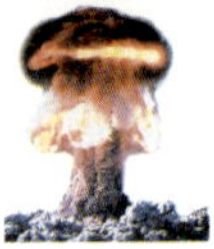

gemeinschaften. Das hat zur Folge, dass die in der Forschung eingesetzten Mittel – wirtschaftliche wie menschliche – gewaltig anwachsen. In Los Alamos entsteht ein militärisches Forschungszentrum, in dem Wissenschaft, Technologie und Ingenieurwesen eng miteinander verknüpft sind. Im Laufe des Jahrhunderts wird diese Verbindung zwischen Wissenschaft, Technologie und dem Bau immer höher entwickelter Waffen noch eine entscheidende Rolle spielen.

Die neue Ordnung

In den letzten Kriegsjahren finden häufig Treffen der Führer der Alliierten statt, auf dem es nicht nur um die geeignete Kriegstaktik geht, sondern auch um die zukünftige Weltordnung nach dem Sieg über die Nazis. Nach einem Treffen im Jahr 1943 in Teheran einigt man sich in Jalta auf der Halbinsel Krim über die Zukunft der Welt nach dem Krieg.

In Potsdam bei Berlin akzeptiert US-Präsident Truman im Sommer 1945 schließlich das Vorgehen, nach dem jede Siegermacht die Kontrolle über das Gebiet erhalten soll, das durch das eigene Heer befreit wurde. Die UdSSR erhält folglich die Kontrolle über die osteuropäischen Länder (Ungarn, Polen, Tschechoslowakei, Bulgarien, Rumänien, für kurze Zeit auch über Jugoslawien und Albanien). Deutschland ist in zwei Staaten geteilt: die Bundesrepublik Deutschland im Westen und die Deutsche Demokratische Republik unter sowjetischem Einfluss im Osten. Der Westen bildet die »Erste Welt« unter der Vormachtstellung der USA, die UdSSR mit ihren Verbündeten die »Zweite Welt«. Die restlichen Ländern werden als »Dritte Welt« bezeichnet.

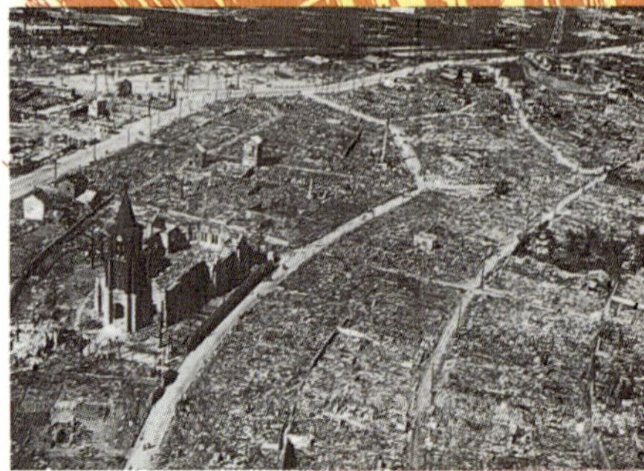

In zwei Kilometer Umkreis
Plötzlich brennt die Wäsche im Freien; alles im Umkreis geht in Flammen auf.

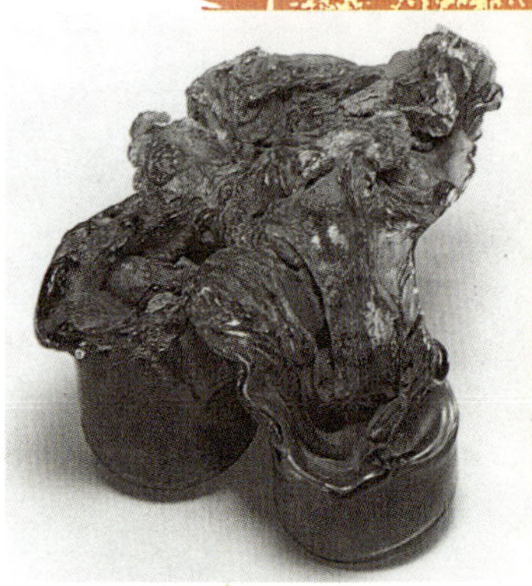

Die Explosion
Bei einer Temperatur von 4 000 °C im Zentrum der Explosion schmelzen sogar der Quarzanteile im Granit und Dachziegel aus Keramik.

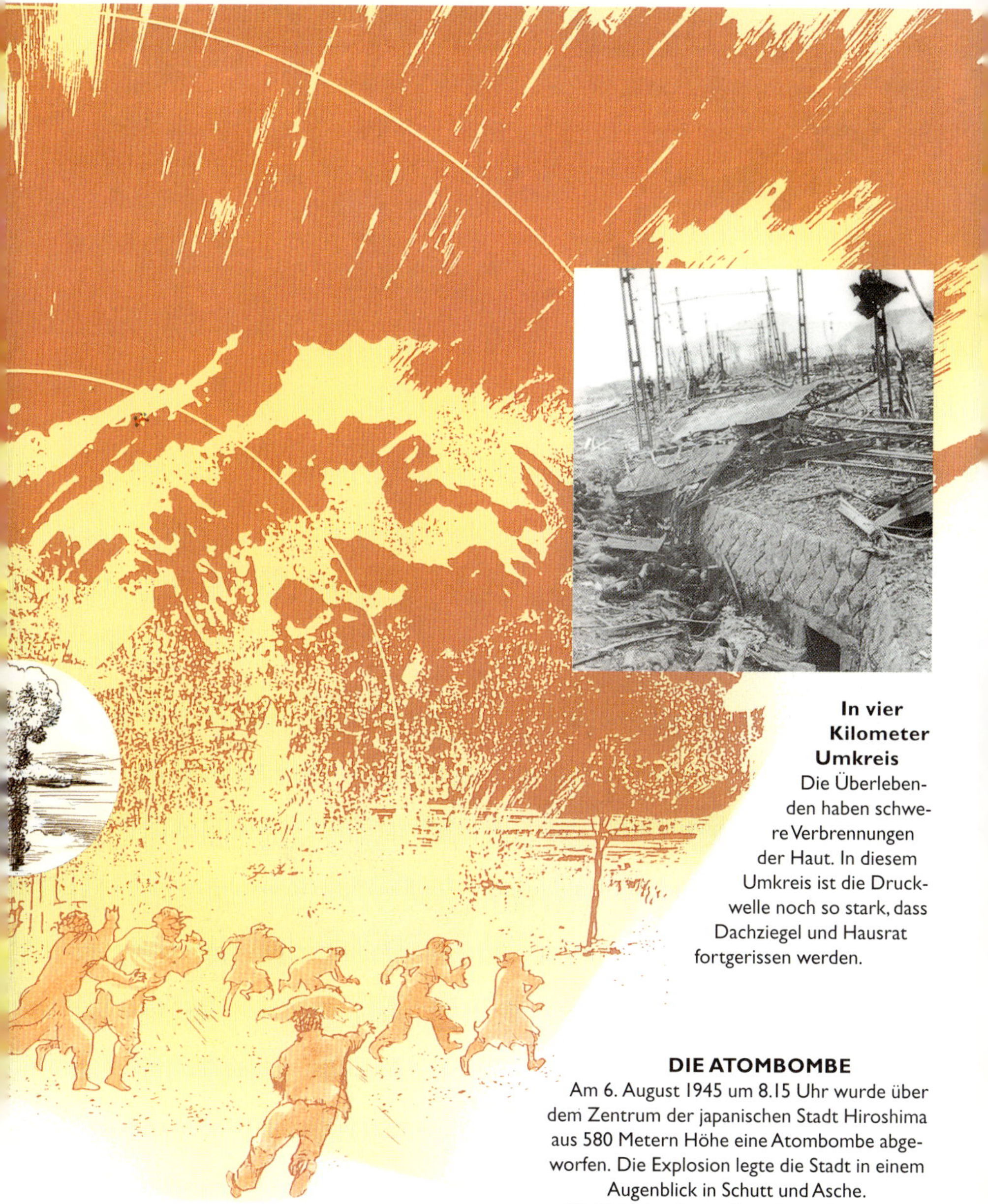

In vier Kilometer Umkreis

Die Überlebenden haben schwere Verbrennungen der Haut. In diesem Umkreis ist die Druckwelle noch so stark, dass Dachziegel und Hausrat fortgerissen werden.

DIE ATOMBOMBE

Am 6. August 1945 um 8.15 Uhr wurde über dem Zentrum der japanischen Stadt Hiroshima aus 580 Metern Höhe eine Atombombe abgeworfen. Die Explosion legte die Stadt in einem Augenblick in Schutt und Asche.

Die Zahl der Opfer, die sofort oder an den Folgen der Verstrahlung starben, wird auf über 140 000 geschätzt.

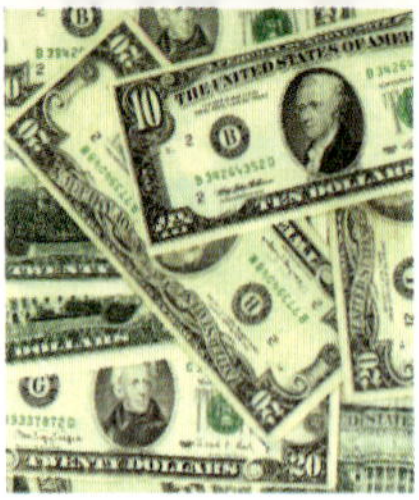

Die Jahre des Wirtschafts-wunders: 1946–1972

Auf die verhängnisvollen Kriegsjahre folgen 30 Jahre mit großem wirtschaftlichem Wachstum und gesellschaftlichen Veränderungen. Die gegenseitige Abschreckung durch Atomwaffen verhindert den Dritten Weltkrieg. Immer mehr Kolonien werden in die Unabhängigkeit entlassen.

Eine neue Zeit beginnt

Nach dem Ende des zerstörerischen Krieges beginnt weltweit eine Zeit der Neuordnung und des Aufschwungs, die durch außerordentliches Wirtschaftswachstum gekennzeichnet ist.

In den Jahren von 1946 bis 1972 wird die Produktion von Lebensmitteln und industriellen Gütern und Waren gesteigert. Das durchschnittliche Einkommen nimmt zu und die Bevölkerung der Erde wächst in einem bisher in der Geschichte der Menschheit nicht gekannten Maß.

Die Regierungen und Völker der Industrienationen beginnen mit dem Wiederaufbau und suchen nach den Ursachen für den Ausbruch des Krieges, um zu verhindern, dass sich dies jemals wiederholen kann. Die Gründe für die unheilvolle Entwicklung werden vor allem der großen Wirtschafts- und Finanzkrise vor dem Zweiten Weltkrieg zugeschrieben. Die starken Verflechtungen

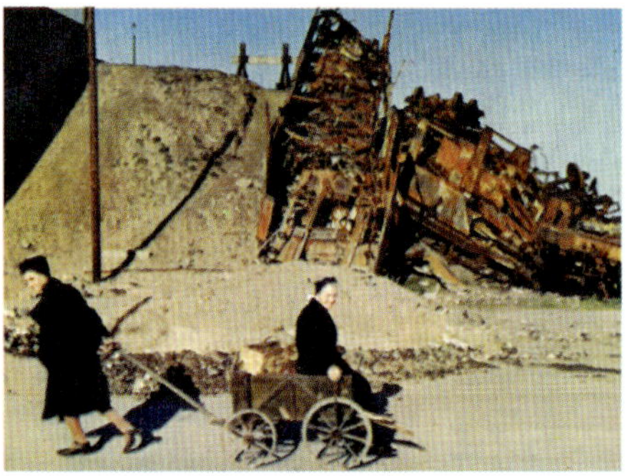

Wiederaufbau
1944 trafen sich in Bretton Woods, in New Hampshire (USA), Vertreter aus 44 Ländern, um den Internationalen Währungsfonds zu gründen (IWF). Man kehrte zum Goldstandard zurück: Der Dollar, die internationale Währung, konnte in Gold eingetauscht werden.

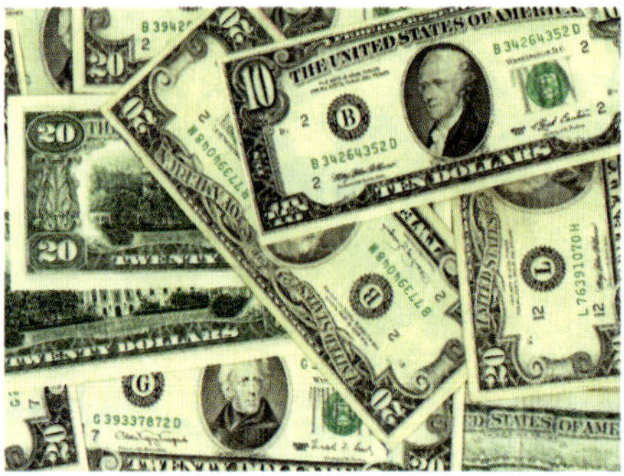

Der Dollar
Die Grundlage des in Bretton Woods beschlossenen Systems bildete die Stärke der amerikanischen Wirtschaft. Die USA hatten Schuldner in der ganzen Welt und daher durchaus ein berechtigtes Interesse an stabilen Währungen als Sicherheit für ihre Darlehen. Im IWF hatten die USA allein schon ein Stimmrecht von 28,03 Prozent.

FORT KNOX

In Fort Knox im US-Staat Kentucky wurden die amerikanischen Goldreserven sicher verwahrt. Sie allein machten 68 Prozent der weltweiten Reserven aus. Der amerikanische Durchschnittsbürger durfte keine Goldbarren besitzen.

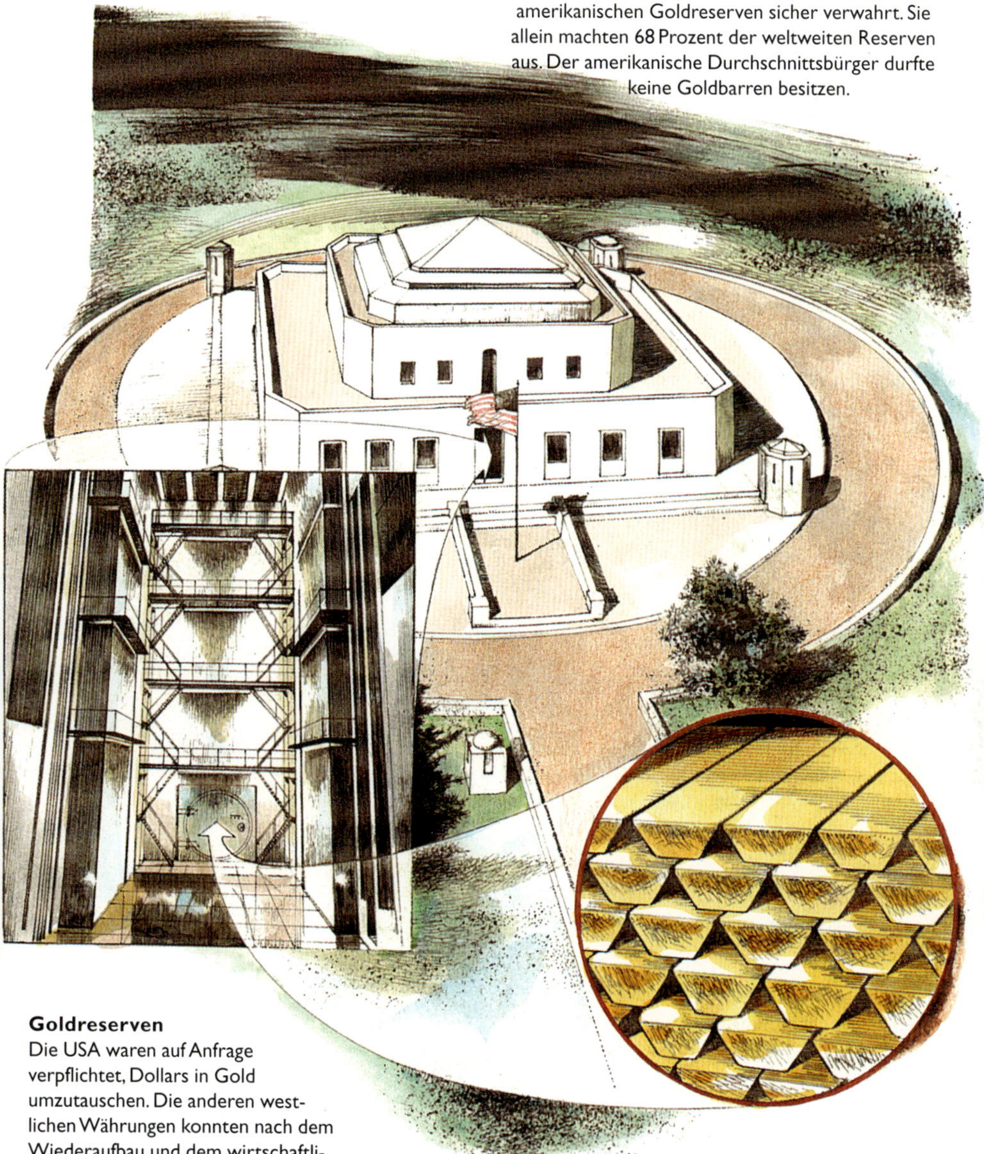

Goldreserven

Die USA waren auf Anfrage verpflichtet, Dollars in Gold umzutauschen. Die anderen westlichen Währungen konnten nach dem Wiederaufbau und dem wirtschaftlichen Aufschwung ab 1958 in Dollar umgetauscht werden.

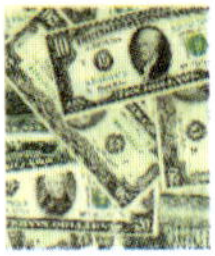

in der Weltwirtschaft veranlassten damals einige Länder dazu, ihre Außenhandelsbeziehungen einzuschränken. Man erkannte die Grenzen einer ungebremsten, freien Entfaltung des Marktes und hatte machtlos seinen Zusammenbruch erlebt. Die Zunahme der Massenarbeitslosigkeit wirkte sich hemmend auf die industrielle Entwicklung aus und führte so zu politischen Auswüchsen wie dem Nationalsozialismus. Zwischen den beiden Kriegen hatte Großbritannien seine ehemals in der Weltwirtschaft führende Rolle eingebüßt und musste die Schwächen seines Produktions- und Finanzsystems erkennen.

Nun, in der Zeit nach dem Zweiten Weltkrieg, sind es die Vereinigten Staaten von Amerika, die als wirtschaftlich und finanziell stärkste Nation der Welt in der Lage sind, den wirtschaftlichen Aufschwung in Europa und Japan zu unterstützen. Mit ihrer finanziellen Hilfe beginnt der Wiederaufbau nach dem Krieg. Das Wachstum hat weltweite Auswirkungen. Ausgehend von den so genannten Industrieländern, beginnt eine Zeit steigender Produktion, Ausweitung des Welthandels und zunehmender Beschäftigung als Voraussetzung für mehr Wohlstand. Die Weltbevölkerung wächst in der Zwischenzeit unaufhaltsam – in Afrika, im Süden und Osten Asiens und noch viel schneller in Lateinamerika. Zum ersten Mal in der Geschichte scheint auf das rasche Bevölkerungswachstum keine Hungersnot zu folgen. Es werden genügend Nahrungsmittel für die schnell wachsende Bevölkerung produziert und bis in die 1970er Jahre gibt es keine Anzeichen für eine Umkehr dieser Entwicklung.

Die Gründe dafür liegen zum einen in der Neuordnung der industriellen Produktion

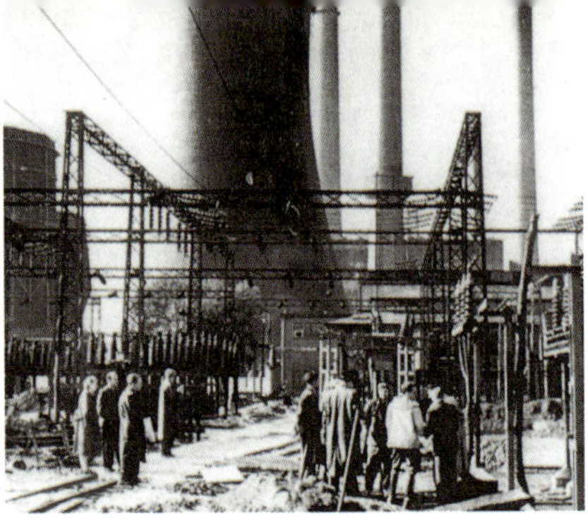

Die kommunistische Welt
In Osteuropa und in der UdSSR war das Wirtschaftswachstum in den 1950-er Jahren größer als im Westen.

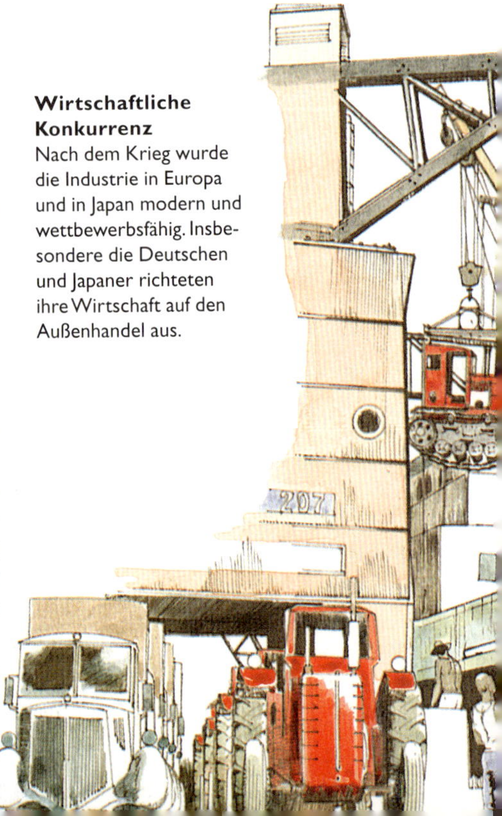

Wirtschaftliche Konkurrenz
Nach dem Krieg wurde die Industrie in Europa und in Japan modern und wettbewerbsfähig. Insbesondere die Deutschen und Japaner richteten ihre Wirtschaft auf den Außenhandel aus.

JAHRE DES WOHLSTANDS

Der weltweite Handel war in diesen Jahren die treibende Kraft. Durch das 1947 getroffene Abkommen GATT (Allgemeines Zoll- und Handelsabkommen) wurden Hemmnisse für den Welthandel, wie zum Beispiel Zölle, abgebaut.

Umsätze im Handel

Von 62,1 Milliarden Dollar 1950 stieg der Handelsumsatz auf 574 Milliarden Dollar im Jahr 1973. Die Industrieländer behielten jedoch stets einen Anteil von zwei Drittel des Welthandels und der Warenaustausch entwickelte sich vorwiegend zwischen ihnen.

Automobilindustrie

Die deutsche Automobilindustrie und die anderer Länder begannen ab Mitte der 1960er Jahre in Lateinamerika, Nigeria, Südafrika und Jugoslawien zu produzieren. Die neuen Unternehmen belieferten nicht nur den eigenen Markt, sondern die ganze Welt.

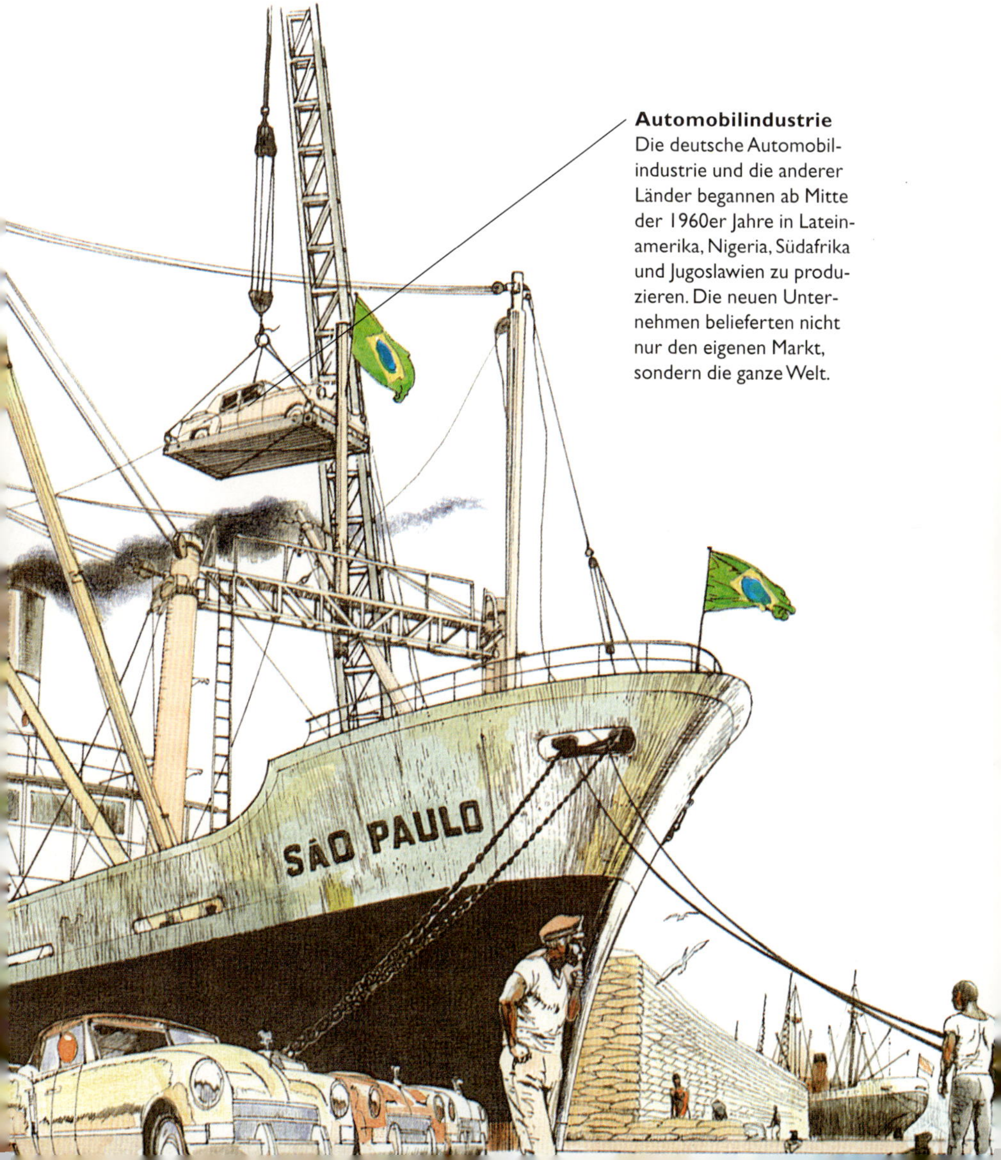

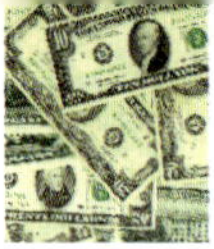

und den immer mehr zunehmenden weltweiten Handelsbeziehungen.

Was bedeutet Neuordnung der Produktion? In der Nachkriegszeit wird nach und nach deutlich, welche negativen Folgen es für die Wirtschaft und vor allem für die junge Demokratie haben kann, wenn sich Industrieunternehmen in Privateigentum ohne jede staatliche Kontrolle befinden. Der Staat muss mehr Einfluss auf volkswirtschaftiche Entwicklungen ausüben dürfen und an deren Planung und Leitung beteiligt sein. Er soll darüber bestimmen, was produziert wird und, ganz oder teilweise, Eigentümer werden von Unternehmen, die die Grundpfeiler der Wirtschaft in einer Gesellschaft bilden – zum Beispiel das Nachrichtenwesen, die Energieversorgung oder die Bereitstellung von Transportmitteln.

Politiker, Unternehmer und Wirtschaftswissenschaftler sind sich inzwischen darüber im Klaren, dass nur ein ausgewogenes Wirtschaftswachstum das erforderliche Gleichgewicht zwischen der Herstellung von Gü-

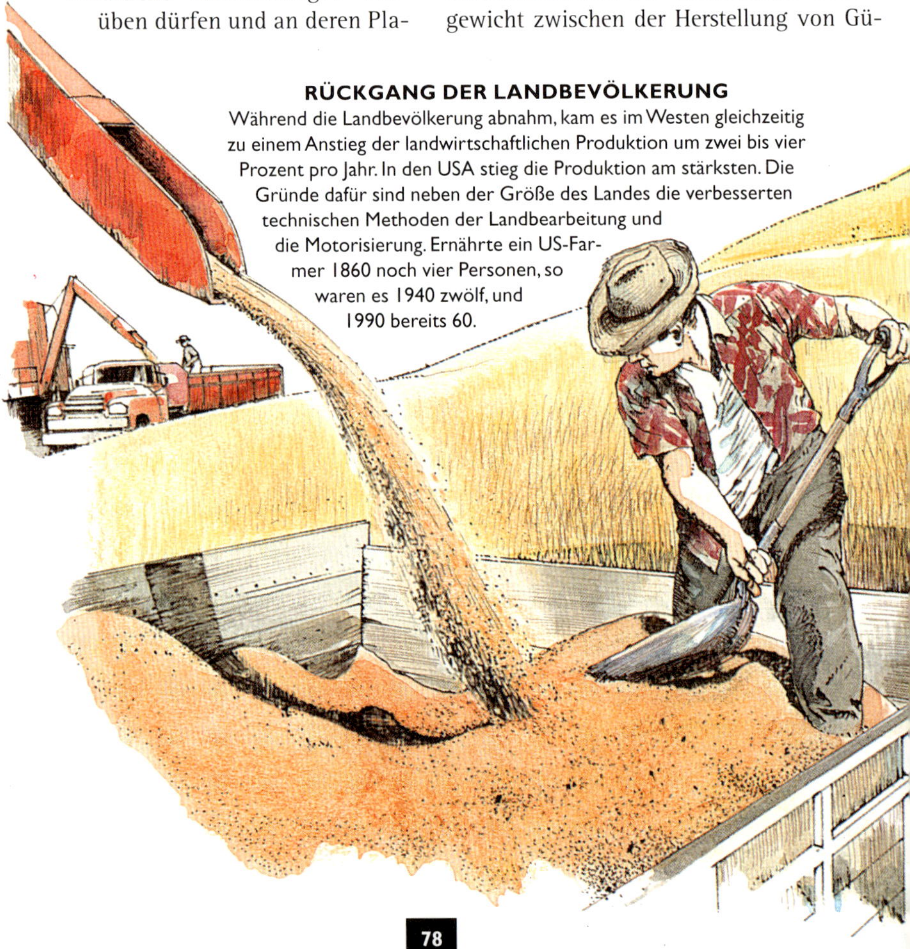

RÜCKGANG DER LANDBEVÖLKERUNG

Während die Landbevölkerung abnahm, kam es im Westen gleichzeitig zu einem Anstieg der landwirtschaftlichen Produktion um zwei bis vier Prozent pro Jahr. In den USA stieg die Produktion am stärksten. Die Gründe dafür sind neben der Größe des Landes die verbesserten technischen Methoden der Landbearbeitung und die Motorisierung. Ernährte ein US-Farmer 1860 noch vier Personen, so waren es 1940 zwölf, und 1990 bereits 60.

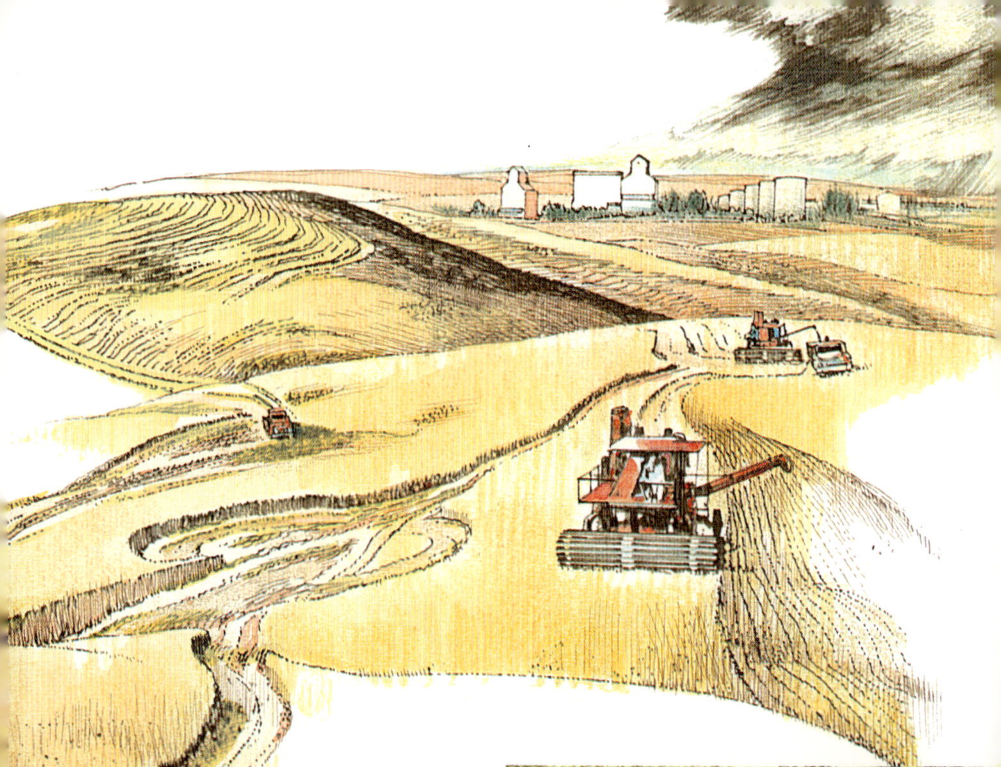

Getreide

Für einen Großteil der Weltbevölkerung ist Getreide das Hauptnahrungsmittel. In einigen Teilen der Welt wurde der Ertrag durch neue Anbaumethoden und Einsatz von Dünger gesteigert. In Westafrika war aber in der Nachkriegszeit der jährliche Anstieg deutlich geringer als in Asien. Auf Grund von Dürre und Mangel an Hilfsmitteln waren viele Länder auf ausländische Lebensmittelhilfen angewiesen (siehe Foto).

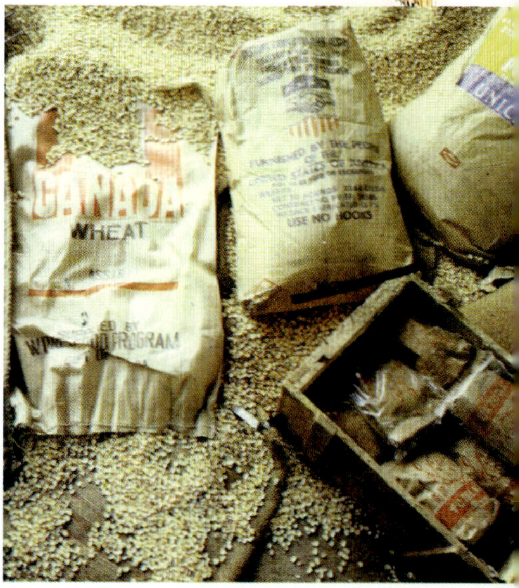

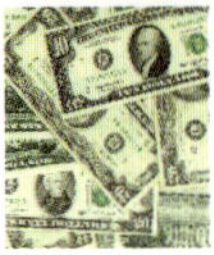

tern und dem, was die Mitglieder einer Gesellschaft verdienen, herstellen kann. Die Menge der produzierten Waren und die Kaufkraft der Verbraucher müssen aufeinander abgestimmt sein. Die Löhne der Arbeitnehmer müssen so geregelt werden, dass sie mit zunehmendem Gewinn der Unternehmen steigen, ohne dass die Unternehmen dadurch zu starke Einbußen haben. Seit der Nachkriegszeit werden dazu zahlreiche Denkmodelle entwickelt. Die Arbeitnehmer sind die Eckpfeiler einer funktionierenden Gesellschaft, die die Vollbeschäftigung aller Arbeitsfähigen anstrebt. Im Besonderen sind sie es, die Waren nicht nur produzieren, sondern auch abnehmen und kaufen können, dank steigenden Löhnen und wach-

DAS NEUE JAHRTAUSEND

Im Jahr 2000 leben 50 Prozent der Weltbevölkerung in Städten, gegenüber drei Prozent zu Beginn des Jahrhunderts. Die Ausdehnung der Städte vollzieht sich auf unterschiedliche Weise. Im Westen verläuft der Städtebau planmäßiger als in der so genannten Dritten Welt. Häufig entstanden große Trabantenstädte, um dem wachsenden Zulauf aus den ländlichen Gebieten gerecht zu werden.

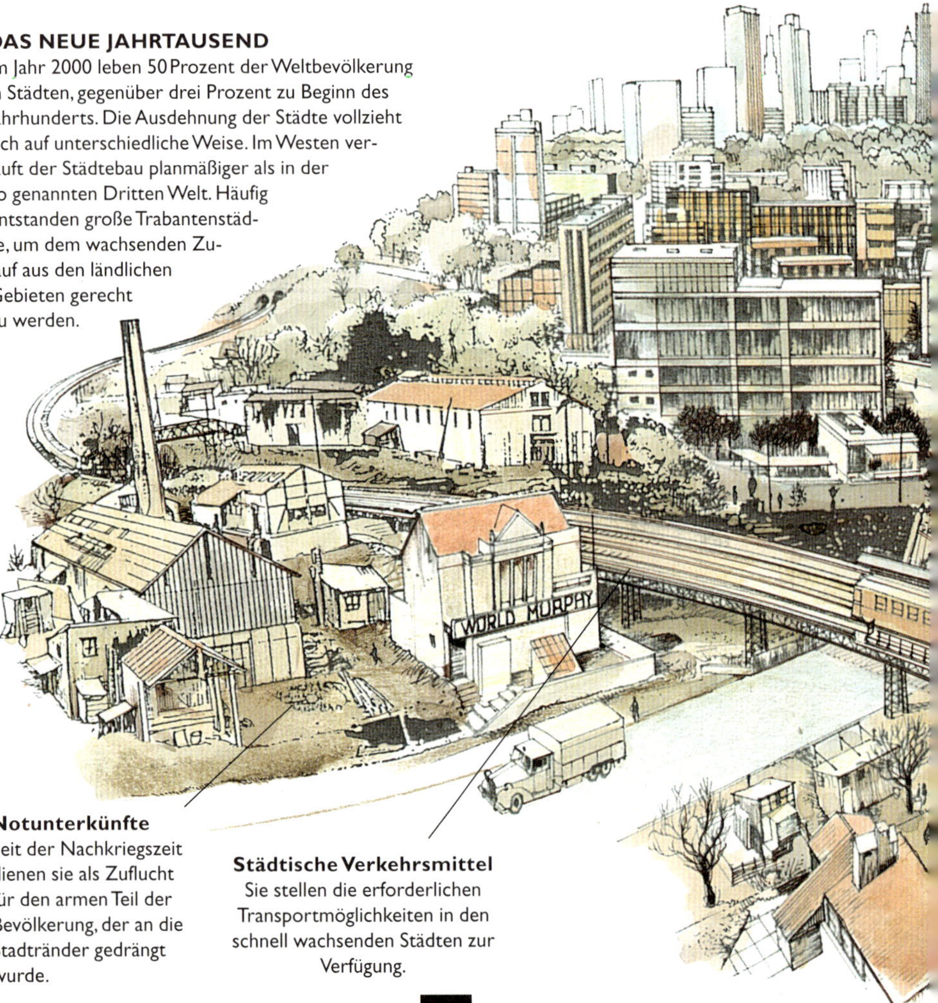

Notunterkünfte
Seit der Nachkriegszeit dienen sie als Zuflucht für den armen Teil der Bevölkerung, der an die Stadtränder gedrängt wurde.

Städtische Verkehrsmittel
Sie stellen die erforderlichen Transportmöglichkeiten in den schnell wachsenden Städten zur Verfügung.

sendem Wohlstand. Der Länder übergreifende Grundgedanke der Wirtschaft in den westlichen Staaten ist das Bestreben, die Produktion zu steigern, den Außenhandel zu verstärken, die Vollbeschäftigung zu erreichen und die Welt in immer größerem Maß zu industrialisieren und zu modernisieren. Ohne die Hilfe der USA und internationaler Einrichtungen, wie der Weltbank und des Internationalen Währungsfonds, wäre dies nicht im bisher erreichten Maß möglich gewesen. Ein wichtiger Schritt auf diesem Weg ist auch die Verstaatlichung von Unternehmen, die es den Ländern möglich macht, Geld- und Warenbewegungen zu steuern und nicht von der Gunst und den finanziellen Mitteln einzelner Unternehmer abhängig sein zu müssen.

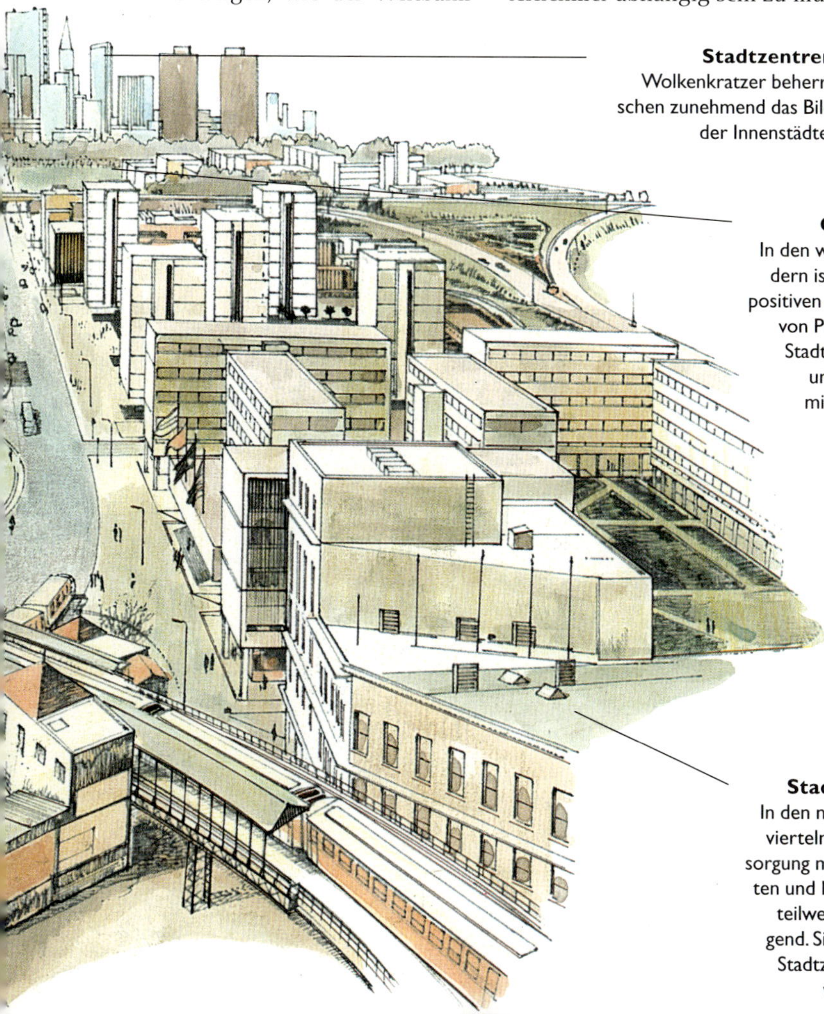

Stadtzentren
Wolkenkratzer beherrschen zunehmend das Bild der Innenstädte.

Grünflächen
In den westlichen Ländern ist man sich der positiven Auswirkungen von Pflanzen auf das Stadtklima bewusst und plant Städte mit einem Grüngürtel um den historischen Stadtkern.

Stadtplanung
In den neuen Stadtvierteln ist die Versorgung mit Geschäften und Nahverkehr teilweise ungenügend. Sie ist nur im Stadtzentrum gewährleistet.

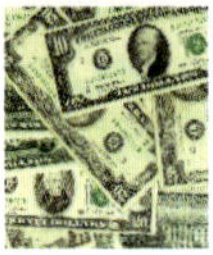

Gesellschaftlicher Wandel

Die offensichtlichste und wichtigste Neuerung in der Gesellschaft in den Jahren des Wachstums ist ein schneller und starker Rückgang der landwirtschaftlichen Betriebe.

Mit Ausnahme Großbritanniens haben die Landwirte, weltweit gesehen, bis in die Mitte der 1950er Jahre den größten Teil der arbeitenden Bevölkerung ausgemacht.

In den Jahren des Wachstums findet hier ein starker Wandel statt. Nur in Afrika südlich der Sahara, im Süden Asiens, in Südostasien und China beherrschen Felder und Dörfer weiterhin das Bild. Dabei darf man nicht vergessen, dass die gesamte Bevölkerung dieser Gebiete in den Jahren wirtschaftlichen Wachstums nahezu 30 Prozent der Weltbevölkerung ausmacht. Der drastische Rückgang der Landbevölkerung und der gleichzeitige Anstieg der weltweiten Nahrungsmittelproduktion sind die Folge großer Umwälzungen im Bereich der Landwirtschaft. Im Westen steigt die landwirtschaftliche Produktivität so rasant durch finanzielle Förderung. Außerdem stehen hier ausreichend landwirtschaftliche Maschinen zur Verfügung. In den ärmeren Ländern der Welt werden die Bewässerungsmethoden verbessert und spezielle Anbaumethoden neuer, sehr ergiebiger Getreidesorten eingeführt.

Die ausgeprägte Landflucht bewirkt aber vor allem, dass immer mehr Menschen in die großen Städte ziehen, die immer schneller wachsen.

Die Jahre des Aufschwungs läuten eine Entwicklung ein, die bis heute anhält. Die Städte der Industrieländer Europas wachsen meistens um einen historischen Stadtkern. Dieser wird zum Geschäftszentrum,

DER WOHLFAHRTSSTAAT
Die medizinische Versorgung, Gesundheitsvorsorge und mehr Freizeit haben die Lebenserwartung in den westlichen Ländern erhöht.

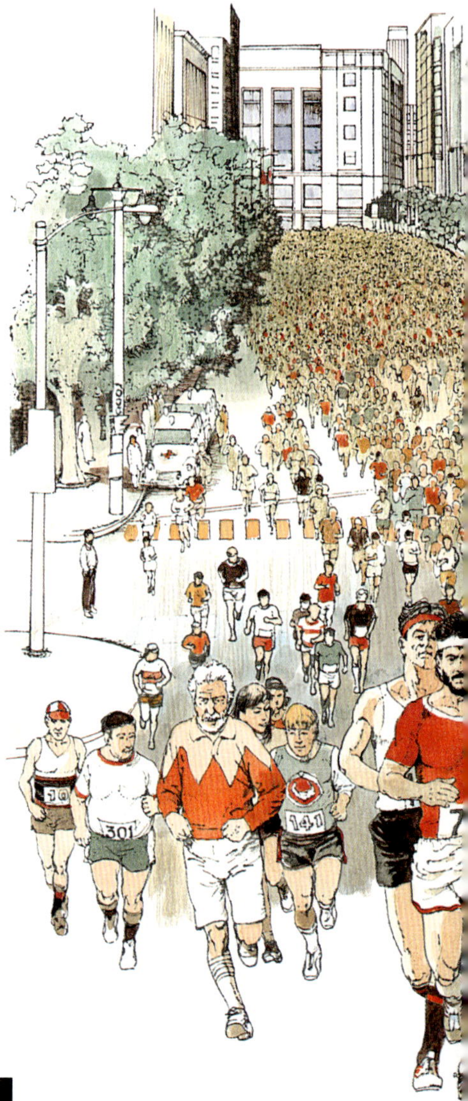

Jung und Alt
In den Industrienationen sowie in China und Indien geht die Geburtenrate zurück. Die Gesellschaft altert zunehmend.

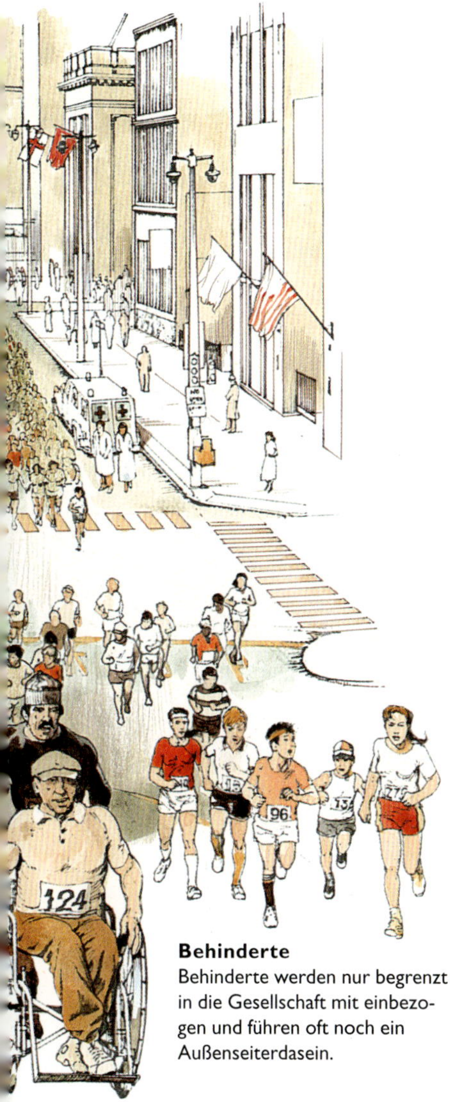

Behinderte
Behinderte werden nur begrenzt in die Gesellschaft mit einbezogen und führen oft noch ein Außenseiterdasein.

seine Gebäude wachsen immer mehr in die Höhe, um Raum zu gewinnen. Doch stoßen die Möglichkeiten zur Erweiterung bald an ihre Grenzen. Die westlichen Großstädte werden in der weltweiten Rangliste mit den höchsten Einwohnerzahlen schon bald von asiatischen, afrikanischen und lateinamerikanischen Hauptstädten überholt, die mitunter unkontrolliert aus allen Nähten platzen und Slums bilden, in denen die Ärmsten der Armen leben. Sie werden zu Millionenstädten mit einer sehr hohen Bevölkerungsdichte und haben eine ungebrochene Anziehungskraft.
In den Nachkriegsjahren greifen die westlichen Staaten die Prinzipien und Verfahren auf, die in den 1930er Jahren für Roosevelts New Deal galten. Der Wohlfahrtsstaat soll den Bürgern soziale Sicherheit, ausreichenden Arbeitsschutz und ein umfassendes Gesundheitswesen garantieren.

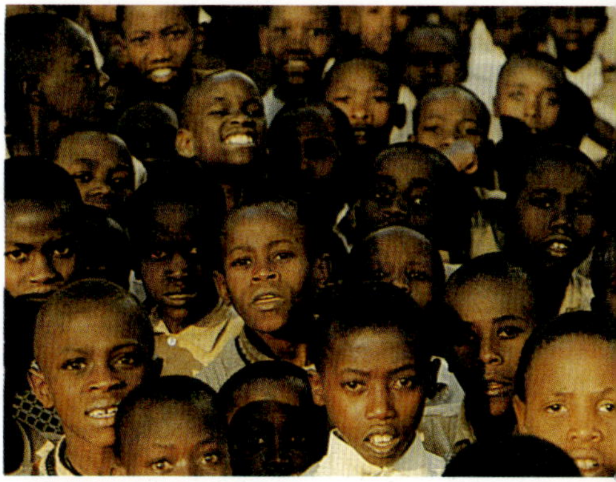

Die Weltbevölkerung
Das ganze Jahrhundert hindurch war der Bevölkerungszuwachs der Erde enorm. Dies ist vor allem auf die sehr viel höhere Lebenserwartung zurückzuführen. Im Westen werden die Menschen immer älter. Die Gesellschaft scheint sich hier nicht zu erneuern. Dagegen ist die Geburtenrate in zahlreichen Ländern, wie zum Beispiel in Nigeria, noch immer sehr hoch.

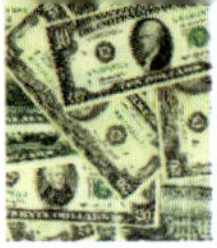

Da im Rahmen des Beschäftigungsanstiegs eine immer höhere Schulbildung benötigt wird, garantieren viele Staaten auch das Recht auf Bildung. Von den Menschen wird die Bereitschaft erwartet, für ihre Arbeit auch größere Änderungen und weite Wege in Kauf zu nehmen. Die Arbeiterklasse, deren soziale und politische Stärke aus der Sicherheit der Vollbeschäftigung entstand, ist nach wie vor eine der tragenden Stützen der Gesellschaft. Die Verfügbarkeit der Arbeitskraft entspricht noch nicht dem wachsenden Welthandel, die europäische Wirtschaft kann aber auf innereuropäische und internationale Wanderungen zurückgreifen. Für Frauen entstehen neue Berufsfelder und Aufgaben in der Arbeitswelt. Auch das Bild der Frau in der Gesellschaft und in der Politik hat sich geändert.

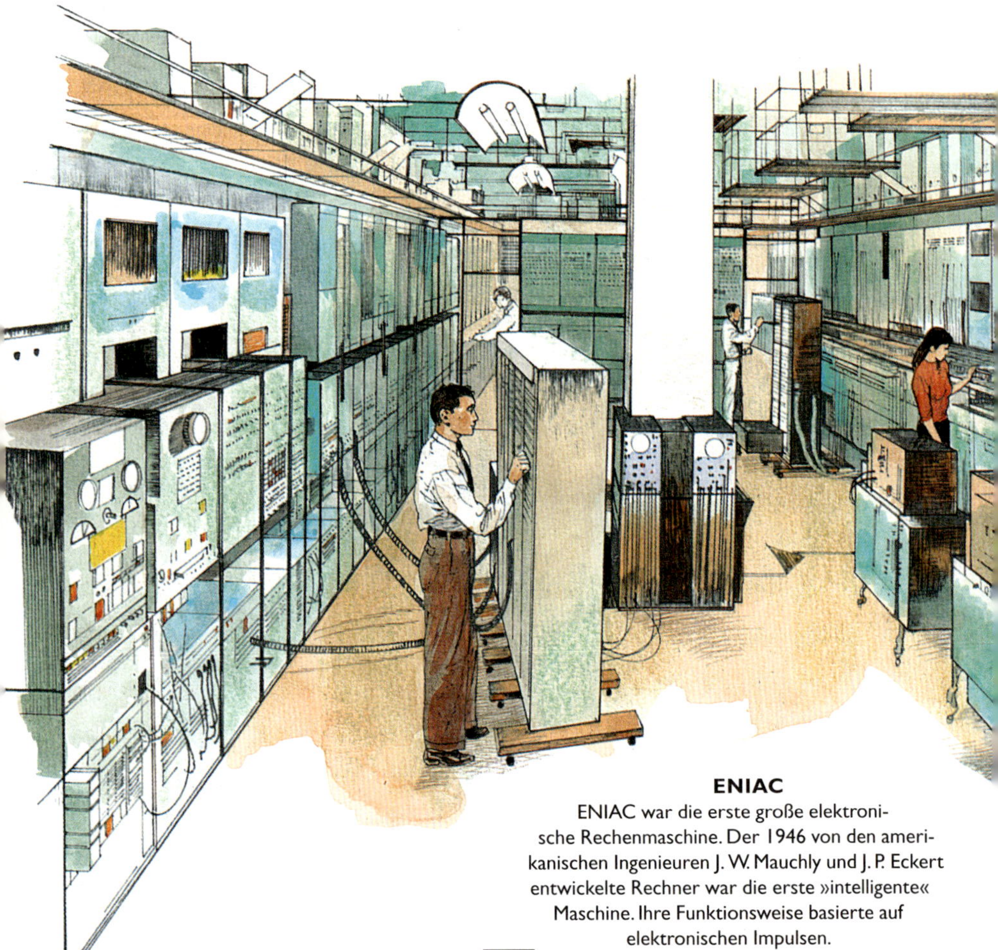

ENIAC

ENIAC war die erste große elektronische Rechenmaschine. Der 1946 von den amerikanischen Ingenieuren J. W. Mauchly und J. P. Eckert entwickelte Rechner war die erste »intelligente« Maschine. Ihre Funktionsweise basierte auf elektronischen Impulsen.

Etwa 20 Jahre lang, von 1945 bis 1965, vollzieht sich ein grundlegender Wandel im gesellschaftlichen und wirtschaftlichen Bereich. Die treibende Kraft dabei ist noch immer die Generation jener Jahre, in der die westliche Gesellschaft tief greifende Erfahrungen machen musste, Männer und Frauen, die die katastrophalen Jahre der Kriege und Wirtschaftskrisen, die Neuordnung von Staaten und sozialen Klassen sowie die engstirnigen Auswüchse nationaler Bestrebungen miterlebt haben. Trotz der wachstumsorientierten Ausrichtung vollzieht sich der Wandel noch immer im politischen, wirtschaftlichen, sozialen und kulturellen Rahmen der Kriegs- und Nachkriegsjahre. Erst gegen Ende der 1960er Jahre tritt eine junge Generation mit neuen Ideen, Zielen und Vorstellungen auf und weltweit bricht eine neue Ära an.

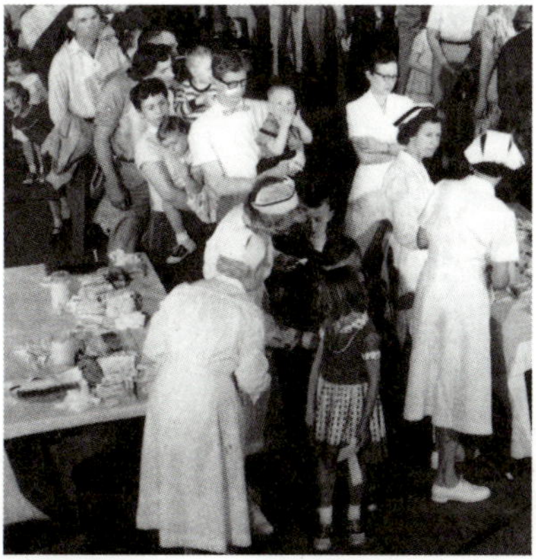

Die Medizin
Im 20. Jahrhundert machte die Medizin gewaltige Fortschritte. 1928 entdeckte Alexander Fleming das Penizillin als Wirkstoff gegen die Ausbreitung von Bakterien. Auch der 26. April 1954 ist ein wichtiges Datum. An jenem Tag begann in den USA die Massenimpfung gegen Kinderlähmung mit dem von Salk und Sabin entwickelten Polio-Impfstoff.

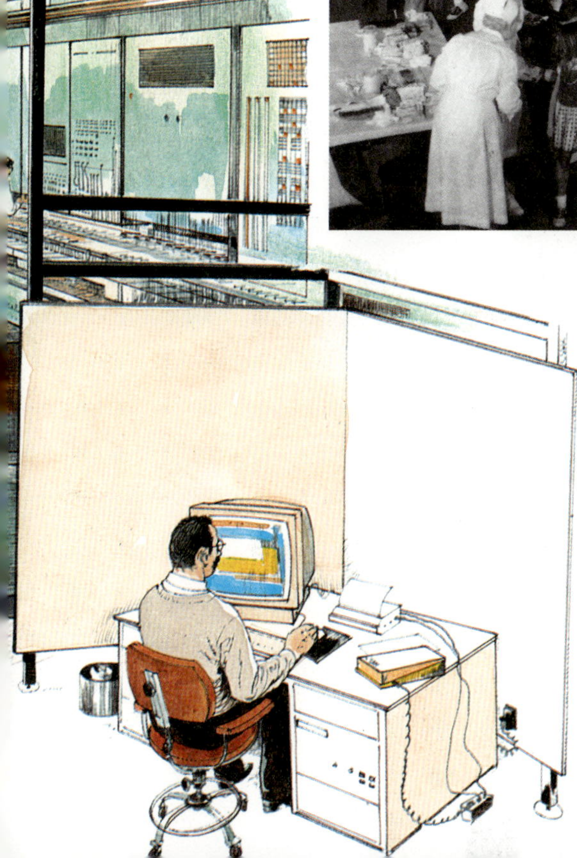

Zum Vergleich
ENIAC, der erste Computer, beanspruchte eine Fläche von etwa 140 Quadratmeter. Ein moderner Computer, der auf einem Schreibtisch Platz findet, hat nur noch wenig mit ihm gemeinsam.

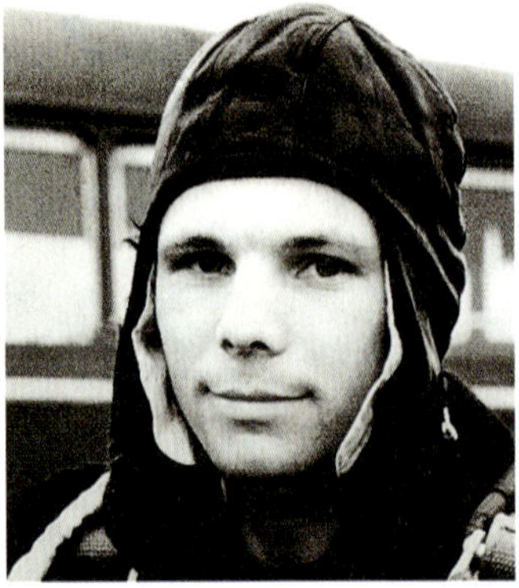

Juri Gagarin
In der kleinen Wostok-Raumkapsel umkreiste Juri Gagarin am 12. April 1961 als erster Mensch die Erde. Für die Sowjets war das ein großer technologischer Erfolg und ein willkommener Vorsprung im Wettstreit mit den USA. Erst ein Jahr später schickten die USA den ersten amerikanischen Astronauten, John Glenn, in die Umlaufbahn der Erde.

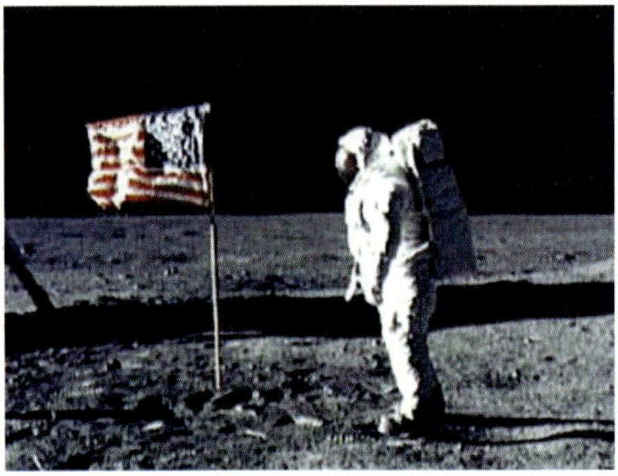

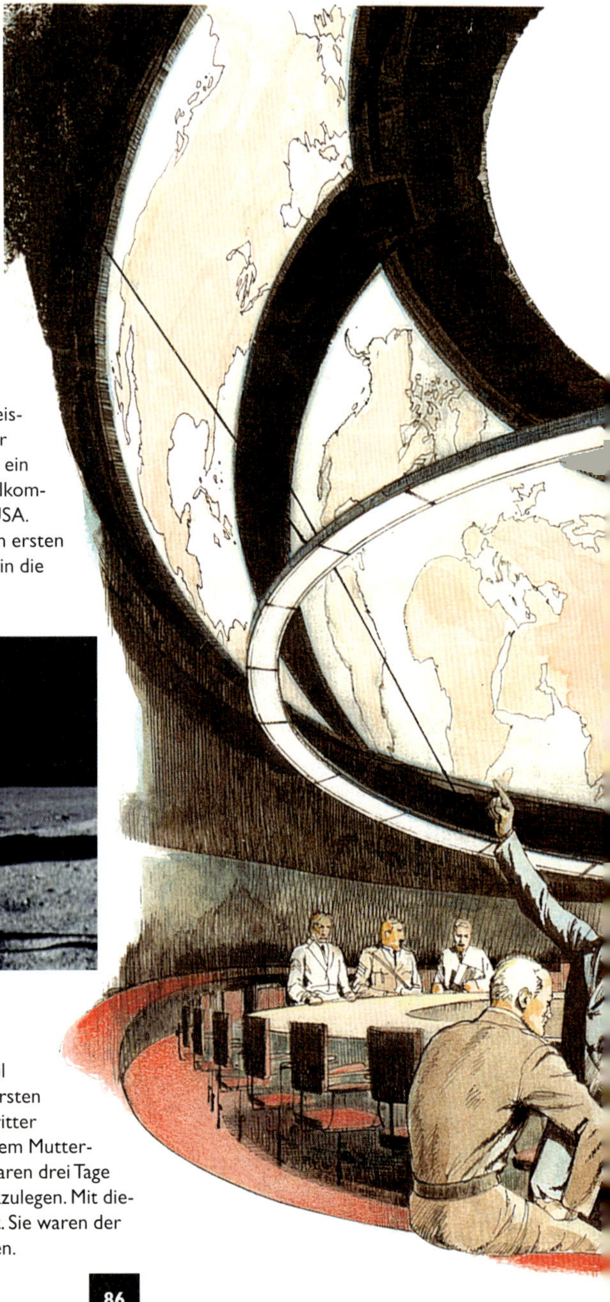

Flug zum Mond
Der 21. Juli 1969 war ein entscheidendes Datum in der bemannten Raumfahrt. Neil Armstrong und Edwin Aldrin waren die ersten Menschen auf dem Mond, während ein dritter Astronaut, Michael Collins in Apollo 11, dem Mutterschiff, auf sie wartete. Die Astronauten waren drei Tage unterwegs, um 300 000 Kilometer zurückzulegen. Mit dieser Landung verblüfften die USA die Welt. Sie waren der UdSSR in der Raumfahrt wieder überlegen.

WASSERSTOFFBOMBE

nfang der 1950er Jahre führten Amerikaner und ussen Versuche mit Wasserstoffbomben durch. Diese sollten mit leistungsstarken Raketen, e für den Wettlauf im Weltall entwickelt worden varen, jeweils zum anderen Kontinent befördert verden. Durch Spionageflugzeuge und Satelliten wären die beiden Supermächte in der Lage gewesen, einen Angriff rechtzeitig zu erkennen und eine zerstörerische Antwort zu geben. n dritter Weltkrieg sollte durch die so genannte Abschreckung verhindert werden.

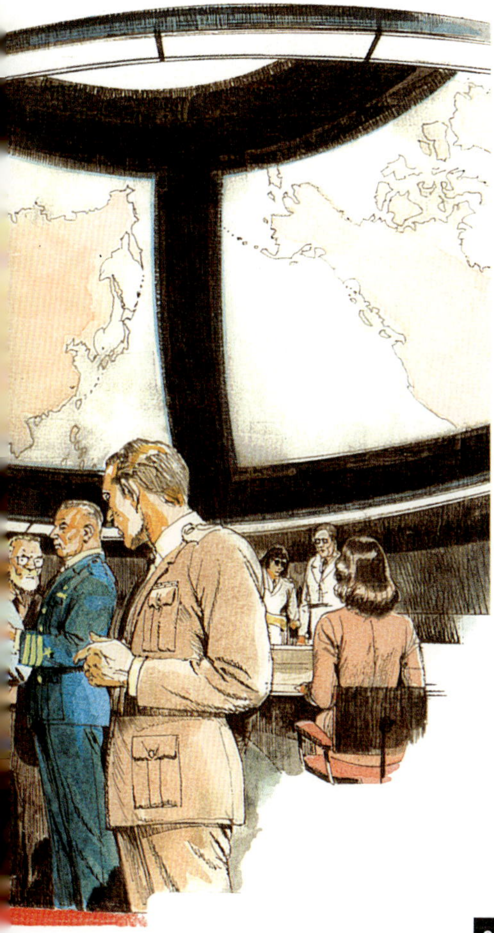

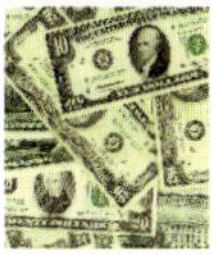

Die Technologie

Der Zweite Weltkrieg hatte einen großen Bedarf an hoch entwickelten Waffen geschaffen. Nachdem das große Blutvergießen zu Ende ist, werden sowohl die Rüstungs- als auch die zivile Industrie weiter technologisch gefördert.

Die folgende wissenschaftliche Blütezeit wirkt sich entscheidend auf den Alltag aus. Neue Haushaltsgeräte wie der Kühlschrank und die Gefriertruhe werden mit Speisen gefüllt, die mit neuen Verfahren hergestellt werden – Tiefkühlkost, Zuchtgeflügel, mit Wachstumshormonen behandeltes Fleisch – oder durch Luftverkehr aus den entferntesten Gegenden eingeführt werden. Doch nicht nur in der Ernährung macht sich die Veränderung bemerkbar. Sie erstreckt sich auf alle Bereiche, vom Transportwesen bis zum Hausbau, vom Nachrichtenwesen bis zur Freizeit.

Das Zeitalter der Technologie hat auch auf die wissenschaftliche Forschung starken Einfluss und bewirkt, dass diese ein sehr wichtiger, ja sogar entscheidender Faktor für das Wirtschaftswachstum wird. Der Erfolg eines Produktes hängt immer mehr davon ab, wie sehr es auf technischen Neuerungen basiert, die seine Handhabung einfacher machen. Diese Entwicklung ist nicht mehr aufzuhalten und die Herstellungskosten müssen die ständig steigenden Ausgaben für neue, noch weiter reichende Forschungen decken. Sowohl die Entwicklung neuer Techniken als auch deren Einsatz in der Produktion ist sehr kostspielig und der Staat und die Unternehmen müssen große Summen dafür bereitstellen. Damit wird der Grundstein gelegt für die weiteren wirtschaftlichen Veränderungen, die den Jahren des Wohlstands folgen.

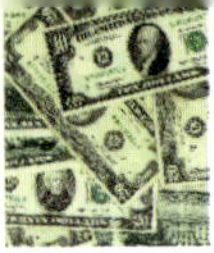

Der Kalte Krieg

Die amerikanische und sowjetische Rüstungsindustrie ist ganz erheblich an der technologischen und wissenschaftlichen Entwicklung im 20. Jahrhundert beteiligt. Sie sind die beiden Supermächte, die aus dem Zweiten Weltkrieg siegreich hervorgegangen sind. Sie haben eine Vormachtstellung in ihrem jeweiligen Einflussbereich. Der Krieg hat die weltweite Vorrangstellung Europas zunichte gemacht. Die USA bieten nun einem kommunistischen Land, der UdSSR, in Europa und in anderen großen Gebieten allein die Stirn. Die UdSSR ist gestärkt durch den industriellen Aufschwung und durch die Tatsache, dass sie zu den Siegermächten gehört. Sie ist auch gestärkt durch die Kontrolle über viele osteuropäische Länder, die eine Folge des Kriegsendes und der Teilung der Welt in Machtsphären ist.

In den USA breitet sich Angst vor der kommunistischen Gefahr aus. Die Vereinigten Staaten von Amerika unterstützen gezielt europäische Länder, um dortige Krisen und Unzufriedenheit in der Bevölkerung zu verhindern und Einfluss auf dortige Parteien zu nehmen und für ihre antikommunistische Politik zu gewinnen.

Die Spannung, ja Feindschaft zwischen den Supermächten nimmt zu. Ihr Ursprung liegt auch in der enormen Stärke beider Staaten. Es kommt zu einem Wettrüsten, das beide Gegner in der Zeit des Wachstums stärkt und ihre Wirtschaft fördert. Die Feindschaft lenkt aber auch von innenpolitischen Problemen der beiden Länder ab. 1956 zögert die UdSSR nicht, in Budapest mit Panzern gegen die ungarische Bevölkerung vorzugehen. In den USA entfesselt der Senator Joseph McCarthy eine fanatische »Hexen-

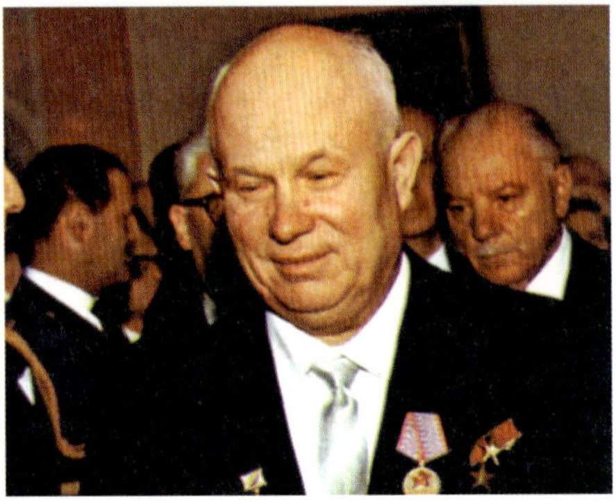

Nikita Chruschtschow
Nach Stalin war Chruschtschow Führer der UdSSR. Er wollte den Wettkampf mit den USA von der militärischen auf die wirtschaftliche Ebene verlagern.

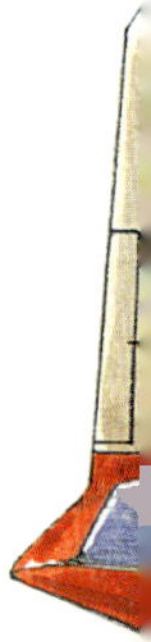

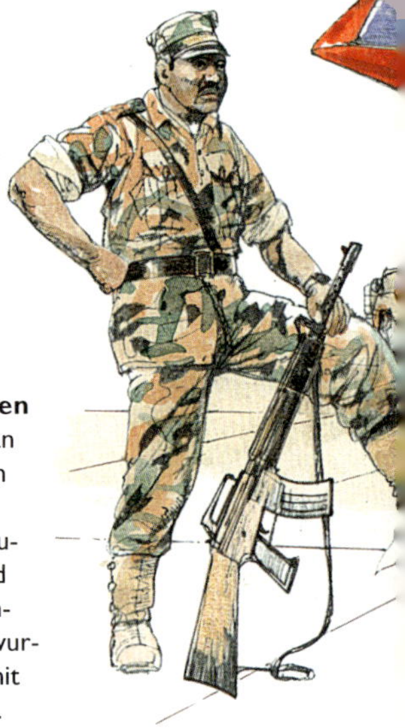

Waffenlieferungen
Waffenlieferungen an Armeen der Dritten Welt waren in der Politik der beiden Supermächte USA und UdSSR zur Gewohnheit geworden. So wurde die ganze Welt mit Waffen ausgerüstet.

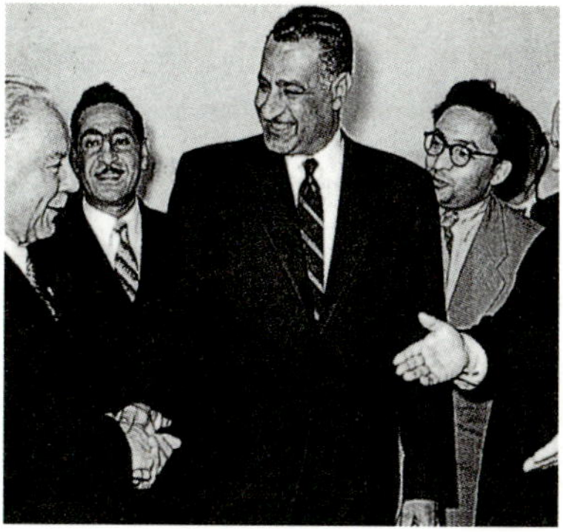

Suez
Zwei Drittel des nach Europa eingeführten Erdöls wurden durch den Suezkanal transportiert. 1956 schloss der ägyptische Staatspräsident Nasser den Kanal. Ein Konflikt mit Frankreich, England und Israel war die Folge. Arabien wurde dabei in seinem Selbstwertgefühl gestärkt.

RIVALITÄT ZWISCHEN DEN SUPERMÄCHTEN

Beide Seiten versuchten, vor allem durch Waffenlieferungen, neue Staaten in ihren Einflussbereich zu ziehen. Dies betraf besonders die so genannte Dritte Welt.

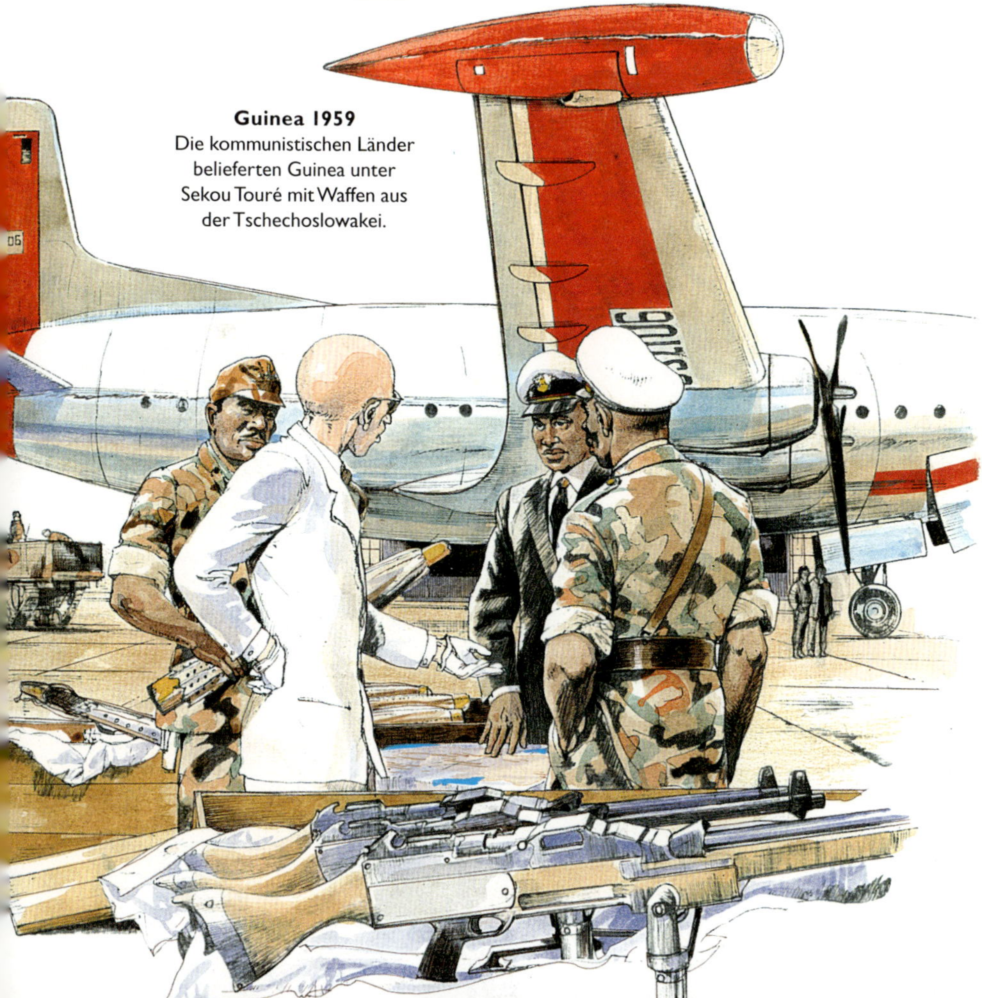

Guinea 1959
Die kommunistischen Länder belieferten Guinea unter Sekou Touré mit Waffen aus der Tschechoslowakei.

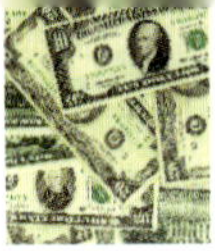

jagd« gegen Menschen mit liberalen und fortschrittlichen Ansichten, die zu Unrecht beschuldigt werden, Kommunisten zu sein oder ihnen zumindest freundlich gesinnt. Trotz des sehr großen ideologischen Konfliktes zwischen den USA und Westeuropa auf der einen Seite und der UdSSR und den osteuropäischen Ländern auf der anderen besteht doch nie die ernsthafte Gefahr des Ausbruchs eines neuen Krieges – das gegenseitge Drohen der beiden Machtblöcke aber wird als Zeit des »Kalten Krieges« bezeichnet.

Das Gleichgewicht des Schreckens

Das Vorgehen der beiden Supermächte beruht auf gegenseitiger Abschreckung. Beide sind im Besitz gewaltiger Arsenale von Atomwaffen. Die jeweilige Stärke zeigen die beiden Gegner in einem verbissenen Wettlauf um die Eroberung des Weltalls, das zum eigentlichen Schauplatz des Kalten Krieges außerhalb der Sowjetunion und der USA wird. Die Taktik der beiden Supermächte besteht in dem Versuch, Völker und Regierungen, die keinem der beiden Blöcke angehören, in den eigenen Einflussbereich zu ziehen.
Die Rüstungsindustrie der USA und der UdSSR wird durch die jeweilige Regierung dazu bevollmächtigt, mögliche Bündnispartner wie Regierungen, Freiheitsbewegungen oder Putschisten mit konventionellen Waffen aufzurüsten. Die Wirtschaft

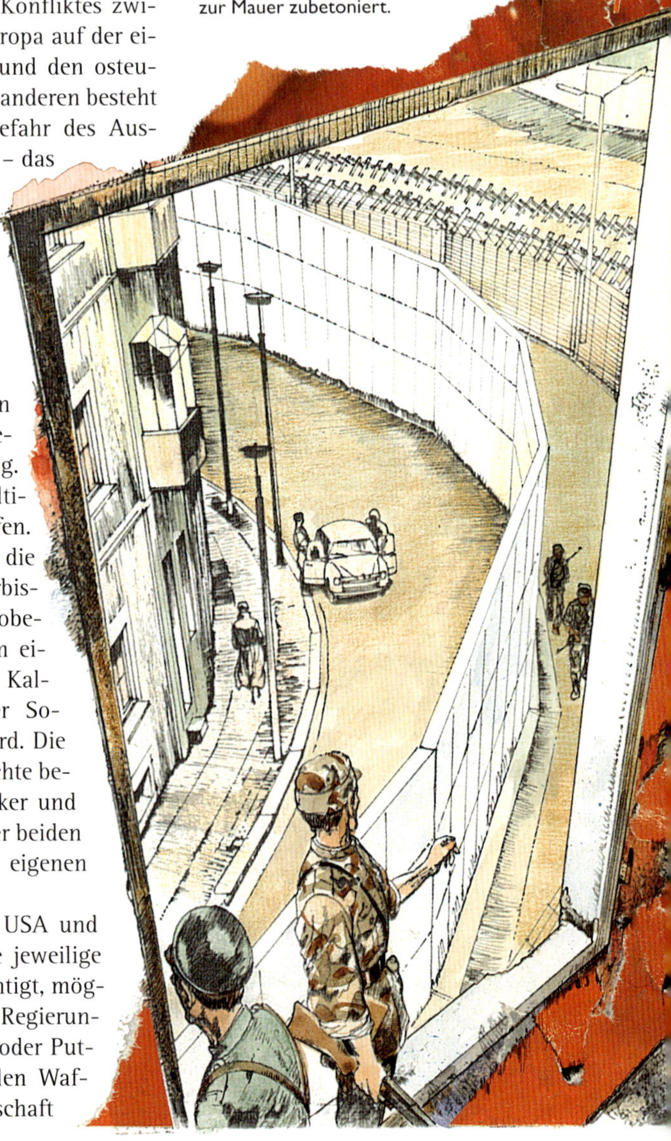

DER BAU DER BERLINER MAUER
Die kommunistische Regierung im Osten ließ in der Nacht des 12. August 1961 die Berliner Mauer bauen, um den Flüchtlingsstrom in die Bundesrepublik zu stoppen. In Ostberlin wurden die Fenster zur Mauer zubetoniert.

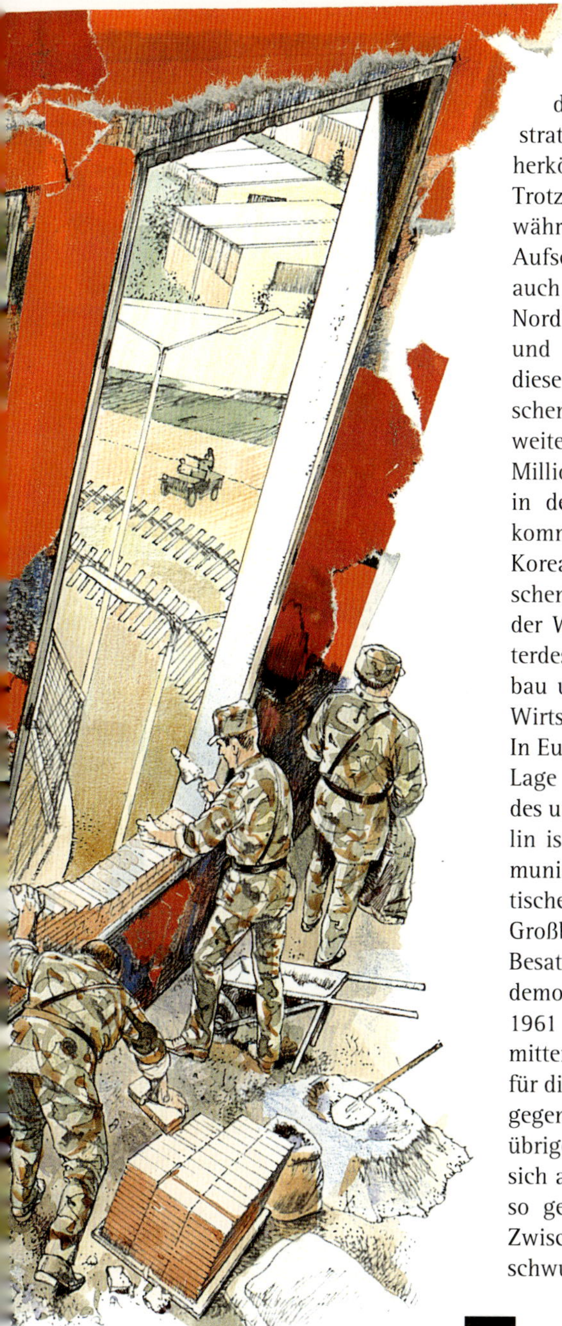

wird auf ein ungeheuer kostspieliges Wettrüsten ausgerichtet, das auf den Grundsätzen beruht: nukleare und strategische Waffen für das eigene Land, herkömmliche Waffen für alle anderen.
Trotz der Abschreckungspolitik kommt es während der Jahre des wirtschaftlichen Aufschwungs zu großen Spannungen und auch zu blutigen Konflikten. 1950 besetzt Nordkorea mit Unterstützung der UdSSR und Chinas Südkorea. Die USA sehen in diesem Angriff das Bestreben des sowjetischen Kommunismus, seine Grenzen zu erweitern. Nach einem Krieg, der zweieinhalb Millionen Menschen das Leben kostet und in dem die USA China direkt angreifen, kommt es 1953 zur Waffenruhe. Mit dem Koreakrieg weiten sich die Gegensätze zwischen den USA und der UdSSR auf den Rest der Welt aus, insbesondere auf Asien. Unterdessen fördern die USA den Wiederaufbau und den Aufschwung der japanischen Wirtschaft.
In Europa, besonders in Deutschland, ist die Lage sehr gespannt, da der Ostteil des Landes unter sowjetischer Herrschaft steht. Berlin ist seit Kriegsende geteilt, in den kommunistischen Teil der Deutschen Demokratischen Republik und die unter Frankreich, Großbritannien und den USA aufgeteilte Besatzungszone, die 1949 eine freiheitliche, demokratische Verfassung bekommt.
1961 bauen die Kommunisten eine Mauer mitten durch Berlin. Sie wird zum Symbol für die Spaltung der Welt in zwei Blöcke mit gegensätzlicher politischer Ausrichtung. Die übrigen Länder der Welt, deren Regierungen sich auf keine der beiden Seiten stellen, die so genannten Blockfreien, erleben in der Zwischenzeit eine Phase großen Aufschwungs.

Neue Entwicklungen in Asien

In den 1940er und 1950er Jahren wird das unvermeidliche Ende der alten Ordnung, die sich mit dem Zweiten Weltkrieg aufgelöst hat, bei verschiedenen politischen Ereignissen deutlich.

In den Zweiten Weltkrieg waren in viel stärkerem Maße, als dies noch beim Ersten Weltkrieg der Fall war, auch außereuropäische Nationen, die noch unter der Kolonialherrschaft standen, verwickelt. Mit dem Ende des Krieges und der Gründung der UNO, der Organisation der Vereinten Nationen, beginnt 1945 die Auflösung der Kolonien. Die Kriegserfahrungen und das veränderte politische Klima in der Welt haben den Unabhängigkeitsbewegungen dazu einen entscheidenden Anstoß gegeben. In Indien zum Beispiel kämpft die kulturelle Oberschicht seit Jahrzehnten um die Unabhängigkeit des riesigen Landes. Die Befreiung von Großbritannien erfolgt 1947, doch die tiefe Kluft zwischen den Anhängern der beiden großen Religionen, der moslemischen und der hinduistischen, verhindert die Bildung eines gemeinsamen Staates. So entstehen Indien und Pakistan. 15 Millionen Hindus und Moslems setzen eine gigantische Völkerwanderung mit Blutvergießen und extremen Grausamkeiten auf beiden Seiten in Gang.

EIN VOLK, ZWEI RELIGIONEN

Das größte Hindernis für die Bildung eines großen indischen Einheitsstaates waren politische und religiöse Gegensätze zwischen Moslems und Hindus.

OSTBENGALEN

1971 erklärte Ostbengalen seine Unabhängigkeit von Pakistan. Seither gibt es den Staat Bangladesch.

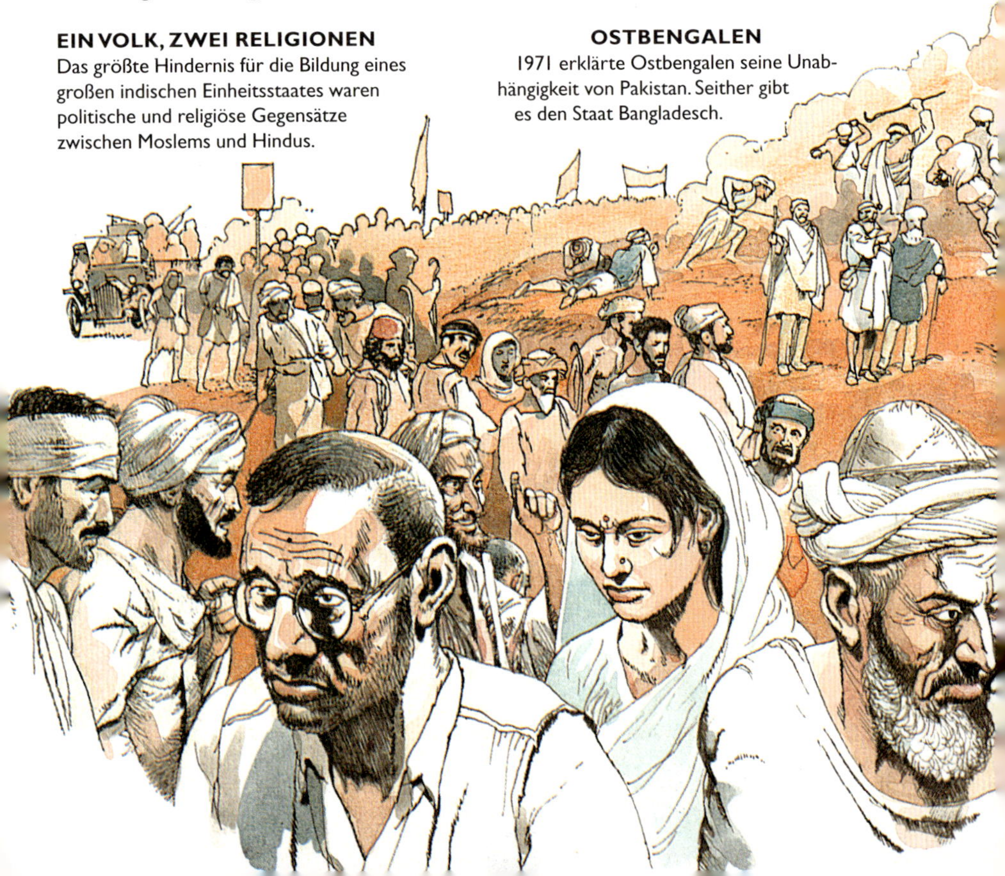

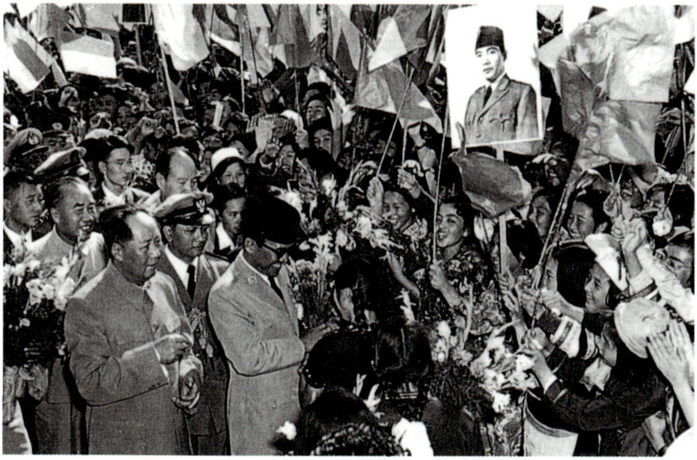

Indonesien
Als Japan 1945 kapitulierte, erklärte Indonesien seine Unabhängigkeit. Achmed Sukarno wurde Präsident (hier mit Mao Zedong). Nach einem Krieg gegen die Holländer, die ihre alte Kolonie zurückforderten, wurde die Unabhängigkeit Indonesiens 1948 schließlich anerkannt.

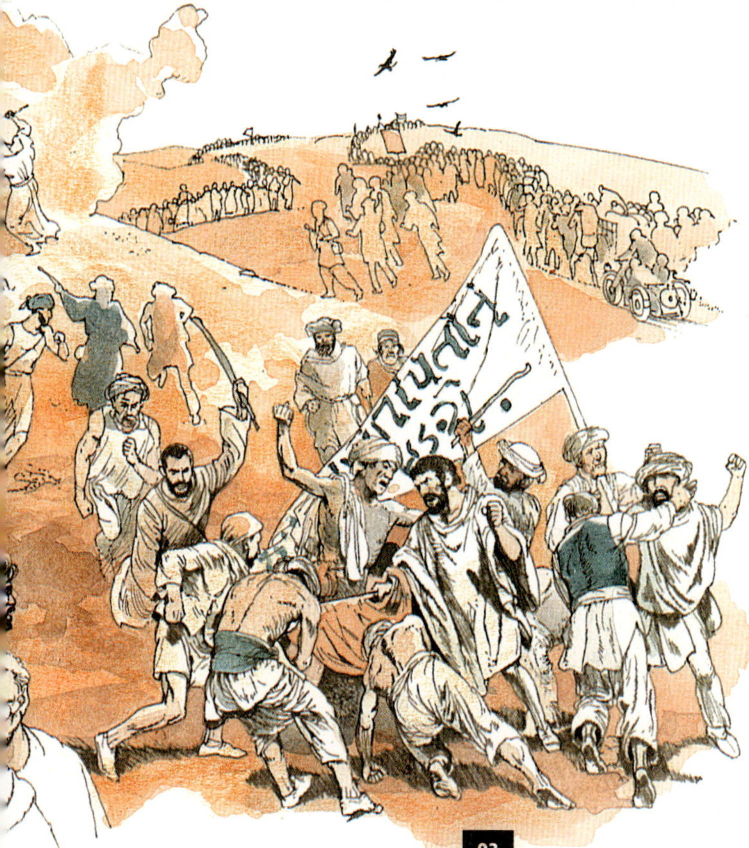

Massenflucht
Die Bevölkerung Indiens teilte sich auf zwei Staaten auf. 15 Millionen Menschen flüchteten unter dramatischen Umständen in die jeweils entgegengesetzte Richtung.

Leid und Elend
Auf der Flucht kam es häufig zu Zwischenfällen und erbitterten Kämpfen, bei denen etwa 500 000 Menschen starben.

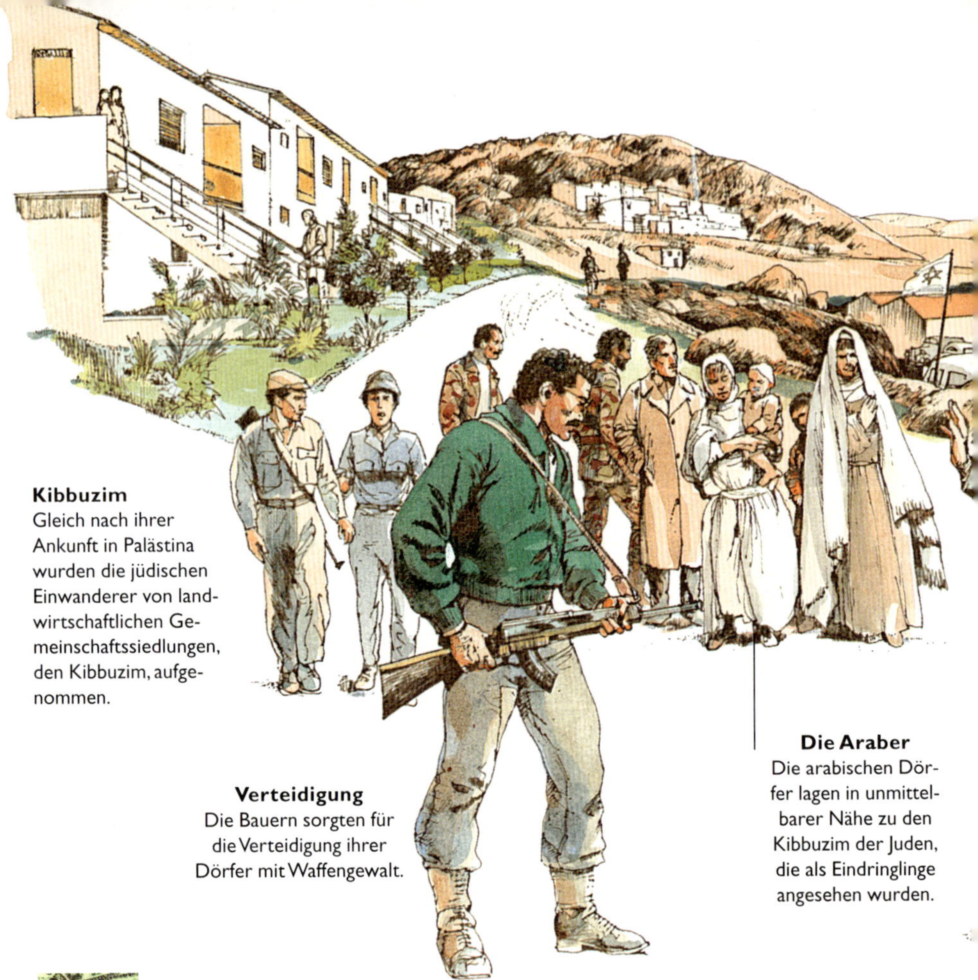

Kibbuzim
Gleich nach ihrer Ankunft in Palästina wurden die jüdischen Einwanderer von landwirtschaftlichen Gemeinschaftssiedlungen, den Kibbuzim, aufgenommen.

Verteidigung
Die Bauern sorgten für die Verteidigung ihrer Dörfer mit Waffengewalt.

Die Araber
Die arabischen Dörfer lagen in unmittelbarer Nähe zu den Kibbuzim der Juden, die als Eindringlinge angesehen wurden.

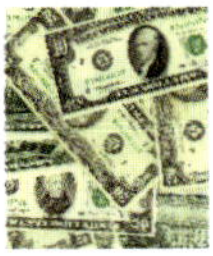

In Südostasien werden Birma, Malaysia, die Philippinen und Indonesien von den alten Kolonialherrschern in die Unabhängigkeit entlassen. Die Volksrepublik China wird am 1. Oktober 1949 gegründet, nachdem die Kommunisten unter Mao Zedong die Japaner besiegt und sich gegen die Gegner im eigenen Land, die Nationalisten, durchgesetzt haben.

Im Nahen Osten eskaliert die Situation in Palästina. Die Welt fühlt sich in einer tiefen Schuld gegenüber den Juden, den Opfern des Völkermords durch die Nationalsozialisten. Über eine halbe Million Menschen waren bereits seit längerer Zeit auf der Suche nach einem eigenen Staat nach Palästina, ihrer ursprünglichen Heimat, ausgewandert. Die arabischen Staaten der Region stellen sich gegen die Bildung eines jüdi-

PALÄSTINA
1945 lebten in Palästina unter britischem Schutz 1 250 000 Palästinenser und 560 000 Juden. Zahlreiche Juden waren zwischen den beiden Weltkriegen eingewandert, einige lebten hier schon seit langer Zeit.

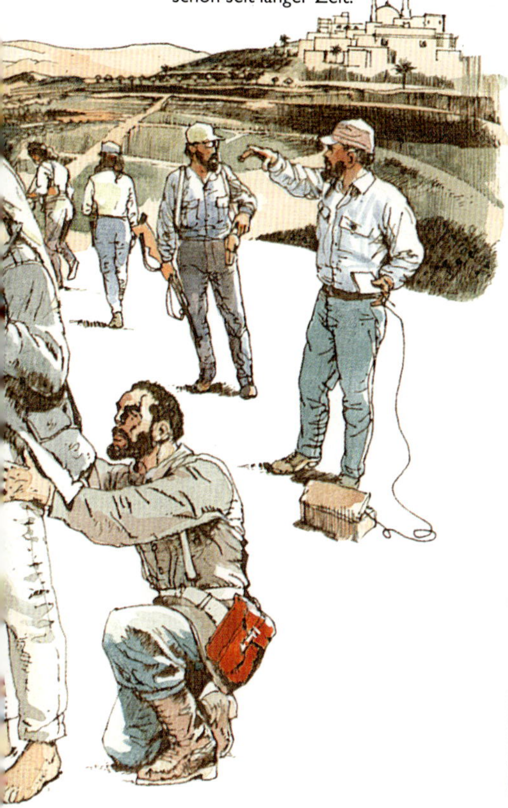

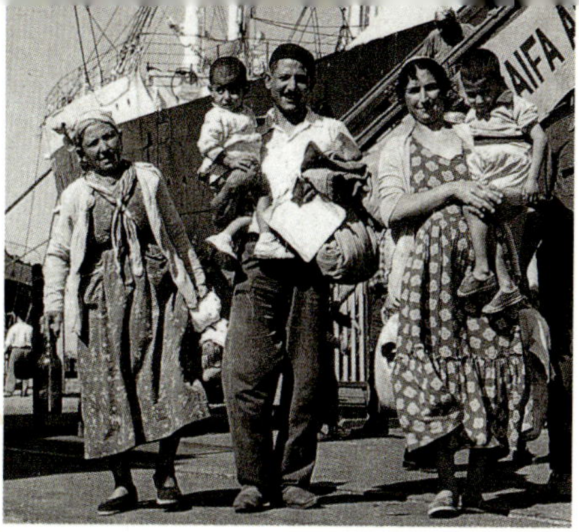

Der Staat Israel
Nachdem die UNO 1948 die Teilung Palästinas und Jerusalems verkündet hatte, fielen arabische Truppen in den neuen Staat Israel ein. Aus diesem Krieg ging Israel siegreich und gestärkt hervor. Zahlreiche Palästinenser waren gezwungen, in Flüchtlingslager der nahe gelegenen arabischen Staaten auszuwandern.

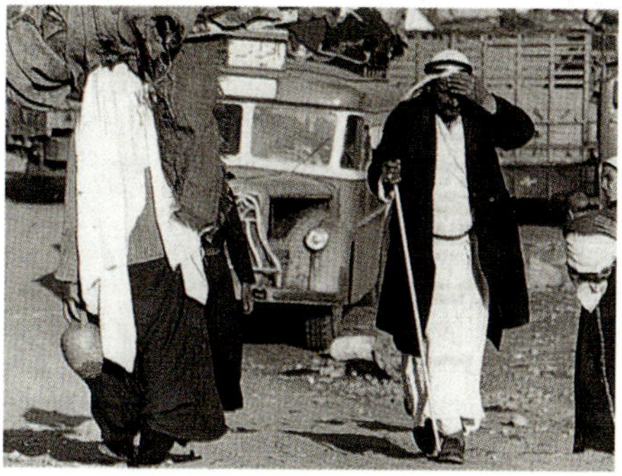

schen Staates und unterstützen damit über eine Million Palästinenser, die Palästina als ihr Land betrachten. Mit der Gründung des Staates Israel im Jahr 1948 fängt ein neues Kapitel in der Geschichte des jüdischen Volkes an. Mit ihr beginnen aber auch zahllose Konflikte und kriegerische Auseinandersetzungen mit den arabischen Staaten und ein dauerhafter militärischer Konflikt mit den Palästinensern.

Der Algerienkrieg

Während sich Großbritannien auf vorwiegend versöhnliche Weise aus Asien zurückzieht, beabsichtigt Frankreich zunächst nicht, seine Gebiete dort aufzugeben. 1954 erleiden die Franzosen in Indochina, in Dien Bien Phu, eine folgenschwere Niederlage gegen die Vietkong-Kämpfer unter Ho Chi-minh. Laos und Kambodscha werden in die Unabhängigkeit entlassen. Viet-

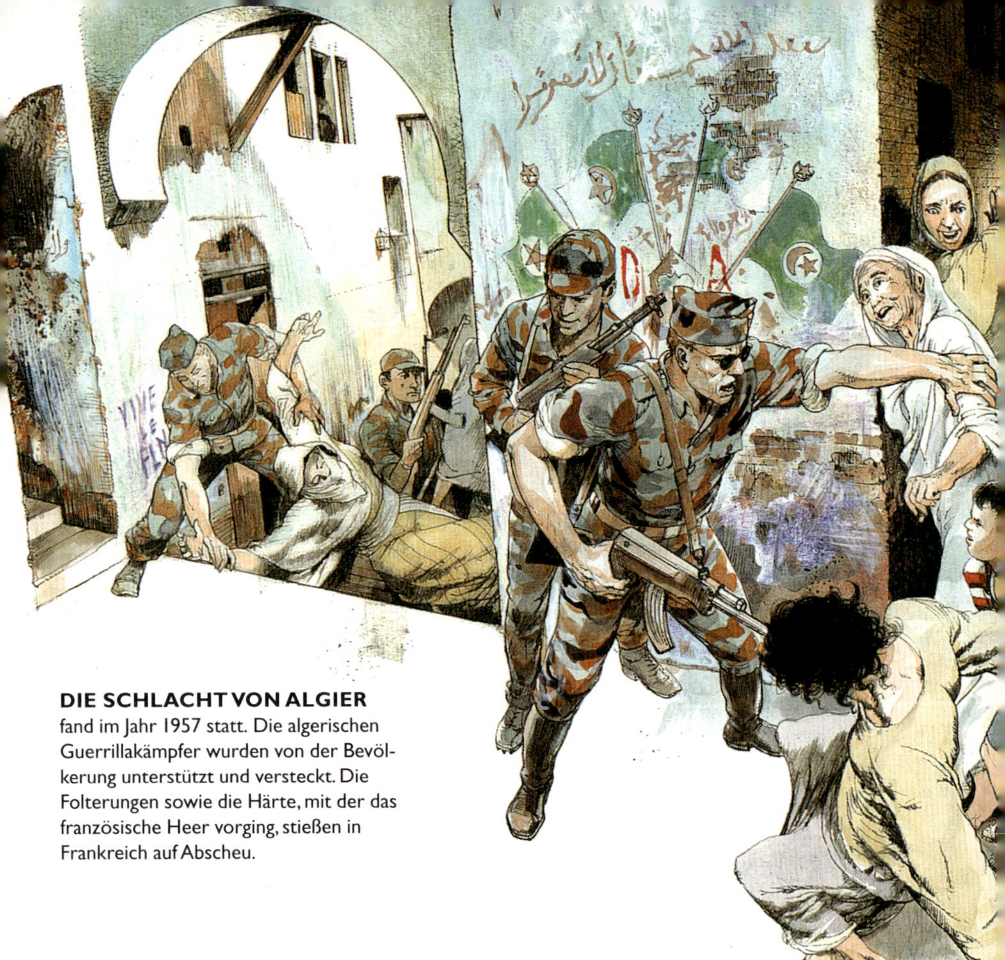

DIE SCHLACHT VON ALGIER
fand im Jahr 1957 statt. Die algerischen Guerrillakämpfer wurden von der Bevölkerung unterstützt und versteckt. Die Folterungen sowie die Härte, mit der das französische Heer vorging, stießen in Frankreich auf Abscheu.

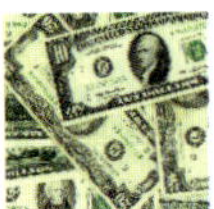

nam hingegen wird am 17. Breitengrad geteilt, in den kommunistischen Norden und den Süden, der der westlichen Welt freundlich gesinnt ist.

Auch in Afrika, in Algerien, kämpfen die Franzosen gegen eine Unabhängigkeitsbewegung, die Nationale Befreiungsfront. Der Krieg beginnt 1945 und dauert bis 1962, dem Jahr der Unabhängigkeit Algeriens. In der Schlacht von Algier im Jahr 1957 zeigt sich die Stärke der von der Bevölkerung unterstützten Untergrundkämpfer, der so genannten Guerilla, die für die Unabhängigkeit Algeriens gegen Frankreich kämpft.

Nach der Unabhängikeit des Landes betreibt Staatspräsident Ben Bella eine Politik der Modernisierung und nützt die Einnahmen aus dem Erdölhandel, um den algeri-

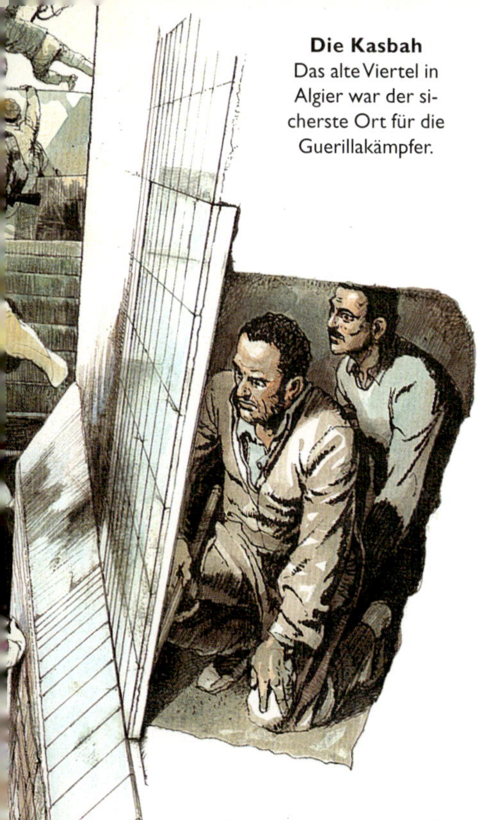

Die Kasbah
Das alte Viertel in Algier war der sicherste Ort für die Guerillakämpfer.

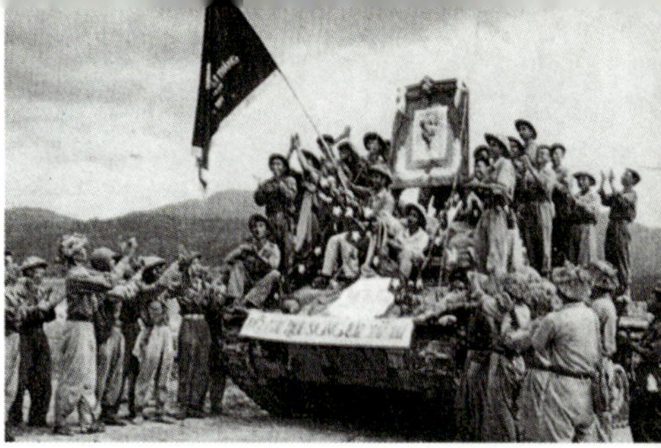

Indochina
Einen weiteren Krieg führte die Kolonialmacht in Indochina. Die Vietnamesen unter General Giap schlugen die Franzosen 1954 in Dien Bien Phu.

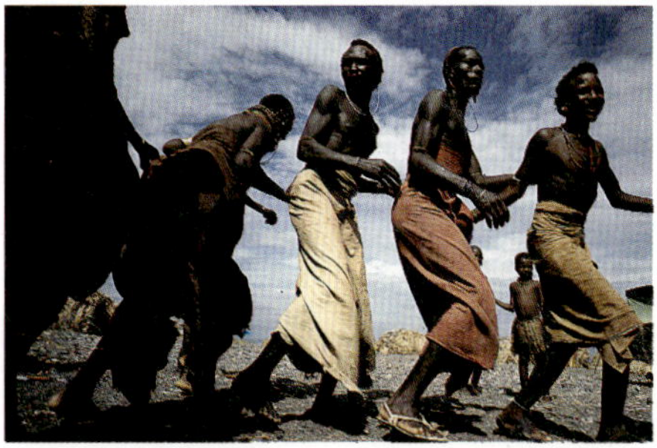

Die Grausamkeiten
Auch in den 1950er Jahren kam es weiterhin zu Gewalttaten gegen die Völker der Kolonien – etwa in Malaysia sowie Kenia, wo die Engländer Aufstände der Mau-Mau blutig niederschlugen.

schen Lebensstandard zu verbessern. Diese Politik stößt jedoch auf den Widerstand der islamischen Fundamentalisten und der einheimischen Volksstämme. Die großen Probleme der islamischen Welt, nach jahrhundertelanger Unterdrückung die eigene Identität zu finden, deuten sich damit bereits an.

Das Ende der Kolonien Afrikas

Zwischen 1957 und 1967 erlangen 40 afrikanische Staaten ihre Unabhängigkeit von Belgien, Frankreich und Großbritannien. In den Jahren der Kolonialisierung hatten die Europäer ungeachtet der unterschiedlichen Völker sowie der sprachlichen und kulturellen Unterschiede in der afrikanischen Bevölkerung die Grenzen der neuen Staaten willkürlich festgelegt. Die ehemaligen Kolonialmächte übertragen nun die politische Verantwortung der nationalistisch ausgerichteten Oberschicht, deren Parteien bereits in der letzten Zeit der Kolonialherrschaft die Politik bestimmten. Viele dieser Länder werden jedoch bald au-

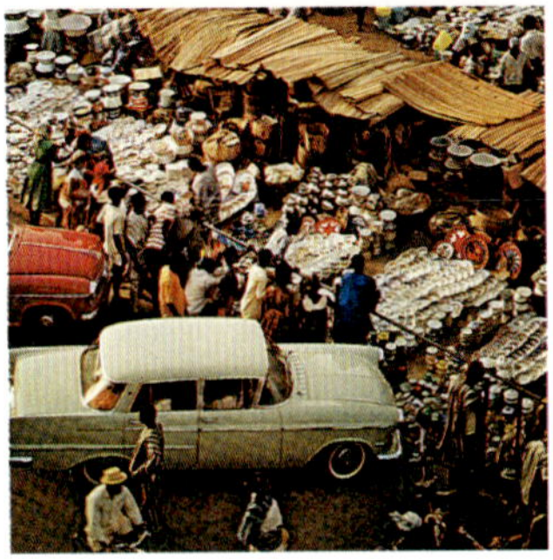

Westafrika
In englischsprachigen Teilen Afrikas, wie zum Beispiel Nigeria, begann das Streben nach Unabhängigkeit 1945 als Gewerkschaftsbewegung. Wegen seiner erfolgreichen wirtschaftlichen Entwicklung galt Ghana unter Präsident Nkrumah als Modell für die Entkolonialisierung.

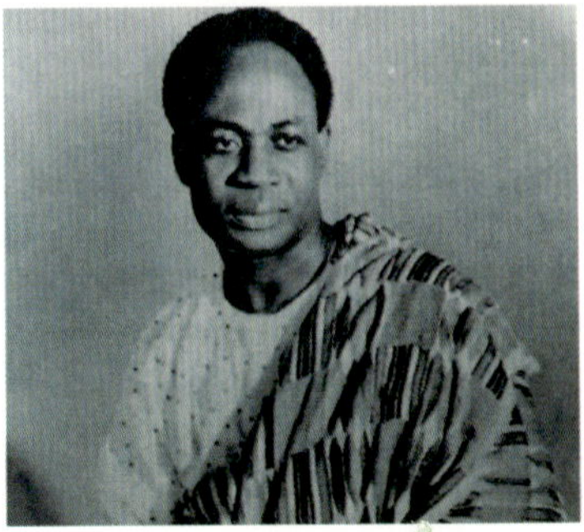

KONGO
Die Ermordung des Präsidenten Patrice Lumumba im Jahre 1961 warf kein gutes Licht auf die Durchführung der Entkolonialisierung.

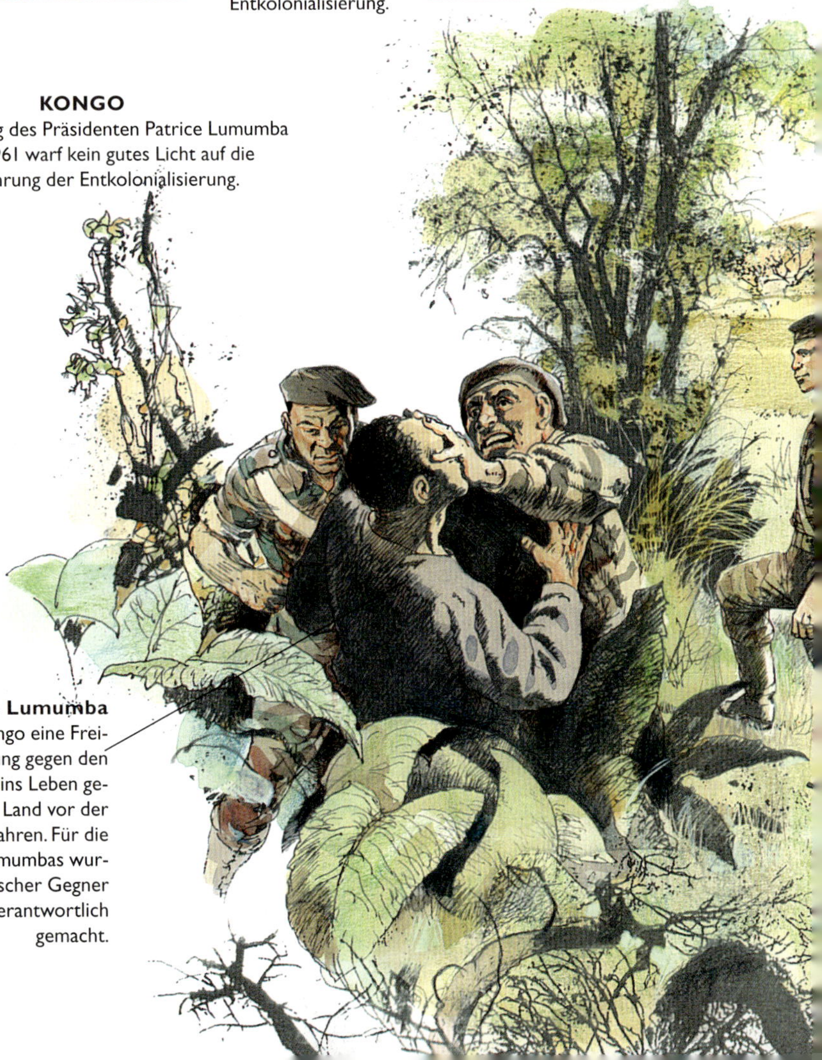

Patrice Lumumba hatte im Kongo eine Freiheitsbewegung gegen den Kolonialismus ins Leben gerufen, um das Land vor der Teilung zu bewahren. Für die Ermordung Lumumbas wurde sein politischer Gegner Tshombé verantwortlich gemacht.

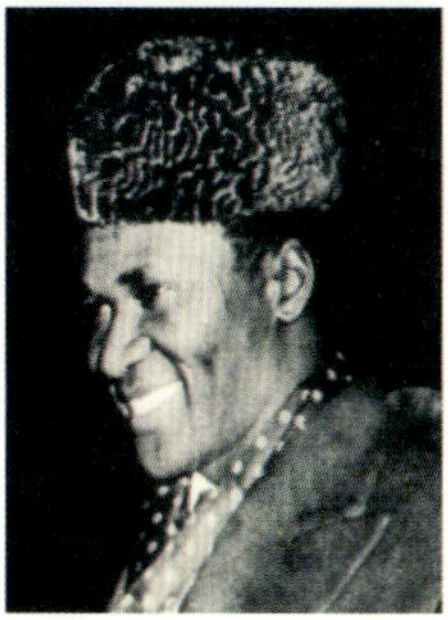

Der französische Teil Afrikas
Die Franzosen befürworteten die Teilung der französischen Kolonien Afrikas in Französisch-Westafrika und Französisch-Äquatorialafrika. Daraus gingen Guinea unter Sekou Touré und Kamerun hervor, das eine bedeutende Rolle im harten Befreiungskampf spielte.

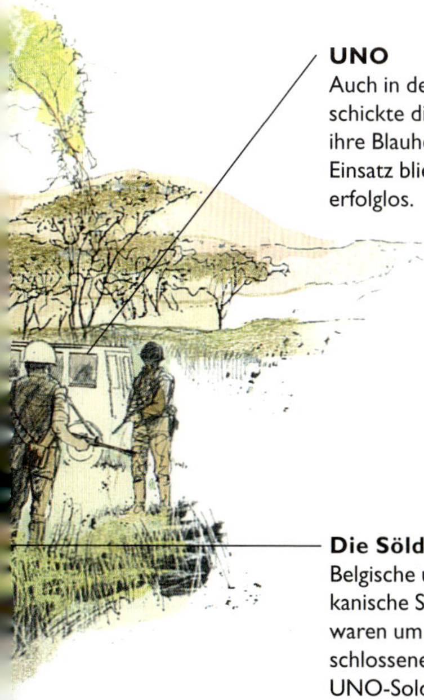

UNO
Auch in den Kongo schickte die UNO ihre Blauhelme. Der Einsatz blieb jedoch erfolglos.

Die Söldner
Belgische und amerikanische Söldner waren um einiges entschlossener als die UNO-Soldaten. Nach der Abspaltung Katangas brachten sie mit Hilfe der Franzosen Mobutu an die Macht – und damit ein unfähiges und bestechliches Regime.

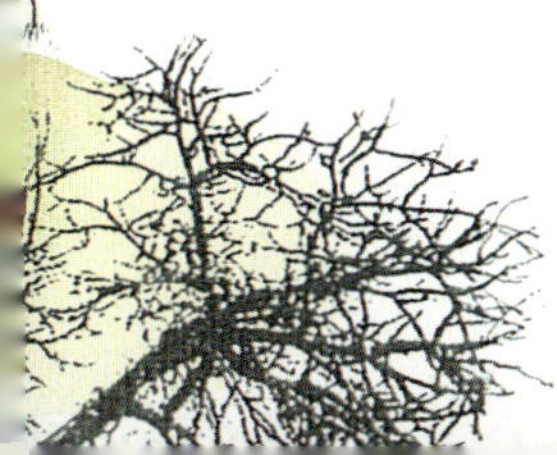

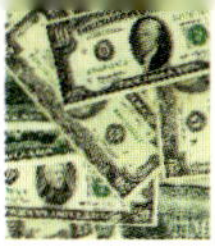

torität regiert. Zudem bleiben die neuen Staaten wirtschaftlich noch abhängig, sodass die ehemaligen Kolonialherren und die beiden Weltmächte ihre Politik der Einmischung fortführen können. Diese Politik wird auch »Neokolonialismus« genannt. Häufig ist die drohende Abspaltung von Volksgruppen nur der Vorwand für die Einmischung einer fremden Macht. Dies ist auch 1961 im Kongo der Fall, als Patrice Lumumba, der Führer der Unabhängigkeitsbewegung gegen die Kolonialherrschaft, ermordet wird.
Bis heute hält sich hartnäckig die Vorstellung von Afrika als einem einheitlichen Kontinent, ohne dessen viele kulturellen, geschichtlichen und geografischen Unterschiede zu berücksichtigen. Die Erfahrungen einzelner Kolonien und die jeweiligen Wege in die Unabhängigkeit sowie spätere unterschiedliche Wirtschaftsinteressen und die damit zusammenhängenden Probleme wie Umweltzerstörung und Hungersnöte sind jedoch ausschlaggebend für die Bildung sehr großer Unterschiede gewesen. Davon muss man ausgehen, wenn man die politische Ordnung Afrikas südlich der Sahara verstehen will, die bei der Entkolonialisierung nach den Interessen der ehemaligen Kolonialmächte entstand.

Die Revolutionen

Die Politik in Lateinamerika und der übrigen Welt wird 1959 von der erfolgreichen Revolution Fidel Castros auf Kuba erschüttert, an der der argentinische Arzt Ernesto Che Guevara beteiligt ist. Dieser Aufstand wird zum Anlass für ein äußerst gespanntes Verhältnis zwischen den USA und der UdSSR. Als einziges Land Lateinamerikas mit einer linken Regierung unterstützt Ku-

DIE KULTURREVOLUTION

Am 18. August 1966 begann in Peking die Kulturrevolution der Roten Garden. Millionen junger Menschen waren daran beteiligt.

Intellektuelle
Die Intellektuellen und Führungskräfte waren das Ziel spöttischer und gewalttätiger Angriffe. Von Demonstranten wurden sie mit einer Liste ihrer Fehler durch die Straßen geschleppt.

Mao Zedong
warf der Führung der Kommunistischen Partei in China vor, einen kapitalistischen Weg eingeschlagen zu haben. Er forderte das Volk auf, »das Hauptquartier unter Beschuss zu nehmen«.

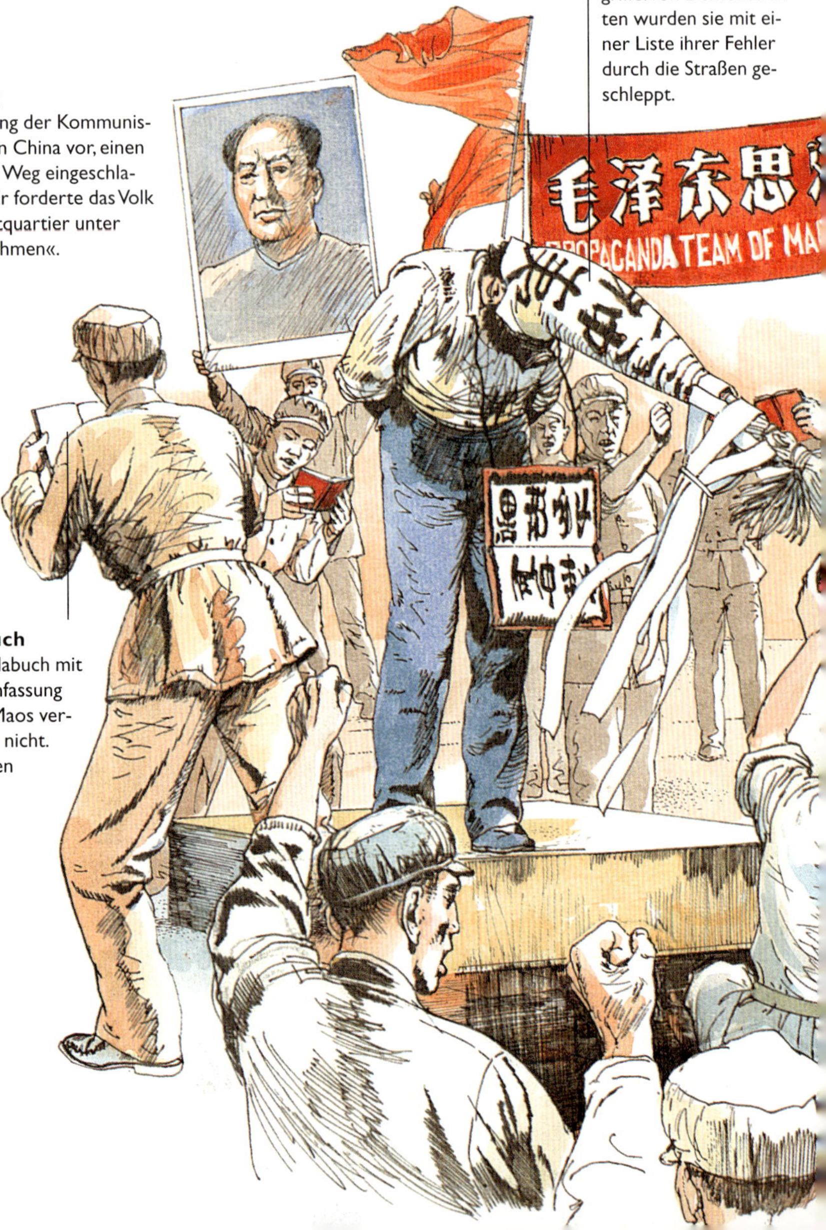

Das Rote Buch
Das Propagandabuch mit der Zusammenfassung der Schriften Maos verfehlte sein Ziel nicht. Auch im Westen wurde es zum Kultbuch.

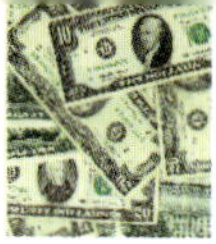

ba die Unabhängigkeitsbewegung in Ländern der Dritten Welt. Che wird für viele Menschen auf der ganzen Welt zu einem Idol und sein Kampf wird besonders von der fortschrittlichen Jugend bewundert. Für die Generation der Zwanzigjährigen in Europa ist ab Mitte der 1960er Jahre die vom chinesischen Präsidenten Mao Zedong eingeleitete Kulturrevolution von noch größerer Bedeutung für das ihrer Ansicht nach erforderliche Umdenken in der Gesellschaft. Nachdem Mao mit breiter Unterstützung der Bauern zum Führer einer Bewegung gegen die Politik der Supermächte gewählt worden war, setzte er sich und der Kommunistischen Partei Chinas ein utopisches Ziel: den so genannten Großen Sprung nach vorn. Mao schwebte eine erhebliche Steigerung der Produktivität vor. Das große Wirtschaftswachstum sollte von den Bauern bewältigt werden, allerdings ohne über die dazu erforderlichen Maschinen zu verfügen. Diese Politik hat katastrophale Auswirkungen. Sie führt zu einer Hungers-

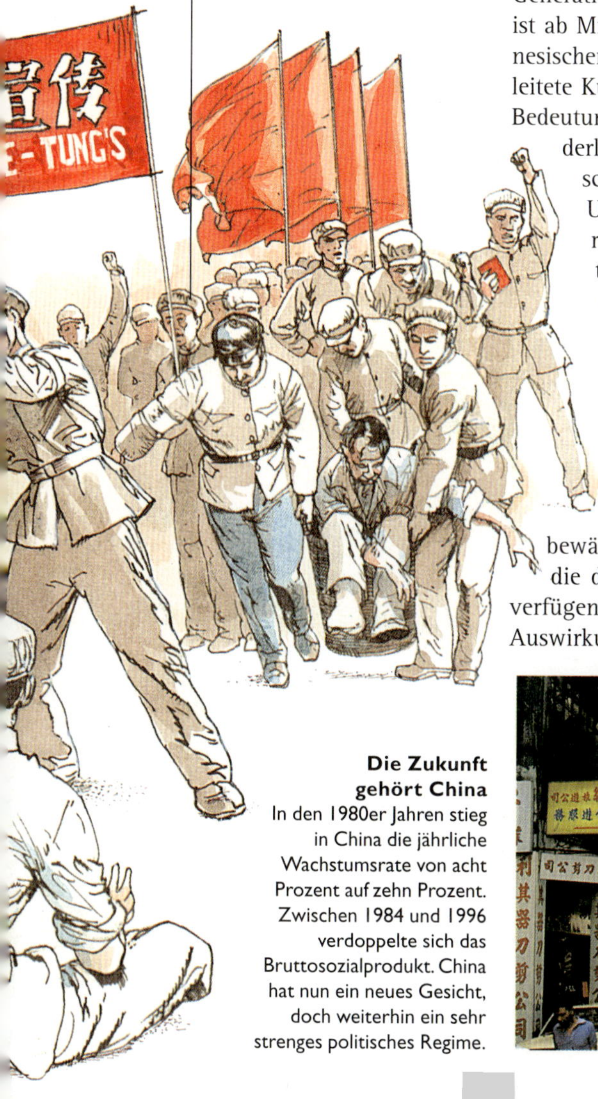

Die Roten Garden
Um weitere Ausschreitungen der gewalttätigen Roten Garden zu verhindern, befahl Mao 1969 dem Heer einzugreifen.

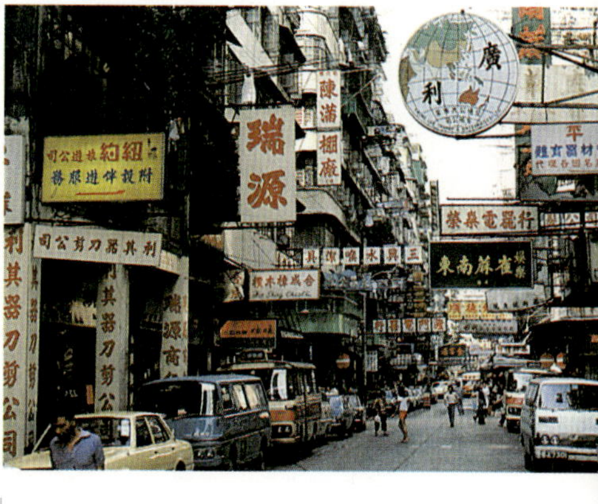

Die Zukunft gehört China
In den 1980er Jahren stieg in China die jährliche Wachstumsrate von acht Prozent auf zehn Prozent. Zwischen 1984 und 1996 verdoppelte sich das Bruttosozialprodukt. China hat nun ein neues Gesicht, doch weiterhin ein sehr strenges politisches Regime.

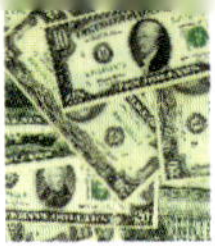

not, der zwischen 1958 und 1962 fast 30 Millionen Menschen zum Opfer fallen. Mao Zedongs Stellung in der Kommunistischen Partei ist geschwächt. Um die Führung wieder zu übernehmen, entfesselt er 1966 die Kulturrevolution. Die anfängliche Studentenbewegung, die vom Militär unterstützt wird, endet in blutigen Auseinandersetzungen mit verheerenden Folgen für China. Erst mit dem Tode Maos 1976 beginnt für China unter der Führung Deng Xiaopings eine Zeit der Reformen.

Vietnam

Mehr noch als von der falsch ausgelegten chinesischen Kulturrevolution wird das weltweite politische Klima in der zweiten Hälfte der 1960er Jahre vom Vietnamkrieg beeinflusst. Zu Beginn der 1960er Jahre

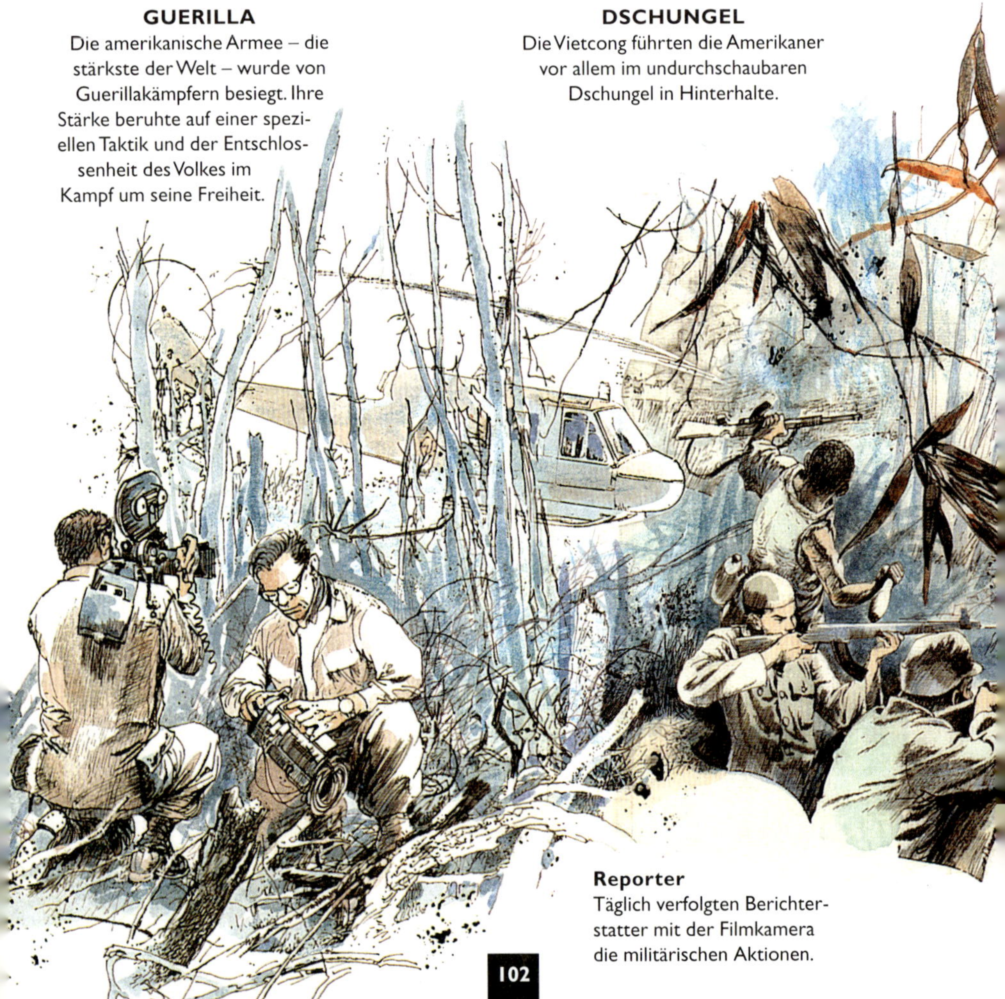

GUERILLA
Die amerikanische Armee – die stärkste der Welt – wurde von Guerillakämpfern besiegt. Ihre Stärke beruhte auf einer speziellen Taktik und der Entschlossenheit des Volkes im Kampf um seine Freiheit.

DSCHUNGEL
Die Vietcong führten die Amerikaner vor allem im undurchschaubaren Dschungel in Hinterhalte.

Reporter
Täglich verfolgten Berichterstatter mit der Filmkamera die militärischen Aktionen.

kommt es zu Kämpfen zwischen der amerikafreundlichen südvietnamesischen Armee und dem von einer kommunistischen Regierung geführten Nordvietnam. Seit der Präsidentschaft John F. Kennedys Anfang der 1960er Jahre verteidigen die US-Präsidenten westlich orientierte Staaten in Südostasien. Ab 1965 starten die USA Luftangriffe auf Nordvietnam und stationieren zunehmend Streitkräfte im Süden. Der Verlust an Menschenleben und die Kosten des Krieges lösen in den USA heftige Proteste gegen den Krieg aus. Nach dem Rückzug der amerikanischen Truppen im Jahr 1973 gehen die Nationale Befreiungsfront und Nordvietnam am 30. April 1975 siegreich aus dem Krieg zwischen ungleichen Kräften hervor. Durch den Vietnamkrieg erreichen das Ansehen und der Einfluss Amerikas als stärkste Weltmacht einen Tiefpunkt.

Kambodscha
Die Roten Khmer (siehe Foto) haben als kommunistische Guerillakämpfer am 17. April 1975 Phnom-Penh, die Hauptstadt Kambodschas, besetzt.

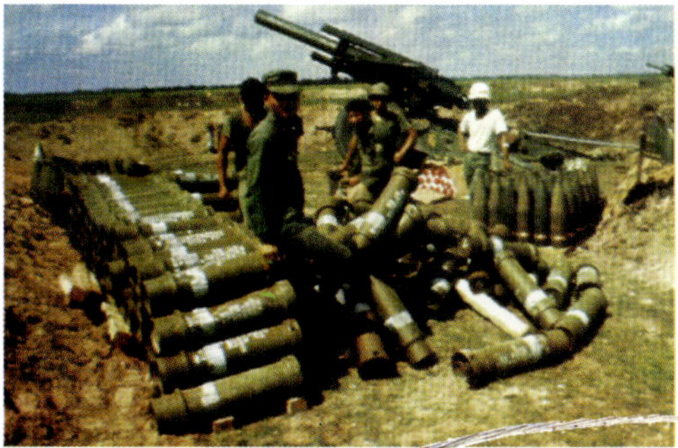

Laos
Im Dezember 1975 kam der Pathet Lao, eine kommunistisch geführte Guerilla, an die Macht.

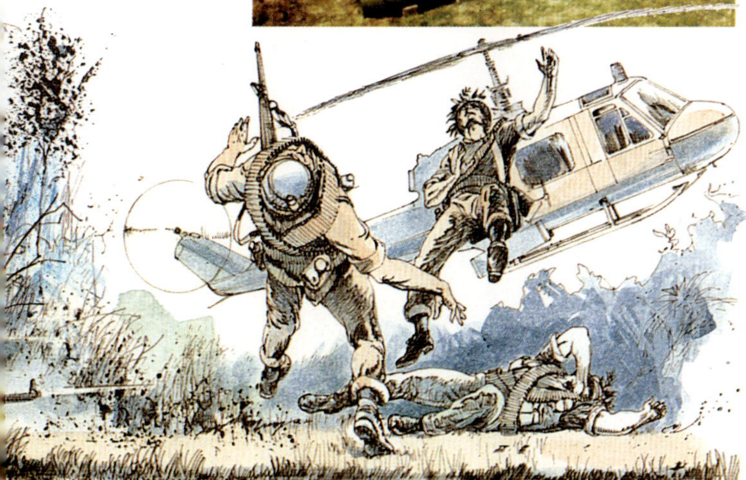

Hubschrauber
Verletzte oder umzingelte Soldaten konnten auf diese Weise schnell aus dem Kampfgebiet abtransportiert werden.

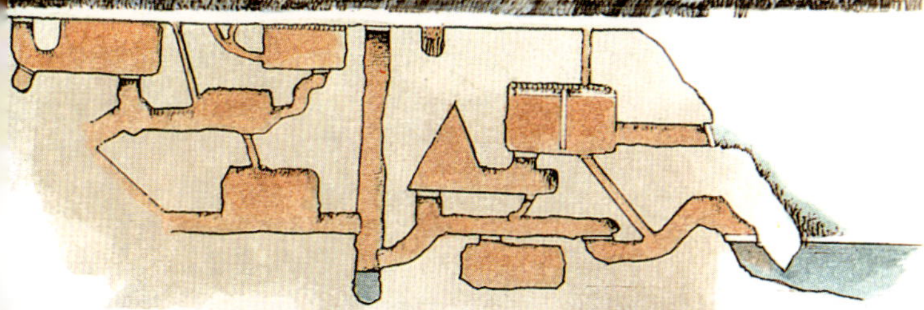

Verstecke
In unterirdischen Verstecken warteten die Guerillakämpfer geduldig den günstigsten Moment für den Angriff ab.

Bob Dylan
Als Symbolfigur der Folkmusik nahm er am Marsch teil als Vertreter einer ganzen Generation, die sich für mehr Gerechtigkeit einsetzte.

AFROAMERIKANER
Am 28. August 1963 zogen 300 000 Menschen durch Washington. Es war die denkwürdigste Aktion im Kampf Martin Luther Kings für die Bürgerrechte der Afroamerikaner.

Martin Luther King
Der Führer der Afroamerikaner im Kampf für die Bürgerrechte wurde am 4. April 1968 in Memphis, Tennessee, von einem Unbekannten ermordet.

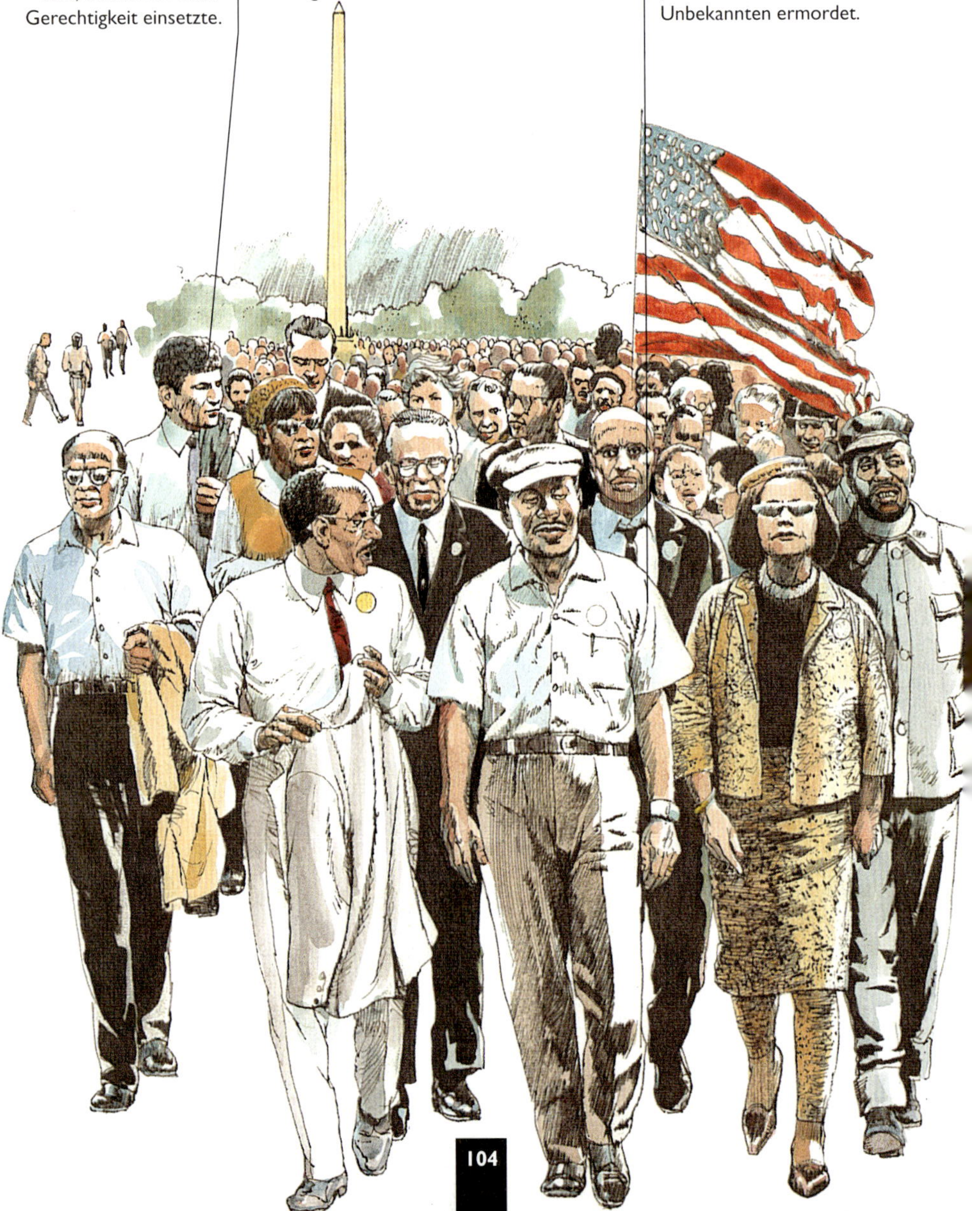

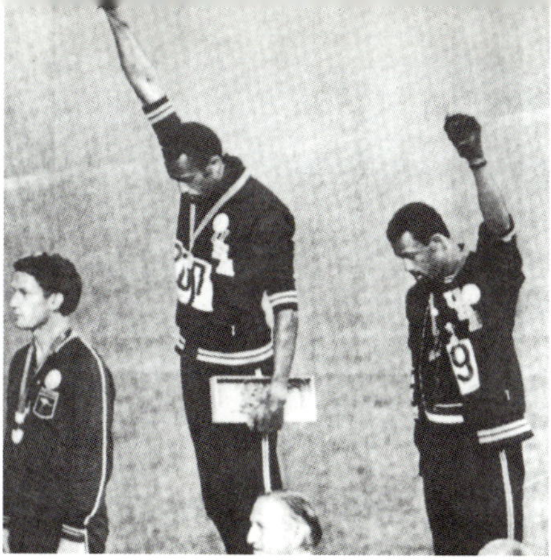

Protest
Nach dem 200 m-Endlauf protestierten auf dem Siegerpodest bei den Olympischen Spielen in Mexiko 1968 Tommy »Jet« Smith und John Carlos, die als Erster und Dritter das Ziel erreicht hatten. Sie hoben die Faust im schwarzen Handschuh als Protest gegen die Rassendiskrimierung.

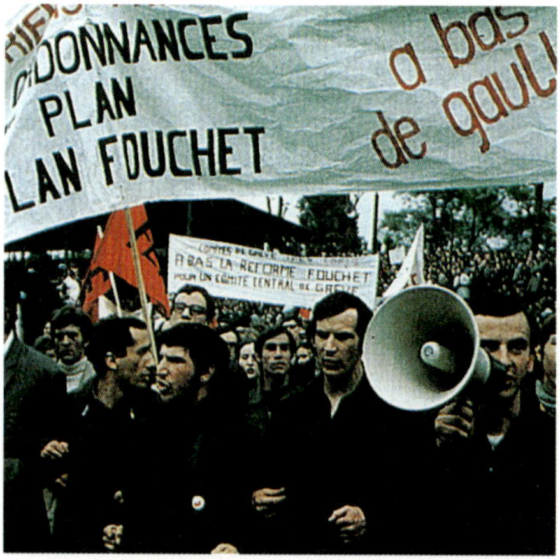

Die Studentenrevolte
Im Mai 1968 organisierten sich Pariser Studenten pausenlos in Demonstrationen, Generalversammlungen und Ausschüssen, um die eindringlich geforderten gesellschaftlichen Veränderungen zu erzielen.

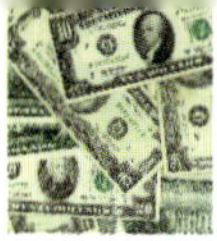

1968

Die Jahre des Wirtschaftswunders sind auch gekennzeichnet von großen Fortschritten im Kampf um eine bessere Ausbildung und von einer beständig wachsenden Zahl Studierender.
Im Mittelpunkt dieses inzwischen in die Geschichte eingegangenen Jahres stehen die Studenten. 1968 ist das Jahr eines Aufstands, der um die Welt geht. Der Ruf nach tiefgreifenden gesellschaftlichen Veränderungen wird laut, insbesondere wird die starke Bevormundung durch herrschende Kräfte kritisiert. Die Situation ist vergleichbar mit den Verhältnissen in 1830 oder 1848, den Jahren der großen Revolutionen im Europa des 19. Jahrhunderts. 1968 aber kommt es nicht zu einer Revolution. Die Studenten allein können keine Revolution auslösen, obgleich sie sich sehr zahlreich und leidenschaftlich für Veränderungen einsetzen. Dennoch geht ein Ruck durch die Gesellschaft, der einen durchaus bemerkenswerten Wandel in der gesellschaftlichen Ordnung in Gang setzt.
In den USA kommt es schon seit 1960 zu Studentenunruhen, die sich gegen die Rassentrennung richten, von der die Afroamerikaner betroffen sind. Als zweites bedeutendes Thema greifen sie den »schmutzigen Krieg« in Vietnam auf. In Harvard und Yale, den angesehensten amerikanischen Universitäten, verbrennen die Studenten öffentlich ihre Einberufungsbescheide.
Auch in Japan steht der Vietnamkrieg im Mittelpunkt der Studentenrevolte. Ab Mai wird Europa zum Zentrum der Bewegung. In Berlin und in der Bundesrepublik Deutschland richtet sich der Widerstand zwar ebenso gegen den Krieg in Vietnam und übt Kritik an der Konsumgesellschaft.

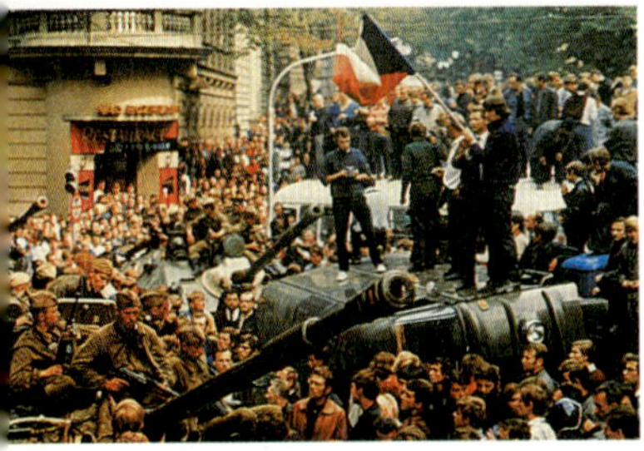

Einmarsch in Prag
Sowjetische Panzer verhinderten gewaltsam den Vorstoß zu mehr Demokratie in der Tschechoslowakei. Das Land wurde besetzt, die Führer der Partei abgesetzt.

WOODSTOCK
Vom 15. bis 17. August 1969 fand in White Lake, im Staat New York, ein großes Rockfestival statt. Die Jugendlichen brachten ihre Ideale von Frieden und Liebe in der Welt zum Ausdruck.

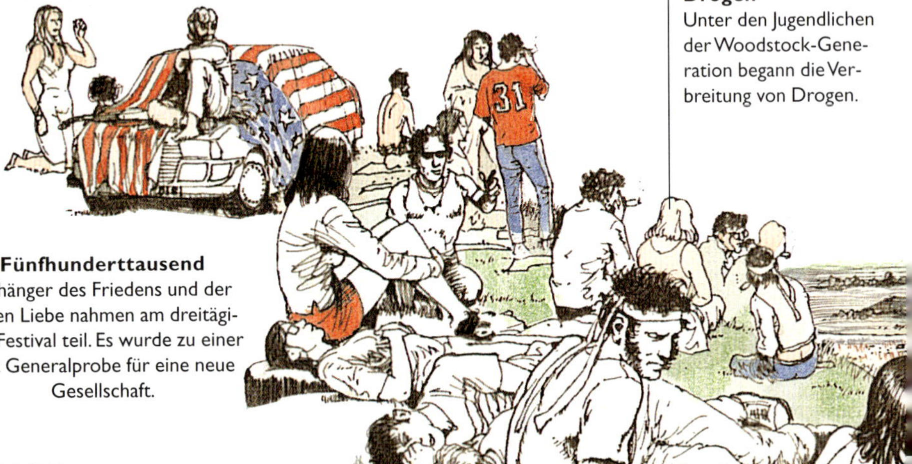

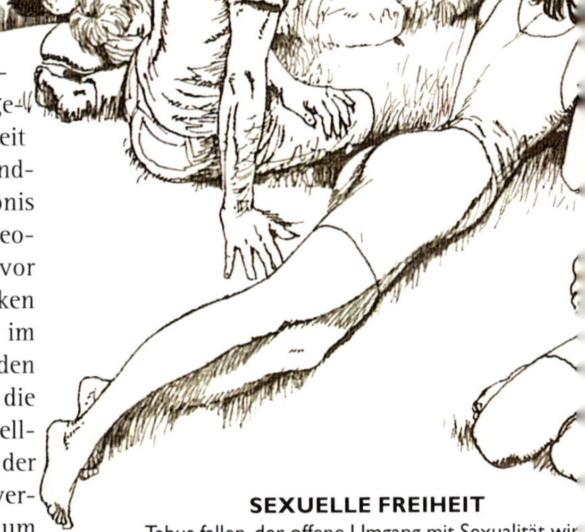

Drogen
Unter den Jugendlichen der Woodstock-Generation begann die Verbreitung von Drogen.

Fünfhunderttausend
Anhänger des Friedens und der freien Liebe nahmen am dreitägigen Festival teil. Es wurde zu einer Art Generalprobe für eine neue Gesellschaft.

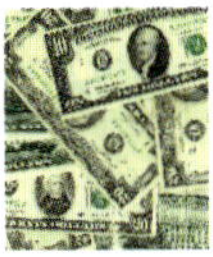

Er wendet sich aber auch gegen die neuen Notstandsgesetze – zum ersten Mal seit dem Zweiten Weltkrieg besteht Handlungsfreiheit der Regierung ohne Erlaubnis der Siegermächte – und gegen neonazistische Strömungen. In Italien und vor allem in Frankreich kommt es zu starken Unruhen. In Paris erreicht die Revolte im Mai ihren Höhepunkt. In diesen beiden Ländern durchbrechen die Studenten die Schranken gegenüber anderen gesellschaftlichen Gruppen. Hier bekommt der Widerstand politisches Gewicht und verbündet sich mit den Gewerkschaften, um der durch die Vollbeschäftigung stark ge-

SEXUELLE FREIHEIT
Tabus fallen, der offene Umgang mit Sexualität wir in den späten 1960er Jahren gesellschaftsfähig.

wordenen Arbeiterklasse Geltung zu verschaffen. In anderen Ländern, in Spanien und in Mexiko, kämpfen Studenten und andere Gesellschaftsgruppen gemeinsam gegen die jeweilige Regierung.
Auch im einheitlichen, geschlossen auftretenden Block der osteuropäischen Länder unter der Vorherrschaft der UdSSR ist 1968 das Jahr großer Protestbewegungen. Vor allem in der Tschechoslowakei kommt es, sowohl in der Kommunistischen Partei als auch in der Gesellschaft, zu einer freiheitlichen Entwicklung auf politischer und intellektueller Ebene. Die Kritik an den sozialistischen Regierungen und an der sowjetischen Herrschaft breitet sich auch auf andere Länder, wie die Deutsche Demokratische Republik, Ungarn und Polen, aus. Die UdSSR beschließt, dem so genannten Prager Frühling Einhalt zu gebieten. Am 21. August 1968 marschieren die Warschauer-Pakt-Mächte mit Panzern und 250000 Soldaten in die Tschechoslowakei, wo ihnen die friedlich demonstrierende Prager Bevölkerung und Jugend entgegentritt.
Diese junge Generation, die die Jahre der Kriege und des Hungers nicht erlebt hat und in einer ganz anderen Art von Sicherheit aufwächst als die vorangegangenen Generationen, leitet durch ihren Protest und Vorstoß in der Politik Veränderungen im Bereich der Kultur und Lebensart ein, die tief greifender sind als bis heute angenommen wird.

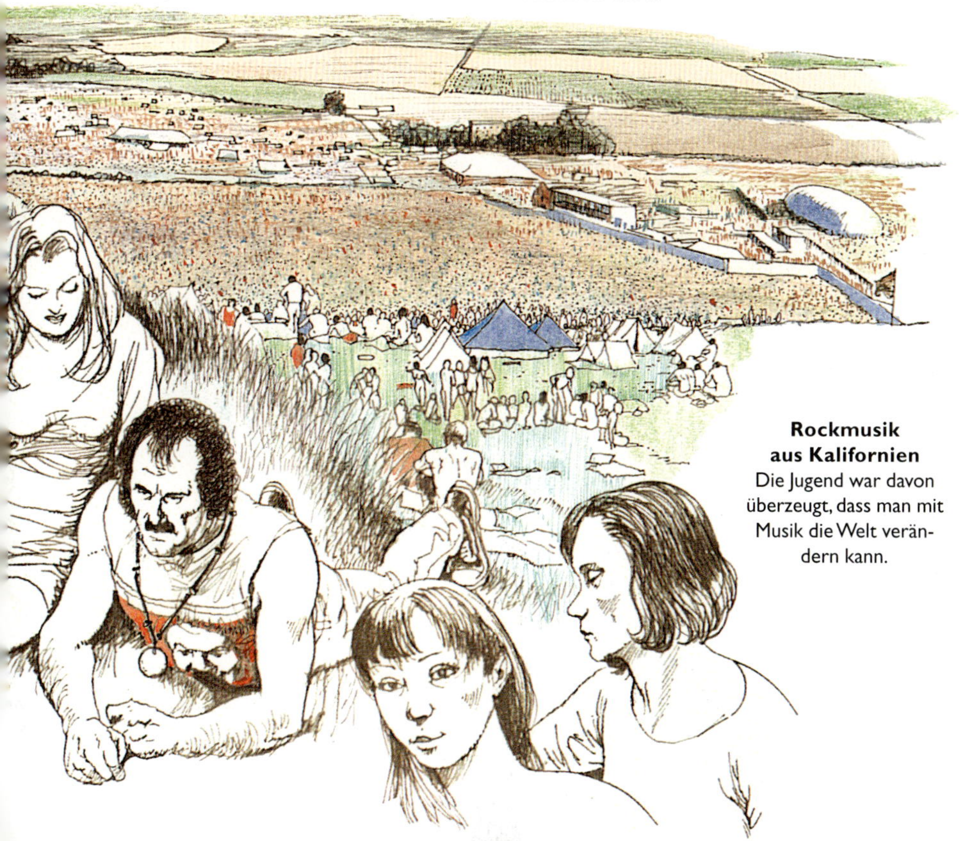

Rockmusik aus Kalifornien
Die Jugend war davon überzeugt, dass man mit Musik die Welt verändern kann.

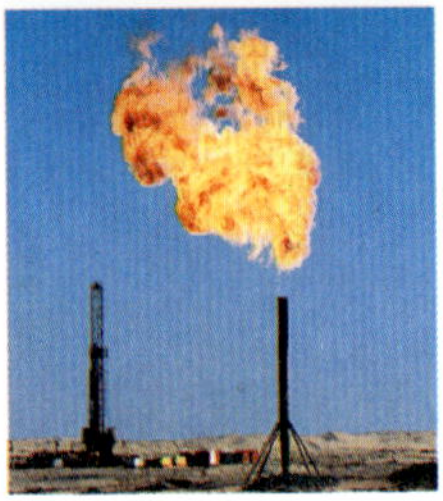

Die Jahrzehnte der Krise: 1973 – 1999

Die Wirtschaft entwickelt sich immer mehr über die nationalen Grenzen hinaus. Man spricht von Globalisierung. Die Staaten und ihre Organisationen sind geschwächt, die Arbeitslosigkeit wächst und in der internationalen Politik wird die alte Ordnung nicht durch eine neue ersetzt.

Am Anfang der 1970er Jahre erfährt das 20. Jahrhundert erneut eine Wende. Die Jahre des Wirtschaftswunders schwinden und gehen in Jahrzehnte der Krisen über. Was geschieht? Die wirtschaftliche Entwicklung hatte sich nach dem Krieg zunächst in klar voneinander abgegrenzten Machtblöcken vollzogen. Im Westen waren die USA das führende Land, auf der anderen Seite gab es die UdSSR, die die Vormachtstellung im Ostblock hatte. In den Jahren des Wohlstands haben die europäischen Länder und Japan ihre Wirtschaftsmacht vergrößert und sich im im ständig wachsenden Welthandel zu Konkurrenten der USA entwickelt.

Die Globalisierung der Wirtschaft

Zwischen 1971 und 1973 überschlagen sich die Ereignisse: Der Dollar verliert im Welthandel an Wert und wird folglich als Leitwährung gegenüber dem

ERDÖL ALS WAFFE

Am jüdischen Feiertag Jom Kippur griffen im Oktober 1973 Ägypten und Syrien Israel an. Das Land schlug mit Unterstützung der Amerikaner erfolgreich zurück. Die arabischen Länder lieferten darauf kein Erdöl mehr in den Westen.

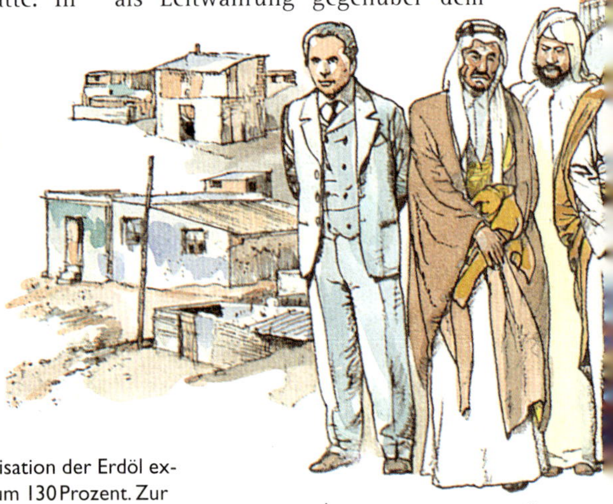

OPEC

Am 22. Dezember 1973 erhöhte die Organisation der Erdöl exportierenden Länder in Teheran den Preis um 130 Prozent. Zur OPEC gehören:
Venezuela (1), Kuwait (2), Saudi-Arabien (3), Irak (4), Iran (5), Ecuador (6), Katar (7), Indonesien (8), die Vereinigten Arabischen Emirate (9), Libyen (10), Gabun (11), Nigeria (12), Algerien (13).

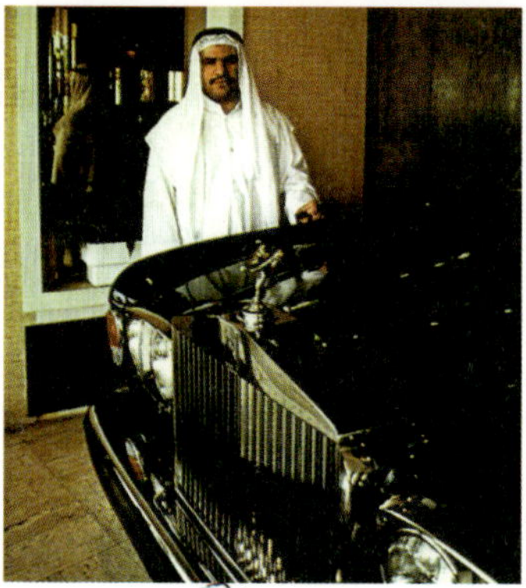

Die Ölkrise
Die Europäer mussten ihren Energieverbrauch einschränken – mit erheblichen Auswirkungen auf das tägliche Leben.

Eine weitere Krise
Nach der Revolution von 1979 bis 1980 im Iran erhöhte sich der Preis für ein 1 Barrel Erdöl um das Zweieinhalbfache.

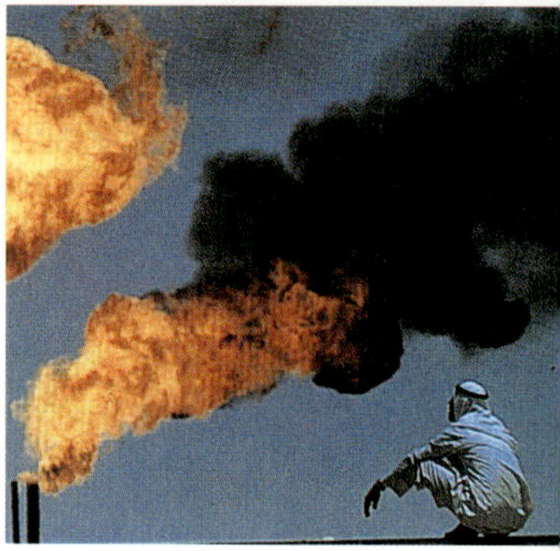

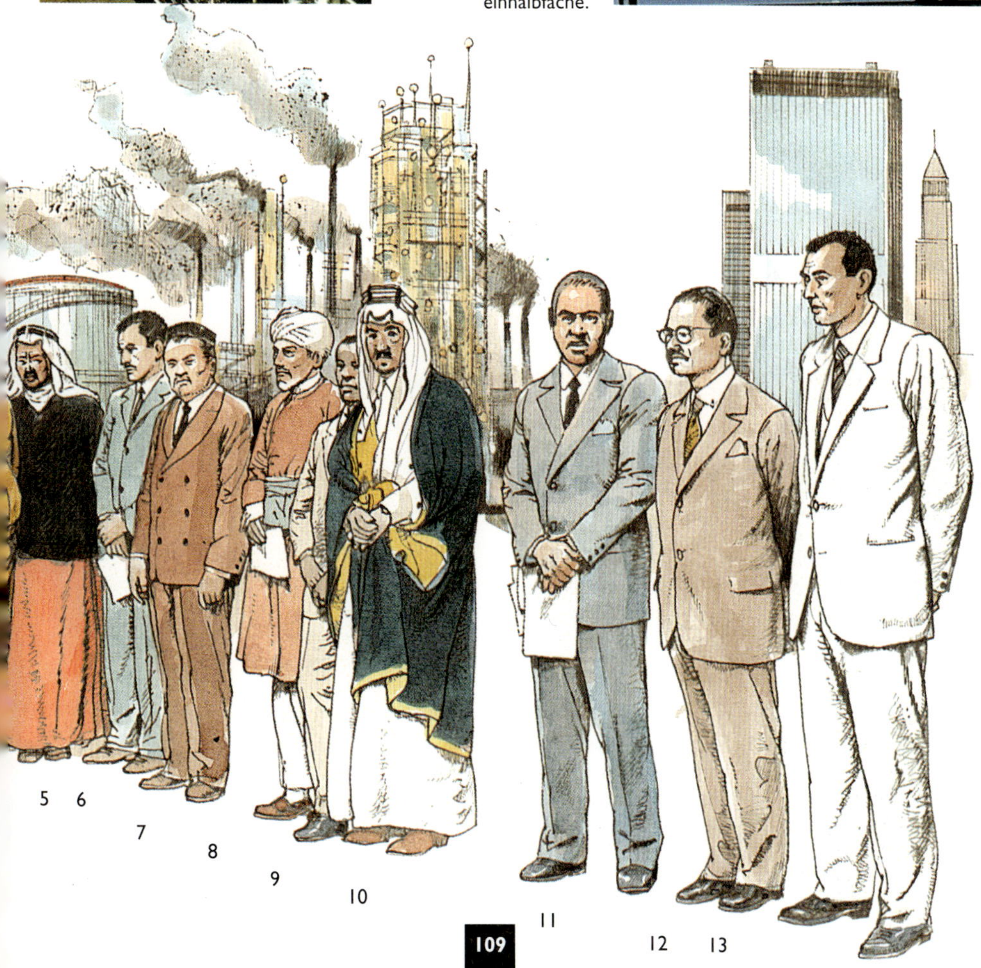

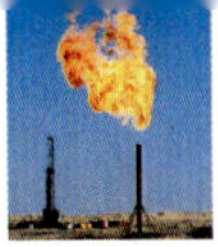

Gold abgewertet. Die Erdöl exportierenden Länder stellen die Lieferungen in die westlichen Länder ein und erhöhen daraufhin die Preise. Die bisher unter starkem staatlichen Einfluss stehende Wirtschaft entzieht sich zunehmend der rigurosen Kontrolle durch den Staat.

Im 20. Jahrhundert gab es zwar einzelne Wirtschaftssysteme, die miteinander verflochten waren, diese wurden aber immer von den Staaten gesteuert. Nun aber bildet sich eine einheitliche grenzübergreifende Wirtschaftsform, in der die Staaten kaum noch die Möglichkeit haben, das Geschehen zu kontrollieren.

In der Zeit des Wirtschaftswunders lag die Aufgabe der einzelnen Regierungen in der Planung der Wirtschaft, der Einflussnahme auf wichtige Teilbereiche und der Verfolgung sozialer Ziele. Im Laufe zunehmender wirtschaftlicher Globalisierung scheint der Einfluss der Staaten dagegen immer mehr an Bedeutung zu verlieren.

Die Folge ist, dass keine Regierung die Krisen der weltweiten Marktwirtschaft bewältigen kann. Genauer gesagt erfolgt die Globalisierung durch ständige Veränderungen auf dem Arbeitsmarkt. Länder, die einst Industrieprodukte von anderen gekauft haben, werden durch niedrige Lohnkosten zu Herstellern. Zugleich verkaufen die großen Unternehmen ihre Produkte überall auf der Welt.

Die Globalisierung der Wirtschaft und die damit verbundenen Probleme sorgen ab Beginn der 1970er Jahre für Umstände, die schließlich zu einer Wirtschaftskrise führen.

Vorher gab es Vollbeschäftigung, jetzt wachsende Arbeitslosigkeit. An die Stelle

EUROPA

Seit den 1950er Jahren ist Europa auf dem Weg zu einer Wirtschaftsgemeinschaft als eine der besten Lösungen in einer globalisierten Wirtschaft. Westeuropa hat eine eigene Währung und Wirtschaftspolitik. Es herrscht freier Waren- und Personenverkehr.

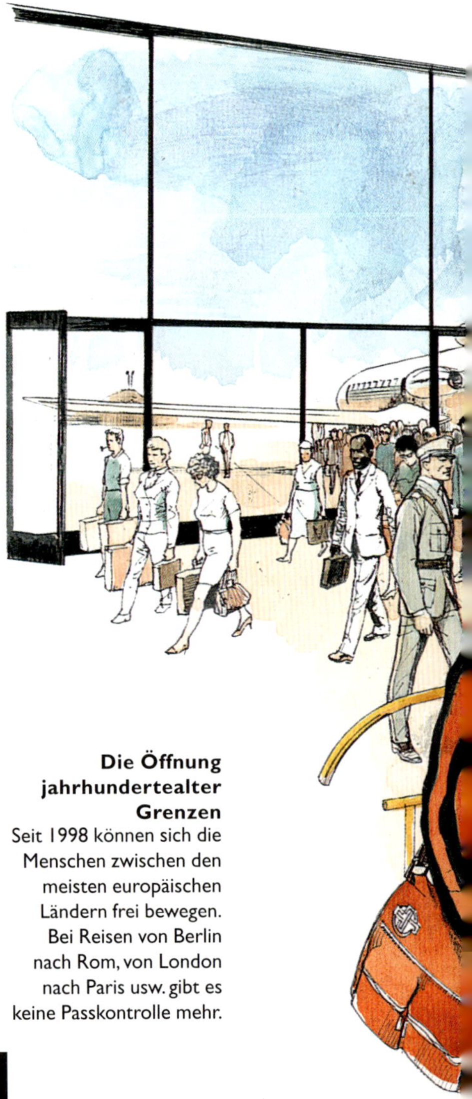

Die Öffnung jahrhundertealter Grenzen

Seit 1998 können sich die Menschen zwischen den meisten europäischen Ländern frei bewegen. Bei Reisen von Berlin nach Rom, von London nach Paris usw. gibt es keine Passkontrolle mehr.

Vielvölker-gesellschaft
Die Kontrolle des Reisepasses ist auf europäischen Flughäfen nur für diejenigen erforderlich, die nicht aus der Europäischen Union kommen. Die westlichen Länder werden durch Menschen, die aus ärmeren Ländern einwandern, immer mehr zu einer Gesellschaft verschiedener Kulturen.

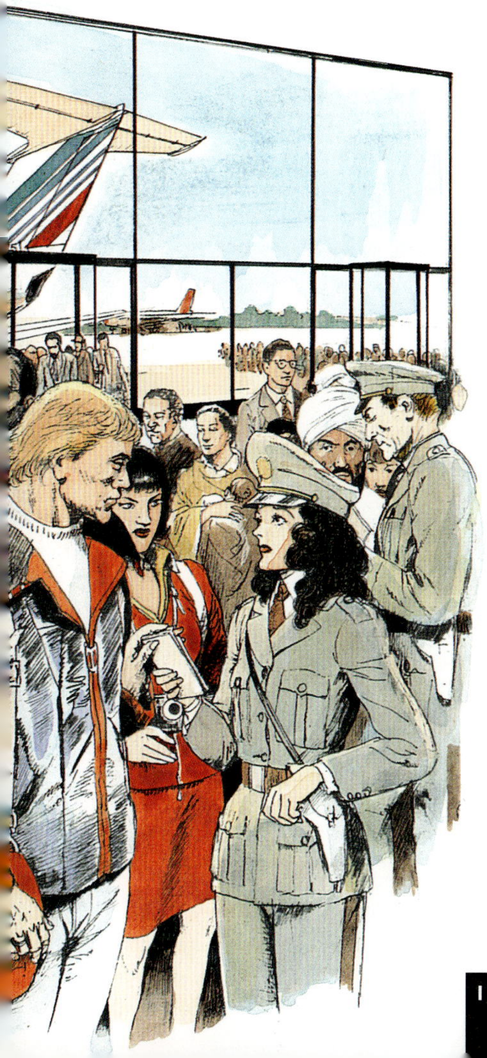

des Wohlstands tritt Armut, oft sogar Not. Die sozialen Unterschiede innerhalb der Staaten und zwischen den reichen und den armen Ländern vergrößern sich. Den Regierungen entzieht sich das grenzüberschreitende Marktgeschehen zunehmend der Kontrolle. Sie werden von der enormen Ausgabenlast für das Gesundheits- und Rentensystem erdrückt. Mit der rückläufigen Wirtschaftsentwicklung steigen die Sozialausgaben, während sich durch die Krise die Steuereinnahmen verringern. Die Wirtschaftskrise äußert sich nicht – wie man vermuten könnte – in einem Rückgang der Produktion oder des Handels, sondern in der wachsenden Arbeitslosigkeit auf Grund der Schwierigkeiten, das Wirtschaftsgeschehen ausreichend zu kontrollieren.
In der ersten Hälfte des 20. Jahrhunderts und in den Nachkriegsjahren verringerte sich die Anzahl der in der Landwirtschaft tätigen Beschäftigten, da es zunehmend zum Einsatz von Maschinen für die Bodenbearbeitung und Ernte kam. Die Industrie hatte diese Arbeitskräfte aufgefangen und sie in den Arbeitsmarkt neu eingegliedert. Nun aber findet der gleiche Prozess in der Industrie und im Dienstleistungssektor statt. Nach der Einführung neuer, automatisierter Bearbeitungsverfahren werden Arbeitsplätze abgebaut, und zwar wesentlich schneller, als neue geschaffen werden können. Die Bildung von grenzüberschreitenden Wirtschaftsgemeinschaften, wie die Europäische Union, ist eine mögliche Antwort auf Krisen wie diese, zumindest in Bezug auf Europa. Aber jede Region der Welt hat eigene Probleme, die speziell dafür geeignete und oft nicht einfache Lösungen fordern.

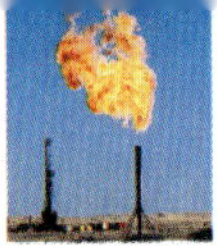

Die internationale Ordnung

Fünfundvierzig Jahre lang, seit dem Ende des Zweiten Weltkrieges bis 1990, ist die Welt in drei Teile unterteilt. Die »Erste Welt« (der Westen unter der Vormacht der USA) und die »Zweite Welt« (der Osten Europas unter der Vorherrschaft der UdSSR) bewahren ein hohes Maß an Stabilität und weisen bis zu einem bestimmten Zeitpunkt eine stetige Entwicklung der Produktion und des Wohlstands auf.

Die so genannte Dritte Welt mit großen Teilen Asiens, Afrikas und Lateinamerikas gehört keinem Bündnis an, sondern ist zum Spielball der Großmächte geworden und wirtschaftlich von ihnen abhängig. Es ist eine große, zerbrechliche, politisch instabile Zone entstanden, in der ständig Revolutionen drohen.

Es wurde errechnet, dass zwischen 1945 und Mitte der 1980er Jahre fast 20 Millionen Menschen in mehr als 100 Kriegen, kleinen Konflikten und Zusammenstößen hauptsächlich in der Dritten Welt starben. Die USA und die UdSSR haben oft den bewaffneten Kampf in der Dritten Welt angeregt und ihn unterstützt. Den Einflussbereich des Gegners hielt Amerika durch Wirtschaftshilfe, Verbreitung seiner Weltanschauung, Unterstützung bei regionalen Konflikten und, falls notwendig, durch das Eingreifen des Militärs möglichst gering. In vielen Länder in Lateinamerika wie Brasilien, Bolivien, Argentinien, Uruguay, Chile gab es in den 1960er und 1970er Jahren Militärputsche. 1973 beendet in Chile ein von den USA unterstützter Putsch die linke Regierung von Salvador Allende, der durch demokratische Wahlen an die Macht gekommen war.

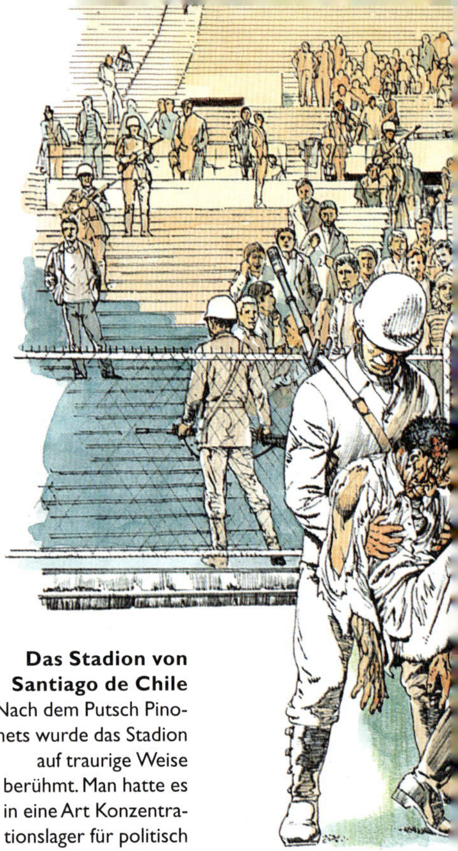

Das Stadion von Santiago de Chile
Nach dem Putsch Pinochets wurde das Stadion auf traurige Weise berühmt. Man hatte es in eine Art Konzentrationslager für politisch anders Denkende und unerwünschte Ausländer umgewandelt. Viele Menschen wurden gefoltert und getötet.

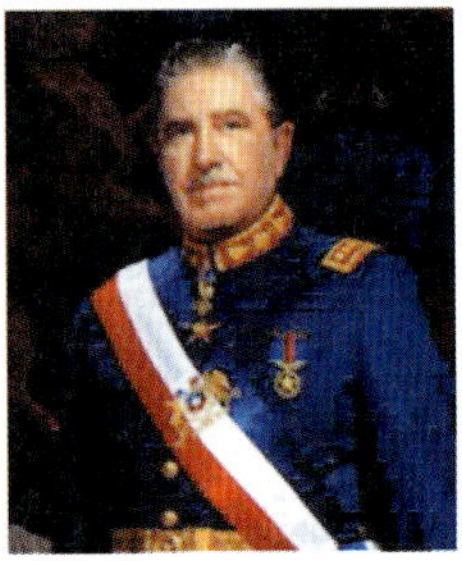

General Pinochet
Am 11. September 1973 unternahm er einen blutigen Staatsstreich gegen Salvador Allende, der dabei getötet wurde. 1998 wurde Pinochet in Europa wegen Verbrechen gegen die Menschheit verhaftet.

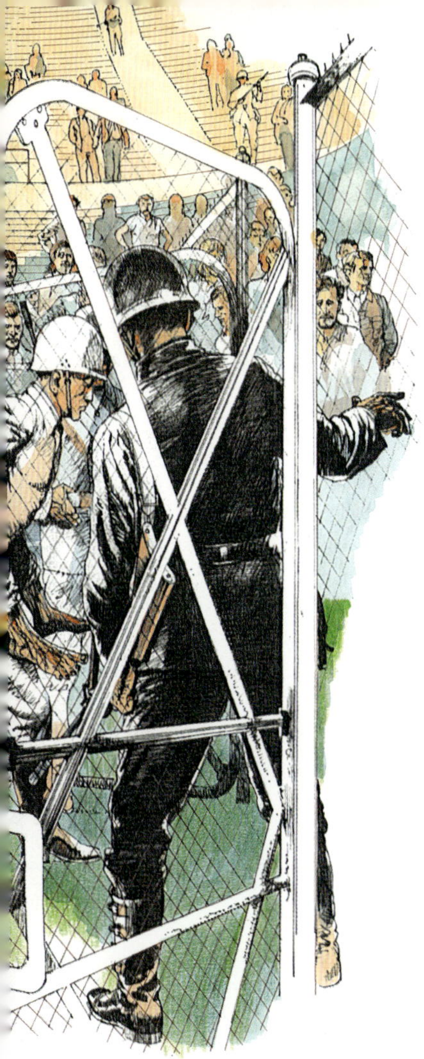

UNIDAD POPULAR
Das Programm der Regierung Salvador Allendes war die Erneuerung und Verstaatlichung öffentlicher Einrichtungen, der Banken und vor allem der wertvollen Kupferminen.

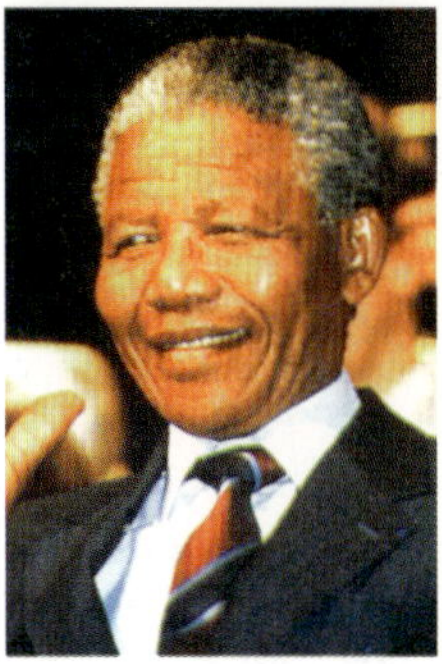

Apartheid
Die Politik der Rassentrennung wurde seit der Unabhängigkeit des Landes (1910) von der weißen Oberschicht Südafrikas gegen die schwarze Mehrheit betrieben. Präsident Mandela verabschiedete 1994 ein Gesetz zur Rückgabe des Landes an die Schwarzen.

Folter, Tötung, Entführung und die Ausweisung von Gegnern sind die üblichen und abscheulichen Praktiken jener Militärregierungen.

In den 1970er Jahren kommt es in Afrika, Asien und Zentralamerika zu mehreren Revolutionen. Nach dem Sturz des letzten spätfaschistischen Regimes Europas in Portugal erhalten 1974 Angola, Mosambik und Guinea-Bissau, die seit langem gegen Lissabon kämpfen, die Unabhängigkeit. Andere Aufstände brechen vor allem in Äthiopien, Madagaskar, im Kongo und in Zimbabwe aus. In Südafrika kämpft eine breite Masse gegen das Apartheidsregime der weißen Minderheit. 1994 wird der zuvor viele Jahre aus politischen Gründen inhaftierte Schwarze Nelson Mandela durch seinen Wahlsieg Präsident des neuen demokratischen Vielvölkerstaates.

In Südostasien werden Laos und Kambodscha nach dem Sieg der Vietnamesen über die Amerikaner kommunistisch. Das gewalttätige Regime der kambodschanischen Roten Khmer unter der Führung von Pol Pot erweitert jedoch mit einem weiteren Völkermord die lange Liste blutiger Auseinandersetzungen im 20. Jahrhundert.

1979 bricht in Mittelamerika die Revoluti-

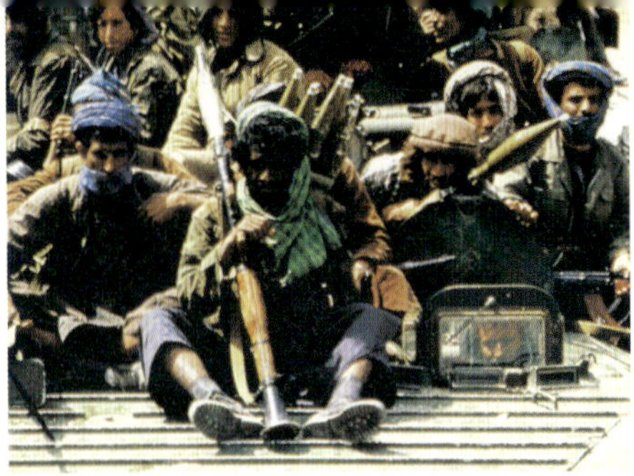

Der Einmarsch in Afghanistan
Von 1979 bis 1989 war die UdSSR zur Unterstützung der kommunistischen Regierung in einen furchtbaren Krieg gegen die Mudschaheddin (islamische Freischärler) verwickelt.

Kambodscha
In den 1970er Jahren vernichtete das Regime der Roten Khmer unter Pol Pot auf Grund fanatischer Ideen von der Gleichheit aller Menschen ein Viertel der Bevölkerung Kambodschas.

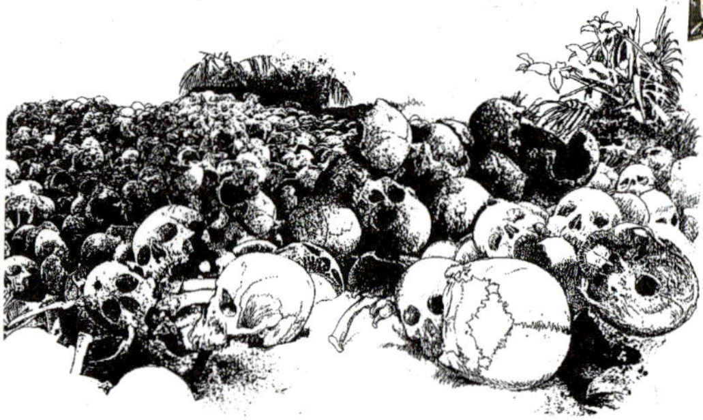

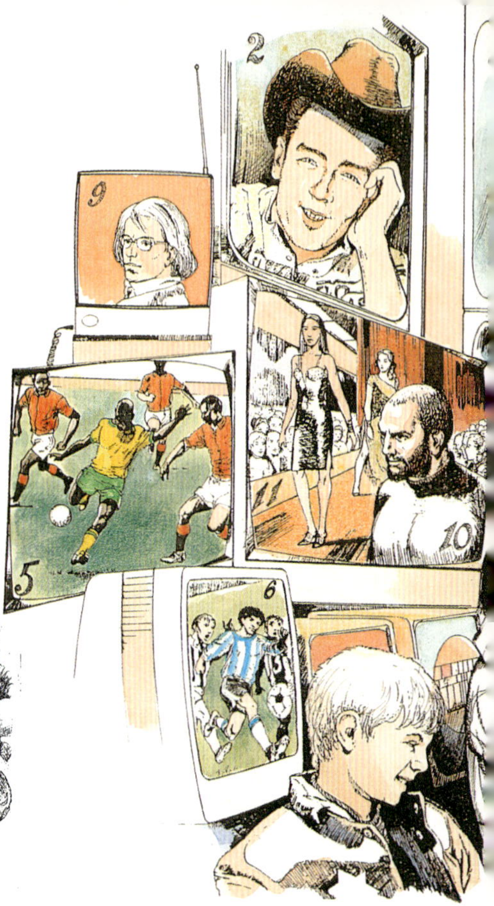

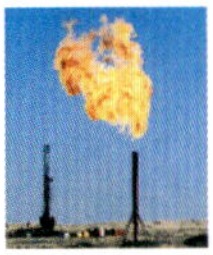

on in Nicaragua aus. Die zahlreichen Aufstände der 1970er Jahre verschärfen den Kalten Krieg zwischen den USA und der UdSSR. Die beiden Großmächte bekämpfen sich indirekt durch ihre Verbündeten in den Krisenregionen der Welt. In Afghanistan greift das sowjetische Heer zum ersten Mal nach dem Weltkrieg außerhalb der Einflusszone ein, die der UdSSR in Jalta zugesprochen wurde. Die zwölfjährige Besatzung des asiatischen Landes zwingt die UdSSR zu einem enormen kostspieligen militärischen Aufwand, mit dem nichts weiter erreicht wird als ein Ergebnis, das dem der USA in Vietnam gleichkommt.
Auch in der »Ersten Welt«, in Westeuropa, versuchen Terroristen gewaltsam ihre Ziele durchzusetzen. Einige nationalistische, politische oder religiöse Gruppen, italienische Linksradikale wie die Roten Brigaden, irische und baskische Unabhängigkeitskämpfer, Palästinenser oder radikale Moslems treten im bewaffneten Kampf

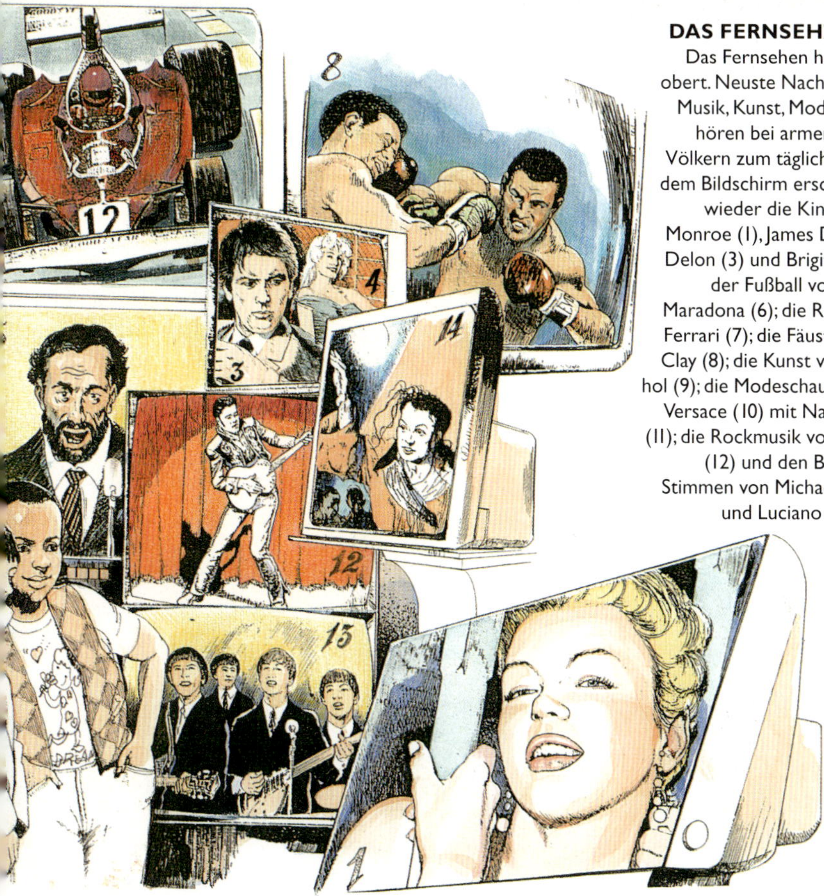

DAS FERNSEHZEITALTER
Das Fernsehen hat die Welt erobert. Neuste Nachrichten, Sport, Musik, Kunst, Mode und Film gehören bei armen und reichen-Völkern zum täglichen Leben. Auf dem Bildschirm erscheinen immer wieder die Kinostars Marilyn Monroe (1), James Dean (2), Alain Delon (3) und Brigitte Bardot (4); der Fußball von Pelé (5) und Maradona (6); die Rennwagen von Ferrari (7); die Fäuste von Cassius Clay (8); die Kunst von Andy Warhol (9); die Modeschauen von Gianni Versace (10) mit Naomi Campbell (11); die Rockmusik von Elvis Presley (12) und den Beatles (13); die Stimmen von Michael Jackson (14) und Luciano Pavarotti (15).

und Aufsehen erregenden Terroranschlägen auf, wobei sie versuchen, über Massenmedien wie Fernsehen und Rundfunk die Öffentlichkeit zu erreichen, wie bei den Olympischen Spielen in München 1972.

Revolutionen und gesellschaftliche Umwälzungen dieser Jahre laufen anders ab als früher. Es handelt sich nicht mehr um Minderheiten, die als Vorhut für eine Wende kämpfen. Diese Bestrebungen äußern sich stattdessen in großen Massendemonstrationen in den Städten. Ein Beispiel dafür ereignet sich 1979 in Teheran, der iranischen Hauptstadt, die in nur 15 Jahren von einer auf sechs Millionen Einwohner angewachsen ist. Die Menschenmassen stürzen unter der Führung schiitischer Geistlicher das harte, amerikafreundliche Regime des Schahs und gründen die Islamische Republik, um die grundlegenden Positionen ihres Glaubens wieder stärker in der Gesellschaft zu verankern. Dies verlieh fundamentalistischen Bewegungen Auftrieb, die – auch auf terroristische Wei-

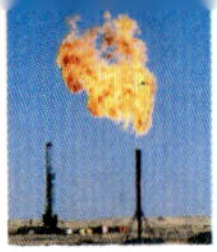

se – einen »Heiligen Krieg« gegen Israel, den Westen und die weniger streng gläubigen arabischen Länder führen. Acht Jahre lang liegt der wichtigste Kriegsschauplatz am persischen Golf, wo ein Krieg zwischen Iran und Irak ausgetragen wird, in dem der Führer des Irak, Saddam Hussein, versucht, eine Politik der Ausweitung im Namen der Einheit aller Araber zu betreiben. Dabei gerät er in Konflikt mit dem iranischen Regime schiitischen Glaubens.

Der Zerfall des Kommunismus

Auch der Zerfall der führenden kommunistischen Regierungen in Ländern wie der Deutschen Demokratischen Republik, Ungarn, Polen, Tschechoslowakei und Rumänien findet Ende der 1980er Jahre unter dem fast unblutigen Druck der städtischen Massen und der Anteilnahme der internationalen Öffentlichkeit statt. Die Massenproteste in Rumänien gegen den regierenden Diktator Ceausescu werden sogar vom Fernsehen direkt übertragen und in alle Welt ausgestrahlt.

Die Krise, die schließlich zum Ende der von der UdSSR abhängigen kommunistischen Regime führen wird, ist bedingt durch den wirtschaftlichen Stillstand dieses großen Landes. Durch den Wettkampf mit den USA, die irrsinnigen Ausgaben für das Militär und durch die falsche Hoffnung auf Reichtum auf Grund der erhöhten Erdöleinnahmen – eine Entwicklung, die von der OPEC eingeleitet wurde –, spitzt sich die Krise seit den 1970er Jahren immer mehr zu.

Der neue Führer der Kommunisten Michail Gorbatschow – er wurde 1985 zum Gene-

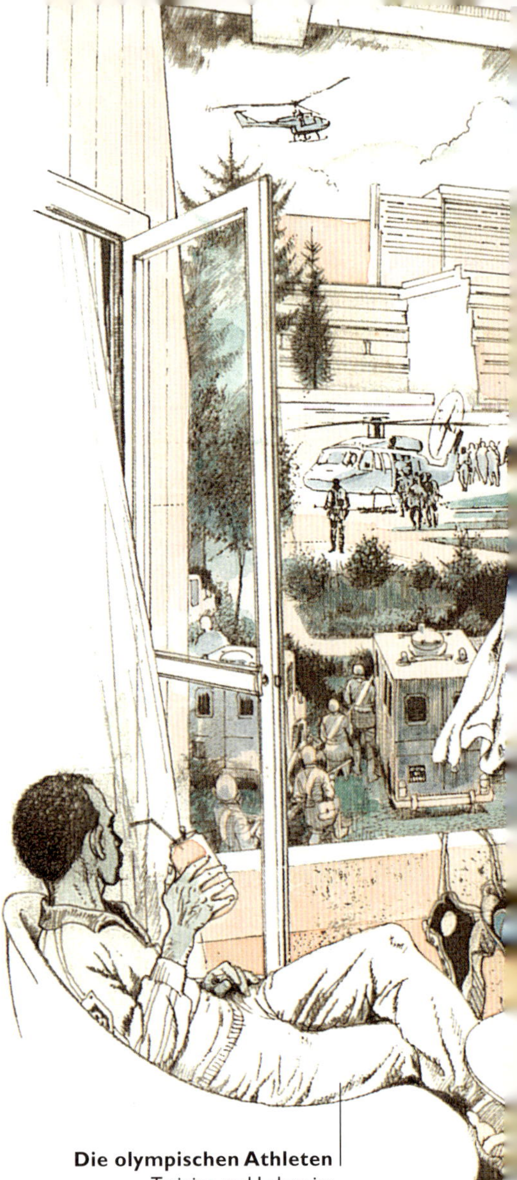

Die olympischen Athleten
Training und Leben im Olympischen Dorf waren von großen Spannungen geprägt.

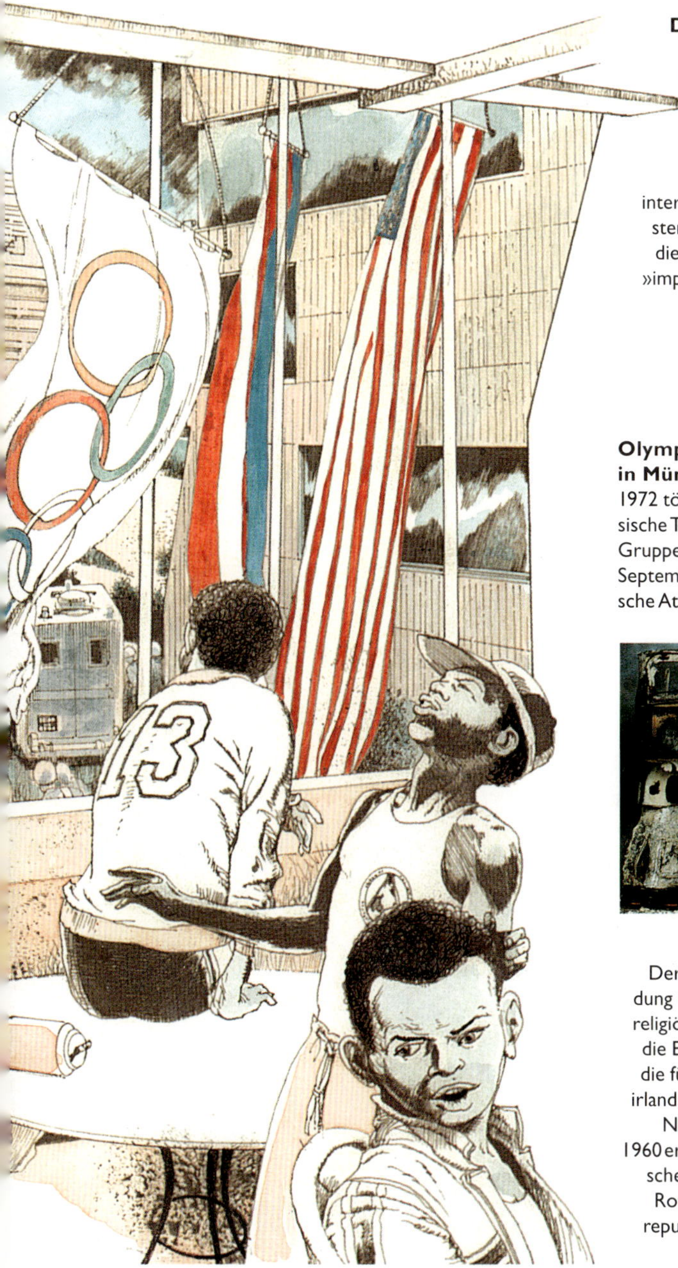

DER PALÄSTINENSISCHE TERRORISMUS

Flugzeugentführungen, Bomben, Aufsehen erregende Anschläge oft vor den Augen der Fernsehkameras wurden in den 1970er Jahren zunehmend ein internationales Problem. Die Terroristen hatten die Absicht, Europa und die Vereinigten Staaten wegen ihrer »imperialistischen« Politik zu treffen.

Olympische Spiele in München

1972 töteten palästinensische Terroristen der Gruppe »Schwarzer September« elf israelische Athleten.

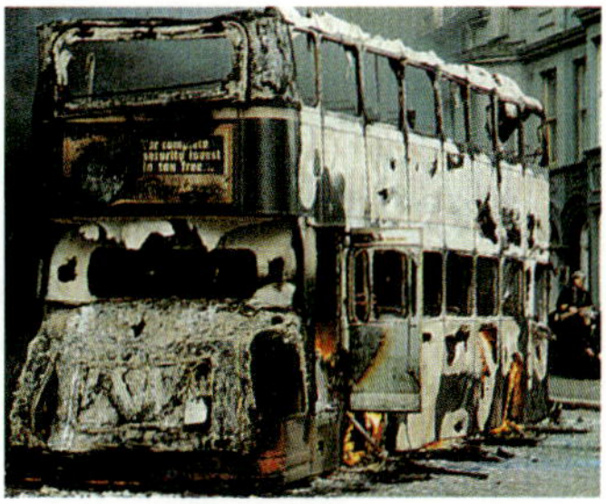

Europa

Der Terrorismus steht oft in Verbindung mit den Kämpfen nationaler und religiöser Minderheiten. Beispiele sind die ETA im Baskenland oder die IRA, die für die Wiedervereinigung Nordirlands mit dem Rest der Insel kämpft. Nach den Protestbewegungen der 1960er Jahre entwickelt sich der politische Terrorismus in Italien durch die Roten Brigaden und in der Bundesrepublik Deutschland durch die RAF.

Ajatollah Khomeini
Der moslemische Schiitenführer des Iran verbrachte lange Jahre im Exil. Er war ein Gegner des Programms der Modernisierung nach westlichem Vorbild von Schah Resa Pahlewi und übernahm an dessen Stelle die Macht. Mit den neuen Machthabern, schiitischen Geistlichen, verstärkte sich der islamische Fundamentalismus.

FUNDAMENTALISTISCHE BEWEGUNGEN

Als Fundamentalisten bezeichnet man Gruppen verschiedener Religionen, die eine moderne Lebensauffassung ablehnen und fanatisch das verteidigen, was sie als Grundlage ihrer Religion betrachten. In den 1960er Jahren erhoben sich einige Katholiken gegen die von Papst Johannes XXIII. gewünschte und vom Zweiten Vatikanischen Konzil durchgesetzte Erneuerung. In den 1970er Jahren bekam der Fundamentalismus islamischer Länder weltpolitisches Gewicht.

Der große Satan
So wurden die USA von der Islamischen Revolution genannt. Am 4. November 1979 nahmen islamische Fundamentalisten 53 Geiseln in der US-Botschaft in Teheran und hielten sie 444 Tage in Geiselhaft.

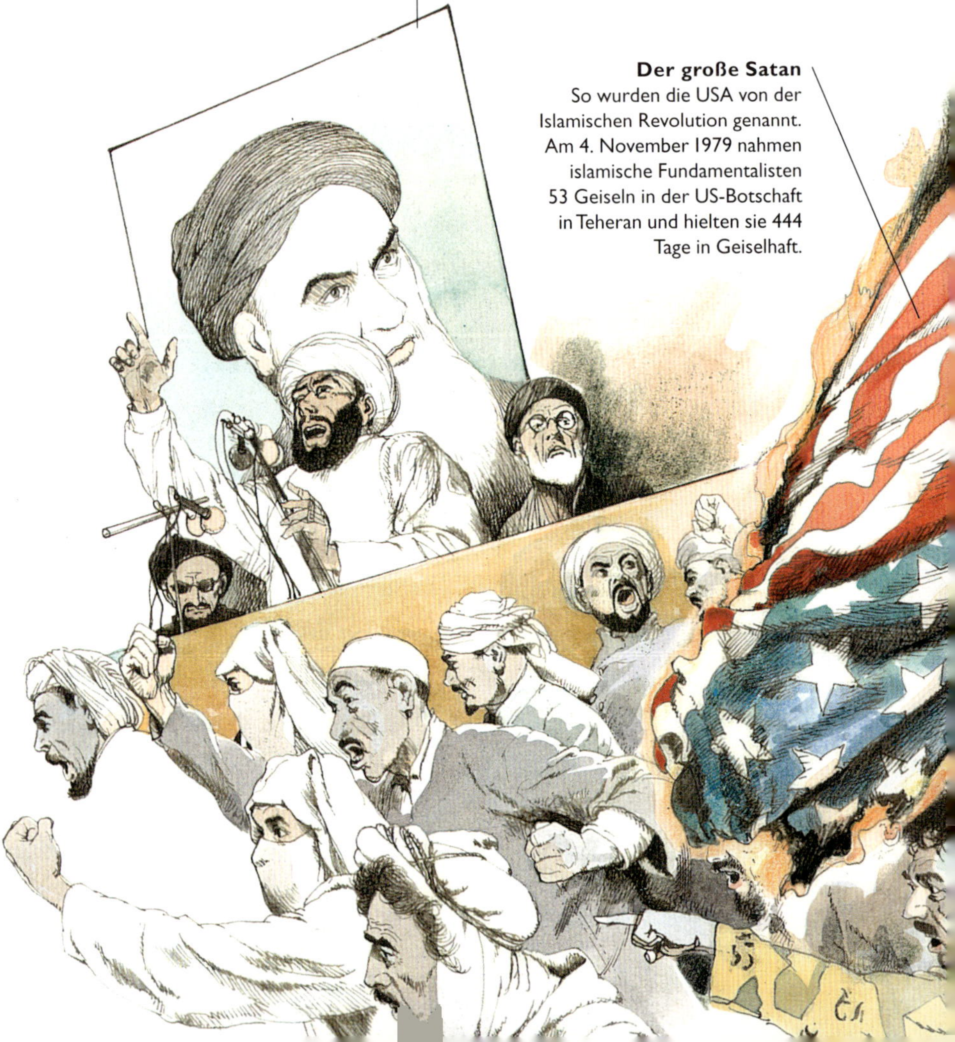

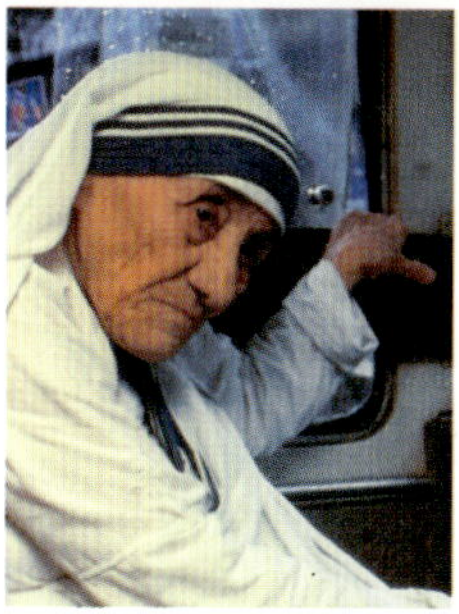

Mutter Theresa
Die katholische Ordensschwester albanischer Abstammung erhielt den Friedensnobelpreis für ihre Hilfe bei den Armen in Kalkutta, wo sie einen religiösen Orden gründete.

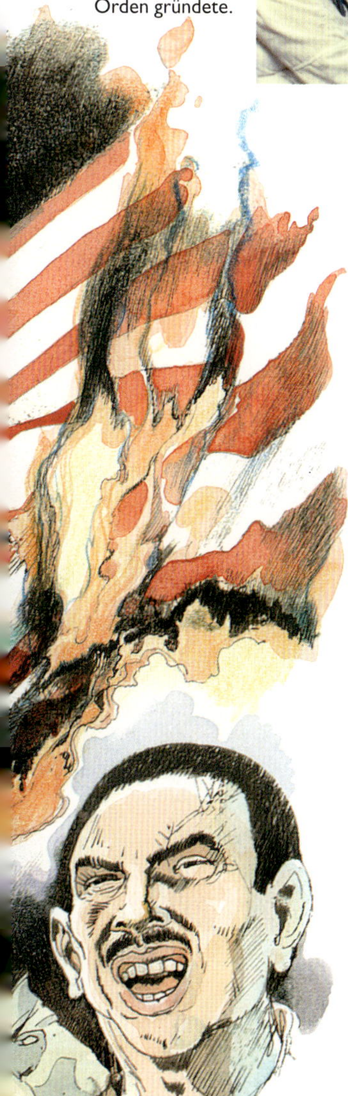

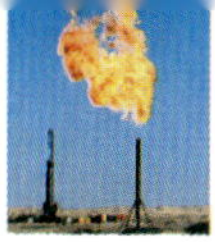

ralsekretär der Kommunistischen Partei der Sowjetunion gewählt – erreicht ganz unerwartet und innerhalb von wenigen Jahren in Abrüstungsverhandlungen eine Einigung mit den USA über den allmählichen Abbau der Raketenarsenale beider Mächte (Gipfeltreffen von Washington, Dezember 1987) und somit auch das Ende des Kalten Krieges. Er verzichtet zur gleichen Zeit auf seine Machtposition in den Ostblockländern und überlässt den einzelnen kommunistischen Parteien Handlungsfreiheiten, indem er sich nicht mehr in die inneren Angelegenheiten der Länder einmischt. Eine Folge dieser Politik ist die Öffnung der innerdeutschen Grenze mit dem Fall der Berliner Mauer (1989), die zur Wiedervereinigung Deutschlands führt.
Mit der UdSSR aber geht es seit Mitte der 1980er Jahre immer mehr bergab. Gorbatschow drängt auf ein demokratisches und in viele Richtungen offenes politisches System. Aber während die politischen Refor-

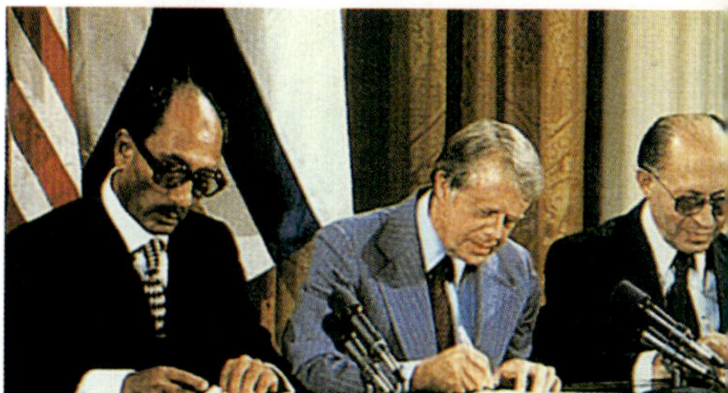

Der Friedensschluss
Zwischen Ägypten und Israel wurde das Friedensabkommen nach Vermittlung der USA im September 1978 vom ägyptischen Präsidenten Sadat und dem israelischen Präsidenten Begin unterzeichnet. Der ägyptische Präsident wurde später von islamischen Gegnern dieser Politik ermordet.

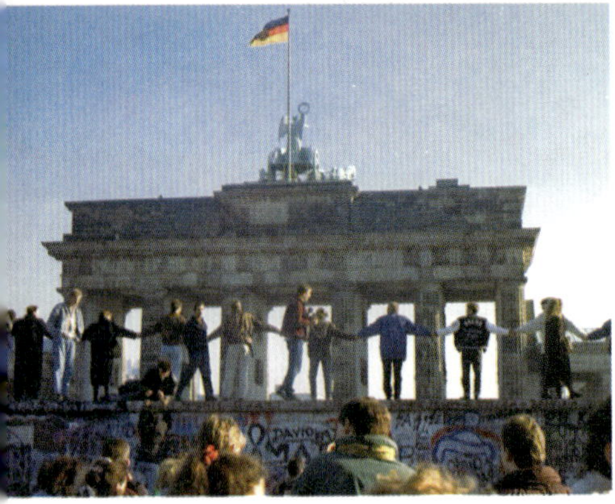

DER GOLFKRIEG

Am 2. August 1990 überfiel der Irak Kuwait. Die internationale Staatengemeinschaft unter der Führung der USA organisierte eine mächtige Streitmacht unter dem Kommando von General Schwarzkopf, die am 27. Februar 1991 das Land befreite. Es war die erste Krise nach dem Ende des »Kalten Krieges«. Die technologische Übermacht der USA war erheblich. Nach zwei Kriegsmonaten belief sich die Anzahl der gefallenen Amerikaner auf einige Dutzend gegenüber tausenden Irakern.

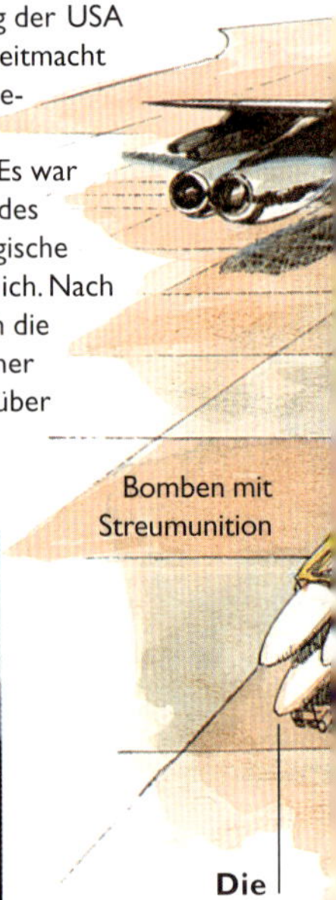

Das Ende des Kommunismus
Neue souveräne Staaten wurden gegründet. Nach dem Zerfall der Sowjetunion bildeten sich die baltischen Republiken Estland, Lettland, Litauen wieder. Es entstand der bikontinentale russische Bundesstaat, die osteuropäischen Staaten Weißrussland, Moldawien und die Ukraine, die Kaukasusstaaten mit Armenien, Aserbaidschan und Georgien, die zentralasiatischen Republiken Kasachstan, Kirgistan, Tadschikistan, Turkmenistan und Usbekistan. Aus Jugoslawien schieden Slowenien, Mazedonien und in blutigen Konflikten Kroatien und Bosnien-Herzegowina aus. Die Tschechoslowakei spaltete sich in die Tschechische Republik und in die Slowakei auf. 1989 fiel die Berliner Mauer. 1990 wurde Deutschland wiedervereint.

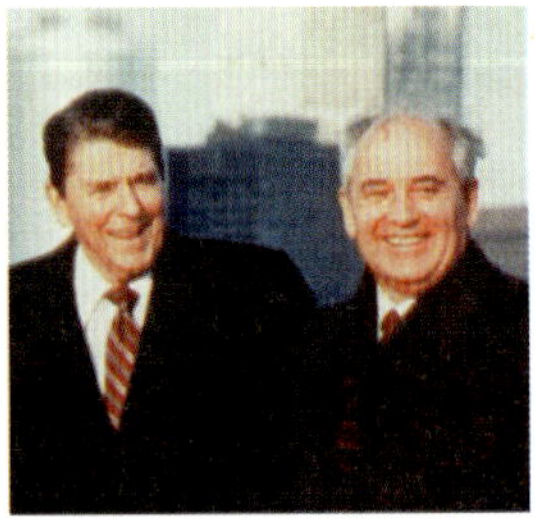

Ronald Reagan und Michail Gorbatschow
Beide Präsidenten haben nicht nur maßgeblich den Lauf der Geschichte in ihren Staaten geprägt. Sie haben auch dem Kalten Krieg ein Ende gesetzt.

Die »intelligenten Bomben«
Auf Grund ihrer hoch entwickelten Technologie sind sie in der Lage, Ziele mit hoher Präzision zu treffen.

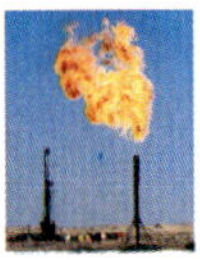

men diskutiert werden, zerfallen die politischen und sozialen Strukturen des Landes, die vorher zum Erhalt der Wirtschaft beigetragen haben. Die Verschlechterung des Lebensstandards und der Zusammenbruch des sozialen Gleichgewichts führen schließlich dazu, dass das ehemalige Zarenreich und der spätere kommunistische Vielvölkerstaat der UdSSR sich in 15 einzelne Staaten auflöst.

Der größte dieser Staaten, die Russische Republik, ist mit einem Sechstel der gesamten Erdoberfläche immer noch unglaublich groß und steckt nach wie vor in erheblichen politischen und wirtschaftlichen Schwierigkeiten.

Eine neue Weltordnung

1919 gab es weltweit 49 souveräne Staaten, 1946 wurden es 66, und 1964 122. Heute sind in der UNO 182 Staaten vertre-

DIE WAFFEN
In den 1990-er Jahren wird Kriegsführung hauptsächlich zu einer Frage der technologischen Ausstattung. Die punktgenaue Steuerung soll Verluste soweit wie möglich verhindern.

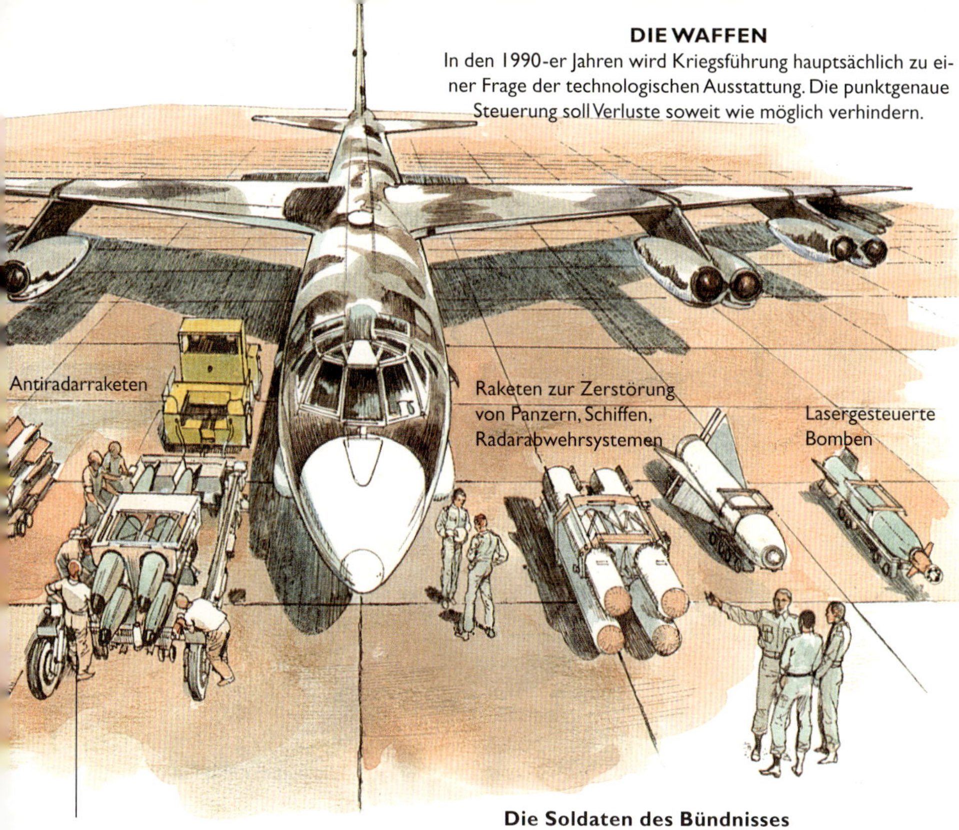

Bomben für den Bodenangriff (Depots und Landebahnen von Flughäfen)

Die Soldaten des Bündnisses
Am Krieg beteiligten sich auch viele arabische Soldaten.

ten. Mit zunehmender Zahl der Staaten allerdings geht eine wachsende Machtlosigkeit der UNO einher – mit der Folge, dass weder die Wirtschaft kontrolliert noch eine internationale Ordnung geschaffen werden kann. Sofort nach dem Zerfall der UdSSR und des Kommunismus organisiert die nunmehr einzige Großmacht USA ein Staatenbündnis unter der Obhut der UNO, um den Überfall des Irak unter Saddam Hussein auf Kuwait zu bestrafen. Am 17. Januar 1991 kann die Welt in einer Direktübertragung des Fernsehens die Bombardierung Bagdads verfolgen. Gerechtfertigt wird dies mit einer Art Polizeiaktion der internationalen Staatengemeinschaft gegen eine kriminelle Regierung. Es scheint so zu sein, dass an die Stelle der ehemals zweiteiligen Ordnung nunmehr die alleinige Vormachtstellung der USA getreten ist. In der Tat zeigen der Krieg im ehemaligen Jugoslawien sowie die durch Waffen oder

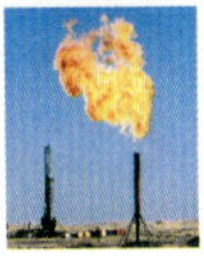

Hungersnöte verursachten Völkermorde in vielen Teilen der Welt, dass eine neue internationale Ordnung fehlt. Kaum ist die Einteilung unseres Planeten in drei Welten aufgehoben, scheint er sich nun einfach in reiche und arme Gebiete zu spalten, die sich immer mehr voneinander entfernen. Reiche und wirtschaftlich stabile Länder wie die der Europäischen Union, die USA und Japan könnten einfach die Augen verschließen vor den Tragödien, die sich um sie herum abspielen. In der Tat sorgen die anhaltenden Krisen und die fehlende weltweite Überwachung des Wirtschaftsgeschehens für eine sehr unbeständige Situation.

Die Welt wird mittlerweile von sechs Milliarden Menschen bevölkert. Pro Jahrzehnt kommt etwa eine Milliarde dazu. Wichtige Grundstoffe wie Wasser werden knapp. Aber noch ist es nicht zu spät, ein neues Gleichgewicht zu schaffen und nachfolgenden Generationen die Chance auf Frieden, Wohlstand und eine saubere Umwelt zu bewahren.

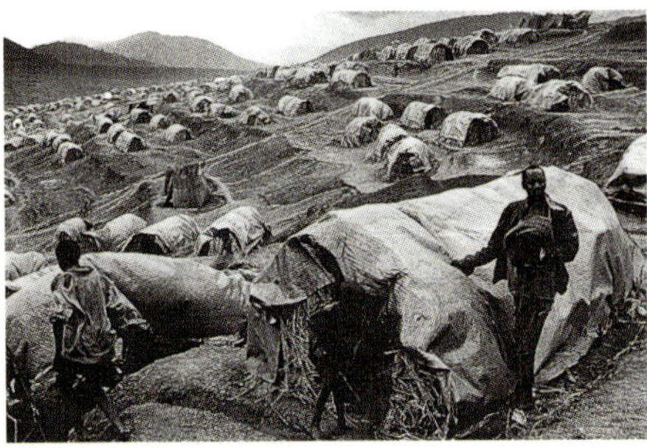

Hunger und Krieg
Eine verfehlte Kolonialpolitik führt zu ethnischen Konflikten und Millionen von Flüchtlingen, wie 1994 in Ruanda.

SARAJEVO
Man kann diese Stadt als Symbol für das ganze Jahrhundert betrachten. Auslöser des Ersten Weltkriegs und Schauplatz eines Konflikts zwischen serbischen, moslemischen und kroatischen Bevölkerungsgruppen am Ende des Jahrhunderts. 1995 war die Hauptstadt Bosniens Zielscheibe der bosnischen Serben. Der Konflikt hat mehr als 200 000 Tote und drei Millionen Flüchtlinge gefordert.

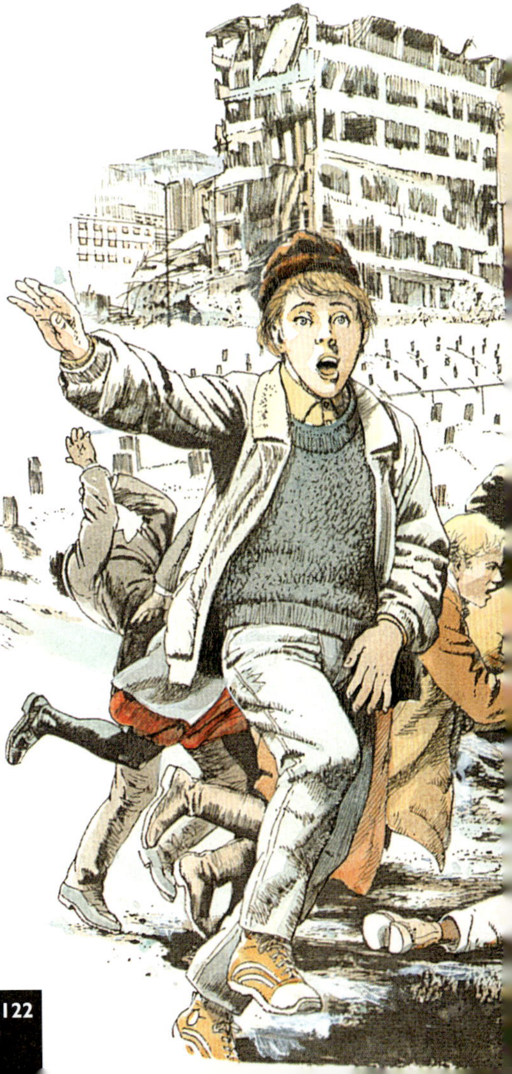

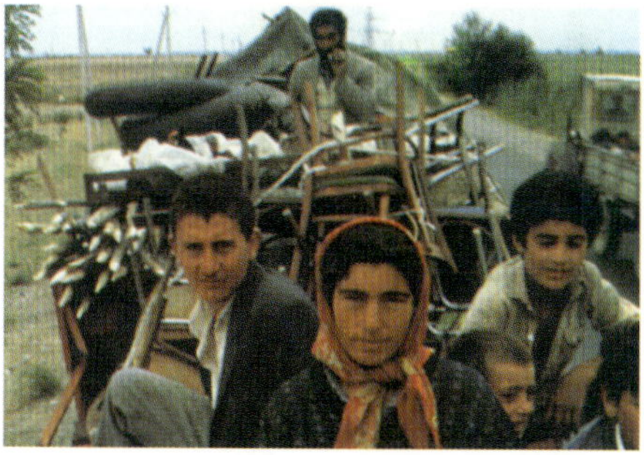

Armenien
Schwere Konflikte unter den verschiedenen Völkern haben auch die ehemalige UdSSR in Mitleidenschaft gezogen. Das christliche Armenien und das moslemische Aserbaidschan haben sich zwischen 1993 und 1994 schwer bekämpft.

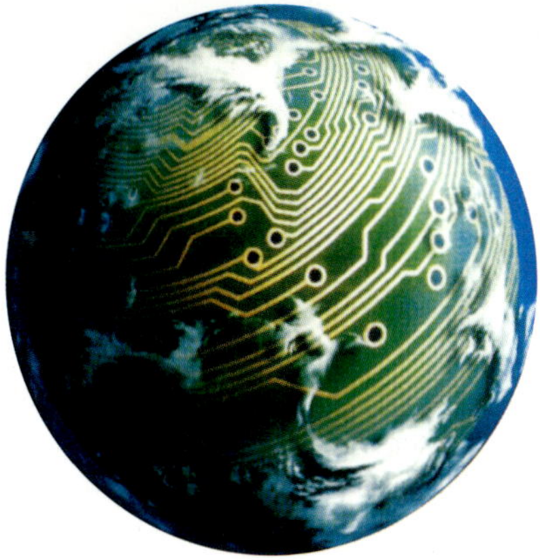

Internet
Das große Informationsnetz umspannt im Jahr 2000 die ganze Welt. Bis jetzt erreicht es fast 150 Millionen Menschen.

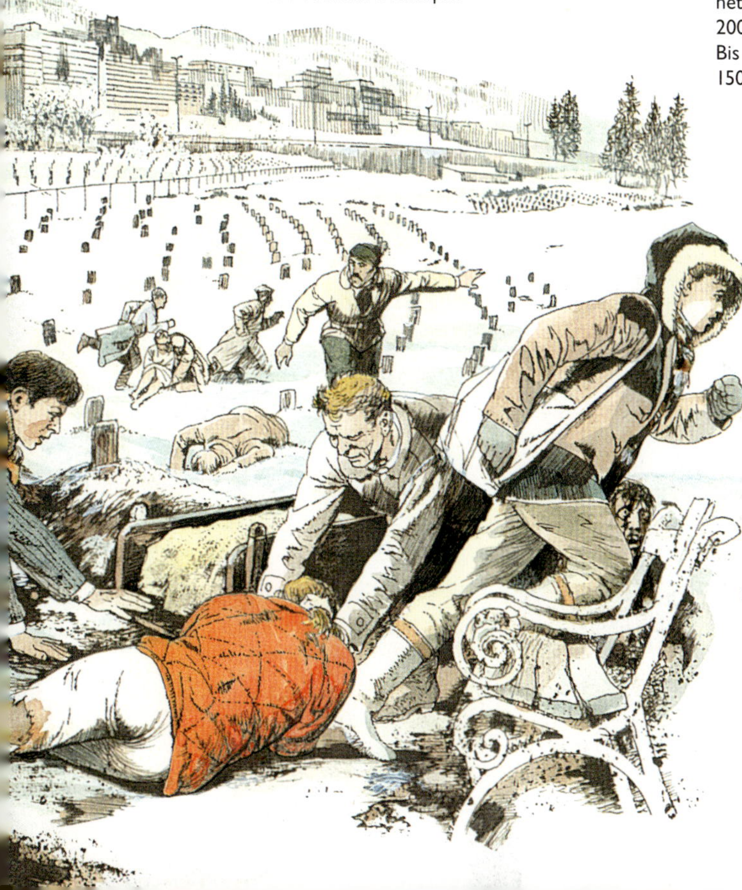

Der ethnische Krieg
Niemand ist sicher. Die Geschosse der Heckenschützen können unvermittelt einschlagen, auch während einer Beerdigung.

Register

Fette Ziffern verweisen auf die Bildlegenden